GANZHEITLICH HEILEN

Buch

Ein Kenner der alternativen Gesundheitsszene gibt einen exzellenten Überblick zu dem großen Angebot ganzheitlicher Heilweisen. Sachlich und gut verständlich erklärt er Vorgehen, Hintergründe und Wirkungsweisen, unter anderem zu: Akupunktur, anthroposophische Medizin, Ayurveda, biologische Krebsabwehr, Chakratherapie, Farbtherapie, Heilmeditation, Homöopathie, Hypnosetherapie, Kinesiologie, Magnetfeldtherapie, NLP, Pflanzenheilkunde, Schmerztherapie, traditionelle chinesische Medizin.

Autor

Bernd Dost ist Wissenschaftsjournalist. Von ihm stammen neben Buchveröffentlichungen mehr als 80 Dokumentarfilme zu ökologischen, sozialen, medizinischen und psychologischen Themen.

BERND DOST

HEILUNG DURCH GANZHEITLICHE MEDIZIN

Ein Handbuch

Ganzheitlich Heilen
GOLDMANN

Umwelthinweis:
Alle bedruckten Materialien
dieses Taschenbuches sind chlorfrei
und umweltschonend.

Der Goldmann Verlag
ist ein Unternehmen der Verlagsgruppe Bertelsmann

Vollständige Taschenbuchausgabe August 1998
Wilhelm Goldmann Verlag, München

Umschlaggestaltung: Design Team München
Umschlagfoto: Design Team München
Druck: Presse-Druck Augsburg
Verlagsnummer: 13971
WL · Herstellung: Stefan Hansen
Made in Germany
ISBN 3-442-13971-6

1 3 5 7 9 10 8 6 4 2

Inhalt

Einleitung

In diesem Buch geht es um den ganzen Menschen. Um Sie. Um Sie und mich und um unsere Kinder. Um Sie und mich und unsere Kinder und um die Zukunft unserer Gesellschaft. Um Kranksein und Gesundung, um die Krankheiten des einzelnen *und* der Gesellschaft, um Heilung. Um Heilung durch ganzheitliche Medizin. Ganzheitlich heißt: Der Mensch ist keine Maschine, die sich aus Tausenden von Einzelheiten zusammensetzt und bei Schäden repariert werden kann wie eine Waschmaschine, der Mensch ist eine geistig-seelisch-körperliche Ganzheit, ein harmonisch schwingendes Energiefeld, ein vernetztes dynamisches System, das sich bei Gesundheit in einem fließenden Gleichgewicht befindet und weit über die Körpergrenzen hinweg in Raum und Zeit und Kosmos hinausreicht. Krankheit bedeutet Störung dieses Fließgleichgewichts. Die finalen Krankheiten unserer Zeit – Herz- und Kreislauferkrankungen, Krebs – sind dramatische Dissonanzen unseres Selbst, Desinformationen unseres kybernetischen Regelkreises, die schließlich unser Grundsystem erstarren oder umkippen lassen. Kommunikationswirrwarr! Ein kranker Mensch ist wie ein See, dessen Zu- und Abflüsse verstopfen und dem sich keine Wolke abregnet – während der Zustrom an Schmutz-, Schad- und Sinkstoffen anhält. Ein Mensch erkrankt nicht an Krebs, weil lokalistisch Zellen »entarten«, sondern weil sein Organismus ganzheitlich die Fähigkeit zur Selbststeuerung, zur Autonomie und Harmonie verloren hat, weil die Pulsation der Bioenergien verstummt. Der lokalen Erkrankung geht die Grunderkrankung des Lebendigen voraus.

Jeder von uns ist ein fließendes, pulsierendes, spontanes, spirituelles Lebewesen, innig verbunden mit seinen Mitmenschen, seiner natürlichen Umwelt, seiner Erde und dem All. Wir sind eines von Allem und alles von Einem. Der Begriff ganzheitlich endet deshalb auch nicht an unseren Körpergrenzen, sondern meint: Die Natur ist ein unteilbares Ganzes, in dem alles miteinander zusammenhängt. Wir sind nicht nur miteinander vernetzt, sondern auch wie eine holographische Platte, die *in jedem Teil das Ganze* enthält. Und wenn wir die Ganzheit Gott nennen, sind wir das Bild Gottes selbst. Ganzheitliche Medizin ist eine Medizin, die fragt: Wer bin ich? Woher komme ich? Wohin gehe ich? Ganzheitliche Medizin vereint alte fernöstliche Weisheiten mit moderner Quantenphysik. Heilung – ganzheitlich – ist nicht nur Wiedergewinn des geistig-seelisch-körperlichen Gleichgewichts, sondern auch Sinnerfahrung: Ich bin nicht allein. Ich kann nicht verlorengehen. Ich habe Verantwortung. Ich liebe. Ich bin Seele. Ich bin Selbst. Meine Seele ist das Gedächtnis der Natur. Mein Selbst ist Gott selbst.

Alle die in den folgenden Kapiteln beschriebenen ganzheitlichen Heilmethoden sind – auch, wenn sie manchmal technisch klingen – diesem Grundgedanken verpflichtet. Wir begegnen einer Vielfalt von Therapien, wie sie bislang so nicht zu finden waren: Von der Akupunktur über die Klangtherapie bis zur Zellmilieu-Medizin. Vom Ayurveda über die Pflanzenheilkunde bis zur Traditionellen Chinesischen Medizin. Von der Anthroposophie über die Chakratherapie, Magnetfeldtherapie, Neuraltherapie bis hin zur Orgontherapie. Alle Therapien zeichnen sich durch eines aus: Sie sind sanft und natürlich und verzichten auf Stahl, Strahl und chemische Keulen. Alle Behandlungen zeichnet auch aus, daß die Ärzte und Therapeuten hochmotivierte, der Natur verpflichtete Begleiter und Partner von *mündigen Patienten* sind und sich als Wegweiser (Informationsmediziner) in ein erfülltes, harmonisches, selbstbestimmtes Leben verstehen. Das sind die Vorzeichen der Medizin von morgen.
Im Anhang des Buches finden Sie eine umfangreiche Sammlung von Anschriften sowie ein Register von Krankheitsbegriffen und der im Buch genannten Heilanzeigen. Da wir uns in einem Buch über ganzheitliche Medizin befinden, das stark die Selbstheilungskräfte anspricht, handeln Sie anders als sonst: Entscheiden Sie selbst, persönlich und spontan, welche Therapien Ihnen zusagen. Dies ist ein Handbuch, Sie selbst haben es in der Hand, sich der Heilung durch sanfte, natürliche, energetische, spirituelle, ganzheitliche Medizin anzuvertrauen.

Je länger und intensiver Sie sich mit der ganzheitlichen Medizin befassen, um so stärker spüren Sie eine innere Wandlung. Sie beginnen sich selbst, Ihre Krankheit und das Umfeld Ihrer Krankheit in einem anderen Licht zu sehen. Je länger ich an diesem Buch schrieb, um so tiefer offenbarte sich mir: Ganzheitliche Medizin vermag nicht nur mich und Sie zu heilen, ganzheitliche Medizin ist auch der Aufruf und Auftrag, diese unsere Gesellschaft zu verändern. Ganzheitliche Medizin heißt Reform und Reformation, Evolution und Revolution zugleich. Blicken wir uns um, so entdecken wir: Unsere eigene Krankheit bildet sich in der Krankheit unseres Planeten ab. Was macht uns krank?
Schon in den vierziger Jahren diagnostizierte George Orwell als Ursache für die Erkrankungen in unserer westlichen Industriewelt: Die Ideologen der modernen Industriegesellschaft in Ost und West *»haben uns die Seele herausge-*

schnitten«. Und später bemerkte der scharfsinnige Psychoanalytiker Arno Gruen: Wir haben uns selbst, unser wahres Selbst verraten. Wir sind ohne Seele, ohne Selbst, also innerlich leer und haben diese Leere aufgefüllt mit Möbeln, Sichtschirmen, Fahrzeugen, Fressalien und Kosmetika. Wir wähnen, diese Dinge zu besitzen, doch diese Dinge besitzen uns. Wir sind aus den Dingen, die wir zu besitzen meinen, *zusammengesetzt* – und nimmt man sie uns weg, so brechen wir haltlos auseinander.

Das Fatale: Dieser haltlose Zustand wird uns als wünschenswert suggeriert. Sehr früh dressiert man unsere Kinder (und uns) durch Lob und Tadel, auf alles das gehorsam zu reagieren, was der Erwachsene, der »Führer« will. Frustriert lernen wir, daß nichts aus Eigenem kommt. Wir werden konditioniert, Angst zu haben vor den eigenen Bedürfnissen, vor den Äußerungen des eigenen Selbst, vor der Selbständigkeit; wir sind fremd-bestimmt.

Fortan bestimmt der Weg der Anpassung unser Leben, der Drang nach Leistung und Erfolg, nach Surrogaten. Zwar pocht das verratene, unterdrückte Selbst warnend an unsere Gefäße, unser angepaßtes Wesen aber gaukelt uns vor, wir lebten wahrhaftig, echt und unverstellt. Doch der Preis, den wir für unsere Anpassung zahlen, ist die Zerstückelung und Zerstörung unseres harmonischen Körpergefühls, unseres schwingenden Grundsystems, ist zudem die Furcht vor jedweder Äußerung eigener Freiheit und Lebendigkeit. Fühlen wir unseren Körper nicht mehr und ruhen wir nicht mehr im Fließgleichgewicht unseres Einsseins mit dem All, so werden wir extrem unsicher und beherrschbar. Unsere Mitte geht uns verloren und unser aufrechter Gang. Die Leere in uns läßt uns die Balance verlieren, und so raffen wir, was wir kriegen können, verleiben es uns ein und werden abhängig wie ein Fixer von der Nadel.

Schlimmer noch: Der seelenlose, aus Dingen zusammengesetzte Mensch, der angepaßte, reduzierte Mensch soll uns als Vorbild dienen, weil er so erfolgreich ist. Unsere Oberen sind häufig die Inkarnation von Erfolg, Glätte, Kälte, Leere, und viele von uns haben am eigenen Leibe erfahren, wie gnadenlos sie mit uns umspringen. Ihre Herrschaft über uns ist total, weil sie uns vormachen, sie seien aus freien Wahlen hervorgegangen oder von besonderer Qualität und daher für die Ausübung der Macht und der Manipulation legitimiert. Nur manchmal, wenn sich die Maske dieser blendend sozialen Erscheinungen etwas verschiebt, erkennen wir, daß sich hinter dem Schleier von Normalität, Erfolg, Nützlichkeit eine a-moralische Figur *ohne innere Identität* verbirgt. Dieselbe Banalität des Bösen herrscht heute wie zur Zeit Adolf Hitlers, aber inzwischen so perfekt maskiert, daß wir die Vernichtungsmaschine dahinter nicht mehr erkennen (Arno Gruen).

Das macht uns krank. So, wie sich das Lebewesen Erde mit einer Zunahme von Naturkatastrophen an der Menschheit rächt, so rächt sich unsere unterdrückte Autonomie an uns mit einer Zunahme von Krankheiten, Seuchen und Siechtum. Je mehr wir uns von unserem eigenen Selbst entfernen, desto kränker sind wir, und je länger wir dem Tanz um das Goldene Kalb Wachstum und Gewinnmaximierung folgen, desto kränker werden wir. Aggressions- und Autoaggressionskrankheiten wie Aids und Krebs, funktionelle *und* organische Herz- und Kreislauferkrankungen, psychogene lebensgefährliche Störungen des Magen-Darm-Traktes (unsere Wurzeln!) und der Lunge und Bronchien (unsere Äste und Blätter!) sowie Neurosen, Borderline-Phänomene, Schizophrenien sind nur einige der von unserem verratenen Selbst induzierten Pathogene. *Selbstheilungskraft* ist heute ein viel und gern gebrauchtes Wort, doch wie kann unser Selbst uns heilen, wenn wir es im hintersten Winkel unseres Wesens verstecken?

In diesem Buch geht es um Heilung, um ganzheitliche Heilung. Heilung heißt sich selbst annehmen und auf sich selbst vertrauen. Heißt Sinn haben. Unser Selbst, so verraten und verkauft es auch scheint – es ist ja noch da. Und je achtsamer ich werde, desto klarer sehe ich es. Es! Es ist mein inneres Kind, das ich lange verloren habe, es sind meine Träume und Wünsche nach Liebe und Wahrhaftigkeit. Es kehrt zurück. Es kommt auf mich zu. Und ich spüre diese heilende Kraft, die alle zerrissenen Bänder zusammenfügt, alle blockierten Ströme zum Fließen bringt, ich spüre dieses Schwingen der Violinsaiten in mir, die Harmonie der Oktaven und Quinten … ja, ich bin wieder heil und ganz.

TEIL 1
Vom heilenden Atem zur Heilmeditation

Seele ist Ursache,
Körper ist Wirkung.
Hindu

Am Anfang steht der Atem

Am Anfang einer jeden ganzheitlichen Therapie, einer jeden Behandlung, die den ganzen Menschen heilen will, steht der Atem. Deshalb wird in Kliniken, die sich der natürlichen, der sanften Medizin verschrieben haben, das Heilgeschehen mit Atemübungen begleitet. *Atemtherapie* – und eng damit zusammenhängend: *Autogenes Training (Selbstsuggestion)*, *Hypnose*, *Meditation*, *Trance* – stimulieren die Heilkräfte, die Heilkräfte unseres *Selbst*, rufen den *inneren Arzt* auf den Plan.
Fast jeder von uns glaubt, er atme richtig, doch die meisten Menschen in unserem Kulturkreis atmen falsch. Atmung ist nicht nur Belüftung der Lungenalveolen, nicht nur Energieaustausch in den Zellen – Atmen ist Zusammenziehen und Entfalten, ist Spannung und Entspannung, ist Fluten und Verströmen, ist Empfangen und Geben: Atmung ist unser Austausch mit dem Kosmos.
Goethe nannte das Atemholen »zweierlei Gnade«, die Gnade, wenn »Gott mich preßt«, und die Gnade, wenn »Gott mich entläßt«.

Im Atemholen sind zweierlei Gnaden,
die Luft einziehen, sich ihrer entladen.
Jenes bedrängt, dieses erfrischt.
So wunderbar ist das Leben gemischt.
Und danke Gott, wenn er dich preßt
und dank ihm, wenn er dich wieder entläßt.

Der Stillstand der Atmung, geprüft durch eine Feder, die vor dem Mund oder der Nase gehalten wurde, galt als Zeichen dafür, daß jemand *seine Seele ausgehaucht hatte.* In vielen Sprachen sind die Worte für Atem, für Leben und Seele (Geist) identisch oder nah verwandt. Der *Heilige Geist*, der *Spiritus Sanktus*, ist dem Christen Ausdruck dafür, daß Gott mit Geist und Atem die ganze Welt und alles Lebendige durchdringt. In der Inspiration (spirare = atmen) erfahren wir eine blitzartige Idee, eine Erleuchtung, einen göttlichen Funken. Im Griechischen heißt *Psyche* sowohl Hauch als auch Seele. Im Indischen bedeutet atmen *atman*, und ein Mensch, der die Vollendung erreicht hat, ist ein *Mahatma*, eine »große Seele«. Die innerseelische Manifestation der ewigen und allumfassenden spirituellen Realität – das ist der Atem in der hinduistischen Religion.

Der Atem: *Das bist du!*

Kosmische Lebensenergie, *Prana*, belebt – vergleichbar dem *Ch'i* des Taoismus – den Körper. Das psychische Prana überlebt den Tod als *Ätherleib* oder *Astralleib.* Kurz: Die Seele ist eine eigenständige Kraft und kann nicht verlorengehen. Wenn der Körper stirbt, »wandert« sie als lebendiges Wesen in ein anderes Wesen.

In Ägypten schwebte über der Mumie des Toten der Seelenvogel *Bai*. Sein Kopf ist ein menschlicher Kopf, und in den Klauen hält er das Symbol der Ewigkeit.

Am Anfang steht der Atem – auch in der Bibel: »Und Gott machte den Menschen aus einem Erdenkloß, und er blies ihm ein den lebendigen Odem in seine Nase. Und also ward der Mensch zur lebendigen Seele.« (1. Buch Mose, 2, 7)

Naturwissenschaftlich gesehen sind dies natürlich alles Mythen und keine Beweise, und so halten es manche Menschen unserer mechanisch-martialischen Zivilisation lieber mit dem Pathologen Rudolf Virchow, der sagte, er habe schon sehr viele Leichen seziert, aber noch keine Seele gefunden. Sie glauben an einen seelenlosen medizinischen Reparaturbetrieb, der den Organismus zerstückelt, um ihn zu begutachten: »Hier haben wir eine interessante, vom Krebs befallende Leber.« Ob es nun wirklich der Gott *Jehova* war, der aus dem ursprünglichen Tohubawohu Himmel und Erde schuf, oder die Weltgöttin *Eurynome* (sumerisch *Iahu*) die sich nackt aus dem Chaos erhob, tanzte und dann in Gestalt einer Taube auf den Meereswellen das Weltei legte, aus dem alle Dinge fielen, die da sind: Sonne, Mond, Planeten, Sterne, die Erde mit ihren Bergen und Flüssen, ihren Bäumen, Kräutern und lebenden Wesen[1] … freien Sauerstoff gibt es in unserer Atmosphäre erst, nachdem die Pflanzen gelernt hatten, aus Sonnenlicht, Kohlendioxid und Wasser *Zucker* und Sauerstoff zu bilden. Nur die Pflanze vermag aus »leblosem« Material Zucker aufzubauen, dessen lebensspendende Kräfte dem Licht der Sonne entstammen. Wir – Menschen und Tiere – leben somit letztlich von den Pflanzen, das heißt von der Energie der Sonne, und so singt Franz von Assissi in seinem »Sonnengesang« nicht von ungefähr von der Sonne als der hohen Frau, unserer Schwester.[2]

Der Atem der Sonne brachte Leben in den Planeten, und da wir in allem Abbild des Urbildes sind, können wir uns erinnern: Wenn wir einatmen, so dehnt sich unsere Muskulatur, und sobald wir ausatmen, schwingt sie in ihre Ausgangslage zurück. Das ist unsere *Urbewegung*, lehrt die Atemtherapeutin Ilse Middendorf[3], die Grundbewegung unseres Lebens.

Und wenn wir jetzt einatmen und wieder ausatmen ... so steht der Atem, *bevor* wir wieder einatmen, einen Moment lang still, wie ein Pendel plötzlich stillsteht zwischen zwei Zeiten, und wir befinden uns in einem geheimnisvollen Zwischenraum von Leben und Tod.[4] Auf einmal können wir uns vorstellen (erinnern), was war und was wird. Haben wir das als Kind nicht oft gemacht und den Atem stillstehen lassen, bis wir blau anliefen und alle Zellen SOS schrien? Alle 60 Billionen Zellen unseres Organismus. Denn jede einzelne dieser Zellen *weiß*, daß sie ohne Energie verloren ist. Jede Zelle, so der amerikanische Physiker Fred Alan Wolf, hat ein komplexes Bewußtsein ihrer eigenen operationellen Vorgänge, ihrer Wechselwirkung mit ihrer Umwelt; jede Zelle unterhält eine stattliche Bibliothek, in der alle Informationen über Aufbau, Stoffwechsel und Vermehrung gespeichert sind.[5] Auch die »unbelebten« Molekülverbände wissen genauso wie die Atompopulationen und Quarkfelder, was sie zu tun haben.[6]
Aber weiß eine Zelle auch, wer sie ist, woher sie kommt, wohin sie geht? Wissen wir es?
Wer bin ich? Wer sind Sie?
Halten Sie einen Moment inne und schließen Sie die Augen.

Spüren Sie Ihren Atem. Wer atmet? Was atmet Sie?

In diesem Augenblick atmen Sie 10^{22} Moleküle Luft ein. Da die Erdatmosphäre 10^{44} Luftmoleküle enthält, nehmen Sie mit einem Atemzug $1/10^{22}$ – der gesamten Luft der Erde auf. Das bedeutet, daß jeder halbe Liter Luft, den Sie einatmen, im Durchschnitt ein Molekül enthält, das schon einmal vor Jahrhunderten oder Jahrtausenden von einem Menschen eingeatmet worden ist.[7] Wer war dieser Mensch, mit dem Sie auf so merkwürdige Weise verbunden sind? Vielleicht Buddha? Oder Jesus? Oder der Meister Eckhart, der in mystischer Versenkung schrieb: Im »Grunde des Seins« sind wir identisch mit dem göttlichen Grund?

Der Atem als Therapie

Der universale Aspekt der Atmung lehrt uns, daß eine jede Atemstörung Ausdruck einer tiefen Dissonanz unserer Gesamtpersönlichkeit ist, eine Blockierung unserer Wechselwirkung mit unserer Umwelt, eine Erstarrung unseres Fließgleichgewichtes. Alle *psychovegetativen* Erkrankungen, alle seelisch-nervösen Störungen haben mit Über- oder Unterfunktionen unseres Atems zu tun, mit dem Verlust unserer Mitte. Auch viele chronische Erkrankungen, in denen dieser Zusammenhang zunächst nicht ersichtlich ist, auch die großen finalen Krankheitsgruppen *Kreislauf* und *Krebs*, können Ausformungen von Atemstörungen und Lebensblockaden sein.

Doch genauso wie eine Atemstörung krank macht, so kann Atem als Therapie eingesetzt werden – und heilen. In der *Hufeland-Klinik* in Bad Mergentheim, einer ganzheitlichen Klinik zur *biologischen Krebsabwehr*, gehört die Arbeit am Atem deshalb zur Basistherapie.

»Wir brauchen gar nichts zu tun«, sagt der leitende Arzt Dr. Wolfgang Wöppel. »Die Natur hilft sich selbst. Regelt alles. Macht alles. Wenn wir es zulassen. Es atmet. *Es* atmet ...«

Es!

Dieses Es hat der Psychoanalytiker Georg Groddeck, der überzeugt war, daß ein Arzt gar nichts weiß, gar nichts kann und allenfalls durch sein Dasein die Heilkräfte des Patienten zu erwecken vermag, folgendermaßen beschrieben: »Ich bin der Ansicht, daß der Mensch vom Unbekannten gelebt wird. In ihm ist ein Es, irgendein Wunderbares, das alles, was er tut und was mit ihm geschieht, regelt. Der Satz ›ich lebe‹ ist nur bedingt richtig, er drückt nur ein Teilphänomen von der Grundwahrheit aus: Der Mensch wird vom Es gelebt«.[8]

Es!

»Wir sind jetzt im Einklang mit der Natur, mit dem Universum und der ganzen Schöpfung. In diesem Zustand spüren wir, wie Gott den Menschen gemeint hat. In diesem Augenblick werden die natürlichen Heilkräfte, die in jedem von uns schlummern, geweckt. Alle positiven Kräfte, alle positiven Schwingungen werden in heilsame Kräfte umgesetzt.« (Dr. Wöppel)

Es – das sind wir selbst in unserer Universalität mit der Natur. Das ist die Kraft, die aus dem Atem kommt. Wir sollten das üben, sollten uns uns hingeben. (INFO 1).

Dr. Wöppels Atemübung schöpft aus jahrtausendealter Tradition und aus der Lehre der Atemtherapeutin, Prof. Ilse Middendorf.[9]

Sie hat den Begriff *Erfahrbarer Atem* geprägt. Atem kommt und geht unwillkürlich, kann aber auch willkürlich sein – wenn wir zum Beispiel Sport treiben. Dazwischen verbirgt sich eine dritte Möglichkeit:

INFO1 :Atemübung

1. *Vorübung:* Um Lunge und Geist freizumachen und Platz zu schaffen für neue Kraft und neue Gedanken, atmen wir etwa fünf Mal konzentriert und hörbar durch den leicht geöffneten Mund *aus*. Beim Ausatmen denken wir an alles, was uns bedrückt oder Angst macht und schicken all dies mit dem Atem nach draußen. Dann erst lassen wir den Atem ohne unser Zutun frei durch die Nase *ein*strömen und wir spüren, daß sich unsere Atmung von selbst reguliert.
2. *Tiefenatmung und Heilsuggestion*: Wir legen die Hände locker auf den Bauch und atmen nun ganz langsam, atmen tief und bewußt durch die Nase ein. Wir denken dabei intensiv: *Ich atme Lebenskraft ein und werde stark.* Wir nehmen uns etwa fünf Sekunden Zeit, um die Lungen ganz zu füllen, atmen in den Bauch und in die Flanken, kontrollieren mit den Händen, ob sich der Bauch auch richtig vorwölbt. Wir halten den Atem ein bis fünf Sekunden – atmen ganz langsam aus, bis die Lungen leer sind und stellen uns intensiv vor: *Was mich krank macht, geht hinaus.*
3. *Wechselseitige Nasenatmung*: Linkes Nasenloch mit dem Finger zudrücken, langsam – in vier bis fünf Sekunden – atmen wir ein, halten den Atem ca. vier Sekunden … schließen jetzt das rechte Nasenloch und atmen durch das linke wieder aus. Dann wiederholen wir den Vorgang, atmen aber zunächst durch das linke Nasenloch ein und durch das rechte aus. Diese Übung, fünf bis zehnmal wiederholt, wirkt ungemein beruhigend und oft hervorragend bei *Kopfschmerzen, Ängsten, Depressionen und Schlafstörungen.*

(nach Dr. Wöppel)

Wir *lassen* unseren
Atem kommen,
wir *lassen* ihn gehen
und *warten*, bis er von
selbst wiederkommt.

Lassen, zulassen, seinlassen, das ist der Schlüssel zum *Erfahrbaren Atem.* Das sind die Worte, denen wir in der *ganzheitlichen Medizin* immer wieder begegnen

werden. Laß *Es* zu! Legen wir unsere Hände breit auf unseren Leib, *atmen* und *sammeln* uns unter unserem Atem, *empfinden* den Atem gesammelt in unseren Händen und unserem Leib, was geschieht?
Wir

atmen, sammeln, empfinden
sammeln, empfinden, atmen
empfinden, atmen, sammeln.

Das – so Ilse Middendorf – sind die Grundlagen des Übens am *Erfahrbaren Atem.* Atem, so wie sie es versteht, ist allumfassend. Der Atem verbindet beides, das Bewußtsein des Menschen mit dem Unbewußtsein des Kosmos, das Bewußtsein des Kosmos mit dem Unbewußtsein des Menschen. Schon vor dreißig Jahren entdeckte Ilse Middendorf die Bedeutung des, wie sie es nennt, *Vokalatemraumes*[10]. Singen wir *schweigend* einen Vokal a, e, i, o oder u, so füllt die Vokalschwingung einen ganz bestimmten Raum unseres Körpers und löst bestimmte, unverwechselbare Empfindungen aus. Das U zum Beispiel bildet sich im Becken, läßt Sockelgefühl, Ruhe, Verläßlichkeit und Tragkraft entstehen; das E bewegt die Flanken, löst Bewegungsfreude aus und Heiterkeit; das I sitzt im oberen Schultergürtel, im Hals und im Kopf, beeinflußt Hirn und Nerven sowie alle Sinne, macht hellwach; das O schwingt wie eine Spindel in der Mitte des Rumpfes, geht auf Gemüt und Herz und ist der Vokal der Introversion; das A umfaßt die gesamte menschliche Gestalt wie die Schale eines Eies, erfrischt, stärkt und sammelt und gilt »als Urlaut göttlicher Natur, das heißt als Urlaut, der das Leben erschafft.« (Middendorf)
Schließen Sie die Augen nun, spüren Sie dem Vokalatem nach, und Ihre Seele hebt die Flügel auf.

Bronchialasthma, Seufzeratem und Atemkorsett

Während wir bei bestimmten Krankheitsbildern erst in der (Psycho)Therapie erfahren, daß ihnen u.a. eine anhaltende Atemstörung zugrunde liegt, sind einige Erkrankungen schon dem Namen nach stärker oder schwächer ausgeprägte Atemblockaden. Eine direkte Atemstörung kann naturgemäß im Einatmen oder im Ausatmen oder in beidem auftreten. Schon seit Jahrzehnten ist bekannt, daß das

Asthma bronchiale, das *Bronchialasthma*, eine Störung der *Aus*atmung ist, wenn auch der Asthmatiker glaubt, er drohe zu ersticken, weil er *zu wenig* Luft bekomme. Bronchialasthma ist die Unfähigkeit, etwas (nämlich das Ausatmen) passiv zuzulassen. Während eines Anfalls, der wie aus heiterem Himmel einsetzt, versucht der Asthmatiker, die Luft mit großer Kraft aus seinen Lungen herauszu*pressen* – doch sein Zwerchfell, der wichtigste Atemmuskel, bleibt in Einatmungsstellung, und die Bauchdecke ist hart und bewegt sich kaum. Dem Asthmatiker gelingt es nicht, die Ausatmungsluft aus den Lungenbläschen durch die verengten (verkrampften) Atemwege (Bronchien) herauszulassen. Je mehr er nun preßt, je mehr blockiert der Atem, je mehr bleibt also »drinnen« – um so weniger Luft kann er aufnehmen: Atemnot!

Der psychosomatische Altmeister Arthur Jores[11] fand: Ein Asthmatiker steht in Opposition zu seiner Umwelt, hat aber nicht die Fähigkeit, die aufsteigenden Aggressionen loszulassen, seinen Atem *entströmen* zu lassen: Das, was ihm zugestoßen ist oder zustößt, verschlägt ihm im wahrsten Sinne des Wortes den Atem. Die Grundhaltung eines Asthmatikers ist *allergisch* (»andersempfindlich«). Allen Allergien ist gemeinsam, daß dabei Abwehrvorgänge auftreten, die über das Maß hinausschießen. Neben dem *Asthma bronchiale* gehören besonders *Heuschnupfen, Colitis mucosa (Darmkoliken)* und die *Neurodermitis* zu den allergischen Krankheitsbildern. Aus psychoanalytischer Sicht sind Asthmatiker oft Menschentypen, deren Mutterbeziehung durch Ängstlichkeit und Furcht vor Liebesverlust gekennzeichnet war. Der Asthmakranke lebt in übersteigerter Verlustangst,in dem unbewußten Gefühl, daß ihm jemand etwas wegnimmt oder weggenommen hat. Er oder sie gibt darum seinen/ihren Atem nicht mehr her – und bekommt natürlich auch nichts mehr zurück. Eine klassische Formel: Ich habe Angst, etwas zu verlieren, und deshalb verliere ich es. In diesem Fall verliert der Mensch seinen Atem und ist vom pulsierenden Energiefluß zumindest zeitweise abgeschnitten.

Während *Bronchialasthma* eine Störung der Ausatmung ist, gehören *Seufzeratmung, Atmungskorsett* und *nervöser Husten* zu den Einatmungsstörungen. Diese, unter dem Begriff *»nervöse Atmungssyndrome«* subsumierten funktionellen Atemstörungen werden als solche oft nicht erkannt und sind gekoppelt mit *Kopfschmerzen, Schwindel* und *chronischer Müdigkeit*. Solche nervösen Atmungssyndrome sind weitaus häufiger als wir annehmen, und wir sollten sie genau registrieren als Signale eines unterdrückten Selbst.

- Bei der *Seufzeratmung* wird die normale Atmung immer wieder unterbrochen durch einen etwas vertieften Atemzug, der hörbar ausgestoßen wird (Seufzer).

Dieser Seufzer kommt unabsichtlich und drückt eine Störung in meinen Beziehungen zur Welt aus. Trotz aller Anstrengungen komme ich nicht vorwärts!
- Beim *Atmungskorsett* kann ich nicht richtig durchatmen – obwohl organisch alles in Ordnung zu sein scheint. Dieses subjektive Beklemmungsgefühl weist auf frühe Unterdrückung von Gefühlsregungen hin; mein *»inneres Kind«* bekommt keine Luft.

Verwandt mit dem Phänomen des Atmungskorsetts ist die *Herzneurose*. Ohne zu wissen warum, packt mich plötzlich ein starkes Herzklopfen, der Schweiß bricht mir aus, ich spüre einen starken Druck auf der Brust, habe schreckliche Angst zu sterben. Ich springe auf, laufe ans Fenster, reiße es auf – und habe trotzdem das Gefühl, nicht genügend Luft zu bekommen. Dieser Anfall von funktioneller *Angina pectoris (Herzenge* oder auch *Herzphobie)* hat sehr oft mit falscher Atmung zu tun, wobei die Gründe dafür tief in der Biographie des einzelnen verborgen liegen. Falsche Atmung heißt in diesem Fall: Der herzneurotische Patient atmet fast ausschließlich thorakal (durch Heben und Senken der Rippen), nicht mit Hilfe des Zwerchfells. Energetisch ist also das *Solar-Plexus-Chakra*, das dritte Energiezentrum blockiert, die Mitte.

Unsere Mitte ist unsere Identität. Gestörte Atmung heißt gestörte Identität. Gestörte Autonomie.

Atem als Droge (Holotropes Atmen)

Der LSD-Forscher, Psychotherapeut und Grenzgänger zwischen den Welten Geburt und Tod, Stanislav Grof, entdeckte bei seinen Versuchen, sich selbst zu erfahren und über sich hinauszugehen in andere Bewußtseinszustände den *Atem als Droge*. In monatelangen Seminaren und Gruppensitzungen experimentierte er im *Esalen-Institut* in Big Sur, Kalifornien, mit verschiedenen Atemtechniken, die sowohl aus der spirituellen Tradition als auch aus der Selbsterfahrungstherapie der humanistischen Psychologie stammen. Beim forcierten Atmen tat sich in der Tat Ungewöhnliches. Eine Grof-Patientin[12] beschreibt es:

»Als ich an der Reihe war, machten wir zunächst Entspannungsübungen und fingen dann an, schneller und tiefer zu atmen. Um uns herum erklang Musik. Innerhalb von vielleicht zehn Minuten verkrampften sich meine Füße und Hände. In den nächsten zehn oder fünfzehn Minuten kämpfte mein Geist um die Aufrechterhaltung der Kontrolle. Ich wurde von Panik, von Verlustängsten und von einem Gefühl der Einsamkeit überwältigt. Es war mir, als ob ich ›unterginge‹. Ein Bild tauchte vor mir auf. Am Tag zuvor hatte ich einen kleinen schwarzen Wasservogel gesehen, der entlang des Strandes Futter suchte. Jedesmal, wenn eine große Welle kam, tauchte er tief in sie ein, wenn sie vorüber war, schnellte er wieder aus ihr heraus.«

Das forcierte Atmen – die *Hyperventilation* – versetzte die Patientin in die unterschiedlichsten Gefühls- und Bewußtseinszustände, die sie später als Himmels- und Höllentrip zugleich beschrieb, und in denen sie sowohl ihre verdrängten sexuellen Erlebnisse als auch historische Ereignisse aus der Menschheitsgeschichte durchlebte. Schließlich hörte sie ein kleines Wiegenlied *Shepherd, Show Me How to Go* – und fühlte sich durchdrungen von den Energien der Großen Mutter, wie sie es nannte.

»Die Tränen flossen mir über das Gesicht. Ich verharrte in einem meditativen Zustand und hatte noch einige intensive Visionen, darunter eine sehr eindrucksvolle, in der sich weiße Wolken am Himmel teilten und den Blick auf einen riesigen Adler freigaben. Sein Gefieder war blendend weiß, weich und kräftig. Er erfaßte mich und drückte mich liebevoll gegen seine Brust ... Als ich wieder umherblickte, wurde ich erneut von Zärtlichkeit und Mitgefühl überwältigt. Ich fühlte mich mit allen Anwesenden zutiefst verbunden ... Ich hatte das starke Gefühl, daß ich niemals mehr einsam sein würde, ich war umgeben von mir selbst.«

Grof prägte für das forcierte Atmen den Begriff *Holotropes Atmen*, Atmen in Ganzheit, *ganzheitliches* Atmen. Ein solches Atmen wird inzwischen bei existentiellen und *spirituellen Krisen* als Therapie eingesetzt. Die transpersonalen Erlebnisse, das Einswerden mit dem Geist des Universums oder das Aufgehen im *Nirwana*, in der überkosmischen Leere, sind laut Grof Phänomene, deren heilenden Kräfte das meiste übertreffen, was die westliche Psychiatrie zu bieten hat. Wir werden uns mit Holotropem Atmen und spirituellen Krisen ausführlich im Teil 5: »Seelenheil« beschäftigen.

Atem und Politik

Atmung also, so haben wir gesehen, unterscheidet sich von allen anderen lebenswichtigen Vorgängen dadurch, daß sie sowohl unwillkürlich (*vegetativ*) als auch willkürlich ist, also bewußt gesteuert werden kann.

Jeder Mensch hat seine persönliche Form der Atmung, individuell wie die Stimme oder der Fingerabdruck. Ein Mensch ist *zentriert* in seiner Mitte (*Hara*)[13], wenn er mit dem Rhythmus seiner Atmung eins ist. Schon mit unserem ersten Schrei beginnt das Ringen um unseren Eigenrhythmus, um *Autonomie*: Aufnehmen und abgeben, spannen und lösen, Ein und Aus. Unsere Beziehung zur Umwelt, bzw. unsere *Beziehungsstörung* drückt sich im Atemverhalten, im *Verhalten des Atems* aus. Erklärtes Therapieziel und damit der Weg, der zur Heilung führt, ist die zunehmende Autonomie des Patienten, also die Rückgewinnung des Atems im unversehrten Selbst. Das Erfahren des eigenen Atems mit dem Vertrauen in das eigene Strömen ist erster Ansatzpunkt einer ganzheitlichen Heilung. Der Mensch ist universal, folglich ist Heilung universal.

Der zweite Ansatzpunkt zur Genesung, und das mag auf den ersten Blick verblüffen, ist *politisch.* Kein Individuum kann ohne die Sozietät betrachtet werden, in der es lebt, kein Mensch ohne die Gesellschaft, in der er aufwächst, arbeitet, liebt und lacht, leidet und trauert. Ich verliere meine Lust am Atmen, meine wohlige Harmonie, meine Gesundheit, weil mein Atem im Innersten gestört ist, weil er mir Tag für Tag von außen zerstört wurde – und wird, und weil ich mir dessen nicht bewußt bin und dies zulasse. Das ist das eigentliche Problem und der zweite Ansatzpunkt zur Heilung: die Gesellschaft, in der wir leben.

Das Problem ist, daß wir in dieser unserer industriellen High-Tech-Gesellschaft den Einklang mit unserem Atem zerstört haben, zerstören haben lassen und uns dessen nicht bewußt sind. Das Problem ist, daß wir den Zugang zu unserem Unterbewußtsein, zu unseren Träumen, zu unseren Phantasien, zu unseren Erfahrungen des Ganz-Seins, des Heil-Seins verloren haben. Schlimmer noch: Die Art und Weise, wie wir heute unter Druck gesetzt werden, in Anspannung und Angst gejagt, wie unser Wesen verbogen, unser Selbst zerteilt wird, wie wir krank gemacht werden, seelisch wie körperlich in Anbetung des Goldenen Kalbes *Wachstum* – all dies entfernt uns immer mehr von unserer Mitte. Das Problem ist, daß wir unsere Nabelschnur – fast – durchschnitten haben und absterben werden, ohne das Licht der Welt zu erblicken. Das Problem ist, daß wir lebenswichtige Verbindungen zwischen uns und Mitmensch, zwischen uns und Umwelt, zwischen uns und Natur, zwischen uns und Lebensenergie wieder heilen müssen.

Atemstörung ist eine Frage auf Leben und Tod.

Unsere »politische« Atemtherapie bedeutet folglich konsequente Abkehr von den Glaubenssätzen dieser uns wie ein Kainsmal aufgebrannten materialistischen, kapitalistischen, hierarchischen, technokratischen Industriegesellschaft. Erst wenn wir eine neue, wärmende, mitfühlende, menschenzentrierte Gesellschaft geschaffen haben, werden wir wieder ganz atmen können, ganz wir selber sein.

Autogenes Training – Die Entspannung, die aus der Tiefe kommt

Die Beschäftigung mit dem Atem und unserer Atemseele hat uns in ein Behandlungsfeld geführt, das unter *Ordnungstherapien* firmiert: *Atemtherapie, Meditation, Autogenes Training, Psychotonik, Alexander-Technik (Eutonie), Hypnose- und Suggestionsverfahren, Kunst, künstlerischer Ausdruck, Musiktherapie*. Ordnung wird hier verstanden als das Einssein mit sich selbst, als Harmonie des Einen in Allem und des Allem in Einem. (Das Auge, in dem ich Gott sehe, ist dasselbe Auge, durch das mich Gott sieht – so Meister Eckhart!). Ordnungstherapien wecken unbewußte und unterbewußte Heilenergien, indem sie uns unserer eigenen (göttlichen) Ordnung überlassen, uns auf uns selbst zurückführen. Dies ist nicht einfach, denn die Betrachtung des inneren Selbst, die meditative Erfahrung des Menschseins ist in unserem Kulturkreis verkümmert. Andererseits empfinden wir gleichsam wie ein Meeresleuchten in dunkler Nacht, daß uns etwas fehlt und daß noch etwas da ist, etwas sehr Schönes. Den Zugang zu dieser verborgenen Kraft gewinnen wir jedoch nur, indem wir uns uns selbst überlassen, uns tief entspannen, uns treiben lassen.
Zu den bekanntesten Hilfen auf dem Weg zur Tiefenentspannung zählt das *Autogene Training* (AT), einem in den dreißiger Jahren vom Berliner Nervenarzt Johannes H. Schultz entwickelten Verfahren der *konzentrativen Selbstentspannung*. *Autogenes Training* ist ein von Selbst (auto) sich entwickelndes (gen=werden) und das Selbst gestaltende systematisches Üben – ein Selbstwerdungstraining.[14]
Autogenes Training wird zunächst in Gruppen geübt, die Formeln sind einfach und einprägsam und bringen uns zur Ruhe, Schwere, Wärme und zu unserem Lebendigen Atem (INFO 2).

Die Formeln des AT werden nicht gesprochen und nicht geflüstert, sondern nur konzentriert gedacht. Am wirkungsvollsten ist es, jede Formel mit einer Vorstellung, einem Bild zu verbinden. *(Visualisierung)*. Das oberste Gebot lautet:

INFO 2: Die Formeln des Autogenen Trainings

1. *Ich bin ganz ruhig.* (Ruheübung)
Die Formel vier- bis sechsmal hintereinander denken, mit einem Bild verbinden, z.B. einer ruhigen Waldwiese
2. *Mein rechter Arm ist ganz schwer.* (Schwereübung)
Die Formel vier- bis sechsmal denken und mit der bildhaften Vorstellung verbinden, der Arm sei aus Blei.
3. *Ich bin ganz ruhig.* (einmal denken)
4. *Mein rechter Arm strömt warm.* (Wärmeübung)
Die Formel ebenfalls vier- bis sechsmal denken mit der bildhaften Vorstellung: Die Sonne scheint auf den Arm.
5. *Ich bin ganz ruhig und schwer und ruhig und warm.* (einmal denken)
6. *Mein linker Arm ist ganz schwer ... mein rechtes Bein ... mein linkes Bein ...*
7. *Es atmet.* (Atemübung)
Vier- bis sechsmal atmen *lassen*, keine Atemgymnastik! Grundsatz: Ich erfahre, wie es in mir atmet; ich lerne meinen Atem kennen und lasse ihn zu meinem Lehrmeister werden; ich nehme mich wahr und freue mich an meiner Lebendigkeit; liebevoll lächle ich mir zu.

Nichts wollen – nichts müssen – nichts erzwingen.
Zulassen – geschehen lassen – kommen lassen.

Der Schriftsteller und Kulturkritiker Aldous Huxley faßte dies philosophischer: Das persönliche, bewußtere Ich ist für ihn eine Insel »inmitten unermeßlicher Weiten des Bewußtseins und dieses persönliche Ich, das immerzu verbissen ringt, das sich auszukennen glaubt, das sich der Sprache bedient, muß entspannt, entkrampft, gelassen werden. Es muß losgelassen werden, damit die in unserem tiefen, größeren Ich wirkenden Kräfte Raum greifen und sich so äußern können, wie es ihnen gemäß ist.« Bei allen psychophysischen Abläufen finden wir dieses merkwürdige Gesetz umgekehrter Proportionalität: »Je mehr wir uns anstrengen, desto schlechter gelingt die Sache.«
Huxley glaubt, daß wir hier eine paradoxe Kunst zu erlernen haben, die Kunst nämlich, den Ausgleich zu erlernen zwischen maximaler Entspannung des Oberflächen-Ichs und des tieferen (höheren) Ichs, des Selbst.

»Wir müssen also lernen, uns sozusagen selber aus dem Licht zu gehen, denn mit unserem persönlichen Ich, diesem Abgott, stehen wir ständig diesem größeren Ich im Licht, diesem Nicht-Ich, das uns zwar gehört, aber nicht recht wirksam werden kann, solange wir ihm im Licht stehen. Wir selbst verdecken uns das von innen kommende Licht.«[15]

Dieses *Es* oder *Selbst*, oder dieses *Es Selbst*, diese unsere Grundsubstanz, die hier angesprochen wird, läßt sich mit dem Willen *nicht* bezwingen. Alles Autoritäre, Martialische, Militärische ist fehl am Platz. Wer einschlafen *will*, kann niemals einschlafen. Es sei noch einmal wiederholt: Unser Organismus ist ein ständiges Strömen, ein Schwimmen im fließenden Gleichgewicht; keine Meereswelle läßt sich ihre Gestalt diktieren. Da eine Erkrankung – wie wir heute wissen – eine Blockade im *Fließgleichgewicht* unseres Wesens darstellt, können wir sie nur umspülen und auflösen – und nicht etwa zertrümmern, um dann die Brocken zu neuen Blockaden heranwachsen zu lassen.

Entspannungstechniken wie das Autogene Training nehmen in der Vorbeugung und Behandlung leiblich/seelischer Störungen einen immer wichtigeren Platz ein. Die Erfolgsliste ist lang.

Autogenes Training
- verbessert die Konzentrationsfähigkeit,
- beruhigt, mindert die Angst,
- erweitert die körperliche, geistige und künstlerische Leistungsfähigkeit,
- baut Fehlhaltungen ab,
- stärkt über das Es das Ich,
- löst Abhängigkeiten auf,
- dämpft überschießende Emotionen,
- kräftigt das Selbstvertrauen,
- behebt Schlafstörungen und andere vegetativ-nervöse Entgleisungen.

Angesichts dieser Erfolgsliste wundern sich viele Mediziner der *Erfahrungsheilkunde* wie der Münchner Arzt Dr. J. Derbolowsky, warum Autogenes Training nicht in der Gesundheitsfürsorge oder in den Schulen praktiziert wird – als Stärkung des Selbstbewußtseins und somit des *Psycho- Immunsystems*.[16]

Die Frage rührt an ein Paradoxon: Auf der einen Seite deklariert unsere Gesellschaft Gesundheit als höchstes Ziel, doch auf der anderen Seite schafft sie Lebensbedingungen, in denen das Selbstbewußtsein der Individuen unterdrückt und das Immunsystem chronisch geschädigt wird.

Exkurs: Schlafstörungen und ihre sanfte Behandlung

Bei primitiven Völkern findet sich die Vorschrift, Schlafende nicht abrupt zu wecken, damit die umherschweifende Seele Zeit hat, in den Schläfer zurückzukehren. Gefährlich ist es auch, einen Schlafenden zu bewegen oder sein Äußeres zu verändern, die Seele würde nämlich dann den Körper nicht wiederfinden oder wiedererkennen – und der Mensch müßte sterben. Ungestörter, tiefer Schlaf war in vielen Kulturen etwas Heiliges, und die Reisen, die wir während des Schlafes in unseren Träumen unternehmen, sind Offenbarungen unseres individuellen und kollektiven Unbewußten. Schlaf ist ein ganzheitliches, allgemein-biologisches Phänomen, das suggestiven Zuständen nah verwandt ist. Bei *Schlafstörungen* wirken deshalb Entspannungstechniken wie das Autogene Training Wunder.

Schlaf bedeutet Eintritt in eine von unserem Alltagserleben abgehobene Wirklichkeit, Schlaf ist ein sanfter Arzt. Wir dürfen jedoch nur eintreten, wenn wir das Schlafen zulassen, wenn wir Es zulassen. Jemand, der an Schlafstörungen leidet, befindet sich in einer paradoxen Situation: Er wartet angespannt auf das definitive Einschlafen, das seiner Selbstbeobachtung aber nicht zugänglich ist! Ich kann nicht etwas kontrollieren, das nicht eintritt, *weil* ich es kontrolliere. Dadurch ergibt sich die klinische Formel: Wer schlafen *will*, bleibt wach.

(Diese Beobachtung ist auch das stärkste Argument gegen den Absolutheitsanspruch naturwissenschaftlich kontrollierter Experimente. Es gibt Vorgänge, die nicht im Experiment kontrolliert oder nachvollzogen werden können, *weil* die Kontrolle den Vorgang zerstört. Phantasie, Intuition, Glaube – all das entzieht sich dem messenden, dem kausal-linearen Denken).

Schlafstörungen sind oft gekoppelt mit *Kopfschmerzen*, *Herzklopfen*, *Appetitlosigkeit*, *Schwitzen* und *Potenzstörungen.* Auch bei psychiatrischen Erkrankungen haben Schlafstörungen eine zentrale Bedeutung, z.B. bei sich anbahnenden oder akuten *Depressionen.* Aus verschiedenen Untersuchungen läßt sich das Bild des schlaflosen Menschen-»Typus« zusammensetzen.

Es ist ein Mensch, der

- zu neurotischen Depressionen, zur Grübelei neigt,
- oft in Angstzustände gerät, die sich steigern,
- Gefühle und Spannungen lieber verdrängt, anstatt sie auszuleben,
- Konflikte mit anderen Menschen meidet,

- aggressive Impulse eher gegen die eigene Person richtet als gegen äußere Objekte,
- hohe Ansprüche an sich selbst stellt,
- ein ausgeprägtes Bewußtsein sozialer Verpflichtung gegenüber anderen, insbesondere Partnern hat – mit allen dazugehörigenden Versagensängsten,
- altruistisch und überfürsorglich handelt, um Spannungen zu vermeiden.

Der Psychotherapeut Dr. Ch. Peter Dogs, der in seiner Klinik *Wollmannshöhe* in Bodnegg diese Liste aufgestellt hat, summiert: Beim Schlafgestörten handelt es sich »um ein allgemeines, vorwiegend neurotisch geprägtes Mischbild ..., in dem sich Ängstlichkeit und Selbstwertzweifel mit deutlich depressiv zwanghaft gefärbten Verarbeitungsmustern mischen.«[17]

Einen Schritt weiter geht der Psychosomatiker Dr. W. Dogs, der Vater des oben zitierten Psychotherapeuten Peter Dogs und ehemalige Chef der *Burghof-Klinik* in Rinteln. Er sieht den gestörten Schlaf als Signal dafür, daß der moderne Mensch sich nicht fallenlassen, hingeben kann, weil er der Suggestion der kollektiven Leistungsneurose verfallen ist.[18]

Es gibt ein probates Mittel, Schlafstörungen auszuschalten: die chemische Keule. So und nicht anders, nämlich wie schwere Hämmer wirken die zahlreichen Barbiturate, die Tag für Tag in den Arztpraxen verschrieben werden. Sie lähmen den natürlichen Schlafregler des Patienten, versetzen ihn in eine Art von *Einheitsnarkose*, verkürzen die Traumphase und stören die Schlafmotorik.

Jeder Ganzheitsmediziner, ein jeder Arzt, der sich einer sanften Praxis verschrieben hat, geißelt das routinierte Verschreiben von Schlafmitteln. Führen wir uns noch einmal vor Augen, daß unser Organismus sich in einem ständigen Fließgleichgewicht befindet, in ausgewogenem Energieaustausch von innen und außen, daß im Schlaf Umstellungs-, Regulations- und Heilprozesse auftreten, daß wir im Schlaf *Teil allen Schlafes* sind, vom »Pflanzenschlaf« über den Trocken-, Winter- und Sommerschlaf bis hin zu dem »latenten Leben« des Schlafs höherer Tiere, so wird uns die Tragödie, die dieses Bombardement mit Betäubungsmitteln auslöst, erst richtig bewußt: Ich habe Angst, in meinem Beruf zu versagen, ich bin zerstritten in meinen persönlichen Bindungen, ich leide unter den Leistungsansprüchen, die ich und andere mir stellen, Furcht packt mich bei dem Gedanken an meine Zukunft, an morgen. Ich will einschlafen, nein, ich *muß* einschlafen, doch ich schlafe nicht ein. Ich nehme ein Schlafmittel, ich schlafe schlecht, bin am nächsten Morgen wie gerädert, meine Probleme sind größer noch als zuvor, und ich kann

abends erst recht nicht einschlafen ... Meine Probleme, meine Neurosen wachsen, je mehr ich Drogen nehme. Je mehr ich Drogen nehme, je mehr betäube ich mein Selbst, verklebe meinen inneren Mund, lähme meine innere Bewegung, bis ich schließlich unfähig bin zu sprechen, zu antworten, zu reagieren.
Die Therapie von Schlafstörungen – aus ganzheitlich medizinischer, naturkundlicher Sicht – beschäftigt sich deswegen nicht nur mit den Symptomen und der betäubten Selbstheilungskraft, sondern

- rät zu konzentrierter Entspannung, zu autogenem Training,
- fördert die geistig/seelische Umstellung durch psychotherapeutische Begleitung, versucht Konflikte und Fehlverhalten auszulöschen,
- setzt auf rein pflanzliche Präparate als medikamentöse Unterstützung. Baldrian, Hopfen, Melisse, Passionsblume (siehe: »Heiland Natur«)
- zieht auch fernöstliche Methoden zu Rate (*Ayurveda*, *Akupunktur*)

Im Mittelpunkt der Heilkur Schlaf steht – wie Dogs es sieht – das Wiedererspüren des eigenen Körpers, die Muskelentspannung, Lauf- und Bewegungstherapie – und eine Gruppenarbeit, die Dogs als *Rhythmus* bezeichnet. Hier erlebt der Patient *Atemtherapie*, *Gestalttherapie*, *Bioenergetik*, *Körpertherapie* und *Bewegungstherapie* zusammen. In dieser Art der Behandlung wird der eigene Körperryhthmus wieder zum Schwingen gebracht, wird das Gefühl des Fließens und der regelmäßigen Wiederkehr natürlicher Vorgänge neu entdeckt – und endlich der langersehnte Schlaf gefunden.
Schlafstörungen, dies sei hier schon angemerkt (siehe auch Teil 4: Energetische Medizin) haben auch mit dem *Ort* des Schlafenden zu tun, mit den elektromagnetischen Wellen oder krank machenden Erdzonen, die auf ihn einwirken – mit *Elektrosmog* und *Geopathie*. Eine ganzheitliche Schlaftherapie hat also nicht nur eine allgemeine Stabilisierung des Vegetativums und das Erreichen der inneren Harmonie zum Ziel, sondern darüber hinaus eine Reduzierung und Ausschaltung von Umweltgiften.
Ein ganzheitlicher Mediziner wird deshalb auch ein Kämpfer für einen spirituell inspirierten Umweltschutz sein. So hoffe ich.

Selbstsuggestion: Es geht mir von Tag zu Tag besser

Menschen, die sich wegen verschiedener Krankheitsbilder einem autogenen Training oder einer *Hypnosetherapie* unterziehen, befinden sich in einem merkwürdigen Zwischenbereich zwischen Schlaf und Wachsein. Für alle diese Phänomene, die uns in eine unserem Selbst nahe Trance versetzen, in der unsere natürlichen Heilkräfte geweckt werden, läßt sich der Begriff *Suggestion* anwenden, genauer gesagt *Selbstsuggestion.*

Schon vor 80 Jahren empfahl der wohl bedeutendste Suggestionstherapeut der neueren Geschichte, der Apotheker Emil Coué in Nancy den Kranken, in suggestiver Manier folgenden Satz zu wiederholen:

Jeden Tag und in jeder Hinsicht geht es mir besser und besser.

Coué hatte an diesem Satz viele Jahre gefeilt, bis die Worte seiner Meinung nach die größte Heilkraft entfalteten. Der Erfolg war überwältigend. Schon bald reisten Hilfesuchende aus aller Welt in Nancy an.

Jeden Tag und in jeder Hinsicht geht es mir besser und besser.

Zwanzig-, dreißigmal am Tag sollten die Kranken diese Formel wiederholen, wie ein Gebet, eine Litanei, ein *Mantra*, eine Zauberformel. Hier ist Coué, wohl ohne es zu wissen, ganz nah den Empfehlungen im Schrifttum der *Brahamas.* Der Heilsweg – so sagen diese – ist die immerwährende Wiederholung des Wortes *OM*. Die Schöpfung hat ihren Ursprung im Klang, heißt es. Im Klang OM. Die Schwingung, die durch die erste Bewegung entstand, ist OM. Erinnern wir uns hier auch an den *Vokalatemraum* der Therapeutin Ilse Middendorf!

Singen Sie dieses OM, so beginnen Sie, indem Sie durch die Nase einatmen, lassen dann ein weiches Aaaahhh ausströmen, wenden dieses A zum Oooooh und Uuuuuh und enden mit einem langgezogenen vibrierenden Mmmmmh – so lange es geht. Bis kein Atem mehr in Ihnen ist.[19]

Sehr wichtig ist es, so Coué, daß ich *nicht* sage: Es *wird* mir von Tag zu Tag besser gehen, nein, ich suggeriere mir keine Zukunftshoffnung, ich gehe von der *Tatsache* aus, *daß* es mir von Tag zu Tag besser geht. Auf keinen Fall darf ich meinen Willen einschalten und postulieren: Ich *will*, daß dieses und jenes geschieht. Der Wille erreicht das Gegenteil seiner Anstrengungen, verkündete Coué. Wenn wir uns tiefer und tiefer in unsere autonomen, unwillkürlichen Schichtungen begeben, dann heilt nicht der Willensakt, es heilt die Macht der Vorstellung! (*laisser*! nicht *faire!*)

Lassen – nicht *machen*! Ein bemerkenswerter Gegensatz zum herrschenden, uns beherrschenden Weltbild, in dem es heißt: *Alles ist machbar!*
Jede Suggestion (lateinisch Rat, Eingebung, Einflüsterung) läuft in drei Schritten ab:

1. Wir stellen uns eine Veränderung vor.
2. Die Verwirklichung dieser Vorstellung geschieht, bleibt uns aber verborgen.
3. Die Veränderung offenbart sich uns, wird uns bewußt.

Der Seelenkundler Gustav R. Heyer[20] verdeutlicht dies an einem sehr sinnfälligen Beispiel:
Vor einiger Zeit machte ein Mann in vielen Kliniken die Runde, der behauptete, daß er kraft seines Willens Herzschlag, Blutdruck, Zwerchfell und Darm beeinflussen könne. In der Tat konnte er dies – z.B. seinen Herzschlag auf 160 und mehr steigern. Bei näherem Befragen zeigte sich, daß der Mann diese Fähigkeit gewonnen hatte, indem er sich vorstellte, er stünde im Hamburger Hafen an einem geländerlosen Kai und er sei kurz davor – als Nichtschwimmer – abzustürzen. Die *Vorstellung der Angst* ließ sein Herz schneller schlagen und seinen Blutdruck hochgehen.
Später genügte ihm nur ein rasch gemurmeltes Stichwort »Hafen« – und dieselben Phänomene traten auf: Herzflattern, erhöhter Blutdruck…
Die Vorstellung, das Bild, die Kraft des Bildes, die *Einbildungskraft* wirkt immer in unbewußte, »magische« Bereiche hinein – und heilt. Die Welt der Bilder, der Symbole, der Phantasie *ist* seelische Wirklichkeit.
Die Seele *entspricht* dem Organischen, die Suggestion stellt den unterbrochenen Dialog wieder her. Ob die Suggestion durch einen anderen (von außen) hervorgerufen wird oder durch mich selbst, ist gleichgültig, denn jede Suggestion ist Selbstsuggestion. Nicht der Therapeut oder Arzt heilt, sondern mein Selbst heilt selbst.

Gesetze der Suggestion

Ein Zeitgenosse Coués, der Suggestionsforscher Charles Baudouin hat die *Gesetze der Suggestion* formuliert:[21]

1. *Das Gesetz der angespannten Aufmerksamkeit.*
   Um eine Suggestion zu bewirken, muß unser Gedanke Gegenstand einer alles andere ausschließenden, konzentrierten Aufmerksamkeit sein.
2. *Das Gesetz der umgewandelten Anstrengung.*
   Wenn mein Gedanke eine Suggestion ausgelöst hat und ich versuche, bewußt dagegen anzukämpfen, so wird diese Suggestion noch gefördert.
3. *Gesetz der Erregung.*
   Die meisten Aussichten auf suggestive Verwirklichung einer Vorstellung liegen vor, wenn eine Erregung dieses Bild begleitet.
4. *Gesetz des Beispiels.*
   Die Suggestion wird verstärkt, wenn ich das Beispiel anderer vor Augen habe, bei denen die Suggestion wirkt.
5. *Gesetz der unbewußten Zielstrebigkeit.*
   Ein Bild, das ich suggeriere, ist »intelligent«. Es wirkt in mir zwar unbewußt, aber *zielgerichtet*, bis es Gestalt annimmt.

Konzentratives Bewußtseinstraining

Die Gesetze der Suggestion bündelt der Schweizer Therapeut W. Bürgin zu dem Satz: *Je intensiver das Bewußtsein auf einen speziellen Bereich konzentriert werden kann, um so deutlicher wirkt die Psyche auf körperliches Geschehen ein.* Bürgin hat ein »konzentratives Bewußtseinstraining zur Anregung der Selbstheilungskräfte« entwickelt. Im Gegensatz zur Hypnose (siehe weiter unten) appelliert hier der Arzt an den Verstand und die (Schein)Logik des Patienten: Er erläutert, daß jeder Mensch über geistige Selbstheilungskräfte verfügt, die aber durch alltägliche Reizüberflutung teilweise bzw. ganz überschwemmt oder zugeschüttert sind. Diese Selbstheilungskräfte lassen sich durch intensive Konzentration und Kommunikation mit dem Therapeuten wieder freisetzen. Bei den Übungen zum konzentrativen Bewußtseinstraining liegt der Patient in abgedunkeltem Raum in ruhiger wohltemperierter Atmosphäre. Dann läßt der Patient seinen Atem kommen und gehen, bis er einen eigenen Rhythmus erreicht hat, dem sich auch der Arzt in seiner Sprechweise anpaßt. Therapeut und Patient begeben sich nun stufenweise zum Kern der Krankheit und des Schmerzgeschehens:

1. Stufe:
   Konzentration auf einen Gegenstand, der ca. 20 cm vor den Augen des Patienten gehalten wird.
2. Stufe:
   Von 1000 an in Vierer- bzw. Dreiergruppen rückwärtszählen. Also 1000-999-998-997-Pause!
3. Stufe:
   Das Schwebegefühl und die nun auftretende Müdigkeit spricht der Therapeut direkt an und verstärkt dadurch den Effekt.
4. Stufe:
   Der Arzt *löst die Zeit auf.* Er erklärt dem Patienten durchaus logisch, daß die Zeit des Alltags mit ihrer Einteilung in Sekunden, Minuten, Stunden etc. nicht der Zeit entspricht, die uns die Schöpfung zur Verfügung stellt. Zeit regelt niemals, sondern wir Menschen und alle Lebewesen bewegen uns in einer unendlichen Dimension und können deshalb unsere Gedanken sowohl in die Zukunft als auch in die Vergangenheit wandeln lassen.
5. Stufe:
   Ein Schwebezustand ist eingetreten. Der Patient verspürt Entlastung von Problemen, ja, er *weiß*, daß es möglich ist, von Problemen, Schmerzen und Belastungen frei zu werden.

Das Gefühl der Schwere zusammen mit dem Gefühl wohliger Wärme und dem Gefühl des Schwebens bei klarem Kopf ist für Bürgin der Zustand konzentrativen Bewußtseins. Der Arzt erläutert, daß nach der Übung Energien für die Selbstheilungskräfte fließen können und legt, um dies zu demonstrieren, beispielsweise seine Hand auf den Solarplexus des Patienten. Fühlt sich dieser in seinen Empfindungen bestätigt, wird auch sein Verstand davon überzeugt, daß in ihm Vorgänge ablaufen, die er selber steuern kann. Beschwerden und Leiden wie bestimmte *Schmerzzustände*, auch *Phantombeschwerden*, *Trigeminus-Neuralgien*, *Migräneanfälle*, aber auch Asthmaanfälle und »allergische« Hauterscheinungen können so sanft geheilt werden. (Siehe auch: »Exkurs: Schmerzlinderung ohne Medikamente«)

Heilhypnose (Hypnosetherapie)

Hypnose (gr. Hypnos = Gott des Schlafes) ist eine besondere Form der (Selbst)suggestion und schon seit historischer und prähistorischer Zeit bekannt. Ein Hypnotiseur nutzt bewußt oder unbewußt die Gesetze der Suggestion, versetzt den Patienten in Trance und gibt ihm Befehle, die weit in den Wachzustand hineinreichen. Hypnose kann nur gelingen, wenn der Patient seinem Therapeuten tief vertraut und emotional mit ihm kommuniziert. Der Hypnosetherapeut ist somit beispielhaft für den Arzttypus von morgen, der Freund, Helfer und *Partner* ist. Die ersten Hypnotiseure waren Priester. Als Vermittler zwischen Gott und Mensch übten sie auf die Gläubigen eine starke Suggestion aus. Priester und Arzt waren jahrtausendelang in einer Person vereinigt, erst 1000 v.Chr. kam es in China zu einer langsamen Trennung dieser beiden »Berufe«; in Griechenland gründete ca. 400 v.Chr. Hippokrates eine Ärzteschule und löste endgültig die Medizin von der Religion.

Mit dem Aufstieg der wissenschaftlich begründbaren Medizin begann der Abstieg der nicht erklärbaren Hypnose. Sie verkam auf Jahrmärkten zur spektakulären Volksbelustigung. Erst im 19. Jahrhundert entdeckten ernsthafte Forscher, Ärzte und Heiler die Hypnose wieder als Therapie. Als umstrittener Vorläufer tat sich zunächst der »Wunderarzt« Franz Anton Mesmer (1734 – 1815) hervor, der seine Anhänger in einen sogenannten *mesmerischen Schlaf* versetzte und überzeugt war, die Heilkräfte des Kranken durch magnetische Striche zu aktivieren. Kritiker Mesmers und eigentlicher Urvater der modernen Hypnosetherapie war dann der schottische Arzt James Braid (1795 – 1860). Er führte die Heilkraft des *»nervösen Schlafes«* auf die außerordentliche Macht des Geistes über den Körper zurück.

Braid: »Durch unsere mannigfachen Weisen der Beeinflußung durch Lenkung des Geistes mittels hörbar ins Ohr des Patienten gesprochener Worte oder durch ganz bestimmte psychische Eindrücke prägen wir dem Geist des Kranken *unabhängig von seiner Willkür* gewisse Ideen fest ein, welche dann in erregender und beruhigender Weise wirken, je nach Inhalt der Erwartungsideen und Richtung des Gedankenganges im Geiste des Kranken.«[22]

Auch Sigmund Freud beschäftigte sich ausführlich mit dem Phänomen der Hypnose, gab aber seine *hypnoseanalytischen* Versuche schon früh zugunsten der *Psychoanalyse* auf. Forscher und Ärzte wie Liebault, Bernheim, Krafft-Ebing, Bechterew, Forel, der uns schon bekannte J.H. Schultz sowie der Pionier der heutigen Hypnosetherapie Heinrich Bick retteten die Idee von der heilenden

Hypnose in das 20. Jahrhundert. Angefeindet wie viele Außenseiter der Medizin, deren Lehren erst Jahre nach ihrem Tod als bahnbrechend erkannt wurden, waren diese Ärzte und Forscher Vordenker einer ganzheitlichen, einer natürlichen, einer sanften Heilung. Heute ist die Hypnose aus dem wabernden Bereich der Parapsychologie und Magie in den naturwissenschaftlich belegbaren Bezirk der Medizinforschung gewandert; ihre Wirkung läßt sich mit ein paar Sätzen einleuchtend beschreiben:

- Hypnose ist *kein* Zustand des Schlafes, Hypnose ist ein veränderter Bewußtseinszustand.
- Veränderter Bewußtseinszustand bedeutet: Das Bewußtsein ist gleichzeitig eingeengt und erweitert.
- Unter Hypnose *schaltet die linke Hemisphäre (Hirnhälfte) auf die rechte um*, d.h. vom Rationalen zum Emotionalen.

Dies ist eine aus dem Studium der *EEG-Brain Mappings*, der *Gehirnstromlandkarten* stammende wahrhaft erstaunliche Entdeckung:
Hypnose aktiviert das *Gefühl*, das *Visuelle*, das *Bildhafte*, das *Ganzheitliche!* Reduziert Verstand, Vernunft, Logik! Wir sind folglich unter Hypnose in der Lage, »unkontrolliert Informationen d.h. Suggestionen in unser Gehirn einzubringen, ohne daß unser Verstand, unsere Vernunft ... als ›Zensor‹ eingreift.«[22] Gleichzeitig geschieht einiges: Der Blutdruck sinkt, der Atem geht langsamer, auch die Stoffwechselvorgänge verlangsamen sich. Die Streßhormone im Blut nehmen ab – und es vermehren sich die für unsere *Immunabwehr* wichtigen Lymphozyten. Das können wir uns plastisch vorstellen: Wenn ich mir einrede, daß es mir von Tag zu Tag besser geht (ohne daß ein Zensor sagt: Unsinn!), wenn mein Therapeut hinzufügt: »Ihre Atmung ist gelöst, Ihre Bronchien sind warm durchströmt!«, wenn er prophezeit: »Immer, wenn Sie in Zukunft Ihre Hände in den Schoß legen, sind Sie ganz ruhig und gelassen!« – dann hört dies mein inneres Ohr, und mein Nervensystem »bespricht« diese Informationen mit meinen Körperzellen.
Halten wir einen Moment inne.

Wir bewegen uns auf einem Terrain, das Ihnen möglicherweise sonderbar vorkommt. Nervenzellen »besprechen« sich mit anderen Körperzellen? Sind mitdenkende, bewußt agierende Teilnehmer unseres gesamten organischen Systems? Sind empfänglich für Einreden von außen – falls nicht der Verstand dazwischen funkt? Geben Informationen weiter, die Heilprozesse auslösen? – Ja.

Um dies zu verstehen, müssen wir jedoch eine Reise in unseren Körper unternehmen. Wir sollten uns – ähnlich wie in dem seinerzeit sehr bestaunten amerikanischen Spielfilm *Die phantastische Reise* – auf einem U-Boot einschiffen. Aber wir werden nicht in den Blutbahnen kreuzen, sondern uns in einer Flüssigkeit bewegen, die zwischen den Zellen unseres Körpers in den sogenannten *extra-* oder *interzellulären* Räumen schwingt.

Wie wir wissen, besteht der größte Teil unseres Organismus aus Wasser – etwa zu 60 bis 70 %! Und den größten Teil dieses Wassers entdecken wir bei unserer Reise *in* den Zellen und *außerhalb* den Zellen (*extrazellulär*). Fahren wir nun mit unserem Boot auf diesem extrazellulären Wasser, so fühlen wir uns plötzlich in unsere eigene Vergangenheit versetzt. Wir riechen etwas, das eine starke Erinnerung in uns auslöst. Wir riechen das Meer. Denn diese Flüssigkeit im Innern unseres Körpers *entspricht in seiner Zusammensetzung dem Urmeer vor Millionen von Jahren!*[24]
Haben wir uns von dieser ersten Überraschung erholt, so erwartet uns eine zweite: Überall im extrazellulären Raum treffen wir auf *weiches Bindegewebe*. Dieses weiche Bindegewebe durchzieht unseren gesamten Organismus, hat ein Gewicht von ungefähr 15 Kilo, ist ein *eigenständiges Organ* und ist zusammen mit dem Wasser unser *Grundsystem* (Pischinger)[25].
Wir erleben noch mehr Überraschungen auf dieser Reise in unser Inneres und in das Innere der Zeit: In dieses unser Urmeer münden die Kapillaren der Blutgefäße und der feinen Nervenfasern – ohne sich zu berühren. Bindegewebe und Wasser sind die *Transitstrecke* für alle Informationen! Als *organisches*, *vitales* Medium leiten sie sämtliche in unseren Organismus einströmenden Signale weiter, *regeln* Aufnahme und Abwehr. Es ist phantastische Wirklichkeit. Ein Grundsystem durchzieht unseren Körper, befindet sich in ständiger Wechselwirkung, in ständigem Informationsaustausch mit unserem gesamten Organismus (und unserem Kosmos), entfaltet während der Phasen des Schlafes, der Hypnose, der konzentrativen Entspannung seine ganzheitliche Wirkung, zeigt sich dann für Einreden besonders empfänglich und setzt diese in Heilenergien um. Anthroposophisch gesehen ist (lt. Rudolf Steiner) unser Grundsystem der *Ätherleib*, die kosmische Allgegegenwart des Prinzips Leben.

Eine Natur, vollkommen und durchdringend, läuft in allen Naturen um, eine Wirklichkeit, allumfassend, enthält in sich selbst alle Wirklichkeiten…

(Yung-Chia Ta-Shin)

Nun wird klar, welche Folgen es für unser Gesamtbefinden hat, wenn dieses Grundsystem erstarrt oder verschlackt. Das heißt, bei jeder spezifischen Erkrankung werden wir *Regulationsstörungen* und *strukturelle Veränderungen* in unserem Grundsystem finden. (Siehe auch Teil 2: »Den ganzen Menschen heilen«) Hypnosetherapie, wie sie zum Beispiel Claus H. Bick in der Hypnose-Klinik *Felsenland-Bick* praktiziert, kümmert sich deswegen niemals nur um einzelne Krankheitsbilder, sondern um den ganzen Menschen in seiner Vergangenheit, Gegenwart und Zukunft. In einer »kognitiv-integrierenden *Hypnoanalyse*« wird der Patient *über die Behandlung hinaus* angeregt, sein Leben umzudenken. Er oder sie verläßt die Klinik mit dem posthypnotischen Satz im Kopf: »Ihre Lebenssituation hat sich geändert. Sie wissen das.«[26]

Jeden Tag und in jeder Hinsicht geht es mir besser und besser.

Wissen Sie, daß sich Ihre Lebenssituation geändert hat, während Sie dieses Buch lesen?

Es geht Ihnen von Tag zu Tag in jeder Hinsicht besser und besser!

Dieser ganzheitliche Ansatz ist Hauptgrund für zahlreiche Heilerfolge der Hypnose, insbesondere bei funktionellen Erkrankungen, also immer dann, wenn etwas nicht richtig funktioniert, obwohl das entsprechende Organ gesund ist. (INFO 3)

INFO 3: Heilerfolge der Hypnotherapie und Autosuggestion

Akne
Allergien, diverse
Alpträume
Appetitlosigkeit
Arteriosklerose
Arthritis, Polyarthritis (vorbeugende Behandlung)
Asthma

Bettnässen
Bluthochdruck

Chronische Bronchitis
Chronische Schmerzzustände
Colitis ulcerosa (Schleimhautentzündung mit geschwürigen Darmwandzerstörungen)

Depressionen
Durchblutungsstörungen, periphere

Erschöpfungszustände
Ekzeme

Fettsucht

Gallenblasen-Erkrankungen
Gelenkrheumatismus, chronisch

Harnwegserkrankungen
Hautentzündungen, akute
Herzflimmern, Herzjagen
Herzneurosen

Impotenz, psychisch

Konzentrationsstörung
Krebs (Schmerzlinderung)

Lähmungen, diverse
Lungentuberkulose

Magen-Darm-Erkrankungen
Migräne

Nägelbeißen
Neuralgien

Osteoporose

Phobien (Ängste)
Prüfungsängste

Reizung des »Grimmdarms« (Völlegefühl, Störungen des Stuhlgangs)

Schilddrüsenüberfunktion
Schlafstörungen
Schluckstörungen
Sprachstörungen
Schuppenflechte
Stimmlosigkeit
Stottern
Schwindel

Ticks

Übergewicht

Verstopfung
Verhaltensstörung

Waschzwänge

Zähneknirschen, nächtliches
Zwangshaltungen
Zwangsneurosen

(verschiedene Quellen [27, 28, 29])

Hypnosetherapie, *autogenes Training* und andere *konzentrative Entspannungstechniken* helfen, Erstarrungen unseres Grundsystems zu lösen und den Weg frei zu machen für andere positiv eingreifende Heilmethoden.

Wahre Wunder vollbringen Suggestion und Selbstsuggestion ähnlich wie bei den *Schlafstörungen* auch bei der *Schmerzbekämpfung*. Divinum est sedare dolorem! Den Schmerz lindern, das ist eine wahrhaft göttliche Aufgabe! (Galen)

Exkurs: Schmerzlinderung ohne Medikamente

Wie ein Mensch *Schmerzen* wahrnimmt und darauf reagiert, ist von Kultur zu Kultur und von Mensch zu Mensch verschieden, d.h. die Schwelle der Schmerzwahrnehmung und die *Schmerztoleranz* haben ethnisch-individuelle Hintergründe. Auch die Schmerzerfahrung von frühester Kindheit an sowie die aktuelle Situation spielen eine Rolle. Es würde hier zu weit führen, von all den unglaublichen Schmerzen zu berichten, die Menschen auszuhalten vermögen, bei denen sie sichtlich *keine* Schmerzen empfinden: Von Indianern, die sich rituell aufspießen ließen, von Fakiren, die über glühende Kohlen laufen bis hin zu schwerverletzten Soldaten, die ihre Wunden nicht spürten oder zu Sportlern, die im Eifer des Gefechtes ihre Verletzungen nicht merkten.

Die Fähigkeit des Organismus zur Modifikation des Schmerzerlebnisses ist potentiell unbegrenzt, – so schreibt der Diplom-Psychologe K.H. Schäfer aufgrund seiner Erfahrungen in der Klinik *Wollmannshöhe* in Bodnegg.[30] Das gängige wissenschaftliche Modell des Schmerzgeschehens ist die *Gate-Control-Theorie*, entwickelt von den Schmerzforschern Roland Melzack und P.D. Wall.[31]

Der von sensiblen Nerven peripher empfangene Reiz – die Information über Druck, Temperatur, chemische Veränderungen z.B. an der Hautoberfläche wird zunächst an eine oder mehrere Schaltstellen (Gates = Tore) weitergeleitet und dort kontrolliert, d.h. verstärkt oder abgeschwächt, und dann erst an das Gehirn gesendet, also ins Bewußtsein gerückt. Das bedeutet, daß ein Reiz, ein Impuls, ein Schmerz auf seinem Übermittlungsweg ins Bewußtsein beeinflußbar ist – insbesondere durch psychologische Faktoren.

Ein Schmerz kann durch individuelle oder kulturelle Erinnerungsfelder, durch ablenkende Konzentrationsenergien sowie durch visuelle und auditive Vorstellungsmuster verändert und sogar gelöscht werden.

(Über *Akupunktur*, *Neuraltherapie* und *Massagetherapie* siehe auch Teil 4.) *Autogenes Training*, *Autosuggestion*, *Trance*, *Hypnose* verändern die »Informationslage« des gesamten Organismus:

- In *Hypnose* können Versuchspersonen Schnittwunden und Brandverletzungen zugefügt werden, ohne daß der Schmerz registriert wird: Bei einigen Menschen sind sogar Operationen unter Hypnose möglich.
- Tiefe *Meditation* oder längere innere Konzentration auf innere Gefühle, Gedanken und Bilder sowie euphorische Stimmungen lassen den Schmerz nicht ins Bewußtsein »sinken«.
- *Trancetänze* in Begleitung rhythmischen Singens und Trommeln »leiten« die Schmerzinformationen »um«.

Wie gewaltig der Einfluß der Suggestion auf den Schmerz ist, zeigt eine schon klassische klinische Untersuchung aus dem Jahr 1959: Um die schweren Schmerzen nach einer Operation zu lindern, wurde den Patienten *Placebos* gegeben – harmlose Substanzen wie z.B. Zucker – und gleichzeitig behauptet, diese Substanzen seien stark wirksame Schmerzmittel. Erfolg: 35 Prozent der Patienten verspürten nach Einnahme dieser Placebos eine deutliche Schmerzlinderung! Schmerz – so notierte der Schmerzforscher Roland Melzack, kann außerdem durch *Hyperstimulations-Analgesie* – aufgehoben werden. Eine kurzfristige leichte schmerzhafte Reizung oder auch eine intensive Stimulation im Schmerzbereich bewirken ein Nachlassen des »eigentlichen« Schmerzes. Bestes Beispiel für schwache Gegenreizung sind Hausmittel wie Senfpflaster, Eispackungen und Wärmflaschen.
Aus all dem ist leicht abzulesen, daß es erfolgreiche Methoden gibt, den Schmerz sanft zu lösen und zu lindern und daß die Schmerzlinderung ohne Medikamente Teil eines jeden ganzheitlichen Therapiekonzeptes ist oder sein muß. In einigen Kliniken gibt es deshalb Schulungsprogramme, Kurse und Gruppen für Schmerzpatienten, die auf den Prinzipien psychologischer Schmerzbekämpfung basieren. Als erfolgreiche Techniken beschreibt K.H. Schäfer:
- die *progressive Muskelentspannung* nach Jacobson (16 verschiedene Muskelgruppen des Körpers werden nacheinander intensiv angespannt und anschließend sofort entspannt),
- entspannende Atemübungen – so, wie wir sie schon am Anfang des Kapitels kennengelernt haben,
- entspannte Visualisierung (INFO 4),
- das Gespräch mit dem Schmerz (INFO 5).

INFO 4: Entspannte Visualisierung zur Schmerzbekämpfung

1. Nehmen Sie sich Zeit (20 – 30 Minuten). Schaffen Sie sich ein möglichst ruhiges Umfeld.
2. Nehmen Sie eine bequeme Stellung ein, im Sitzen oder Liegen. Schließen Sie die Augen und achten Sie eine Zeitlang nur auf Ihren Atem.
3. Beginnen Sie mit einer *Reise durch Ihren Körper*:
   Gehen Sie in Gedanken langsam durch seine Regionen (von den Händen zum Kopf und dann hinunter zu den Füßen). Stellen Sie sich dabei jedes Körperteil deutlich vor und achten Sie darauf, wie es sich fühlt. Die Entspannung kommt von ganz allein.
4. Stellen Sie sich Ihren Schmerz und seine Bewältigung *bildhaft* vor. Lassen Sie Ihrer Phantasie bei der Erfindung und Ausgestaltung des Bildes freien Lauf. Das Bild soll vor Ihren geistigen Augen möglichst deutlich werden.
5. Stellen Sie sich vor, wie der Schmerz langsam zurückgedrängt wird. Beobachten Sie, wie die heilenden Kräfte sich immer mehr durchsetzen. Unterstützen Sie die heilenden Kräfte und bleiben Sie so lange in der bildhaften Vorstellung, bis Sie mit der erreichten Schmerzlinderung zufrieden sind.
6. Genießen Sie den erreichten angenehmen Zustand, loben Sie sich dafür.
7. Schließen Sie die Übung ab, indem Sie ganz langsam Ihre Augen wieder öffnen.

(nach Simonton)

Alle diese psychologischen Interventionstechniken sind für Patienten wie Therapeuten mit Mühe und Zeitaufwand verbunden. Daher erscheinen uns Schmerzpräparate oft als die probateren, einfacheren Mittel. Doch die Zeit, die wir in Entspannungstechniken »verlieren«, ist ein Gewinn über den Tag hinaus. Ich erreiche Schmerzlinderung und Wohlgefühl im Augenblick, *und* ich verhindere Blockaden, Erkrankungen und Schmerzen für die Zukunft.
Eine weitere Entspannungstechnik, die nicht nur in die Zukunft reicht, sondern wie die Hypnose weit aus der Vergangenheit kommt, ist die *Meditation*.

INFO 5: Gespräch mit dem Schmerz

1. Nehmen Sie eine bequeme Stellung ein, entspannen Sie sich. Schließen Sie die Augen und achten Sie eine Zeitlang nur auf Ihren Atem. Erinnern Sie sich an die Entspannung, die aus dem Atem kommt, an das Fließen, Schweben und Strömen.
2. Lenken Sie Ihre Aufmerksamkeit auf den Schmerz. Nehmen Sie ihn genau wahr, in allen Einzelheiten.
3. Stellen Sie sich den Schmerz jetzt als irgendein Wesen vor. Geben Sie ihm in Ihrer Phantasie eine Gestalt.
4. Versuchen Sie, dieses Schmerzwesen *ganz deutlich* zu sehen.
5. Beginnen Sie ein Gespräch mit diesem Schmerzwesen. Fragen Sie es, zu welchem Zweck es geschickt wurde, welche Botschaft es hat.
6. Hören Sie gut zu, was es antwortet.
7. Sprechen Sie weiter mit dem Schmerzwesen.
8. Fragen Sie auch, was es für sie tut, inwiefern es Ihnen nützt.
9. Fragen Sie nun das Schmerzwesen, was Sie tun können, damit es nicht mehr wiederzukommen braucht.
10. Hören Sie aufmerksam zu, was es Ihnen sagt.
11. Schließen Sie das Gespräch ab, verabschieden Sie sich von dem Schmerzwesen.
12. Öffnen Sie ganz langsam die Augen und fangen Sie an, dem Rat oder den Hinweisen zu folgen, die Ihnen das Schmerzwesen gegegeben hat.

(nach Simonton)

Heilmeditation

Meditation diente und dient spirituellen Zielen (siehe Teil 5: Seelenheil), wird jedoch heute zunehmend von Medizinern und Psychologen als Heilmittel eingesetzt – als Anti-Streß-Mittel, als Verfahren zur Anregung der Selbstheilungskräfte und als Methode der Selbstentfaltung.

Alle Religionen kennen *Meditation* oder auch *Gebet* als ein Mittel zur Selbstversenkung mit dem Ziel, den eigenen Bewußtseinszustand zu verändern, mystische, visionäre oder ekstatische Erfahrungen zu machen und und dem Urgrund des Seins (Gott) näherzukommen.

Abgeleitet von dem lateinischen *meditari* (über etwas nachdenken, nachsinnen) ist Meditation eine *Konzentrations- und Reflexionstechnik* zugleich, die im Organismus Sensationen hervorruft ähnlich denen des *Autogenen Trainings*, der *progressiven Muskelentspannung* oder dem *Biofeedback*, und mehr! Es gibt vielfältige Arten von Meditationen, angefangen von einer tief sich versenkenden *Herzensmeditation* über verschiedene *Yogaübungen* bis hin zum energetischen *Meditationstanz*. Zumeist jedoch versuchen wir, unsere Gedanken zu »verdichten«, uns bildhaft eine Kerze, einen Stein, einen Zweig vorzustellen, uns auf einen Buchstaben, eine Wortwurzel, ein Wort, einen Klang (*Mantra*) zu konzentrieren. Wir stellen uns auch paradoxe Rätsel (*Koan*): Wie klingt das Klatschen einer Hand? Oder sinnen darüber nach, wer in diesem Augenblick diese hier abgedruckte Wortwurzel OM liest. Ich selbst, werden Sie von sich sagen, ICH selbst lese dieses OM. Dort auf dem Papier steht das Wort OM und hier bin ICH.

Dort ist das Papier mit dem OM und hier bin ICH mit meinem Bewußtsein um das OM auf dem Papier. Mein Bewußtsein ist um das OM und das OM ist in meinem Bewußtsein. ICH und OM sind also *nicht* getrennt. Wie konnte ich jemals annehmen, daß das Papier mit der Wortwurzel OM von meinem Bewußtsein *getrennt* existiert? Das *gesehene* Papier und das *Sehen* sind nur zwei Namen für *ein* unteilbares Faktum, für *eine* Erfahrung.[32]

Wenn Sie genügend lange in diese Richtung meditieren, werden Hier und Dort, Oben und Unten, Innen und Außen, Hell und Dunkel, Objekt und Subjekt ineinander aufgehen und miteinander verschmelzen, und Sie haben den ersten Schritt aus dem Gefängnis einer Ideologie getan, die behauptet, nur Materielles und Physikalisches existiere, nur wissenschaftlich nachprüfbar Meßbares, nur das duale System von Körper und Geist. Schluß damit! Die Tatsache, daß immer mehr Menschen unseres westlichen Kulturkreises fernöstlich meditieren, zeigt Ihnen, daß Sie auf Ihrem Weg zu einem ganzheitlichen, holistischen Weltbild nicht allein sind. »Die Zunahme von Meditation«, so schreibt der Psychologe Dr. Wolfgang Howald, »ist zweifelsohne wesentlich durch die Lebenssituation in den westlichen Industrienationen mitbestimmt worden. Die einseitig materiell-orientierte Lebensweise, die Überbetonung rational-analytischer Fähigkeiten, die Suche nach einer neuen Wertordnung und die Belastung des Alltags haben bei vielen Menschen

Bedürfnisse entstehen lassen wie die nach Erfahrung neuer und erweiterter Dimensionen des Bewußtseins, nach vertiefter Selbstexploration und Persönlichkeitsentfaltung, nach einem gesteigerten Vermögen zur Selbstregulation, Entspannung und Streßkompensation.«[33]

Wolfgang Howald hat aus ca. 1000 empirischen Studien den aktuellen Forschungsstand zur Meditation zusammengetragen. Was geschieht mit mir, mit Ihnen, wenn wir meditieren? Hier einige der frappierenden Ergebnisse:

- Ich verbrauche bis zu 55 Prozent weniger Sauerstoff.
- Mein Atem steht (bei fortgeschrittener Meditation) bis zu 62 Sekunden still.
- Mein Herz schlägt bis zu 15 Schläge in der Minute langsamer.
- Frontalhirn, Muskeln und Haut werden stärker durchblutet.
- Das EEG (Elektroencephalogramm) meldet regelmäßige, kontinuierliche Alpha-Wellen, die sich mit hochschwingenden Theta-Mustern synchronisieren (»Transzendaler Zustand«).

Alpha-Wellen »sendet« das Gehirn im Wachzustand, Thetawellen in der Schlafphase. Mit einer bemerkenswerten Ausnahme: Bei Kindern im Alter bis zu fünf Jahren werden auch im Wachzustand Thetawellen registriert.

Oh träumerisches, schlafendwaches Kind!

Was nun bewirkt Meditation?

- Wir werden in unserer Wahrnehmung wacher.
- Wir haben weniger Angst.
- Wir sehen uns in einem besseren Licht. (Zunahme der Selbstakzeptanz, des Selbstvertrauens, der Selbstidentität, größere Geschlossenheit, Stabilität und Positivität des Selbsterlebnisses; konstruktive Selbstkommunikation.)
- Wir werden verantwortungsbewußter. (Verstärkung von Ich-Stärke, Kontaktfreudigkeit, Altruismus, Gelassenheit, Offenheit.)

Das heißt im Umkehrschluß: Meditation ist ungemein heilsam bei psychosomatischen Krankheiten, nicht-psychotischen psychischen Störungen, neurotischen Fehlentwicklungen und »Lebenskrisen«. Heilsam auch bei psychogenen Folgeerkrankungen wie

- Asthma,
- hoher Blutdruck,
- Herzbeschwerden,

- Magen-Darm-Erkrankungen,
- Arthritis,
- Schlafstörungen (s.o.).

Meditationen helfen auch gegen Süchte wie Drogen-, Zigaretten-, Alkohol-, Medikamentenmißbrauch. Darüber hinaus konnten – so Howald – vorteilhafte Effekte vermerkt werden bei

- Parodontosen,
- Multipler Sklerose,
- Fettsucht,
- Stottern,
- Bronchitis,
- Infektionen der oberen Atemwege,
- Entzündungen,
- Hexenschuß,
- Allergien und Hauterkrankungen,
- aktuellen und chronischen Schmerzen (s.o.).

Kurz: Wer regelmäßig meditiert, wird seltener krank, muß weniger häufig als seine Mitbürger und Mitbürgerinnen zum Arzt oder in die Klinik, braucht weniger Medikamente. Meditation hätte folglich schon seit Jahren eine heilsame Rezeptur für die dahinsiechenden Finanzen der Krankenkassen sein können. Doch Gesundheitspolitik, wie sie heute verstanden wird, doktert hilflos an den lebenszerstörenden Folgen des erkrankten Grundsystems unserer Gesellschaft herum. Die bessere Gesundheitspolitik aus der Gesamtbeschau wäre eine veränderte Wirtschafts-, Wissenschafts- und Kulturpolitik!

Meditation und Revolution

An diesem Punkt wollen wir das spannende Gebiet der Atem- und Entspannungstechniken verlassen. In Teil 5: »Seelenheil« sollen noch ausführliche Ausflüge in transpersonale Zustände und geistliche Heilungen unternommen werden. Doch auch hier sei wie beim Zwischenrésummée Atem und Politik betont: Entspannungstechniken und gut geführte Meditation knüpfen zerrissene Fäden in uns wieder an, legen verschüttete Wasserläufe frei, ziehen Leuchtspuren durch unseren Geist. Meditationen machen mich gelassener, ruhiger, selbstbewußter. Es entsteht eine Kraft, die gewaltlos ändert. Es entsteht ein Kraftreservoir, das uns befähigt, soziale Mißstände, unmenschliche Strukturen, kapitale Technokratien sanft zu verändern, weil wir uns verändert haben. Revolution ist Besinnung auf unseren Urgrund.

Das oberste Gut, so formulierte feinsinnig Aldous Huxley in seiner *Ewigkeitsphilosophie*, liegt »weder in der fortschrittlichen, sozialen Apokalypse des Revolutionärs, noch in der wieder eingeführten und verlängerten Vergangenheit des Reaktionärs, sondern in einem ewigen, göttlichen Jetzt, das jene, die dieses Gut genügend herbeiwünschen, als Tatsache unmittelbarer Erfahrung verwirklichen können.«[34]

Nichts freilich fürchten die herrschenden Repräsentanten des Goldenen Kalbes mehr als den aufrechten Gang, die Gegenwehr der Lebenswelt und die Befreiung durch Erleuchtung. Und so wird noch einige Zeit vergehen, bis Atmen und Meditieren auf dem Schulplan stehen und der Lehrer dein Freund, Helfer *und* Partner auf der Suche nach der Wirklichkeit hinter der Wirklichkeit geworden ist.

Sinnen wir derweil über folgendes nach: Einer der Gründe, warum die Krankheit der Welt, obschon sie chronisch ist, sich noch nicht als tödlich erwiesen hat, ist – so Huxley – »das Bestehen einer göttlichen Heiterkeit und eines guten Willens göttlicher Natur im Herzen der Dinge.«[35]

TEIL 2
Den ganzen Menschen heilen

Der ganzheitliche Blick

Die Gestalt des Menschen ist sehr oft sehr »feinsinnig« beschrieben worden. Für einen Ausschlachter oder Resteverwerter ist unser Körper eine Art Ledersack, in dem eine Menge merkwürdiger Dinge stecken.

Zunächst einmal gibt es da ein kristallines Skelett, einen Festkörper, um den Weichteile herumhängen mit einer Menge Fäden. Eine ganze Menge in diesem Hautsack ist flüssig oder geleeartig oder halbflüssig fettig, und sehr viel ist wässrig. Allein dreieinhalb Kilo Wasser fließen im Blut, und 10 Kilogramm – in seiner Zusammensetzung dem Urmeer ähnlich – schwingen in und zwischen den Geweben; überhaupt: 70 Prozent unserer Weichteile bestehen aus Wasser.

Unsere Gestalt endet natürlich nicht an unserer Außenhaut. Lassen wir die umstrittene *Aura* mal außen vor und auch unser kosmisches Pulsieren, so stellen wir verwundert fest: Wir befinden uns zu jeder Sekunde in einem regen Austausch mit unserer Umwelt. In rund 17 Tagen haben wir das Wasser unseres Leibes einmal ausgetauscht. In einer Woche ist die Hälfte aller Moleküle ausgewechselt, in Zwei-Jahres Frist finden wir in uns nur noch vier Promille – vier Tausendstel (!) von dem wieder, was vorher da war. Sogar die Träger der Erbsubstanz, die Gene, die ihre Molekularstruktur von Geschlecht zu Geschlecht weitergeben, also praktisch unsterblich sind, tauschen ihre einzelnen Moleküle aus.

Das Konstante an ihnen ist die Struktur, also die Art, wie diese Moleküle aufgebaut sind.

Kurz: Das Konstante an uns ist die *Form* unseres Körpers, die sich nach kleinen Verletzungen genau wiederherstellt. »Form und Materie sind zwei in unserem Leib scheinbar unabhängig voneinander existierende Dinge«, schrieb schon 1971 der Heidelberger Physiologe Hans Schäfer.[1]

Heute würden wir sagen: Die Materie geht, die Information bleibt. Oder mit Rupert Sheldrake: Das Bild von der Form war schon immer da, ist *im Gedächtnis der Natur verankert.*[2]

Daß sich eine immer gleiche Form aus ständig wechselndem Material herstellt, hat große Philosophen, wie Heraklit (»alles fließt«) fasziniert und inspirierte Dichter wie Conrad Ferdinand Meyer:

Auf steigt der Strahl und fallend gießt
er voll der Marmorschale Rund,
die, sich verschleiernd, überfließt
in einer zweiten Schale Grund;
die zweite gibt, sie wird zu reich,
der dritten wallend ihre Flut,
und jede nimmt und gibt zugleich
und strömt und ruht.

Leider ist diese Vorstellung aus dem Gedächtnis mancher Biologen und Ärzte irgendwann verlorengegangen. Wir brauchen nur das Branchen-Adreßbuch einer beliebigen Stadt aufzuschlagen und wissen, in welcher Welt wir wirklich leben. Unter dem Buchstaben A wie Ärzte finden wir die Aufteilung unseres Organismus in etwa 50 Sektionen von der Allergologie bis zur Urologie. Begeben wir uns in ein Medizinstudium, so erleben wir, wie unser Körper, unsere Seele, unser Geist – unser Selbst – noch gnadenloser in Hunderte von Einzelteilen zerlegt wird. Allein das *Lehrbuch der inneren Medizin* wiegt fünf Pfund und führt im Sachverzeichnis 34240 Stichwörter auf – vierunddreißigtausendzweihundertundvierzig! Von *AA-Protein* bis *Zytotoxizität, zellvermittelte Antikörper-induzierte*.

Das ist wahrhaftig ein gewaltiger Fortschritt, und ich will nicht abstreiten, daß er auch Segnungen hervorgebracht hat. Zum Beispiel die, daß wir immer älter werden, um immer kränker zu werden. Der Medizinstudent Rudolf Virchow formulierte schon 1845 – in die falsche Richtung – richtungsweisend:

»Die neueste Medizin hat ihre Anschauungsweise als die mechanische, ihr Ziel als die Feststellung einer Physik der Organismen definiert. Sie hat nachgewiesen, daß Leben nur eine Summe von Erscheinungen ist, deren jede einzelne nach den gewöhnlichen physikalischen und chemischen (d.h. mechanischen) Gesetzen vonstatten geht.«[3]

Noch immer stellt uns die Allgemeinmedizin den Menschen aufgesplittert in zehn Körpersysteme vor: Atmungssystem, Nervensystem, Muskelsystem, Skelettsystem, Kreislaufsystem, lymphatisches System, Verdauungssystem, endokrines System, urogenitales System, Haut-, Haare-, Nägelsystem.

Eine alte indische Fabel paßt hierzu: Sechs Blinde sollten einen Elefanten beschreiben: Der erste sagte, es ist eine Schlange, der zweite, es ist ein Baum, der dritte, es ist eine Höhle, der vierte tastete einen Zweig, der fünfte einen Berg, der sechste ein welkes Blatt. Der sechste Blinde hat höchstwahrscheinlich das Ohr des

Elefanten in der Hand gehabt. Nun waren jene Blinden – um den Faden der Fabel fortzuspinnen – bescheiden genug, um zu erkennen, daß die Beschreibung eines Elefanten über ihre Vorstellungskraft ging. Leider ist Bescheidenheit nicht der vornehmste Charakterzug eines großen Teils der konventionellen Ärzteschaft. Im Gegenteil: Diejenigen Ärztekollegen, die aus dem naturwissenschaftlichen Gedankengebäude ausbrechen, werden von den Standesorganisationen nur allzugerne als Scharlatane gegeißelt.

Die Erstarrung der Grundregulation, Wirkung und Ursache

In den vergangenen Jahren hat sich diesbezüglich einiges geändert. Je stärker und öfter die reinen »Naturwissenschaften« an ihre Grenzen stießen und erkennen mußten, daß ein Teilchen nicht ein Teilchen, eine Welle nicht eine Welle, sondern beide beides zugleich sind, daß eine Eigenschaft keine Eigenschaft und keine Eigenschaft eine Eigenschaft ist, daß aus A nicht B folgt, sondern aus dem A das Wort und aus dem Wort das Bild und aus dem Bild vielleicht die Rune und aus der Rune der Buchstabe und aus dem Buchstaben das Baumalphabet und aus dem Baumalphabet die Buche und aus der Buche das B ... da öffnete sich auch in der High-Tech-Bundesrepublik die Tür für die Sicht des ganzen Elefanten, für die ganzheitliche Medizin.

Die Grundlagen für eine ganzheitsbiologische Theorie entwickelte in den siebziger Jahren in Wien der Ordinarius für Histologie und Embryologie, Prof. Alfred Pischinger; seine Arbeiten wurden von Prof. G. Kellner und Prof. Hartmut Heine, Universität Witten/Herdecke, fortgesetzt. Die meisten ganzheitlichen Schulen und Therapien beziehen sich heute auf Pischingers Forschungen, und in der Tat eröffnet uns seine Sichtweite des menschlichen Organismus neue Horizonte.[4]

Begeben wir uns deshalb noch einmal auf die phantastische Reise in unser Inneres und beobachten wir:

Erste Beobachtung:

Zellen stehen mit ihrer Umgebung in wechselseitiger Beziehung. Das Meereswasser ist das primäre Regulationsorgan des Einzellers. Beim Mehrzeller ist jede Organzelle von Flüssigkeit umgeben, die *extrazelluläre Flüssigkeit*, die naturgemäß nicht nur aus Wasser besteht, sondern Salze enthält, Hormone, Fermente, Kohlehydrate und viele andere Stoffe, die fähig sind, bioelektrische Potentiale aufzubauen und so die Intensität des Stoffwechsels und der Gewebeatmung zu bestimmen. Zur Erinnerung: Wir tragen das Urmeer in uns.

Zweite Beobachtung:
An keiner Stelle des Körpers berühren die Nerven und Blutgefäße die funktionierende Zelle, dazwischen liegt das Bindegewebe. Das Bindegewebe ist also das vermittelnde Glied, der Träger des Nerven- und Ernährungsstroms, der Transmitter.

Dritte Beobachtung:
Bindegewebszellen, Nerven- und Gefäßenden sind als Dreiheit anzusehen. Ihr gemeinsames Wirkungsfeld ist die extrazelluläre Flüssigkeit.

Vierte Beobachtung:
Das System Bindegewebe und die extrazelluläre Flüssigkeit bildet die *Grundsubstanz.* Angeschlossen an die Lymphgefäße und Lymphorgane durchzieht sie den ganzen Organismus. Sie ist das größte den Leib durchziehende ganzheitliche System. Es sorgt für die Ernährung der Zellen (innerer Kreislauf) und für deren Entsorgung, reguliert das Zell-Milieu und ist gleichzeitig Organ für alle Erkrankungs- und Abwehrvorgänge. Kurz: *Die Grundsubstanz ist zuständig für alle Lebensvorgänge.*

Fünfte Beobachtung:
Das Grundsystem reguliert sich durch dauernden fließenden Austausch. Zellen, Flüssigkeiten und Nerven beeinflussen sich ständig, »sprechen« miteinander. Es ist ein hochvernetztes energetisches System der Informationszufuhr und Informationsverarbeitung. (Siehe auch Teil 4: »Heilende Energien«)

Sechste Beobachtung:
Das Grundsystem ist über Kapillaren an das System der endokrinen Drüsen und über die »blind« in der Grundsubstanz endenden Nervenfasern an das Zentralnervensystem angeschlossen. Da beide im Gehirn miteinander verschaltet sind, können über das Grundsystem übergeordnete Regelzentren beeinflußt werden.

Bestimmend für das Befinden unseres Organismus ist somit das Fließgleichgewicht unseres Grundsystems – unsere *Grundregulation.*
Ist diese Grundregulation, also das Fließgleichgewicht des Lebendigen, der Energieaustausch, gestört, so hat dies Auswirkungen:
- verschiedene Zellen und Organe funktionieren nicht mehr richtig,
- der Körper entgiftet nicht mehr adäquat,

- das humorale Milieu ist durcheinander,
- in einer Art von Rückkoppelung stört sich die gestörte Grundregulation wieder selbst.

Dieser tödliche Regelkreis hat *Regulationsstarre, Abwehrschwächen* und schließlich ein *Versagen des Immunsystems* zur Folge: *Krebs*.

Dr. Wolfgang Wöppel, der Leiter der *Hufeland-Klinik*, Bad Mergentheim: »Wir sollten zur Kenntnis nehmen, daß komplexe Regulationsstörungen dazu führen können, daß eine wodurch auch immer transformierte Krebszelle sich zu einem Krebstumor mit all seinen schrecklichen Auswirkungen entwickeln kann. Die Schulmedizin sagt: Aus einer Krebszelle entwickelt sich der Tumor in einem vorher gesunden Organismus. Die ganzheitliche Medizin dagegen stellt fest: Dies ist nicht richtig. Ein Tumor kann sich nur entwickeln, wenn der Organismus irgendwie vorgeschädigt ist. Das lokalistische Konzept der Schulmedizin ist für manche Patienten ein tödliches Konzept. Denn es verbietet im Grunde genommen jede andere Therapie. Tödlich ist, daß vielen Patienten eine sinnvolle ganzheitliche Therapie versagt wird, weil viele Ärzte der medizinischen Dienste dem alten lokalistischen Konzept anhängen.«[5]

Zuerst die Erstarrung der Grundregulation, dann die schwere, andauernde Erkrankung. Zuerst die Erstarrung der menschlichen Gesellschaft in Materialismus, Lieblosigkeit und Kälte, dann die schwere, andauernde Erkrankung der Lebewesen des Planeten. Dann Atemnot, Atemstillstand, Tod.

Welches sind nun die krank machenden Einflüsse, die schließlich zur Starre und Siechtum führen? Es sind:

1. *Innere Einflüsse,* wie z.B. alte Krankheitsherde, Narben, Giftrückstände, falsche Ernährung.
2. *Äußere Einflüsse* physikalischer oder chemischer Art wie z.B. Verletzungen, Umweltgifte, Drogen.
3. *Erbliche Einflüsse*, wie Konstitution, Disposition oder/und genetische Vorschädigungen.
4. *Seelische Einflüsse* in Kindheit, Ehe, Beruf.

Da Krebs neben Herz- und Kreislauf-Erkrankungen die wohl ausgeprägteste Zivilisationskrankheit ist, wollen wir uns zunächst ausführlich damit beschäftigen. Hier hat sich – unter ganzheitlichen Gesichtspunkten – in alternativen Kliniken das Vier-Säulen-Konzept herausgebildet.

INFO 6: Ganzheitliche Kombinationsbehandlung bei Krebs (Das Vier-Säulen-Konzept)

Psychotherapie

Gesprächstherapie
Autogenes Training
Visualisierungsmethode n. Simonton
Autosuggestionsverfahren
Tiefenentspannung
Hypnose

Immuntherapie

Thymushormone
Pflanzenextrakte
Mikrobielle Produkte
Synthetische Stimulantien
Immunmodulatoren
Tumorantigene
Tumornosoden
Zytotokine wie
Interferone
– Interleukine
– Tumor-Nekrose-Faktor
u.a.

Konventionelle Therapie

Operation
Bestrahlung
Chemotherapie
Hormontherapie

Basistherapie

1. Beseitigung störender Einflüsse

Ernährungsumstellung
Darmsanierung
Herdsanierung
Therapie von Resttoxikosen
Neuraltherapie nach Huneke
Ausschalten belastender Umwelteinflüsse
Ausschalten belastender seelischer Einflüsse

2. Beseitigung von Zweitschäden

Mesenchymtherapie (Bindegewebstherapie) zur Beeinflussung der Grundregulation
Fermentsubstitution
Substitution von wichtigen Mineralien, Spurenelementen und Vitaminen (orthomolekulare Therapie)
Ausleitende Therapieverfahren zur Entgiftung
Autohormontherapie n. Schliephake

3. Beseitigung des Tumormilieus und der Reaktionsstarre

Ozontherapie
Fiebertherapie
Hyperthermie/Enzymtherapie
Homöopathische Zusatztherapie
Elektro(magneto)therapie

(nach Dr. Wöppel u.a.)

Das Vier-Säulen-Konzept der ganzheitlichen Krebstherapie

Die Grundregulation eines Menschen läßt sich durch Messen von Wärmebildern oder elektrischen Signalen der Haut und durch andere Techniken überprüfen. (*Thermoregulationsdiagnostik, Jodometrie, Elektroakupunkturdiagnostik nach Voll u.a.*) Eine Regulationsstarre kann natürlich nur ganzheitlich aufgelöst werden, ein ganzheitlich erkrankter Organismus natürlich nur ganzheitlich geheilt werden. Für Dr. Wöppel und die meisten Verfechter der alternativen, sanften Medizin ist es selbstverständlich, daß er bei seiner Gesamttherapie die Schulmedizin nicht ausklammert. Die Säulen seines Behandlungskonzeptes für *Krebskranke* sind:

Basistherapie
Psychotherapie
Immuntherapie
Konventionelle Therapie.

Nur die individuelle Verknüpfung der verschiedenen Heilmethoden führen zum Erfolg. Unter dem Stichwort *Psychotherapie* finden wir vieles von dem wieder, was wir im 1. Teil des Buches *Vom heilenden Atem zur Heilmeditation* beschrieben haben. (INFO 6).

Eine Erkrankung an Krebs erfaßt den ganzen Körper – folglich muß auch die ganzheitliche Behandlung umfassend sein. Ich werde in den folgenden Kapiteln zunächst *ganzheitliche Krebstherapie* aufzeigen und mich dann anderen Krankheitsbildern zuwenden, wie Allergien, Magen-Darm-Erkrankungen, Stoffwechselstörungen, Rheumatismus, Herz-Kreislauf-Leiden, virale Infekte etc. – und der Vielfalt der unkonventionellen Therapien.

Den Krebs besiegen – alternativ

Bei Rosemarie O. begann die Katastrophe 1968 mit einer Operation. Sie hatte Krebs an den Eierstöcken. »Ich bin operiert worden und habe dann anschließend Chemotherapie bekommen. Zehn Infusionen. Und dann ging ich alle halbe Jahre zur Kontrolluntersuchung, und da war nichts mehr... Bis 1981... Dann kam der Krebs zurück. Das ganze Bauchfell war voll mit Metastasen. Ich bin in die Klinik gekommen und man hat eine Laparoskopie gemacht, eine Bauchspiegelung, und dann festgestellt, daß das Bauchfell voll mit Metastasen ist. Und dann habe ich wieder eine Chemotherapie bekommen, die ging von November 81 bis Juni 82 ... und dann war es weg. Und da war ich wieder ganz oben.«

Doch im November 1984 kam der Krebs erneut zurück. Wieder war das Bauchfell voll mit Metastasen: auch die Lymphknoten waren befallen. Wieder Chemotherapie, dazu eine Großfeldbestrahlung, 30 Gray.

»Ich war dann ziemlich verbrannt. Mein ganzer Körper war verbrannt, und da hab ich eigentlich gedacht, daß die Metastasen jetzt weg sind und die anschließende Bauchspiegelung ergab auch, da war tatsächlich alles weg... Aber im November 86, da war der ganze Bauchraum wieder voll und da sagte der Arzt zu mir, also, er kann mir nicht mehr helfen, ich hätte schon zu viele Chemos und Bestrahlungen, es würde ihm leid tun, aber es wär nichts mehr zu machen, ich sollte nach Hause gehen. Da hab ich dann gefragt, wieviel Zeit ich noch hab, und da hat er gesagt, da kann er sich nicht festlegen, aber höchstens sechs, acht, höchstens zehn Monate.«

Frau O.'s Erzählfluß stockt. Sie atmet flach. »Mein Mann war mit mir gewesen, es war schrecklich für uns beide. Wir wußten überhaupt nicht, wie wir reagieren sollten. Es waren schreckliche 14 Tage. Ich hab mit dem Leben abgeschlossen. Doch dann, ich weiß nicht, ich dachte mir, ich hab es so oft gepackt, vielleicht gibt es irgend eine Möglichkeit...«

»Ich wollte nicht sterben! Nein, das wollte ich nicht. Mit Sicherheit nicht. Auch wenn ich einen so schlechten Befund hatte. Sterben wollt ich nicht.«

Ein Heilpraktiker riet ihr zur *Biologischen Krebsabwehr*, wie sie in der *Hufeland-Klinik* und in immer mehr Kliniken praktiziert wird (*Anschriften im Anhang*). Rosemarie O. beschritt den Weg der ganzheitlichen Medizin und fand bisher Heilung.

Aufräumen – Ändern – Umstellen: Denkwandel in der Medizin

Der Beginn einer jeden *ganzheitlichen Therapie* ist ein Abenteuer, eine Reise in bislang verschlossene Räume. Für jeden chronisch oder/und funktionell Erkrankten – nicht nur für Krebskranke – gilt: Sie müssen mit ihren bisherigen Lebensgewohnheiten aufräumen, müssen ihre Haltungen ändern, müssen die Ordnung der Werte des eigenen Daseins umstellen. Ganzheitliche Therapie ist wie eine anstrengende, von Tiefs durchzogene Wanderung in die Berge der eigenen Verfestigungen, mit der Erwartung, daß am Ende dieser Wanderung ein allumfassender Gipfelblick steht, neue Horizonte sich auftun und wir unser Leben tiefer und sinnvoller erfahren. Bei einer *Holistischen Rehabilitation*, der ganzheitlichen Wiederherstellung, erlebt der Patient körperlich, intellektuell, geistig, seelisch ein Heilerlebnis, das durch die Aktivierung natürlicher, dem Organismus innewohnender Heilenergien und durch tiefgreifende Lebensänderung zu Eigenverantwortung und Autonomie führt. So sah es jedenfalls der *XI. Weltkongreß für Physikalische Medizin und Rehabilitation* Ende 1992 in Dresden. Der *Arzt der Zukunft* ist kein lokalistischer in Einzeldisziplinen aufgesplitterter Spezialist, ist auch kein autoritärer Halbgott in Weiß, der seine Patienten und Patientinnen in Unmündigkeit hält – sondern ein allumfassend erfahrener Reisebegleiter, ein *therapeutischer Partner.*

Ein Partner für den inneren Ratgeber und den unterbewußten Arzt in uns selbst.

Um diese neue Welt der sanften Medizin zu schaffen, bedarf es – wir können das nicht oft genug betonen – sowohl bei Ärzten wie Patienten einer radikalen Abwehr von dem im westlichen Kulturkreis herrschenden Weltbild des *Dualismus*, des *Mechanismus* und des *Materialismus. Dualismus* verstanden als Denken, daß Geist und Materie, Seele und Leib streng voneinander abgegrenzt und nicht miteinander zu vereinbaren seien (Déscartes). *Mechanismus*, verstanden als Theorie, daß unser Universum und wir analog einer Maschine funktionieren, daß jede Wirkung eine vorausgehende Ursache habe, daß in reproduzierbaren Experimenten alle die uns bestimmenden »Natur«gesetze gefunden werden könnten. *Materialismus*, verstanden als die heute global verbreitete Lebenshaltung der kapitalistischen Marktwirtschaft, mehr und mehr Güter anzuhäufen, zu konsumieren und zu verschwenden – angeblich zum Wohle aller.

Dem stellt der Geschäftsführer der *Biologischen Krebsabwehr* e.V., Dr. György Irmey, die Leitsätze des neuen Weltbildes der ganzheitlichen Medizin gegenüber.[6] Der kommende sanfte Arzt

- behandelt nicht nur speziell und spezialisiert Symptome, sondern sucht nach Mustern und Ursachen, die hinter den Symptomen verborgen sind; er setzt sich mit dem ganzen Patienten auseinander,
- verhält sich gefühlsmäßig nicht neutral, sondern sieht die Fürsorge des Arztes als wesentlichen Bestandteil des Heilungsprozesses an,
- sieht nicht die Wiederherstellung der Leistungsfähigkeit des Kranken als sein Hauptanliegen, sondern die Wiedererweckung menschlicher Werte,
- erklärt Krankheit und Schmerz nicht als negativen Lebenseinbruch, sondern erläutert die sich in Krankheit und Schmerz abbildenden Konflikte und Disharmonien,
- betrachtet den Körper des Kranken nicht als Maschine, die mehr oder minder schlecht funktioniert, sondern sieht den Organismus als dynamisches System, als Kontext, als Energiefeld innerhalb mehrerer Felder,
- beschreibt Körper und Geist nicht als voneinander getrennt, sondern als psychosomatische Einheit; der Geist ist folglich wichtiger oder gleichrangiger Faktor bei allen Erkrankungen,
- stützt sich nicht hauptsächlich auf quantitative Erhebungen, Tests und Daten, sondern auf qualitative – einschließlich der subjektiven Darstellung des Patienten und der Intuition des Arztes,
- verzichtet soweit es geht auf Medikamente, Bestrahlungen, chirurgische Eingriffe und nutzt sanfte Technologien und freundliche Techniken: *Erfahrungsheilkundliche Verfahren*, *Diätetik* (Lehre von der vernunftgemäßen Lebensweise), *physikalische Therapie*, *seelische Wegbegleitung* etc…

Ganzheitliche Medizin mit einem therapeutischen Partner als Arzt und einem sich selbst suchenden und seinem Selbst vertrauenden Menschen als Patienten bedeutet daher eine *ganz* neue Qualität im aktuellen Gesundheitsbetrieb: Lebensqualität und Sinnerfahrung.

Das Krebsmilieu

Alle Ärzte, die sich in alternativen Kliniken dem Kampf gegen den Krebs verschrieben haben, sind sich einig:

»Eine Körperzelle, die sich bösartig verändert und schrankenlos wächst, muß einen Körper finden, der dies zuläßt.« Jeder Mensch trägt Vorläufer krebsauslösender Erbteile (*Onkogene)* in sich. Alle Menschen kommen mit krebsauslösenden (*kanzerogenen*) Umweltfaktoren in Berührung. Doch nicht alle Menschen erkranken an Krebs. Erst wenn das »Milieu« in unserem Organismus krebs*freundlich* geworden ist, teilt sich die Krebszelle immer wieder in hemmungslosem und a-sozialem Wachstum ohne Rücksicht auf die Nachbarzellen. Erst wenn der Boden bereitet ist und bereit ist, kann sich der Tumor entwickeln. Erkennt man im Immunsystem ein unbewußtes Abbild der Persönlichkeits- und Seelenkräfte, so die Konstanzer anthroposophische Ärztin Dr. Lore Deggeler, dann ist die Innenwelt der *Schattenwurf der Außenwelt-Verschmutzung*.

Mit anderen Worten: Erst wenn in einer Gesellschaftsordnung Habsucht, Gewinnsucht, Herrschaftssucht, Großmannssucht mit Erfolg belohnt, dagegen Bravheit, Bescheidenheit, Einfachheit, Bedürfnislosigkeit mit Mißerfolg bestraft werden, ist der Boden bereit für das bösartig wuchernde Geschwür Haß. Jede Gesellschaft hat die Krankheiten, die sie verdient. Unsere hat den Krebs.

Wie nun aber kann es passieren, daß ein an und für sich gesunder, energetisch recht gut durchströmter Organismus ein krebsförderndes Milieu zuläßt? Wie kommt es, daß wir nicht begreifen, daß wucherndes Wachstum uns schließlich selbst auffressen wird? Warum wehren wir nicht den Anfängen? Waren wir nicht sensibel genug? Haben wir nicht rasch genug reagiert? So ist es. Unser Abwehrsystem hat versagt, das Immunsystem ist die richtige Antwort schuldig geblieben. Unsere fehlende Reaktionsfähigkeit und unsere Regulationsstarre hat uns krank gemacht.

Der Gedanke, daß zwischen unserem Abwehrsystem und Krebskrankheit ein Zusammenhang besteht, ist so alt wie dieses Jahrhundert. Der Gedanke, daß unser Immunsystem ein eigenständiges Organ ist, ein chemo-energetisches Informationsnetz, das weit über unseren Körper, räumlich wie zeitlich, hinausreicht, ist erst ein paar Jahre alt.

Die Medizin, so schreibt Dietrich Beyersdorff[7], gehe seltsame Wege. Schon im vorigen Jahrhundert hat man Impfungen gegen Krankheiten entwickelt, wurde also aktive Immuntherapie getrieben. Doch für Krebs galt lange der Satz: Es gibt keine körpereigene Abwehr. Mit dem Immunsystem hat das nichts zu tun.

Leben ist Erinnerung

Erst als bei Organtransplantationen das Immunsystem neue Organe abstieß, deshalb mit Medikamenten bekämpft wurde – und danach die Patienten verstärkt anfällig waren für Infektionskrankheiten und Krebs, ging vielen Forschern ein Licht auf:

Durch Unterstützung des Immunsystems oder besser gesagt durch Aktivierung der körpereigenen Abwehr müßte sich der Krebs auch *bekämpfen* lassen. Um diese unsere inneren Vorgänge besser zu verstehen, lassen Sie uns wieder eine Reise unternehmen, diesmal eine Zeitreise zurück zu den Anfängen. Wir brauchen uns nur zurückzulehnen und zu erinnern. In drei Milliarden Jahren hat unser Organismus gelernt, schädliche von nützlichen Stoffen zu unterscheiden, uns vor den schädlichen Stoffen zu schützen und diese zum Überleben wichtigen Informationen zu bewahren und weiterzugeben. Drei Milliarden Jahre Schulung (eine Impfung ist dagegen ein Briefing!) befähigen uns, Fremdsubstanzen (*Anti*soma*gene*) als fremd (not self) zu erkennen, diese mit körpereigenen Antikörpern anzugreifen, zu blockieren, aufzulösen oder zu fressen. Apropos *fressen*: Ein großer, spezieller Teil des Immunsystems wirkt in der Darmwand!

Abwehrkämpfe spielen sich freilich auf allen Ebenen ab: in den Zellen und rund um die Zellen, an den Körpereingängen, im Blut, in den Lymphen. Unser Knochenmark ist die Nachschubbasis für die Immunzellen, Thymus ist die Schule und die nahen Lymphorgane sind die Einsatzzentralen. Milz, Lymphknoten, Mandeln und Blinddarm gelten als besondere Kampfstätten (Kasernen) der Immunabwehr. Alle möglichen Erkennerzellen, Gedächtniszellen, Killerzellen, Helfer- oder Unterdrückerzellen sind in diesem Augenblick unterwegs, um auf einströmende und kursierende Reize die richtige Immunantwort zu geben. Auch wenn ich im Augenblick gesund bin – mein Selbst ist wachsam. Bestimmte Zellen sind programmiert, Antikörper einer bestimmten Spezifikation zu produzieren – auch in Abwesenheit eines bestimmten antigenen Stimulanz.

Hier taucht ein faszinierendes philosophisches Problem auf[8], das uns unversehens in die vorderste Linie eines neuen Weltbildes katapultiert:

Kann die Fähigkeit, Antikörper – also Abwehrstoffe – herzustellen, erlernt werden? Wenn ja, so muß man davon ausgehen, daß sie nicht von vornherein existierte. Wenn nein, dann muß man davon ausgehen, daß diese Fähigkeit schon vorhanden war.

Auch Sokrates beschäftigte sich mit diesem Problem: Hat es Sinn, nach etwas zu suchen, das ich nicht weiß? Nein. Hat es Sinn nach etwas zu suchen, daß ich weiß? Nein. Was man weiß, braucht man nicht zu suchen, da man es bereits weiß. Und was man nicht weiß, kann man nicht suchen, da man noch nicht einmal weiß, wonach man suchen soll!

Also: Einen Fremdkörper kann ich nicht abwehren, wenn ich nicht weiß, ob er schädlich ist oder nicht. Greift ein Fremdkörper an und ich wehre ihn ab, weiß ich, daß er schädlich ist. Ich weiß es, weil ich es irgendwann einmal *gelernt* habe – und mich daran erinnere. Daraus folgt – so Sokrates: *Lernen ist Erinnerung.*

Der französische Philosoph Jean Guitton sagte in seinem tiefgründigen Gespräch mit den Physikern Grichka und Igor Bogdanov etwas, das genau hier anschließt: »Das Universum ist ein gewaltiger Gedanke. In jedem Teilchen, jedem Atem, jedem Molekül, jeder Materiezelle lebt und wirkt, allen unbekannt, eine Allgegenwart!«[9]

Diese Allgegenwart *weiß*, folglich wissen auch wir – wir müssen uns nur erinnern. Leben ist Erinnerung. Die Informationen aus dem Gedächtnis der Natur machen es uns möglich, unserer Umwelt adäquat zu antworten.

Wie Sie sehen, geht es in der ganzheitlichen Betrachtung von Mensch und Krankheit nicht mehr nur um Freßzellen und Killerzellen, um Abwehrstärke und Abwehrschwäche. Es geht um die Frage, *ob die Fähigkeit zur Erinnerung noch besteht und das Einssein mit dem Universum!* In des Wortes wahrster Bedeutung: *universus*, dem einen hingewandte.

»Unsere Erde wird als lebendiges Geschöpf angesehen, als Organismus mit Atemtätigkeit und Blutkreislauf, mit Reaktionsfähigkeit und Intelligenz. Der Mensch ist ein wesentlicher Bestandteil der Natur und als Krone der Schöpfung auch Verwalter des Planeten.

Wir jedoch haben in unserer Dummheit und Habgier diesem herrlichen Planeten übel mitgespielt und seine Ressourcen rücksichtslos ausgebeutet. Aber die Erde selbst ist Teil eines größeren Organismus, des Sonnensystems. Die Planeten sind den endokrinen Drüsen im Körper vergleichbar, Mikro- und Makrokosmos. Wenn eines dieser kleinen Organe erkrankt, leidet der ganze Körper darunter. Die Erde ist dunkel und krank geworden. Wie lange, glauben wir, wird im Bereich höherer Intelligenz diese Disharmonie noch toleriert? Die Antwort lautet: nicht länger mehr. Die Zeit ist abgelaufen. Der Erdball muß erlöst und gereinigt werden durch die Wirkung lebendiger Energieströme, die im menschlichen Bewußtsein fließen…

Wir treten (jetzt) in das ›Zeitalter des Bewußtseins‹ ein, indem wir uns eine ganzheitliche Weltanschauung zu eigen machen. Hierin liegt die große Hoffnung unserer im Aufruhr befindlichen Zeit. Wir haben den Hauptfaktor in unserer Situation übersehen. Wir haben unsere Hauptverbündeten vergessen. Wir sind aufgerufen, die Realität einer Ebene höherer Intelligenz und die Existenz spiritueller Welten anzuerkennen. Die wandelnde, läuternde Energie kann Liebe genannt werden, das Einströmen der Christusmacht in die Menschenseelen, die bereit sind, sie zu empfangen!«
Dieses sagte George Trevelyan[10], der geistige Führer der New-Age-Bewegung und Gründer der Wrekin-Trustes, als er 1982 den von Jakob von Uexküll gestifteten *alternativen Nobelpreis* bekam. Wir Menschen, fügte er hinzu, müssen wieder lernen zu verstehen, »unsere Freiheit im Zusammenleben mit dem Ozean kreativen Lebens schöpferisch anzuwenden.«
Erst wenn ich mich der wahren Wirklichkeit und der Universalität des Menschen *erinnere*, an den göttliche Urgrund (Huxley), weiß ich die richtige Antwort, weiß mein Selbst die richtige Immunantwort – gegen meine Krankheit und die Krankheit der Gesellschaft.

Das bist du.
Du bist das.

Krebs und Seele, Krebspersönlichkeit

Der Mensch – jedes Lebewesen – ist folglich mehr als eine Kohlenstoff-Sauerstoff-Maschine, ist ein von Energien (Informationen) durchströmter biokybernetisch vernetzter Organismus, der in Raum und Zeit hineinreicht. (Siehe auch Teil 4: Heilende Energien) Krankheiten, so verstanden, sind Gedächtnislücken und Gedächtnisstörungen, sind Informationsblockaden, die sich im Körper manifestieren, *abbilden. Es* funktioniert nicht mehr. Geschwulste, Knoten, Knorpel, Verknöcherungen, Ablagerungen, Steine verkörpern materielle Verdichtungen eines zuvor auf seelischer und sozialer Ebene gelebten Verhaltens (Seele = Energie). Der Schmerz fungiert als plötzliche oder/und dauernde Alarmsirene. Eine Krebserkrankung ist der letzte und unüberhörbare Schrei des Lebe- Wesens, ein Schrei, der uns dringlich auffordert, nicht länger äußeren

Normen nachzueifern, sondern statt dessen die in uns schlummernden Elemente der Selbstverwirklichung zu erkennen und zu verstehen. Denn – so der praktische Arzt und sanfte Mediziner Karl-Heinz Braun von Gladiss[11] – zur Ursache einer Krebserkrankung gehört: Ich habe an meinem eigentlichen Wesen vorbeigelebt, habe Zerstörerisches um mich herum und in mir manifestiert, habe mich *antibiotisch*, lebensfeindlich nach innen wie außen verhalten. Meine geistige, mitmenschliche, ökologische, politische Haltung hat sich in mir materialisiert – in Krebs und in anderen Erkrankungen.

Dieses Lebenspanorama – wie auch schon Dr. Wöppel es formulierte – ist dem nach lokalistischem Konzept agierenden Medizinbetrieb verborgen geblieben. Der Verdacht liegt nahe, daß diese Zusammenhänge wohl auch im Interesse eines gewaltig expandierenden chemisch-industriellen Komplexes verborgen bleiben sollten.

Doch nach und nach öffnet sich der eiserne Vorhang der Krebserkrankung und gibt das gesamte seelisch-geistig-energetische Gemälde frei. Entschlüsselt wird uns dieses Bild von einer neuen medizinischen Disziplin, der *Psycho-Neuro-Immunologie* (PNI). Schon die Wortzusammensetzung deutet darauf hin, was hier miteinander verbunden wird: Seele, Nerven und Immunsystem. Unser Organismus – ein energetisches Netzwerk.

Mehr und mehr Forschungsberichte belegen: Der Einfluß seelischen Erlebens auf das Immunsystem ist meßbar. Hier eine zum Teil verblüffende Auswahl dieser Meßergebnisse:

- Freude und positive Vorstellungen vermehren die Zahl der Lymphozyten im Blut.
- Bei glücklich Verheirateten funktioniert die Immunabwehr besser als bei frisch Geschiedenen. (Liebe ist die beste Medizin!)
- Witwen, die um ihren Partner trauern, leiden nicht nur seelisch, sondern auch unter der Verringerung der Zahl der Immunzellen.
- Depressionen drücken die Abwehrkraft herab in Form von Dysfunktionen des Immunsystems. Patienten mit Depressionen erkranken häufiger an Infektionen.
- Die Suggestion: »Meine weißen Blutkörperchen vernichten die eindringenden Keime« läßt kurzfristig die Zahl der Lymphozyten im Blut ansteigen.
- Psychofaktoren wirken sich über das Immunsystem auf entzündliches Rheuma, Diabetes und Multiple Sklerose aus (David Felten).

Der Tübinger Psychologieprofessor D. Revenstorf hat psychologische Merkmale und biographische Umstände aufgelistet, die mit der Krebsentwicklung zusammenhängen (können).[12]

- *Hoffnungslosigkeit:* mißglückte Bindung in der Kindheit, erhöhte Ansprüche später. Enttäuschungen und Schuldzuweisungen bei Verlust.
- Mangelnde Nähe zu den Eltern.
- Trennungserlebnisse.
- Depression.
- Mangelnde Fähigkeit, Emotionen auszudrücken.
- Regression, Depression und Abhängigkeit.

Unweigerlich taucht nun die Frage auf: Wie genau kann ich nach unserem heutigen Kenntnisstand einen Menschen beschreiben, der prädestiniert ist, an Krebs zu erkranken? Auch dies ist inzwischen versucht worden: Den sogenannten »Krebstypus« kennzeichnen folgende Charaktermerkmale:[13]

- eine tiefgreifende Gefühlshemmung,
- eine Verleugnung und Verdrängung der Realität,
- eine hohe ethische Werteinschätzung,
- die Angst, wütend und ärgerlich zu reagieren.

Immer wieder lesen wir in den Beschreibungen Krebskranker den Begriff »stiller Dulder« , »Unterdrückter«. Ich werde von anderen Menschen unterdrückt, lasse mich unterdrücken, begebe mich sogar freiwillig in die Unterdrückung, versage mir Gefühle, Emotionen, Wünsche … Unterdrücke ich dadurch nicht auch mein Immunsystem?

»Gehemmte, ichbezogene Verhaltensweisen«, »eine anhaltende Hemmung«, so beschreibt der Heidelberger Forscher Prof. Dr. Grossarth-Maticek den für Krebs prädisponierten Menschen. Gefühlsbetonte Erwartungen und Ansprüche werden kaum geäußert, die persönliche Vita ist geprägt von einer duldenden, passiven Lebenshaltung. Der Heidelberger Psychologe Dr. Manfred Kaufmann[14] hat den Versuch gemacht, die Persönlichkeit einer Frau zu beschreiben, die ein besonders hohes Risiko hat, an Brustkrebs zu erkranken. Er notierte folgende Kennzeichen:

- Es fehlt die affektive Anteilnahme. Sie ist still, in sich gekehrt, nicht fähig, Freude und Ärger laut Ausdruck zu geben. Sie ist introvertiert.
- Sie ist wenig aggressiv, versucht also nicht, auch mal mit der Faust auf den Tisch zu schlagen. Sie frißt den Ärger und Kummer in sich hinein.

- Sie versucht, Konflikten auszuweichen, alle Probleme vernunftsmäßig zu lösen und so zu einem harmonischen Ausgleich zu kommen. Sie setzt sich nicht durch.
- Um des lieben Friedens willen verzichtet sie auf eigene Vorstellungen und Wünsche.
- Sie ist eine altruistische, opferbereite, verwundbare Persönlichkeit.
- Ihr Pflichtgefühl verführt sie dazu, eigene Kümmernisse und auch Krankheitssymptome zu vernachlässigen.
- Ihr sexuelles Interesse ist nur schwach ausgeprägt.

Ein an Krebs erkrankter Mensch antwortet auf Streß nicht wie ein »Herzinfarkt-Typ« mit Aggressionen, sondern mit Hilflosigkeit, Abkapselung, Schuldgefühl. Dies wirkt sich in krisenhaften Lebenssituationen dramatisch aus. Der Tod eines geliebten Angehörigen, eines Freundes, einer Freundin ist die schlimmste aller solcher Lebenssituationen. Sind wir so strukturiert wie oben beschrieben, dann schaffen wir es nicht »Trauerarbeit« zu leisten. Alexander Mitscherlich beschrieb dies sehr eindringlich:[15]

»Vieles Leiden ist zunächst schmerzliche Lebenserfahrung, Erlebnis von Gefühlskälte, Härte, Einsamkeit, Angst, Enttäuschung, Scham, Erlebnis von Wünschen, welche die Umwelt mit allen Mitteln verfolgt (unterdrückt). Das Subjekt ist dann in Konflikte verwickelt, zerrissen. Ist seine Widerstands- oder Entschlußkraft den eigenen Triebwünschen, den Über-Ich-Ansprüchen oder den Versagungen und den Verführungen der Mitwelt nicht gewachsen, klingen die erregenden Einflüsse nicht ab.«

Mitscherlich forderte immer wieder, der Arzt müsse eine Krankheit dechiffrieren, die Worte hinter der Sprache eines Patienten verstehen – doch welcher Allgemeinmediziner hatte dies je gelernt, hat es heute gelernt?

Ein Mensch schafft es nicht, mit dem Verlust eines geliebten Wesens fertig zu werden, seinen Gram zu überwinden. Klingen Kummer und Gram nach gewisser Zeit nicht ab, bleibt also dieser belastende Streß unbewußt weiter wirksam, so kommt es zu einer vermehrten Ausschüttung von Nebennierenhormonen – und von diesen Hormonen weiß man, daß sie die Abwehrkräfte schwächen. Die nicht bewältigte Trauer – *es frißt mich auf!* – wird zur materiellen Verdichtung einer seelischen Haltung.

»Bei vielen Patienten stellte ich fest, daß sie eigentlich die Lust am Leben verloren haben«, sagt Dr. Wöppel. »Die Krebskrankheit ist fast eine Form heimlichen

Selbstmordes, des unbemerkt schleichenden Selbstmordes. Dem Patienten wieder Lust am Leben geben, ihm zeigen, wie er mit seinem Leben umgehen, wie er sich verteidigen kann gegen die Störungen, die ihn ja so mürbe gemacht haben – das ist ein ganz wesentlicher Teil unserer Therapie.«

Ganzheitliche Krebstherapie bedeutet folglich Umstimmung der Seele, Veränderung bisherigen Verhaltens. *Krebs ist auch Chance für ein neues Leben*, heißt: Neues sehen und neues Sehen!

Krebs, Leidensweg in Schock und Schmerz

Ziehen wir ein Zwischenrésummée: Die *Psycho-Onkologie* hat die Zusammenhänge zwischen Seele und Krebs, psychischer Unterdrückung und physischer Explosion, Erstarrung des Grundsystems und Schrei nach Leben aufgedeckt. Jeder von uns ist prädisponiert, an Krebs zu erkranken, wenn die Feinabstimmung in unserem Organismus, die Wechselwirkung der Energien, die Harmonie zwischen *Ich* und *Du*, *Du* und *Es*, *Es* und *Kosmos* verlorengeht.

Das bist du.
Du bist das.

Eine »normale« Körperzelle *weiß*, daß sie sich nicht unendlich oft teilen darf, sie *nimmt wahr*, daß sie Teil eines Ganzen ist, sie *ist* sich ihrer Nachbarschaft zu anderen Zellen *bewußt*. Eine Krebszelle dagegen *denkt*, sie sei das einzige Wesen ringsum, und jede ihrer Tochterzellen denkt dies ebenfalls und so vermehrt sie sich unbegrenzt. Eine solche Krebszelle ist *unsterblich*, hat aber *vergessen*, daß sie der eigenen Unsterblichkeit zuliebe das Leben opfert. *Leben ist Erinnerung*!

Möglicherweise, so meint der amerikanische Physiker Fred Alan Wolf, kann uns der Krebs etwas über unser zelluläres Bewußtsein verraten, möglicherweise müssen wir uns unserer Körperzellen und Organe bewußt werden[16] und wuchernden Zellen ins Gedächtnis rufen, daß sie nicht allein sind in unserem Organismus. Leider sind wir noch nicht so weit, direkt mit unseren Zellen Verbindung aufzunehmen, vermutlich projizieren wir deshalb so viele Gedanken in die Vorstellung, daß Außerirdische eines Tages mit uns Kontakt aufnehmen werden, weil die Außerirdischen in uns so nah und doch so weit sind. Die Veränderung unseres Verhaltens, die Umstimmung unserer Seele, neues Sehen alter Zusammenhänge sind

im Augenblick die einzigen Boten, die wir ausschicken können, um das Eis in uns zu brechen und den Krebszellen die Energie zu nehmen, sich zu Tode zu vermehren.
Neues Sehen, von neuem alte Weisheiten erkennen, Verständnis entwickeln für die Grundschau aller Lebensvorgänge, wird für jeden von uns lebenswichtig, weil das meiste von dem, was mit uns, um uns herum geschieht, dem Sinnen nach dem Lebenssinn diametral entgegengesetzt ist. Wer zum erstenmal die Diagnose *Krebs* hört, fällt in tiefste Verzweiflung und versandet in schier auswegloser Hilflosigkeit. Dieses eine Krebserkrankung begleitende psychische Erleben bekommt eine zusätzliche gnadenlose Dimension durch den herrschenden Medizinbetrieb. Diejenigen von uns, die nicht an Krebs erkrankt sind, uns jedoch den Leidensweg eines Krebsopfers vielleicht in den schlimmsten Farben ausmalen, sind dennoch weit von der aktuellen Wirklichkeit entfernt. Deshalb werden hier stellvertretend für die Erfahrung viele krebskranker Frauen und Männer die Berichte von drei Patientinnen abgedruckt, die in der *Biomed-Klinik*, Bad Bergzabern, zur ganzheitlichen, biologischen Medizin fanden – nachdem sie eine konventionelle Krebstherapie durchlitten hatten.
»Bei mir hat man im Mai 1989 festgestellt, daß ich Brustkrebs habe«, beginnt Frau S. »Das war für mich ein Schock. Ich war ein halbes Jahr vorher beim Arzt gewesen. Es ging mir sehr schlecht. Ich hatte einen dicken, aufgeblähten Bauch und fast ein halbes Jahr lang Durchfall. Der Arzt hat nichts feststellen können. Blutsenkung gut, Gynäkologie: alles gut tastbar, zwei Tage später wurde ich operiert! Der Tumor hatte einen Durchmesser von 6,8 Zentimetern, irgendwie konnte ich das alles nicht begreifen, ich bin so unter Schock gestanden. Als der Arzt am Nebenbett dann sagte: Mit Ihnen machen wir das gleiche wie mit dieser Patientin, Chemotherapie und Bestrahlung, das war für mich so wie im Sandwichverfahren, und da bin ich erstmal in ein furchtbares Loch gefallen, und ich hab gedacht, das kannst du nicht machen, dir gings vorher schon schlecht und dann die Chemo rein! …
Er hat aber drauf bestanden, daß ich mindestens in die Strahlenklinik fahre nach Heidelberg, und da bin ich mir so entmündigt vorgekommen…
Ich bin mit einer jungen Ärztin dorthingefahren, und dann hat die Strahlenärztin nach einer längeren Wartezeit nur von Ärztin zu Ärztin gesprochen, ich saß völlig unbeachtet daneben, konnte vor Weinen überhaupt nicht reden. Ich wollte dann einen Einwand einbringen, daß ich Chemotherapie überhaupt nicht nehmen wolle, und wenn, dann bloß Bestrahlung, und dann haben sie mich auf dem Flur warten

lassen wie so einen ausgedienten Regenschirm, und ich saß weinend da, und als ich zu den Ärzten hereingebeten wurde, da waren es vielleicht 15 Ärzte, ich mußte mich entblößen, ich konnte meine Narbe ja selbst noch nicht annehmen, es war ja ganz kurz nach der Operation, dann haben sie wieder ihre Röntgenbilder angeguckt und haben gesagt, dann machen wir Chemo und Bestrahlung und die und die Dosierung, ich konnte vor Weinen überhaupt nicht reden, und dann sagte einer der Ärzte zu mir: *Ach, Sie reden wohl nicht mit jedem?* Und da fand ich meinen Mut wieder und meine Sprache und hab gesagt: Ich kann mich jetzt nicht entscheiden, hab mich angezogen und bin zur Tür raus… Ich muß sagen, ich habe, nachdem ich hier bin, viele Erkenntnisse über mich gewonnen, ich denke, daß mir die Krankheit etwas sagt…«

»Bei mir trat der Krebs vor zwei Jahren auf, Brustkrebs«, schließt Frau Z. an. »Es war für mich ein wahnsinniger Schlag. Ich hatte als junges Mädchen Schicksalsschläge erlitten, die mich total aus der Bahn geworfen haben, weil ich mich nicht seelisch-körperlich entwickeln konnte. Ich bin zu schnell gewachsen und hab dieses Erwachsensein nicht gepackt. Das Frausein. Und allein sein dabei und keine Hilfe haben. Ich hab meinen Körper und vor allem meine Brust wahnsinnig abgelehnt, und hab schon Jahre vorher gesagt, ich muß endlich anfangen, mal aufzuräumen und mich zu akzeptieren, sonst geht alles schief. Aber es ist mir nicht gelungen, und es ging schief.

Und am Morgen vor der Operation stand ich da und wußte, so, jetzt geht die Brust weg. Da bin ich ins Badezimmer gegangen. Hab gesagt, das ist die letzte Gelegenheit, wenn du's jetzt nicht schaffst, ist es aus. Und dann hab ich angefangen und hab die Brust gestreichelt, und hab mich bei ihr entschuldigt, was ich ihr all die Jahre angetan hab.

Und entschuldigt, daß ich sie hergeben muß und so richtig Abschied genommen. Und was ich vorher nie konnte, so richtig heulen, ich bin heulend zur Operation, hab dort gelegen, hab geweint … Wie ich dann aufgewacht bin, und ich wußte, also es ist weg, ging es. Da hab ich auch keine Schuldigkeit mehr gefühlt. Und ich hab dann angefangen, mich selbst zu akzeptieren. Ich hab angefangen, meine Anlagen ein bisserl zu pflegen. Aber in dem Moment, wo ich mich wohler gefühlt hab, gesagt hab, jetzt bist du gesund, bin ich wieder ins alte Fahrwasser, dies ist zu tun und jenes ist zu tun, eigentlich hast du ja gar kein Recht auf ein eigenes Leben … Es war sehr, sehr hart. Ich habs geschluckt. Mein Mann hat noch mehr dran getragen als ich … Dann hab ich die Therapie hier gemacht, und wie ich die

Diagnose bekam, es ist besser, da hab ich geheult, zwei Stunden, da hat sich alles gelöst...«

Frau H., die dritte der Patientinnen hatte ebenfalls Brustkrebs, wurde operiert, glaubte ihr Leben neu einrichten zu können, bekam Chemotherapie und Bestrahlungen. »In der Chemotherapie habe ich zeitweise ungeheuer gelitten. Ich hätte einen Arzt gebraucht, den ich anfassen konnte, doch es gab keinen solchen Arzt. Ich habe mich nach anderen Therapien erkundigt, wurde von den Ärzten verdammt dafür, daß ich mich danach erkundigte ... Dann kam der Rückfall, ich war in der Reha (Rehabilitationsklinik) und hab mich nicht sehr wohlgefühlt, und da hat man festgestellt, ich hab Lungenmetastasen, die sich explosionsartig vermehrt haben...«

Die Mißerfolge der konventionellen Medizin

Der leitende Arzt der *Biomed-Klinik* in Bad Bergzabern, Dr. Dieter Hager, folgt angesichts dieser Berichte ähnlichen Gedanken wie Dr. Wöppel in Bad Mergentheim. »Ich denke, daß es heute bereits ein Kunstfehler ist, wenn man eine Chemotherapie durchführt *ohne* begleitende biologische Maßnahmen. Wir wissen, daß ein Krebspatient nicht nur lokal erkrankt ist, sondern daß ein Prozeß bei ihm abläuft, der den ganzen Körper erfaßt, das ganze Immunsystem ist verändert, der ganze physiologische Haushalt ist verschoben, und auch die psychologische Basis ist verändert.« Hager, der seit Jahren auf dem Gebiet der Immunologie forscht, sieht nirgendwo in der Heilkunst »Irrtümer, Vorurteile und Torheiten« so ausgeprägt wie auf dem Gebiet der Onkologie.[17]

- Fünfzig Jahre lang galt die radikale Entfernung der Brust als Standardmethode bei Brustkrebs – ungeachtet der klinischen Studien, die belegten, daß die Patientinnen nicht länger leben, je nachdem, ob der Eingriff klein oder radikal war.
- Jahrzehntelang wurden (und werden immer noch) die Erfolge der zerstörenden Chemotherapie maßlos überschätzt. Schon 1986 erbrachte eine amerikanische Studie, daß von 785000 an Krebs erkrankten Menschen nur 5,8 Prozent durch eine Chemotherapie »geheilt« wurden. (Heilung = den Krebs mehr als 10 Jahre überleben)
- Weniger die Hälfte aller Pro-Chemo-Studien sind nicht aussagekräftig oder fundiert genug.

Eine umfassende Analyse aller relevanten wissenschaftlichen Publikationen sowie eine umfangreiche Fragebogen-Aktion ließen den Krebsforscher Ulrich Abel 1990 zu einem niederschmetterndem Ergebnis kommen:[18]

- Mehr als 80 Prozent der Krebstoten in den westlichen Industrienationen sind an (fortgeschrittenen) Epithel-Tumoren, also Tumore des Oberflächen- und Deckgewebes gestorben. Es gibt *keine* Evidenz dafür, außer beim *Bronchialkarzinom* – daß die Chemotherapie das Leben verlängert.
- Der Therapieeffekt bei Lungen- und Eierstock-Tumor ist ebenfalls gering. Es gibt »keine guten Hinweise dafür, daß die behandelten Patienten in ihrer Gesamtheit hinsichtlich der Lebensqualität von der Chemotherapie profitieren.«

Pointiert formuliert dies der klinische Physiologe Prof. Dr. R. Kaufmann: »In der Onkologie wird der Omnipotenzanspruch der modernen Medizin auf besonders augenfällige Weise in seine Grenzen gewiesen. An Allmacht gewöhnt, erlebt sie auf kollektiver und individueller Ebene ihre Ohnmacht.«

Diese mittlerweile auch von der konventionellen Ärzteschaft weitgehend akzeptierte Feststellung hat jedoch nicht zu einer Neubesinnung geführt. Dr. Hager sieht dies in folgenden Faktoren begründet:

1. Immer noch wird dem Dogma geglaubt, daß es *keine* körpereigene Krebsabwehr gäbe. Junge Mediziner, die neue Wege gehen (biologisch, psychotherapeutisch) erleben Polemik und Intrigen.
2. Obwohl nur fünf Prozent aller Krankheiten in Kliniken behandelt werden, prägen Hochschulkliniken und Ärztefunktionäre den allgemeinen Stand des Wissens.
3. Medizinische Forschung ist abhängig von den zur Verfügung stehenden finanziellen Mitteln – und damit von den Sympathien der pharmazeutischen Industrie. Verkaufserfolge sind wichtiger als Heilerfolge.
4. Niedergelassene Ärzte haben immer noch zu wenig Zeit für Krebspatienten, die positive Ansprache besonders nötig haben. Würden sich die Allgemeinpraktiker mehr Zeit nehmen, so wären sie bald finanziell ruiniert: Die ärztliche Gebührenordnung bevorzugt immer noch die technischen Leistungen, also: Apparat essen Seele auf!
5. Die entscheidenden Gesundheitspolitiker sind von erschreckender Unwissenheit. Der Wasserkopf des Bürokratismus verschlingt individuelles und selbstbewußtes ärztliches Handeln.

Die Wiederentdeckung der Lebensqualität

Je mehr sich die sogenannten Erfolge der konventionellen Krebstherapie verflüchtigen, desto mehr Gewicht gewinnt die alternative Krebsmedizin mit ihren *natürlichen Heilmitteln*, ihrer *Stimulation des Abwehrsystems* und ihrer *psychologischen Behandlung*. Die ganzheitliche Medizin hat etwas wiederentdeckt, was im technischen Medizinbetrieb verlorengegangen ist: die Seele. Seele, Wohlgefühl und Lebensqualität.
In allen alternativen Kliniken atmen Patientinnen und Patienten die Atmosphäre der ernsten Freude, des tiefen Miteinanders, der Sinnhaftigkeit und der Hoffnung auf Heilung.

Aufgeschobene Hoffnung macht das Herz krank.
(Sanskrit)

Hoffnung schmilzt Tumore.

»Wir stellen uns vor, wir sind eine Fußmatte«, sagt Eva Teichert, Therapeutin der *Hufeland-Klinik.* »Eine Fußmatte voller Dreck.« Die Patienten, drei Männer und drei Frauen, sehen plötzlich sehr betreten, sehr getreten aus. Es fällt ihnen sichtlich leicht, sich eine Fußmatte vorzustellen!
»Und nun schütteln wir die Fußmatte aus«, ruft die Therapeutin und schüttelt sich. »All den Dreck, all die Spannungen stöhnen wir heraus! Jeder darf es hören, daß wir etwas abzuladen haben!«
Die Patienten und Patientinnen folgen. Erst ein wenig gebremst, doch dann immer heftiger bewegen sich ihre Oberkörper. Sie atmen aus und laden ab.
»Jetzt setzen wir uns!« sagt die Therapeutin sanft. »Wir setzen uns und sitzen da ganz offen, ganz friedlich. Und jetzt ...« Die Patienten sitzen inzwischen leicht nach vorne gebeugt, die Unterarme auf den Oberschenkeln, die Hände geöffnet. »...jetzt kommt ein Ärger angeflogen – und wir nehmen uns den Ärger zu Herzen und halten ihn im Herzen und sagen nichts – und *lächeln.*«
Mit einem Seufzer saugen die Patienten den Ärger an, ihre Hände rücken hoch zum Herzen, verkrampfen sich, pressen sich auf die Brust. Dabei lächeln sie. Ihr Herz tut weh, aber sie lächeln freundlich! Sie lächeln freundlich ein falsches Lächeln, so wie wir es alle gewohnt sind, Tag für Tag, das Lächeln der Höflichkeit, aus Angst, aus Routine: *Charaktermasken.*

»Wir haben die Wahl«, sagt die Therapeutin. »Festhalten, runterschlucken – oder abwehren. Wir wehren ab. Wir lassen raus!« – Und wie befreit von einem großen täglichen Druck stoßen die Frauen und Männer jetzt ihre Fäuste vor, strecken die Arme, schütteln ihre Oberkörper, stöhnen laut, husten, lachen – und ziehen erleichtert den Atem tief und sinnlich mit einem befriedigten Seufzer ein.

Den Krebs begleiten, Krebs als Katharsis (Reinigung)

Die *Psychotherapie* ist eine der ganz großen Kräfte im Heilgeschehen der *ganzheitlichen Medizin*. Folgen wir der Voraussetzung, daß 70 Prozent aller Krebskranken ein für diese Erkrankung charakteristisches Lebens- und Verhaltensmuster haben, können Umkehr und Umstellung, können Auflösung von Blockaden, Aufweichen der *Regulationsstarre* Heilung bewirken.
Nur wer sich ändert, kann geheilt werden, meinte auch schon Hippokrates, der 400 v.Chr. als erster den Begriff *Krebs* verwendete. Der Münchner Arzt für Naturheilverfahren Dr. K.H. Gunzelmann gab in der Zeitschrift für *Erfahrungsheilkunde* jetzt einen aktuellen Überblick darüber, wie wichtig eine psychotherapeutische Begleitung des Krebsgeschehens ist:[19]
»Bei der psychotherapeutischen *Begleittherapie* wurde durch sorgfältige Studien folgende Beobachtung gemacht: Verdoppelung der mittleren Überlebenszeit, Verbesserung der Lebensqualität (David Spiegel), Erleichterung des Sterbens und Reduktion der Schmerzmedikation.« Eine Krebserkrankung trifft nicht – dies sei noch einmal wiederholt – lokalistisch die einzelne Zelle eines isolierten Einzelmenschen, sondern das ganzheitliche lebende Wesen in seinem gesamten Beziehungsgeflecht mit Angehörigen, Freunden und behandelnden Ärzten. Krebs ist ein sozialer Schock, der in mehreren Phasen abläuft:

1. Phase: Abwehr
Die erste Konfrontation mit der Krankheit hat heftige innere Abwehr zur Folge. »Ich will es nicht wahrhaben.« Die Kranken geben sich nach außen hin vernünftig, stehen aber unter Schock. Sie willigen in bestimmte Behandlungen und Operationen ein – wissen aber hinterher nicht mehr, was in dieser Phase besprochen wurde, fühlen sich überfahren.

2. Phase: Schuldgefühle

Zwangsläufig bricht sich parallel zu den einschneidenden medizinischen Maßnahmen die bittere Erkenntnis Bahn: »Ich habe Krebs«. Eine Phase chaotischer Reaktionen und Emotionen beginnt: »Warum gerade ich? Was habe ich falsch gemacht? Warum werde ich bestraft?« Schuldgefühle mischen sich mit der Trauer um die (verlorene) Gesundheit – und die verloren geglaubte Zukunft. Angst vor dem Leben, Angst vor dem Tod tauchen wie ein Menetekel an der Wand auf, ein Gefühl der Ohnmacht breitet sich aus, der Verzweiflung und Resignation.

Wird der Körper durch eine Operation verstümmelt, mischen sich die Kränkung über diesen Zustand mit der Angst, wie der Partner auf diesen Körper reagieren wird.

Aufschrei und Klagen, Aufbäumen und Zorn, schreibt Gunzelmann, sind jedoch notwendig, will der Kranke nicht in Hoffnungslosigkeit und Depression abstürzen. In dieser schwierigen Phase braucht der Betroffene ganz besonders die einfühlsame Hilfe des Therapeuten und seiner engsten Bezugspersonen. Aber auch jene werden in dieser Phase mit ihren eigenen Ängsten von Leid und Tod konfrontiert. Für alle Beteiligten sind diese Momente eine wahre Höllenfahrt, an deren Ende sich der Patient entscheiden muß, ob er aufgeben oder weiterleben will. Sage ich ja zum Leben, so wird es ein anderes Leben sein: Ich verzichte auf die mich schützende Maske, öffne mein Inneres nach außen, auch auf die Gefahr hin, nicht verstanden oder sogar verschmäht oder verspottet zu werden. »Im Warten auf den Tod gewinne ich das Leben.« – so beschreibt Werner Trautmann in seinem *Psychogramm eines Krebspatienten* diese Phase. Genauer gesagt: *Im Warten auf den Tod gewinne ich die Wahrheit und das Leben.*[20]

3. Phase: Katharsis

Habe ich emotional *Ja* gesagt zum Leben mit dem Krebs, trete ich in die Phase des Suchens, Findens und Trennens ein. Der Therapeut weckt all jene Kräfte im Patienten, die mit dem Selbst und dem Sinn zu tun haben, taucht in die Lebensgeschichte des betreffenden Menschen ein. Die Aufdeckung von verdrängtem Vergangenen läßt den Kranken offen werden für eine bewußt erlebte Zukunft. Verfestigte Lebenseinstellungen und Haltungen werden hinterfragt – und über Bord geworfen. Das eigene Selbst mit all seinen Wünschen wird sichtbar und sichtbar gefördert.

Die »Arbeit« mit der Krankheit Krebs ist also nichts anderes als eine *Katharsis* – eine Reinigung; bedeutet Abreagieren und Ausagieren von bislang gefesselten

Gefühlen, bedeutet Befreiung von krank machenden Affekten, Wegschwemmen von Verhärtungen und Versteinerungen, heißt Läuterung der Seele. An diesem Punkt wird klar, daß Psychotherapie in der ganzheitlichen Medizin Berührung mit dem Mystischen hat, haben muß: Ich stimme mich ein auf Gott und All. Ich erfasse die Weisheit jenseits des Verstehbaren. Ich bin bereit für die transpersonale Reise. Ich durchbreche meine Panzerungen, sprenge den Kokon und fliege frei in eine neue Wirklichkeit. (Siehe auch Teil 5: Seelenheil)

Dieser von-der-Raupe-zum-Schmetterling-Gedanke mag vielen von uns als zu theoretisch, zu abgehoben von der Krebswirklichkeit erscheinen, doch die Untersuchungen mehren sich, die zeigen, daß die alltägliche liebevolle Zuwendung in Verbindung mit dem Vertrauen auf die eigenen Selbstheilungskräfte, unterstützt von erfahrungskundlichen Naturheilmethoden dem Krebspatienten hilfreich ist. In der *Hufeland-Klinik* in Bad Mergentheim brachten zwei wissenschaftliche Untersuchungen folgende Ergebnisse:[21, 22]
- 62 Prozent der Patienten hatten sich in der Klinik wohlgefühlt,
- 54 Prozent sahen sich am Ende der Behandlung besser informiert als zuvor,
- 49 Prozent faßten den Vorsatz, in ihrem Leben einiges zu verändern,
- 46 Prozent fanden neuen Lebensmut.

Die meisten der Brustkrebspatientinnen erlebten noch während des Klinikaufenthaltes eine Rückbildung der Metastasen. Ihre Überlebensrate vom Zeitpunkt der Operation an gerechnet lag im Durchschnitt bei über acht Jahren (normal: zwei – fünf Jahre). Kontrollierte, randomisierte Studien haben inzwischen diese »signifikanten Verlängerungen der Langzeit-Überlebensrate« belegt. (Grossarth-Maticek; D.Spiegel)
Wir wollen aus der Vielzahl der psychophysischen Übungen in der Psychotherapie jetzt einige kennenlernen. Beginnen wir mit einem Wortungetüm, hinter dem sich aber ein kluger Ansatz verbirgt, mit dem *Neurolinguistischen Programmieren (NLP)*.

NLP – Das Nerven-Worte-Programmieren

Die Grundidee des *Neurolinguistischen Programmierens* ist, daß Worte und Bewegungen unserem Nerven- und Grundsystem unvergeßlich eingeprägt sind – positive wie gute. Unser Es hört jedes Wort! Nerven-Worte-Programmieren will nun negativ empfundene Erfahrungen vom negativen Gefühl entkoppeln und neu anschließen (programmieren). Grundvoraussetzung ist, daß der Krebs als Partner akzeptiert und visualisiert wird.

NLP wurde in den frühen siebziger Jahren von den amerikanischen Sprachwissenschaftlern J. Grinder und R. Bandler in der Nachfolge der *Gestalt-Therapeuten* Virginia Satir, Milton E. Erickson und Fritz Perls erfunden. Zunächst verbreitete sich dieses Nerven-Sprache-Programm in Kursen für Lehrer und Manager, heute wird NLP auch bei der Behandlung bestimmter Krankheitsbilder genutzt. »Jeder Mensch hat positive Werte, Emotionen und Visionen und lebt diese unterschiedlich in den verschiedenen Kontexten des Privat- und Arbeitsbereiches«, schreibt Dr. Gundl Kutschera, die Gründerin des deutschen NLP-Resonanz-Projektes.[23]

»Entdeckt werden soll, was diese Werte für jeden in seiner Beziehung bedeuten, welche Werte für wen wichtig sind und wie viele Verhaltensmöglichkeiten es für jeden Wert in den verschiedenen Bereichen und im jeweiligen Kontext gibt – und wie dadurch Resonanz, Eigenverantwortung und Lebensqualität auf natürliche Weise entstehen.«

Resonanz, die uns später noch als *Bioresonanz* beschäftigen wird, ist für Kutschera ganz einfach die gleichartige Schwingung in zwischenmenschlichen Beziehungen. Die *Werte* sind Gründe dafür, warum wir etwas tun, sind eine wesentliche, unbewußte, treibende Kraft in uns – und, so meint Kutschera, diese Werte werden im Körper *gespürt*. Als Beispiel für positive Werte zählt sie auf:

Liebe – Freude – Vertrauen – Geborgenheit – Respekt – Spaß – Lust – Ekstase – Wachsen – Schönheit – Herausforderung – Spirituelle Einheit – Neugierde – Ehrlichkeit – Unterstützung.

Dieses – auf den ersten Blick – Sammelsurium positivistischer Vokabeln macht dennoch Sinn. Denn als die drei krebskranken Frauen in der *Biomed-Klinik* in Bad Bergzabern auf einem großen Block *ihre* Werte aufschreiben, wird plötzlich klar, *was ihrem Leben gefehlt haben muß.*

Freiheit, Lebensfreude, menschliche Nähe notiert Frau S., die sich in der konventionellen Krebstherapie wie ein ausgedienter Regenschirm vorkam. Frau Z., die sich bei ihrer Brust entschuldigte, bevor sie operiert wurde, schreibt *Freiheit, Zärtlichkeit, Kreativität*, und Frau H., deren Metastasen in ihrer Lunge explosionsartig sich vermehrten, verlangt nun *Freiheit, Liebe, Sicherheit und Harmonie*. Halten Sie einen Augenblick inne und denken Sie nach: Welches sind *Ihre* Werte?

Heilung durch Berührung mit dem inneren Ratgeber

Martin Rossmann, der Mitbegründer und Leiter des *College Medicine Center* in Mill Valley, Kalifornien, sagt pointiert:[24]
»Krankheit ist deswegen eine Chance, weil sie uns zwingt, in uns zu gehen und über unser Leben nachzudenken. Vielleicht ist Krankheit sogar eine westliche Form der Meditation, und der Herzanfall oder Krebs zwingen den Menschen dazu, innerlich Bilanz zu ziehen.«
Rossmann lehrt eine Übung, die er »Berührung mit dem inneren Ratgeber« nannte. Bei dieser Übung ist der erste Schritt die konzentrierte Selbstentspannung. Dann fordert der Therapeut die Patienten auf, sich das Bild eines sehr weisen, sehr liebevollen Wesens vorzustellen: Das Bild des sogenannten *inneren Ratgebers*. Es erstaunt uns nicht, wen oder was kranke Menschen als Ratgeber visualisierten: einen weisen alten Mann (Gott), eine weise alte Frau (Zauberin), ein Lichtwesen (Heiliger Geist), Geister, Krafttiere, Bäume und – das Meer!
Mit diesem inneren Ratgeber, diesem Heilwesen, beginnt der Patient dann zu sprechen, stellt ihm oder es die Frage: Welche Botschaft hast du für mich? Kann ich irgend etwas tun, um gesund zu werden? Es klingt unglaublich (oder auch nicht?): Der Fragende bekommt oft sehr genaue und hilfreiche Ratschläge, die seinen seelischen Zustand verändern und erste Schritte zur Heilung sind.

Exkurs: Verrat am Selbst – Nährboden der Krankheit

Im immer wiederkehrenden Bogen kommen wir auf unserem Weg zur ganzheitlichen Medizin zu der Erkenntnis zurück, daß *chronische* und *funktionelle* Erkrankungen, *Autoaggressionskrankheiten und insbesondere Krebs* ein gestörtes Fließgleichgewicht unseres Grundsystems, ein Erlöschen unserer Lebensenergien, ein

Absondern unseres Selbst, ein Zerfall unseres Eins-Seins als *Ursache* haben. Die Frage taucht unweigerlich auf, wann und wieso haben wir unseren Urgrund verlassen (müssen) und verraten? Der scharfsinnige Psychoanalytiker Arno Gruen hat diesen *Verrat am Selbst*[25] aufgedeckt und wir steigen mit ihm die Stufen zu unserer Kindheit hinunter, um zu erfahren, wann und wie es begann:
Ein Säugling, ein Kleinkind, das schreit, nach Essen, Trinken, nach Liebe, wird nicht beruhigt, nicht aufgenommen, man läßt es schreien, bis es erschöpft ist. Immer, wenn es etwas will, wird es zurückgestoßen, nicht beachtet. Auf seine Aktion folgt keine Re-Aktion.
Natürlich wird jenes Kind auch irgendwann in den Arm genommen, irgendwann (vielleicht sogar sehr regelmäßig) gefüttert, doch es wird nie wissen, warum dies gerade jetzt geschieht – ohne eigenes Dazutun. Dieses Kind lernt, daß *nichts aus Eigenem kommt*, im Gegenteil, es wird konditioniert, Angst zu haben vor den eigenen Bedürfnissen. Es gibt den Drang zum Leben auf, stirbt ab. Der Weg in die Autonomie ist verstellt. Der Drang nach Leistung und Erfolg tritt an seine Stelle. Man will es ja den anderen recht machen, man paßt sich an und lebt mit einem verstellten Selbst.
Vertrackt und für das heranwachsende Wesen völlig verwirrend ist, daß ein solches Erziehungsmuster oft mit Liebe und Güte durchsetzt wird. Wir durchschauen nicht, was passiert ist, sondern glauben, wir seien in Ordnung. Unser angepaßtes Wesen gaukelt uns vor, wir lebten wahrhaftig, echt und unverstellt. Doch der Preis der Anpassung ist in Wirklichkeit die Furcht vor unserer eigenen Freiheit und Lebendigkeit, heißt Zerstörung und Zerstückelung unseres harmonischen Körpergefühls. Fühlen wir unseren Körper nicht, so sind wir extrem unsicher und beherrschbar. Und dies ist ja auch der eigentliche Zweck eines solchen Erziehungs- und Manipulationsprozesses. Hierarchen jedweder Art wollen uns beherrschen, und zwar ständig.
Da wir instabil sind, nicht im Gleichgewicht, nicht sicher in uns ruhen, wird uns vorgemacht, der Besitz von Dingen und Lebewesen brächte uns Sicherheit. Das bedeutet: Weil wir kein eigenes Selbst, keine Autonomie haben, weil wir zerstückelt sind, sind wir nun aus den Dingen, die wir besitzen, *zusammengesetzt!* Gibt es eine andere Erklärung für den hier herrschenden Besitz- und Konsumwahn? Wir – so Arno Gruen – die Normalen, die dem nacheifern, sind die Wahnsinnigen. Die Versager aber, also alle diejenigen, die wir an den Rand unserer Gesellschaft drängen, die Leistungsschwachen, die Widerspenstigen, die Chaoten, die Anarchisten, die seelisch Erkrankten, sind heil oder auf dem Weg zur Heilung.

Der Prozeß des Unheils in unserer Gesellschaft geht jedoch noch viel weiter. Der oben beschriebene aus Dingen zusammengesetzte, angepaßte Mensch, der *reduzierte* Mensch wird uns allen als *Beispiel* vorgestellt, weil er ja so erfolgreich ist. Er hat in der Tat gelernt, sich ein gesellschaftliches Image zu verschaffen, doch in seiner Tiefe lauert die Rache für die Unterdrückung seiner Autonomie. Diese Rache ist zweifach: Sie äußert sich in der Erkrankung, der Erstarrung des Grundsystems, in Selbst-Mord. Und sie äußert sich im Mord an anderen.
Kurz: Der Verrat an dem, was wir sein könnten – ein fließendes, pulsierendes, spontanes, spirituelles Lebewesen – ist die Wurzel aller uns vernichtenden Kräfte.

Aus alldem folgt, daß wir uns in unserer Tiefe zu ändern haben, wollen wir gesunden. Um lebendig zu werden, *um wirklich lebendig zu sein, müssen wir jedoch fühlen, nicht nur reagieren.* Nichts freilich ist schwieriger als das: Wir haben Angst, neu anzufangen, Angst, uns zu verändern, weil wir nicht glauben, daß uns jemand liebt, wenn wir *wir selbst* sind. Es ist auch schwierig, den für uns richtigen Menschen zu finden, der uns auf den Weg hilft oder auf der Reise begleitet, denn viele von den Lehrern, Ärzten und Therapeuten stecken in den gleichen Schwierigkeiten wir wir. Wir müssen selbst handeln!
Gehen wir im Nachdenken über den Verrat an uns selbst noch weiter, kommen wir wieder zum Anfang: Das Zerstörerische ist dem Menschen *nicht* angeboren. Erst seine Anpassung an eine soziale Realität, die die Spaltung der Seele verlangt, macht den Menschen böse. Ein Selbst, das in sich ruht, ist eins mit sich und der Schöpfung, ist *eines von Allem und alles von Einem.* Die sogenannte *Erbsünde* ist ein Propagandatrick von Bürokraten, erdacht, um uns in die Zwinghaft eines (falschen) Schuldbewußtseins zu nehmen. Die Erbsünde ist aber eine sich (leider nur zu oft) selbsterfüllende Prophezeiung. Weil man uns einredete, wir seien schuldig, werden wir schuldig.
Das verratene Selbst versucht nun ständig, jenen abhanden gekommenen Teil, die Seele, zu kompensieren – durch äußeren Besitz. Dies ist der Grund dafür, warum die Besitzer von Macht, Kapital und Menschen in unserer Gesellschaft so hoch geschätzt werden: Weil die Mächtigen, die Herrscher, die *Macher* uns die Illusion verschaffen, wie vorzüglich, wie »reich« man doch ohne eigenes Selbst leben kann. Ein gigantisches Täuschungsmanöver: Wir glauben, daß Staat, Kirche, Kapital uns bewahren vor dem Bösen, dessen Züchter sie doch sind.
Sie haben uns die Seele herausgeschnitten. (Orwell)

Aufbauend auf diesen Gedanken, kommt Arno Gruen zu einer scharfsichtigen Analyse des Nationalsozialismus und einer hellsichtigen Prognose der gerade jetzt heraufdämmernden Zeiten.[26] Der schmerzliche Hauptaspekt des Nazismus ist nicht nur Judenhaß und offene Kriminalität gewesen: »Der ›neue Mensch‹, der da emporstieg, war der Mensch ohne Persönlichkeit, ohne Selbst. Das Entsetzliche der *Banalität des Bösen* (H. Arendt 1963) liegt nicht im Alltäglichen der Person, sondern in der Menge der Menschen ohne Selbst, die uns als als Menschen mit menschlichen Gefühlen erscheinen, uns auch als solche vorgehalten werden.«

Ein im Dritten Reich Erfolgreicher war ein »vorbildlicher«, penibler Organisator der Macht, war Genie im Erspüren des Pulses der Übereinstimmung und der Möglichkeit der Manipulation, elegant und einem scheinbar unpersönlichen Ziel der Größe hingegeben; im tiefsten Grunde für *alles* geeignet, daher *a*-moralisch und trotz blendender sozialer Erscheinung ohne innere Identität.

Diese Art von falschem Selbst floriert heutzutage wie damals unter Menschen in führenden politischen, wirtschaftlichen und auch wissenschaftlichen Positionen unserer Gesellschaft – zwar (noch) ohne die offene Mordlust von Hitler und seinen Mitläufern, aber nicht weniger gefährlich. Vielleicht sogar gefährlicher, weil dieses Selbst, das keines ist, hinter dem Schleier von Normalität, Erfolg, Nützlichkeit und scheinbarer Vorbildfunktion nicht so ohne weiteres zu erkennen ist. Und weil es sich vermehrt wie Krebszellen.

Arno Gruen: »Die Machtpolitiken, die uns als Realismus vorgehalten werden, bringen die Welt jeden Tag dem Abgrund näher. Es war immer schon so, nur hatten die Mächte nie solche Vernichtungsmittel zur Verfügung. Und wie schon früher, so auch jetzt, versucht man im Namen der Realität, uns den *tödlichen Ausgang* und die *tödliche Gesinnung* zu verneinen.

Wenn Staatsmänner (oder -frauen) in ihrem Sein gespalten sind, müssen sie fortwährend mit einer Lüge leben.

Was sie uns offerieren, kann dann nur vom Gefüge des Menschlichen getrennt sein. Wir werden dieses aber erst erkennen können, wenn wir selbst aufhören, nach Göttern zu suchen. Dafür muß man sich von den Ängsten befreien, die einen dazu brachten, das Göttliche *außerhalb* des eigenen Seins zu finden. Wenn nicht, dann führt Rebellion nur dazu, eine Kirche zu stürzen, um eine andere auferstehen zu lassen. Die Einstellung ist der Schlüssel zur Autonomie. Wenn man sein Mitgefühl und seine Liebe zu anderen wirken läßt, wird man sie finden.

Die Mannigfaltigkeit der Wege zu ihr entspricht der Einzigartigkeit des einzelnen. Deswegen muß man seinen Weg alleine finden.

Begleitung und Freunde sind dabei nötig, aber die Verantwortung für die Wahl des Weges muß die eigene sein. Auf diesem Weg gibt es kein »you take care of me« (sorge du für mich). Man muß es wagen, da die Angstgespenster, die im Wege stehen, eigentlich machtlos sind.«[27]

Aus all dem wird deutlich: Zur Heilung gehören immer das Erkennen und Erinnern. Erkenne ich meine wahre Krankheit, erinnere ich mich, was mir angetan wurde, was ich verloren habe, wozu man mich abgerichtet hat – so habe ich einen ersten, wesentlichen Schritt getan. Einen ersten Schritt auf einem langen und nie endenden Weg zur Überwindung der Furcht vor der Freiheit, um ein *eigenes Selbst und ein menschliches Herz zu haben.*
Das bist du.

Ganzheitliche Krebsvorsorge

Krebs ist, wie wir wissen, eine der großen Geißeln unserer westlichen Zivilisation: die Möglichkeit, Krebs zu heilen ist – den konventionellen medizinischen Verlautbarungen zufolge – begrenzt: die Chance, an Krebs zu erkranken, groß (1:4!). Krebskongresse richten immer wieder mehr oder minder hilflose Appelle an die mehr oder minder desinteressierte Öffentlichkeit: Vorsorge! Vorbeuge! Gesunde Lebensweise! Nicht rauchen, gesund essen, nicht in die Sonne, Sanierung krank machender Arbeitsplätze! Alternative Heilverfahren werden trotz oder wegen des Versagens der herkömmlichen Krebsmedizin als zwar ungefährlich, aber nutzlos abgelehnt, die *Psychoneuroimmunologie* wird als Fabeltier bestaunt.
Doch die Psychoneuroimmunologie, die der verdienstvollen Psychosomatik voraus hat, daß man hier etwas messen kann, ist ein rasch an Boden gewinnender Forschungszweig und bildet das wissenschaftliche Fundament für die alte/neue Erkenntnis: Körper und Geist, Geist und Natur, Natur und Gott, Gott und Leib bilden eine untrennbare Einheit und befinden sich in ständig fließender energetischer Wechselwirkung. Um diese unendliche Anzahl miteinander vernetzter Abläufe von 60 Billionen Zellen in uns zu koordinieren und zu schalten, bedarf es einer bewußten Intelligenz. Unser Leib ist fließendes Bewußtsein und unser Immunsystem etwas ähnliches wie ein 6. Sinn, ein sich ladendes und entladendes Geflecht von Signalmo-

lekülen.[28] Wir sollten deswegen aufhören, die Begriffe Körper und Geist zu trennen, unser Wesen *ist* Körper und Geist und Seele zugleich. Wir sollten auch aufhören, die Dreieinheit der im anthroposophischen Sinne *Wesensglieder* Leib, Seele und Geist weiter zu *korrumpieren*.[29] Unser Wesen wird überschwemmt von technifizierten Sinneswahrnehmungen, täuschend echten Gefühlssurrogaten und posthypnotischen Konsumbefehlen. Unser abgesondertes, zerteiltes Selbst ist verstellt, verraten und verkauft. Schon 1947 beschrieb Aldous Huxley unsere schöne neue Welt, und wenn ich nur ein paar Worte aus unserer heutigen Terminologie hinzufüge (Hervorheb. d. Autors), so eröffnet sich ein bedrückendes Panorama, das wir verändern müssen, wenn wir (über)leben wollen. Huxley:

»Alle Mittel unserer fast übernatürlichen Technik sind im heutigen Generalangriff auf das Schweigen angesetzt worden. Jene beliebteste und einflußreichste aller neueren Erfindungen, das Radio *und das Fernsehen*, ist nichts als eine Leitung, durch die präfabrizierter Lärm *und vorgefertigte Bilder* in unser Heim gegossen werden. Dieser Lärm und *diese Bilder* werden zum wünschenden und begehrenden Kern des Ich getragen …

Der Sieg über die Begierde ist eine Vorbedingung der Befreiung und Erleuchtung. Ein System der Massenproduktion, das sich ausdehnt und technischen Fortschritt zeitigt, benötigt eine *universelle Unersättlichkeit.*

Die *Werbung* ist das organisierte Mittel zur Verbreitung und Intensivierung der Begierde – d.h. jener Kraft, welche (wie sämtliche Heiligen und Lehrer höherer Religionen stets gezeigt haben), die Hauptursache von Leid und Missetat ist und das größte Hindernis zwischen der menschlichen Seele und ihrem göttlichen Urgrund bildet.«[30]

Krankheitsprophylaxe und Krebsprophylaxe kann nur ganzheitlich sein; und so gibt uns der anthroposophische Arzt Dr. J.J. Kühn[31] der *Lukas-Klinik* in Arlesheim in der Schweiz einige Ratschläge, die wir schon weit im Vorfeld einer Verstümmelung unseres Selbst beherzigen sollten:

- Versuche dich mit allem, was du wahrnimmst, was du denkst und was du tust, intensiv und mit allen deinen Wesenseigenschaften zu verbinden.
- Schaffe ein Gegengewicht gegen die heutige Umwelt, die dich ständig dazu verführen will, daß du dich nur teilweise mit den Dingen der Welt verbindest.
- Übe die gesunde Sinneswahrnehmung. Sie trainiert das volle Beteiligtsein aller deiner Wesenseigenschaften im leiblichen Sein.
- Dulde nicht den Rausschmiß von Ich-Tätigkeit und seelischem Engagement.
- Lasse dich nicht abstumpfen.

- Versuche eine Verarbeitung der Dinge, auch wenn diese Verarbeitung nicht immer richtig sein kann.
- Versuche im Falle erster Krankheitsanzeichen durch künstlerische Therapien ein Gegengewicht zu schaffen, das im künstlerischen Tun und nicht bloß im Verbalen einen Anstoß in Richtung einer gesunden Hygiene einer Prophylaxe und Therapie geben kann.
- Künstlerisches Tun als Gegengewicht zu den künstlichen Welten, kreative Entfaltung der Dreieinheit Leib, Geist, Seele und Rückkehr zu den klaren Quellen, zu jenem wahren Leben, das Gott Selbst ist (Albertus Magnus).

Der Psychoonkologe J. Bahnson formulierte dazu seine Krebsvorsorge als Ratgeber wie folgt:

INFO 7: Regeln gegen den Krebs

1. *Nein* sagen lernen. Nicht mehr für andere da sein wollen, sich nicht mehr von anderen bevormunden lassen.
2. Das Leben *jetzt* leben. Bisher zurückgestellte Wünschen, Ideen und Interessen verwirklichen.
3. *Kontakte* pflegen. Beziehungen herstellen und aktivieren – zu Freunden, einfühlsamen Gesprächspartnern, Tieren.
4. Die *Seele öffnen*. Über Ängste und Aggressionen sprechen lernen, sie nicht verdrängen. Freunde suchen, Hilfen anderer nicht als »Eindringen« in die eigene Persönlichkeitssphäre abwehren.

(nach J. Bahnson)

Der Tumor war weg

»Ja, dann sind wir hierher gekommen«, erzählt Christian M., 10 Jahre alt. »Wir sind hierher gekommen 13 Wochen lang, da haben wir jeden Tag Blutwäsche gemacht und Infusionen. Dann sind wir in der Woche noch einmal hergekommen. Wenn ich Ferien gehabt habe, waren wir auch hier … und dann wurde ich untersucht und dann ist festgestellt worden, daß mein Tumor schon weg war!«

Christian M. sprudelt seine Therapieerlebnisse heraus wie ein Forscher, der eine abenteuerliche Entdeckungsreise hinter sich hat. »Er hat Bestrahlung gekriegt«, sagt seine Mutter, »Blutwäsche, Fieberstoßtherapie, Pflanzentherapie ... Seine Mandeln wurden entfernt, er bekam Vollkornkost ...«
»Die Fiebertherapie«, fällt ihr Christian ins Wort, »Das war schon schwer, nichts essen, nichts trinken den ganzen Tag.«

Christians langer Leidens- und Genesungsweg begann, als er fünf Jahre alt war. Er sah plötzlich nicht mehr gut, und die Ärzte stellten fest, daß auf sein Sehnervkreuz ein Tumor drückte. Christian wurde operiert, bekam Bestrahlungen.
»Ich könnte Ihnen jede Sekunde und Minute erzählen«, sagt Frau M. »Vom Warten im Aufwachraum. Warten auf die Worte der Ärzte. Warten ohne Zuversicht. Und Angst haben, die einen fast erdrückt.«
Die Ärzte, die Christian operierten, sahen sich außerstande, den ganzen Tumor zu entfernen. Christian wäre möglicherweise blind oder körperbehindert aus der Operation wieder aufgewacht. So bliebt der Kerntumor im Gehirn des Jungen zurück, und nach Ende der Bestrahlungen wurden er und seine Mutter nach Hause geschickt.
»Die haben Christian eigentlich keine Chance mehr gegeben«, seufzt Frau M. »Man fällt in ein tiefes Loch. Aber man hat irgendwie die Kraft zu kämpfen und sich nie hängen zu lassen.«
»Ich kämpfe auch«, fügt Christian eifrig hinzu. »Dafür, daß ich wieder gut sehe, dafür kämpfe ich. Heute sehe ich schon viel besser als früher!«
»Ja«, bestätigt seine Mutter und lächelt ihn an. »Aufgrund der Therapie hier im Haus ist der Tumor weg.«
Hier im Haus, das ist wieder die *Hufeland-Klinik* in Bad Mergentheim, die sich der *biologischen Krebsabwehr* verschrieben hat. Zur *biologischen Krebsabwehr* gehört natürlich mehr, als »nur« Psychotherapie (siehe noch einmal INFO 6).

Die seit rund zehn Jahren existierende *Gesellschaft für Biologische Krebsabwehr* in Heidelberg hat sich selbst und ihren Mitgliedern (Adressen im Anhang) folgende Grundsätze aufgestellt:[32]

- Bei Anwendung biologischer ergänzender Methoden muß der *Zeitfaktor Geduld* berücksichtigt werden. Kurzfristige klinische Beobachtungen sind für die Beurteilung von Wirkungen ungenügend.
- Es gibt keine *alternative Krebstherapie*, sondern nur *additive* (zusätzliche) *Biotherapie.*

- Ergänzende Biotherapie des Krebses wird als *Basistherapie* angesehen und damit als eine *komplexe Kausaltherapie*.
- Eine biologische Nachbehandlung soll sofort nach der Erstbehandlung zur *Rückfallverhütung* beginnen.
- Die Erfahrungen vieler Therapeuten in Praxen, Sanatorien und Kliniken sind als gleichwertig mit anderen wissenschaftlich-statistischen Methoden anzusehen, da sie kumuliert (zusammengenommen) den Rang eines Beweises bekommen.
- Wer durch unsachliche Kritik den Glauben an die Wirksamkeit solcher Methoden herabsetzt, der zerstört das wichtige *Prinzip Hoffnung*;ohne Hoffnung verliert jede Heilmaßnahme an Wert.

Kurz: Während radikale Eingriffe wie Operation, Bestrahlung und Chemotherapie das Immunsystem und andere Regulationssysteme – Hormon-, Nerven-, Stoffwechsel-, Kreislauf- und Grundsystem – zerschlagen, will die *Biologische Krebsabwehr* diese Regulationssysteme stärken.[33] (INFO 8)

INFO 8: Prinzip der biologischen Krebsbehandlung

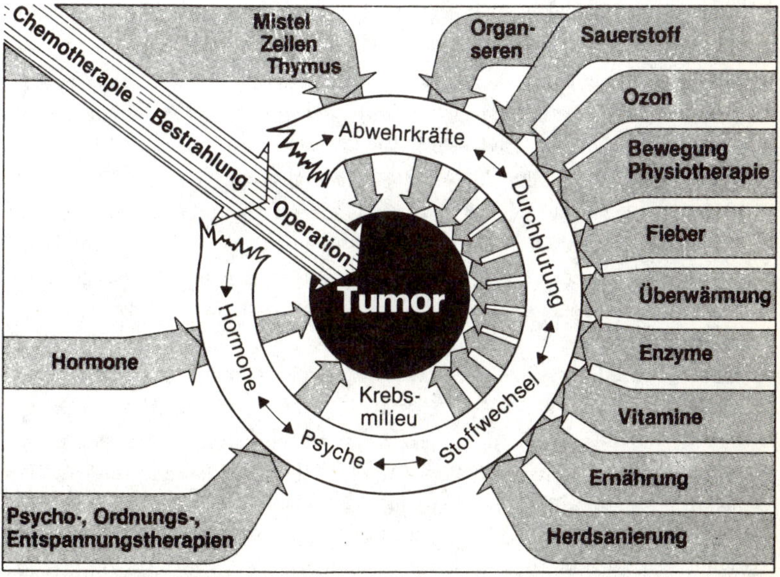

(nach Beyersdorff a.a.O.)

Die biologischen Therapien zum Aufbau der Abwehr wirken mehr indirekt; sie erfordern Geduld und bestehen stets – wie wir mittlerweile wissen – aus mehreren Maßnahmen. Wir wollen nach unseren Begegnungen mit den heilenden Kräften der Psychotherapie im folgenden einige der anderen kraftvollen biologischen Therapien schildern. Ich beginne mit einer Behandlung, die – wie könnte es bei der *Erfahrungsheilkunde* anders sein – ihre Wurzeln tief in der Menschheitsgeschichte und im religiösen und philosophischen Hintergrund des Menschseins hat – mit der *Fiebertherapie.*

Religion, Magie und Medizin bildeten in früheren Zeiten eine Einheit, und im Fieber sah man das Wirken eines außerordentlichen Wesens, eines guten oder bösen Dämonen.

Fieber – Reinigendes Feuer

Hippokrates nannte Fieber »reinigendes Feuer« und der griechische Philosoph Parmenides sagte schon im 5. Jahrhundert v.Chr.: »Gebt mir ein Mittel, Fieber zu erzeugen, und ich heile jede Krankheit.« Der »Erfinder« des Fieberthermometers H. Boerhaave meinte um 1700 in Leyden: »Ich würde der größte Arzt sein, wenn ich ebenso leicht (Wechsel)fieber hervorbringen wie vertreiben könnte.« Auch Hufeland, der Ganzheitsmediziner aus dem 18. Jahrhundert, der Goethe, Schiller und Herder behandelte, lobte die Natur des Fiebers:

»...man vergesse nie, daß bei jedem hitzigen Fieber die Naturkraft das eigentliche Heilungsprinzip ist, wodurch allein kritische Umänderungen, Entscheidungen und Wiederherstellungen des Gleichgewichts bewirkt werden, ja, daß in unzähligen Fällen die Natur selbst dadurch ganz allein die Krankheit hebt –, daß folglich der Zweck der Kunst keineswegs ist, das Fieber selbst auszuhalten, sondern nur, diese Operation so zu leiten, daß sie ihren Zweck, eine vollkommene Krise zu bewirken, erreiche ...«

Wie so oft, sind diese Erkenntnisse vergessen und verdrängt worden, wird viel zu gerne erhöhte Temperatur mit fiebersenkenden Mitteln bekämpft. Wenn das Fieber schon im Kindesalter immer gesenkt wurde, so hat der Körper allmählich verlernt, *Fieber als Immunantwort* zu entwickeln. Bedeutsam ist hier die Beobachtung, daß Krebskranke oft jahrelang kein Fieber und auch keine Infektionskrankheit durchgemacht hatten (Krebs gilt als kalt!). Fieber ist ein großer Arzt.

Allergische Erkrankungen und Asthma wurden durch Fieber *spontan* geheilt. Im Verlauf von fieberhaften Infektionsprozessen, wie sie Malaria und Blutvergiftung mit sich bringen, kam es sogar zu plötzlichen Krebsheilungen.
In dem von Dr. Karl Windstoßer – einem früheren Mitarbeiter des Krebsarztes Dr. Josef Issels – geführten Archiv der *Beratungsstelle für ganzheitliche Onkologie* in Bad Salzuflen, findet sich hierzu ein bemerkenswertes Referat. Der amerikanische Onkologe, Dr. O. Selawary vom *Roswell Park Memorial Institute*, Buffalo, trug vor, daß erhöhte Temperaturen das Geschwulstgewebe so schädigen, daß es immer wieder zu Rückbildungen des Tumors in kürzester Zeit kommt, zu *Spontanremissionen.* Dr. O. Selawary: »Von den 450 histologisch gesicherten Fällen der Weltliteratur, die ich finden konnte, stehen über ein Drittel in Zusammenhang mit akuten, fieberhaften Erkrankungen.«[34]

Fieber wurde gezielt als Heilmittel gegen Krebs eingesetzt – sobald man Fieber künstlich erzeugen konnte. Basierend auf den bahnbrechenden Arbeiten des großen Bakteriologen Robert Koch impfte man Patienten mit Bakteriengiften und rief so im Organismus gezielt Fieber hervor. Heute sind die *aktive Fiebertherapie* und die *passive Fiebertherapie* wesentliche Bestandteile der ganzheitlichen Medizin.
Bei der *aktiven Fiebertherapie* werden Bakterientoxine oder andere fiebererzeugende Substanzen injiziert, bei der *passiven Hyperthermie* beschickt man den Körper mit Energie in Form von Mikrowellen, Hochfrequenzmagnetfeldern, Ultraschall oder Infrarot; manchmal wird auch Blut abgezapft, außerhalb des Körpers erwärmt und dann dem Organismus wieder zurückgegeben. Wir beschäftigen uns in diesem Kapitel nur mit der *aktiven Fiebertherapie*, da die Hyperthermie andere Zielsetzungen und Auswirkungen hat.
Bahnbrecher der heilenden Fiebertherapie war der amerikanische Chirurg William B. Coley vor ca. 100 Jahren. Die Tochter Coleys, Helen Nauts, schreibt, daß ihr Vater mit Streptokokken zu experimentieren begann, als er trotz frühzeitiger und umfassender Operation eine junge Patientin infolge eines Sarkoms verloren hatte.[35] Zuerst waren seine Versuche ohne Erfolg, bis er verschiedene Bakterienstämme mischte zu dem Präparat »Mixed Bacterial Vaccine« (MBV).
Der erste Patient, den Coley heilte, war ein junger bettlägeriger Mann mit einem inoperablen Sarkom der Bauch- und Beckenwand und Blase: Größe 16 mal 13 Zentimeter. Vier Monate lang spritzte Coley diesem Todkranken seine Bakterienmischung direkt in den Tumor – das war die gesamte Therapie. Resultat: Es kam

zu Fieberschüben bis zu 40 Grad – und zu einer vollständigen Rückbildung des Krebses. Dem Patienten ging es gut, bis er an einem Herzinfarkt starb. 26 Jahre später.
Helen Nauts hat über Jahrzehnte hinweg die Heilungsprozesse von Krebskranken verfolgt, die am *Cancer Research Institute* in New York Coleys gemischte Bakterientoxine injiziert bekamen. Von 896 Patienten überlebten 428 die folgenden fünf Jahre – ein eindrucksvolles Ergebnis. Doch statt Anerkennung gab es für Coley schwere Rückschläge. »Es ist eine der größten Tragödien in der Geschichte der Medizin«, schreibt Helen Nauts in Erinnerung an ihren Vater, »daß Tausende von Krebspatienten *nicht* die Möglichkeit erhielten, von dieser Therapie zu profitieren.« Die *Food and Drug Administration (FDA)*, die oberste Medizinbehörde der Vereinigten Staaten, verlangte nämlich seit 1963, daß Coleys Mischbakterien als »neues Medikament« in umfassenden klinischen Versuchen getestet werden müßten – und das, obwohl in den 70 Jahren zuvor fast 900 Patienten damit behandelt worden waren.
Ohne Zweifel ist Fieber – so Dr. Wöppel[36] – eine der ältesten Heilreaktionen des Organismus. Bei fast allen Infektionen, die uns belasten, reagiert unser Organismus mit Erhöhung seiner »Betriebs«temperatur – mit Fieber. Der Hypothalamus im Zwischenhirn – Informations-, Steuerungs- und Umschaltzentrale für Hunger, Durst, Sexualität und Schlaf – verstellt den Sollwert der Körpertemperatur nach oben, d.h. er informiert uns, daß es für unsere normale Körpertemperatur viel zu kalt sei.
Wir antworten mit Zusammenziehen der Blutgefäße. Kältezittern (»Schüttelfrost«), wir aktivieren Enzymketten. Bei Fieber tanzen die Enzyme! Herz und Atem gehen schneller, unser Stoffwechsel beschleunigt sich, Abwehrzellen, Signal- und Killerzellen werden vermehrt ausgeschickt, kurz: wir beginnen zu *kochen* (Hippokrates). Nicht die erhöhte Körpertemperatur ist folglich das Kriterium einer Fiebertherapie, sondern die dadurch erfolgende Aktivierung des Immunsystems, die Wiederherstellung einer normalen Reaktionslage und die Änderung des Körpermilieus. Ähnlich wie wir verunreinigtes Wasser *abkochen*, so kocht unser Grundsystem die Krebszellen ab. Dies klingt eher amüsant, ist aber ernst: Krebszellen lassen sich experimentell in normale Körperzellen zurückverwandeln, wenn man eine Milieuänderung vornimmt. Das Temperaturmilieu bestimmt das Verhalten der Zelle. »Hypothetisch darf deshalb zur Diskussion gestellt werden, ob die Milieuveränderung, die während des Fiebers stattfindet, nicht auch eine redifferenzierende Wirkung an malignen Zellen haben kann.« (Dr. Wöppel)

Wir wollen hier wieder eine fast philosophische Betrachtung anschließen: Warum reagiert unser Organismus bei *normalen Infektionen* mit Fieber, warum bei einer Krebserkrankung nicht? Weil wir eine Krebszelle nicht erkennen? Weil wir schrankenloses Wachstum für etwas Wunderbares halten? Haben wir denn erkannt, daß unsere Gesellschaft Krebs hat?

Fiebertherapie führt im Medizingeschehen der Bundesrepublik jedoch ein Aschenputtel-Dasein. Der später so angefeindete Krebsarzt Dr. Issels hatte mit Fiebertherapie Heilerfolge, der Chefarzt der *Äskulap-Klinik* in Bad Rappenau, einer Klinik für Ganzheitsmedizin, Dr. Einar Göhring sieht die Fiebertherapie als »imitierten biologischen Mechanismus der Evolution.«[37] Rund 7000 Fieberstoßbehandlungen brachten gute bis sehr gute Resultate bei Krebspatienten – aber auch bei vielen anderen Erkrankungen, von der Allergie bis zum Magengeschwür. (INFO 9)

INFO 9: Erfolge der Fiebertherapie

Fiebertherapie hat Erfolge und kann Erfolge haben bei:

AIDS
Allergischen Erkrankungen wie Asthma bronchiale, allergischem Schnupfen
Hauterkrankungen wie Neurodermitis
Chronisch-entzündlichen Darmerkrankungen und Magenwandgeschwüren
Degenerativ-rheumatischen Erkrankungen und Weichteilrheumatismus
Fleckfieber
Gonorrhoe
Hirnhautentzündungen
Keuchhusten
Lues in allen Stadien
Lungenentzündung
Multipler Sklerose
Nerven- und Hirnerkrankungen
Typhus und Paratyphus
Virusinfektionen (Poliomyelitis, Hepatitis)

(nach E. Göhring)

Warum diese Therapie nicht in weit größerem Maße als bislang eingesetzt wird, erklärt der Chefarzt D. Göhring lapidar: Weil weder die pharmazeutische Industrie noch die Hersteller von Behandlungsapparaten Interesse an dieser Heilmethode haben. Das heißt, es gibt praktisch nichts daran zu verdienen. Oder pointierter ausgedrückt: Nicht der Mensch steht im Mittelpunkt des herrschenden Medizinbetriebs, sondern das Geld. Der ausübende praktische Arzt und auch der Spezialist sind nur Faktoren zur Gewinnmaximierung, der Patient ist eine Ware. Vertrauen wir jedoch darauf, daß es Mediziner gibt und geben wird, die sich dem entgegenstellen. Immer öfter.

Die Immunantwort

Kehren wir noch einmal zu der Frage zurück: Warum erkennt unser Organismus (unser Immunsystem) eine Krebszelle nicht sofort als Bedrohung und wehrt den Anfängen? Oder warum gelingt es unserem Immunsystem nicht, falls es diese Gefahr erkannt hat, ein solches Leben auszuschalten? Denn Krebszellen breiten sich rücksichtslos und rasch aus, brechen zerstörerisch in gesunde Nachbarzellen, Organe und Gefäße ein und vergessen dabei völlig, welche ursprüngliche Aufgabe sie als Blut-, Brust-, Haut- oder Leberzelle zu erfüllen hätten.
Eine erste Antwort könnte lauten: Krebszellen sind Geschöpfe unseres eigenen Körpers. Durch einen Gendefekt der Mutterzelle entartet die Tochterzelle, und diese gebiert immer weiter entartete Enkel und Enkelkinder. Es scheint unseren Abwehrzellen einigermaßen schwerzufallen, zu begreifen, daß sich die eigene Brut so vernichtend aufführt. Eine andere Antwort besagt, daß Krebszellen sich geschickt zu tarnen vermögen, daß sie Falschinformationen ausstreuen und so die körpereigene Abwehr täuschen und schwächen. Eine dritte: Krebszellen haben die Chance zu schrankenlosem Wachstum, weil unser gesamtes Abwehrsystem darniederliegt, weil es *in toto* zu langsam, zu unbeweglich, zu desinformiert, zu unentschlossen, zu *reaktionsstarr* (geworden) ist. Einer rücksichtslos die Macht an sich reißenden Krebsmafia ist nur durch rasches, entschiedenes Handeln in guter Nachbarschaft beizukommen. Vielleicht kommen auch alle die Antworten zusammen der Wahrheit am nächsten.
Betrachten wir deshalb unser Abwehrsystem näher (siehe auch: Leben ist Erinnerung). In drei Milliarden Jahren hat unser Organismus gelernt, Fremdsubstanzen

(*Antigene*) als fremd (not self) zu erkennen, und diese, sofern sie aggressiv und schädlich, mit körpereigenen *Antikörpern* und Abwehrzellen anzugreifen.
Körper, Geist und Seele können sehr wohl zwischen Gut und Böse unterscheiden und reagieren in einer Vielzahl miteinander gekoppelter und rückgekoppelter Aktionen in einer *fließenden Ordnung* (Prigogine). Der Physiologe unterscheidet ein *unspezifisches* und ein *spezifisches Abwehrsystem.* Beide zusammen bilden ein Organ, unseren 6. Sinn. Das unspezifische System ist von hoher Allgemeinbildung, eliminiert ständig, sozusagen im Schlaf, schädliche Substanzen und räumt körpereigene Zelltrümmer aus dem Wege. Die in ihm wirkenden Blutzellen (*Granulozyten* und *Makrophagen/Freßzellen*) stehen in pausenlosem Funkverkehr mit dem *spezifischen Abwehrsystem.* Schaffen es die unspezifischen Kräfte nicht, eine Infektion rasch unter Kontrolle zu bringen, wird das spezifische Abwehrsystem zur Hilfe gerufen. Dieses hat schon in weiser Voraussicht Vorläuferzellen, die sich aus den Stammzellen des Knochenmarks bilden, für die spätere Aufgabe geschult. Bei Alarm werden die vorgeschulten Zellen (sogenannte *Gedächtniszellen*) noch kurz mit allen aktuellen Informationen versehen und mit dem Reifezeugnis *immunologischer Kompetenz* in den Kampf geschickt. Es sind dies die Antikörper-produzierenden Plasmazellen aus der Reihe der *B-Lymphozyten.*
Gleichzeitig mit den B-Lymphozyten erhält bei Alarm auch eine zweite große Gruppe schon vorgebildeter Zellen ihre immunologische Reife in der *Thymusdrüse.* (Die Thymusdrüse gehört fernöstlicher Vorstellung nach zu unserem vierten Energiezentrum [Chakra]; sie wird auch Schatzkästlein genannt.) Die von der Thymusdrüse ausschwärmenden Abwehrzellen nennt man *T-Lymphozyten.*
B- und T-Lymphozyten erkennen die feindliche Substanz an deren Antigen und werfen sofort sogenannte *Antikörper* aus (*Immunglobuline).* Die Antikörper dokken an dem gefährlichen Antigen an, schließen den Feind auf und präsentieren ihn den Freßzellen. Dabei entstehen Gedächtniszellen, die sich Aussehen, Aufbau und Verhalten der Antigene genau einprägen, damit im Wiederholungsfall das Abwehrsystem rascher und zielgenauer eingreifen kann. T-Helfer-Zellen sorgen zudem für eine Anregung des Abwehrsystems. Außerdem sorgen *Suppressor-Zellen* dafür, daß die Aktionen der B- und T-Lymphozyten nicht übers Ziel hinausschießen und übereifrige Antikörper nicht das gesamte eigene System zugrunde richten.
Alle Abwehrvorgänge, die ich hier sehr vereinfacht dargestellt habe, sind somit kenntnisreich ineinander und miteinander vernetzt und durch die sogenannten *Zytokine reguliert.* Ein Zuviel an Aktion erleben wir zum Beispiel als *Allergie.*

Wird ein Angriff fehlgesteuert, so daß er plötzlich in einer Attacke auf den eigenen Körper entgleist, erfahren wir ihn als *Autoimmun-* oder *Autoaggressionskrankheit*, wie zum Beispiel *Rheuma, Arthrosis* oder *Multiple Sklerose*.
Zweifellos hat die (teilweise) Entschlüsselung der *Immunantwort* des Organismus die gesamte Medizin einen großen Schritt vorwärts gebracht. Insbesondere bei der *biologischen Krebsabwehr* wird deshalb auch dem *Immunstatus* eines Patienten besondere Bedeutung beigemessen. Die im Blutplasma vorgefundenen weißen Blutkörperchen (Leukozyten), die dazu gehörenden Lymphozyten, Monozyten, Granulozyten und die Untergruppen dieser Zellen werden vom Computer sozusagen Stück für Stück handverlesen und gezählt. Weicht ihre Zahl von der Norm ab, so läßt dies Rückschlüsse zu auf Störungen im Organismus und informiert gleichzeitig über positive oder negative Wirkung bestimmter Therapien. Da jeder Mensch individuell und somit unterschiedlich auf eine Krebstherapie reagiert, ist für ganzheitliche Mediziner die Kenntnis über den Immunstatus überaus wertvoll – in der AIDS-Therapie unabdingbar. Aus der Aktivität des Abwehrsystems lassen sich oft Prognosen über die Schwere der Erkrankung ableiten.

Warum die Abwehr versagt

Angesichts der oben geschilderten Kompetenz unseres Immunsystems ist es erstaunlich, daß es dennoch überlistet werden kann: zunächst einmal von den vielen krebserzeugenden Substanzen aus unserer Umwelt, die direkt unser Erbmaterial angreifen. (Polyzyklische Kohlenwasserstoffe, aromatische Amine, Vinylchlorid, Chlorophen, Asbest, Chromstaub, Arsen und und viele andere mehr.) Tausende dieser krebserzeugenden Substanzen (*Kanzerogene*) wurden und werden von der chemischen Industrie neu erschaffen und gelangen in unseren Lebenskreislauf, *ohne daß wir darüber informiert werden*.[38, 39] Sicher ist auch, daß *hochfrequente ionisierende Strahlen* beim Menschen Tumore auslösen können.
Radioaktive Strahlen und *Substanzen* erzeugen im Organismus hochaktive *freie Radikale*, die unsere Chromosomen verändern. Radikale sind elektrisch unausgeglichen geladene Atomgruppen und Moleküle, die aggressiv und frei herumvagabundieren und sich gewalttätig in bestehende Bindungen einhängen. Das kann durchaus belebend wirken – aber auch tödlich. Auch hier müssen wir konstatieren, daß die Gefahr, die von der radioaktiven Strahlung der Atomkraftwerke ausgeht,

immer noch verniedlicht wird. Ungeklärt ist die Rolle, die *tumorerzeugende, sogenannte onkogene Viren* im Krebsgeschehen spielen.
In Summe gilt: Eine Vielzahl von Kanzerogenen, die direkt mit unserer naturfernen Lebensweise und unserer industriellen Umwelt zu tun haben, dringt von außen (*exogen*) auf uns ein. Die Zahl der exogen krebsauslösenden Stoffe steigt, es steigt auch die Zahl aller anderen Schadstoffe – und alle zusammen führen zu einer sich aufschaukelnden tödlichen Bedrohung des Menschen. (30 – 50 Prozent der von außen uns bedrohenden Kanzerogene stammen aus unserer Nahrung, 30 – 40 Prozent aus dem Tabakrauch, 6 – 8 Prozent aus Umweltschadstoffen).
Doch auch damit ist die Frage nicht beantwortet, warum der eine Mensch an Krebs erkrankt, der andere nicht, warum der eine Organismus auf einen exogenen Reiz mit einer Wucherung antwortet, der andere nicht. *Jeder* Mensch – so haben wir im Kapitel »Das Krebsmilieu« gehört – hat Vorläufer krebsauslösender Erbfaktoren (Proto-Onkogene) in sich. Vorläufer *fast aller Tumorarten.*
Wir tragen sozusagen Bomben in uns, die, wenn sie einmal außer Kontrolle geraten, uns vernichten. Doch so plastisch dieses Bild sein mag, so schief ist es auch. Diese sogenannte Vorläufer-Onkogene sind in den Anfängen ihrer Lebenszeit in keinster Weise krebsauslösenden Gene, und nichts deutet darauf hin, daß sie es je sein werden!
Denn dieses unser »Onkogen« bildet ursprünglich in unserem Zellkern Wachstumsfaktoren, die den Eiweißfabrikanten im Zellplasma die notwendigen Pläne dafür übermitteln, welche Proteine für eine Teilung und Verdoppelung herzustellen sind. Dieses »Onkogen« ist wie viele Tausende anderer Gene ein voll integrierter Bestandteil unserer Milliarden Jahre alten Zentralbibliothek (DNS). Kommt die Anweisung: *Zelle teilen!*, so kopiert (transskribiert) dieses Gen in unserer Lebensbibliothek die notwendigen Abschnitte und sendet die Kopien als Boten (RNS) zu den Eiweißfabriken (Ribosomen). Millionen von Boten!
Auf demselben Weg läuft dann die Rückmeldung über die getane Arbeit. Ob es um Wachstum geht oder um Verdauung oder Stoffwechselvorgänge – stets erleben wir dieses erprobte Muster.
Vergegenwärtigen wir uns, daß in jeder Minute im menschlichen Körper 300 Millionen Zellen absterben und durch frische ersetzt werden. Würden sich unsere Zellen nicht durch Teilung (*Mitose*) reproduzieren – wir wären in 139 Tagen tot. Die Teilung der Zelle und die Verdoppelung in zwei identisch neue ist etwas Alltägliches, verlangt aber Fingerspitzengefühl und Know How. Jede Fehlkopie hätte dramatische Folgen, da sich dann der Fehler verdoppeln würde (Reparatur-

Trupps von Enzymen bessern hier ständig Fehler aus!). Unser »Onkogen« arbeitet also normalerweise zur vollsten Zufriedenheit der harmonisch aufeinander abgestimmten Gemeinschaft, die wir selbst sind.

Sind keine Zellteilungen mehr notwendig, gibt unser »Onkogen« die Order: *Aufhören, es ist genug!*[40] So jedenfalls sollte es sein, – doch plötzlich fällt dieses Stop-Signal aus. Aus dem Vorläufer-Onkogen wird ein echtes, unheilvolles Onkogen! Irgend etwas hat unser Wachstums-Gen verwirrt, »mutiert«. Hat sich ein Kanzerogen auf die Baupläne ausgewirkt und sie verändert? Oder haben wir defekte Baupläne geerbt? Oder sind die Kopien, die Boten, auf ihrem Weg deformiert worden und liefern nun falsche Nachrichten? Wie auch immer – unser Wachstumsgen wurde zum Krebs-Gen – und somit ist die Geschwulst *angelegt.*

Krebs hat also im tiefsten mit Teilen, Vermehren, Wachsen, mit Information und Kommunikation zu tun. Untersuchungen zeigen denn auch: Krebs wuchert am stärksten in solchen Zellen, die eine hohe Aktivität an Wachstum aufweisen, wie z.B. die Zellen der Haut, des Magen-Darm-Traktes oder der Schleimhäute der Gebärmutter.

Eine Reise ins Innere der Zelle

Lassen Sie uns an diesem Punkt unserer Betrachtungen wieder eine Reise unternehmen, und begeben wir uns wie *The Incredible Shrinking Man* (Der unglaublich schrumpfende Mensch) in unsere Blutbahn, mit dem Ziel, eine Zelle zu besuchen. Lassen wir uns in der Flüssigkeit zwischen den Zellen treiben, unserem Urmeer, und schwimmen wir an die Außenhaut einer Zelle heran, so werden wir von einem perfekten elektromagnetisch gesteuerten Pump- und Schleusensystem in das Innere der Zelle gestrudelt.

Natürlich haben uns seltsame Zapfen an der Außenwand der Zellmembran sowie amöbenartige Gallertkörper vorher kritisch beobachtet und abgetastet – doch da wir uns als uns selbst zu erkennen gaben, ließen sie uns ein.

Warum? Weil jede der 60 Billionen Zellen des Organismus eines Menschen – erbgleiche Zwillinge vielleicht ausgenommen – einzigartig ist und nur diesem zugehörig. Keine Zelle gleicht der Zelle eines anderen Menschen. Diese Individualität ist schon in den ersten Bauplänen vor drei bis vier Milliarden Jahren angelegt. Als sich zum erstenmal Kohlenstoffatome mit Stickstoff und Wasserstoff zu Makromolekülen verbanden, zu den zwanzig fundamentalen Aminosäuren, und diese sich zu vielen Proteinketten zusammenfügten, war eine *Variationsbreite* von rund 10^{100} gegeben. Daß trotz dieser Variationsbreite wider alle Wahrscheinlichkeit der hochdifferenzierte menschliche Organismus entstanden ist, können wir entweder als Wunder ansehen oder als Beweis für ein dahinter wirkendes göttliches Bewußtsein. Jedenfalls ist die Individualität im Ur-Plan vorgegeben. »Jede Zelle ist ganz Zelle nur dieses einen Leibes, und man kann, wenn man feine Untersuchungsmethoden anwendet, die Unterschiede der Reaktion verschiedener individueller Eiweiße unter gewissen Umständen durchaus beobachten.«[41]

Reisen wir weiter in das Innere einer unserer Zellen: Wir strudeln an den Schleusenwärtern vorbei – merkwürdig röhrenförmigen Tentakel-Gesellen – und tauchen jetzt in eine elektrisierende, wäßrig-kristalline, von weißen Schleimfäden und blubbernden Gasbläschen durchwirkte wabernde Flüssigkeit eines dramatisch wimmelndes Leben. Es herrscht ein Betrieb wie zur rush hour in Manhattan, wo sich Zehntausende von Lebewesen und Fahrzeugen miteinander, ineinander, übereinander bewegen. Hier, in unserer Zelle, jedoch ist alles rundlich und oval und konvex und konkav und begrenzt und unbegrenzt zugleich. Es gibt keine einzige gerade Linie, keinen rechten Winkel, keinen Kubus. Kugelige, blitzende dottergelbe Flocken umkreisen schwammige gluckernde Finger, die wiederum umlagert sind von Hunderten geleeartiger, rötlich schimmernder Pantoffeln, umschlungen von breitmäulig ineinander geschichteten porösen Feuerwehrschläuchen, umschwärmt von weißen Spiralnebeln, die von einem fernen Küstensaum aufsteigen; plötzlich explodiert vor unseren Augen ein gemächlich sich drehendes Feuerwerksrad, treibt langgezogene Spindeln aus, um die sich lange Perlenketten wikkeln ... das totale Chaos!

Rufen wir uns in Erinnerung: Wir schildern das Innere einer von 60 Billionen Zellen unseres Körpers, einer von 300 Quintillionen menschlicher Zellen auf diesem Planeten!

Nach und nach entschlüsselt sich uns, daß dem Chaos eine Ordnung innewohnt. Daß die pausenlos vorbeischießenden blitzenden Flocken ihren Ursprung in den Gelee-Pantoffeln haben, daß die schwammigen Finger unseren Magensäcken sehr ähnlich sind und die aus den Säcken platzenden Päckchen wie Mülltüten aussehen, daß an den weißen Spiralfäden eine Vielzahl von Gondeln entlangrauschen, deren Ziel eindeutig die porösen Feuerwehrschläuche sind. In der Tat sind die Spiralgondeln nichts anderes als die oben geschilderten Boten (RNS), die aus dem Kern der Zelle kommend, durch das Zellwasser hindurch Nachrichten an die Außenwände der Schläuche, dem *endoplasmatischen Reticulum* heften. Der Anblick der Boten katapultiert uns in unser Bewußtsein zurück und wieder fragen wir uns: Warum entstehen Krebszellen, d.h. was bringt die Zellen dazu, sich ohne Unterlaß zu teilen und das Stop-Signal zu überhören? Warum erkennt unser Abwehrsystem die Vorläufer-Krebszellen nicht sofort und wehrt den Anfängen?

Zellen wünschen Krebs

Wir sehen uns genauer an, was im Innern der Zelle und im Zellkern geschieht, wenn ein Kanzerogen es geschafft hat, hierhin vorzudringen.[42] Auch die Zelle besitzt eine eigene Polizeitruppe: »Aasfresser«-Moleküle spüren das Karzinogen auf und fesseln es. Entkommt es dennoch, so wird es von den im Zellplasma schwimmenden Proteinen gepackt und unschädlich gemacht. Die Chance, daß ein Kanzerogen bis zu den Zellkernen vordringt, ist also normalerweise gering.

Doch nehmen wir an, das Karzinogen gelangt trotz allem in den Kern der Zelle und dort in die Zentralbibliothek (DNS). Es hat es sogar geschafft, die richtige Abteilung zu finden, sich an einen DNS-Strang zu heften und ein Stück wegzusprengen... Sofort treten die Reparatur-Enzyme auf den Plan, schneiden den Fehler heraus und bessern die veränderten Teile aus. Dies muß sehr rasch geschehen, innerhalb von Minuten – bevor sich die Zelle in zwei identische Tochterzellen geteilt hat. Nehmen wir nun das Schlimmste an: Das Karzinogen hat es geschafft, eines unserer Gene dauerhaft zu schädigen – dennoch muß unser Organismus nicht an Krebs erkranken. Denn eine einzige Zelle enthält im Kern, aufgereiht an den DNS-Strängen rund 50 000 Gene – und nur einige können zu krebstragenden Genen werden, nämlich jene, die für das Wachstum zuständig sind. Erst wenn das Karzinogen (zufällig) mindestens zwei richtige Gene lädiert und diese nicht repariert werden, können sie die lebensfreundliche Information: *Teile dich in Abstimmung mit dem Ganzen* abändern in die für das Ganze lebensfeindliche Direktive: *Teile dich unendlich!*

Wir nehmen nun das Allerärgste an: Das Karzinogen hat unser Wachstumsgen mutiert und lauert dort wie eine Bombe, die nur noch gezündet werden muß – dennoch ist die Gefahr, an Krebs zu erkranken, immer noch gering. Neue Untersuchungen deuten darauf hin, daß es eines zusätzlichen Auslösers bedarf, um diese in unser Gen gelegte Bombe zu zünden. Aufgrund all dieser Unwägbarkeiten hat

der Physiker Fred Alan Wolf ausgerechnet, daß die Chance, daß auch nur eine Zelle in uns zur Krebsbombe mutiert 1 : 1 000 000 000 000 000, also eins zu einer Quadrillion beträgt. (Nach diesen Schätzungen entstehen im menschlichen Körper täglich 8 – 10 Krebszellen, die normalerweise vom Abwehrsystem erkannt und ständig vernichtet werden.)
Warum also erkranken wir an Krebs? Fred Alan Wolf folgert, daß eine ganze Reihe spezieller Bedingungen erfüllt sein muß, außen wie innen, exogen wie endogen, damit letztendlich Krebs entsteht. Es genügt nicht, dem Körper Kanzerogene zuzuführen, sondern es muß außerdem *zwischen den Zellen eine Übereinkunft bestehen*, die Zelle muß »aus irgendeinem Grund den Wunsch haben, befallen zu werden.«
Dieser auf den ersten Blick abwegige Gedanke führt uns direkt in die Mitte des neuen (alten), ganzheitlichen Weltbildes. Die Frage, warum Krebs entsteht, können wir nicht beantworten, indem wir die Einzelteile aller in unserem Organismus ablaufenden Vorgänge untersuchen. Wir studieren Proto-Onkogene (Wachstums-Erbmaterial) und Kanzerogene (Krebserzeugende Stoffe oder Strahlen) – und haben etwas sehr Wesentliches übersehen: das Medium, in dem sich all diese Vorgänge abspielen, die Transitstrecke, die unsere RNS-Boten durcheilen – das Zellwasser.
Wasser ist nicht Wasser.
Auch Wasser kann krebskrank sein.

Exkurs: Wasser des Lebens

»Die Biologie hat das Wasser vergessen – oder nie entdeckt.« Mit diesem Zitat des Nobelpreisträgers von 1971, Albert Szent-Györgyi, eröffnen die Schweizer Wissenschaftler Marco Bischof und Franziska Rohner eine Abhandlung, die sich mit den neuesten Erkenntnissen zu unserem Lebenselixier beschäftigt.[43] Wahrhaftig ist Wasser nicht gleich Wasser, das ist schon unsere Alltagserfahrung, seine Struktur wechselt vom Eis zum Dampf. Doch auch ganz »normales« flüssiges Wasser weist große Unterschiede auf, je nachdem wie die Atome Wasserstoff und Sauerstoff in dem Molekül H-O-H in Raum und Zeit angeordnet sind, und da gibt es sehr, sehr viele Möglichkeiten. Bei 0 Grad Celsius besteht das (durch Erwärmen) entstehende Wasser aus Eiskristallen und verflüssigten Kristallen, zwischen 0 und

15 Grad haben sich die verflüssigten Kristalle in die Flüssigkeitströpfchen einer Emulsion verwandelt, zwischen 30 und 45 Grad stellt das Wasser »ein außerordentlich flexibles Gebilde« (Trincher) dar, das aus quasi-kristallinen und flüssigen Phasen und Hohlräumen besteht. Wir befinden uns in einem optimalen Temperaturbereich, der wegen des Maximums an Strukturkombinationen den Lebewesen ein Maximum an Flexibilität bietet. Die Körpertemperatur der Warmblütler (36 – 42 Grad) ist nicht zufällig dort angesiedelt, und bei 37,5 Grad, unserer Körpertemperatur, ist der Massenanteil der flüssigen und der quasi kristallinen Wasserteilchen einander gleich, d.h. im übertragenen Sinne befindet sich das Feste mit dem Flüssigen in einem wunderbar ausgewogenen Zustand. Erinnern wir uns jetzt an unsere Beobachtungen zur »Fiebertherapie«. Aus der oben geschilderten Sicht bedeutet dies: Fieber schmilzt starre Strukturen in unserem Wasserkosmos!
Das Wasser *in* unseren Zellen weist nochmals außergewöhnliche Eigenschaften auf: Es ist stärker gebunden, also stärker strukturiert als gewöhnliches Wasser – es folgt einer *höheren Ordnung*. Wir sollten uns das Zellwasser ineinandergefaltet und porös wie einen Schwamm vorstellen! – so jedenfalls der amerikanische Biologe James S. Clegg (siehe Bischof/Rohner, a.a.O.). Es besitzt eine kristalline Netzwerk-Struktur, ist flüssigkristallin *und* gleichzeitig deformierbar wie flüssiges Wasser. Da Wasser dazu »neigt«, die Zustände einmal »erlebter« Strukturen zu bewahren, sprechen manche Forscher auch von dem *Gedächtnis des Wassers*. Wasser hätte sicherlich einiges über die Entwicklung unseres Planeten zu erzählen, wenn wir nur zuhören könnten.
Eine Zelle ist mit ihrem inneren Zellwasser durch Plasmamembrane von den Flüssigkeiten außerhalb der Zelle und den Wassern zwischen den Geweben (dem *extrazellulären* und *interstitiellen* Wasser) sanft abgegrenzt. Informationen aus dem extrazellulären Wasser, das zu unserem Grundsystem gehört, laufen entlang von Eiweißketten (*Glykoproteinen*) an die Membrane der Zelle heran und »erschüttern« die feine innere Wasserarchitektur. Wir wollen jedoch nicht zu tief in molekulare und atomare Vorgänge einsteigen, deswegen sei hier eher plakativ formuliert:
Veränderungen in unserem Grundsystem pflanzen sich über die Zellmembran ins innere Zellwasser fort. Grundsystem und Zellplasma *interferieren* miteinander. Jede Disharmonie, Depression, Erstarrung des Grundsystems wird im Zellwasser *holographisch* abgebildet. (Siehe auch Teil 4: Heilende Energien)
Die oben dargestellte Deutung ist umstritten, da (noch nicht) beweisbar.
Der österreichisch-russische Biophysiker Karl S. Trincher jedenfalls sieht das Wasser außerhalb der Zelle in einem Zustand maximaler Wahrscheinlichkeit, d.h.

dieses extrazelluläre Wasser kann sich in Richtung einer höheren Ordnung verändern, aber auch in einen Zustand des Zerfalls übergehen. Das Wasser innerhalb der Zelle dagegen in seinem höheren Ordnungszustand assoziiert sich mit Eiweißketten und – *lebt*.

Nein, es wimmelt nicht nur von Leben *im* Wasser – Wasser selbst lebt!

Der rumänische Physikprofessor Ian Manzatu (siehe Anm. 43) unterscheidet deshalb zwischen *neutralem* und *biologisch aktivem Wasser.*

Bei nur etwa einem Prozent allen Wassers – so Manzatu – handelt es sich um biologisch aktives Wasser, wobei es negatives, krank machendes und positives, vitales Wasser gibt. Vitales Wasser ist ein »hervorragendes« Medikament. (Manzatu entdeckte bei seinen Forschungen auch eine magnetische Komponente des vitalen Wassers, ein schwaches Pulsieren – davon mehr in Teil 4: Heilende Energien.)

Normalerweise ist unser Zellwasser in hervorragend ausgeglichenem und ausbalancierten Zustand. Doch was geschieht, wenn es denaturiert, destrukturiert (wird)? Karl S. Trincher meint: Bei der Destrukturierung, also bei einem Zerbrechen des Wassers bilden sich *Herde nicht-lebenden Wassers innerhalb des lebenden Zellwassers*. Dieses wirkt als permanenter Reiz und veranlaßt die Zelle zu ununterbrochenen Zellteilungen. *Das Wasser hat Krebs*.

Falls Trincher's Theorie stimmt, können wir auch sagen: Den RNS-Boten, die aus der Zentralbibliothek des DNS die Baupläne an die Eiweißfabriken bringen, gehen *im toten Wasser die Informationen verloren, wie sich eine Zelle zu teilen hat*. Die Wucherung ist eine Folge von Informationsverlust.

Heilwasser und totes Wasser

Wir sind – wie könnte es bei einer ganzheitlichen Betrachtung des Menschen auch anders sein – unversehens bei einem oft diskutierten Thema: beim *Heilwasser.* In allen menschlichen Kulturen spielt Wasser mit außergewöhnlichen Eigenschaften eine große Rolle: Wasser zur Reinigung, Wasser zur Gesundung, Wasser zur Taufe, Wasser des Lebens, heilendes Wasser und heiliges Wasser. Dabei haben die Menschen zumeist unterschieden zwischen dem heilenden Wasser (Mineralwasser, Heilwasser, Thermalbäder etc.) und dem heiligen, zu Kultzwecken genutzten Wasser. Die Vorstellung, daß Wasser göttlichen Ursprungs ist, gehört zu unseren gemeinsamen archaischen Bewußtseinsinhalten.

Wasser *ist* Lebensenergie und *überträgt* Lebensenergien. Doch die *Weisheit des Wassers* wurde von den naturwissenschaftlichen Denkern lange in den Bereich des Aberglaubens verbannt. Menschen, die Wasseradern aufzuspüren vermögen, gelten z.B. als Scharlatane. Heutzutage jedoch, wo wir in einer Zeit des Paradigmenwechsels leben, in einer Zeit, in der ein neues Weltbild von Natur, Mensch und Gott sich entfaltet, können wir auch das Wasser mit anderen Augen sehen.
Es gibt lebendes und krankes Wasser, harmonisch schwingendes und disharmonisches, wissendes und unwissendes. Es kommt uns nicht abwegig vor, daß Kirchen oft über oder neben heilendem und heiligem Wasser gebaut sind, daß heilendes, »rechts«drehendes Wasser Pflanzen zu größerem Wachstum anregt und Baustoffe besser bindet, daß Besprechen und Besingen von Wasser sich als heilsame Information auf die Flüssigkeit und somit auf den damit behandelten kranken Menschen überträgt, daß kosmische Faktoren wie Sonnenaktivität, Mondphase, Position der Erde in der Milchstraße usw. das Wasser beeinflussen und daß die gesamte Balnelogie Erfolg hat nicht nur wegen der Mineralzusätze im Wasser, sondern auch wegen seiner besonderen Zustandsform.
Betrachten wir – bevor wir zur lebenden Zelle zurückkehren – einen Wasserteich. Im gesunden Zustand handelt es sich um ein Ökosystem, in dem alle Vorgänge in biologischem Gleichgewicht sind. Das Wasser ist mit Sauerstoff gut belüftet, ist weder zu sauer noch zu laugenartig (alkalisch). Kommt es in diesem Gewässer durch äußere Einflüsse (Abwässer, Gülle, saurer Regen) zu einer dramatischen Vermehrung von Algen, Wasserpflanzen und bestimmten Bakterien, so wird der Sauerstoff aufgezehrt und es bildet sich schweflige und salpetrige Säure. Der Teich wird im wahrsten Sinne des Wortes atemlos und sauer und kippt um. Je weiter diese Versauerung fortschreitet, desto mehr schrumpft die Zahl der Teichbewohner – bis schließlich das Gewässer völlig verödet ist; tot. Wir könnten auch sagen, der Teich ist an seinen eigenen übermäßigen Wucherungen eingegangen. Dies trifft sich genau mit der Beobachtung: *Krebszellen hassen Atmung*.

Nach Messungen des Nobelpeisträgers Otto-Heinrich Warburg weist die Krebszelle den höchsten Säuregrad aller Zellen auf und ist von stark sauren Zellen umgeben. Bei einem an Krebs erkrankten Organismus ist folglich das Gleichgewicht von Säuren und Basen nicht in Ordnung, stimmt der *Säure-Basen-Haushalt* nicht. Ein übersäuerter Organismus aber befindet sich in maximaler Reaktionsstarre und Immmundepression – so Karl Windstoßer[44].

Hier treffen sich also die Begriffe »nicht-lebende Wasser« (Trincher) und »übersäuerter Organismus« (Windstoßer). Im Vorgriff auf die energetische Medizin könnten wir auch sagen: Das Gleichgewicht im Austausch elektrischer Ladungen ist verschoben, die Harmonie von Yin und Yang gestört!

Eine neue ganzheitliche Deutung von Krebs

Wir erkranken an Krebs, weil unser Grundsystem gestört, blockiert, erstarrt ist, weil diese Erstarrung sich in Herden von energiearmen, übersäuerten, toten Zellwassern abbildet, weil die RNS-Boten mit Desinformationen aus der Zentralbibliothek losgeschickt werden, weil die heranreifende Zelle ihren Hemmfaktor »vergißt«, und weil schließlich jedweder klarer Informations- und Energieaustausch im toten Wasser versackt.
Denken wir an den Teich: Wir glaubten viele Jahre lang, daß dort alles in Ordnung sei. Wir registrierten die schädigenden Umwelteinflüsse nicht sorgsam genug; wir ließen uns durch fehlerhafte, beschwichtigende Rückmeldungen über den inneren Zustand des Gewässers beruhigen.
Doch wir wollen es nicht wahrhaben und dementsprechend handeln, sondern lassen uns von Informanten (Wachstumsideologen, Spezialisten jeder Couleur, Technokraten und Hierarchen) etwas vormachen. Von Boten, die die Botschaft verloren haben. Bis der Teich umkippt.

Daß es schon später ist, als wir denken, beweist uns die *Regulationspathologie.* Die von Pischinger geprägten Wiener Kliniker und Forscher Felix und Peter Perger, haben ihre Erfahrungen mit dem Teich, der Mensch heißt, wie folgt zusammengefaßt:[45] Schon lange bevor ein Organismus »umkippt«, steht das Grundsystem unter einem Dauerstreß, nämlich unter der Einwirkung *stummer* chronischer Entzündungen, wird durch sogenannte *Herde* belastet. Das Vertrackte: Diese Herde äußern sich zumeist nicht in Form von Symptomen. Stumme chronische Belastungen können Entzündungen und Eiterungen im Mund sein, kranke Mandeln, alte Narben, aber auch die chronisch entzündeten Organe Galle, Niere, Blase, Eierstöcke. Dieser andauernde verdeckte Reiz nimmt unserem Grundsystem und der darin wirkenden unspezifischen Abwehr die Kraft, eine akute Invasion adäquat zu beantworten. »Einerseits besteht durch die Vorbelastung mit stummen chronischen Entzündungen ein Mangel an Startenergie bei neuerlicher Noxeninvasion und andererseits würde vielleicht eine akute Reizbeantwortung zur Zerstörung lebenswichtiger Gewebe und damit zur Gefährdung des Lebens führen.« (Perger)

Ähnlich lähmende Wirkung wie durch Herde wird verursacht durch
- Störungen der Darmkeimbesiedlung,
- Umweltgifte, die über Atmung, Nahrung und Haut eindringen, sich in verschiedenen Organen ablagern und dort schon lange, bevor Symptome auftreten, verdeckt stören,
- abwehrschwächende Medikamente und Therapien noch lange Zeit *nach* den Behandlungen,
- Mangelzustände an Mineralstoffen und Spurenelementen, die nicht nur unser Grundsystem schwächen, sondern auch die Enzymfunktionen.

Alarmierend sind die Beobachtungen der Wiener Forscher, daß infolge Agrarchemie (Kunstdünger, Sprühmittel) und Lebensmittelchemie (Konservierungsmittel, aromatische Zusatzstoffe) der *Gehalt an Spurenelementen und Mineralstoffen in der Nahrung beträchtlich abgenommen hat!*
In unserem Organismus existieren also bereits lange vor Ausbruch einer Krankheit Belastungsfaktoren, die unmerklich die Intensität, Schnelligkeit und Ausgiebigkeit unserer unspezifischen Abwehr vermindert haben. Erst bei späteren krank machenden Einflüssen (Infekte, Traumen, Toxikosen) wird diese Grundschwäche sichtbar. Nicht nur bei Krebs, auch bei allen anderen chronischen Erkrankungen ist deshalb für den Ganzheitsmediziner eine *Herdsanierung* das absolute Muß. Eine *Regulationstherapie* greift zwar auch zu konventionellen Maßnahmen wie Chemotherapie, verlangt darüber hinaus aber:
- Mangelzustände (Spurenelemente, Mineralstoffe, Vitamine) beheben!
- Darmflora normalisieren, insbesondere Pilze bekämpfen!
- Umweltschadstoffe ausschwemmen!
- Gebiß sanieren, Mandeln, Nasennebenhöhlen operieren, operative Eingriffe auch bei Entzündungen außerhalb des Kopfbereiches!
- Leib und Seele umstimmen durch Bäderkuren, Akupunktur, Neuraltherapie, Homöopathie.

Nur so sind Heilungen chronischer Systementzündungen zu erreichen und die Chancen zur Heilung maligner Krankheiten dauerhaft zu verbessern (Perger).

Unsere Reise ins Innere unseres Körpers und Kosmos und unser Ausflug in die Regulationspathologie hat gezeigt, daß zwar eine Vielzahl von Faktoren ein Krebsgeschehen auslösen, daß letztendlich aber unsere Grundverfassung, unser Regelkeis aus Grundsystem und Zellmilieu entscheidend sind. Das Medium ist die Botschaft. Die ganzheitlich, biologische Krebstherapie, wie sie heute praktiziert wird, versucht daher vornehmlich, dem Organismus zu helfen, die Störungen dieses Regulationssystems zu überwinden. Die regulative Kraft des Leib-Seelischen haben wir schon kennengelernt, auch die heilende Wärme des Fiebers. Im folgenden (siehe nochmals INFO 6 und 7) seien einige Methoden vorgestellt, die zusätzlich zur Psychotherapie

- unserem Organismus zur besseren Durchblutung und inneren Atmung verhelfen,
- unseren Stoffwechsel wieder in eine fließende Ordnung bringen.

Sauerstoff-Therapie: Belüftung der Zellen

Beginnen wir mit den *Sauerstoff-Behandlungen.* Energiedefizit bzw. Sauerstoffmangel in unserem Organismus gilt den Ganzheitsmedizinern als primäre Ursache für eine große Anzahl von Krankheiten, Leiden und Beschwerden, besonders im hohen Alter – so schreibt der hochgerühmte, aber auch umstrittene Physiker Prof. Manfred von Ardenne[46], der 1969 in Dresden damit begann, die *Sauerstoff-Mehrschritt- Therapie* (SMT) zu entwickeln. Ardenne hatte u.a. herausgefunden, daß der *Sauerstoff-Partialdruck* im Blut durch Streß, Infektion, aber auch durch Operationen und bestimmte Therapien (Chemo- und Strahlentherapie) stark herabgesetzt war. (D.h.: der Sauerstoff-Gasdruck war im Vergleich zum Kohlenstoffdioxid-Gasdruck im Blut extrem abgesunken.)
Vergegenwärtigen wir uns: Unser Herz pumpt sauerstoffreiches Blut unter hohem Druckaufwand über Aorta, Arterien, Arteriolen und Haargefäße (Kapillaren) in die Gewebe unseres Körpers. (Gesamtlänge der Kapillaren: 100 000 km). Nachdem unsere Zellen den Sauerstoff in Energie umgesetzt haben (Zellatmung), wird das nun mit der »Schlacke« Kohlendioxid versetzte Blut in einem »venösen« Rückstrom wieder zum Herzen und von dort zur Lunge befördert, wo wir das Kohlendioxid ausatmen und unser Blut wieder mit Sauerstoff anreichern. Die Fließgeschwindigkeit des Blutes hängt von dem Druckgefälle ab, das vom Herz

erzeugt wird, salopp gesagt, von der Dicke des Blutes. Für den Schulmediziner heißt »dickes Blut«: Vermehrt rote, weiße Blutzellen, Blutplättchen etc. (im Vergleich zum flüssigen Anteil) und als Folge Gefahr der Verstopfung von Gefäßen (Thrombose, Embolien). Für den Alternativ-Mediziner bedeutet dickes Blut: Im Blut staut sich der Sauerstoff, weil unser Grundsystem zu träge (erstarrt) ist, den Sauerstoff rasch und druckreich in die Zellen weiterzutransportieren. Sauerstoff-Stau im Blut bedeutet folglich Sauerstoff-Mangel in der Zelle. Die Zelle geht in Gärung über, *der Krebs nimmt seinen Verlauf.*

Die mangelnde *Mikrozirkulation des Blutes*, also die Mobilität des Blutes in den Kapillargefäßen, sowie der herabgesetzte Sauerstoff-Partialdruck führen – so die alternative Lehrmeinung – zu erhöhter Anfälligkeit gegenüber Krebs, aber auch zu einer fatalen Schwäche gegenüber Infektionskrankheiten (bakteriellen und viralen Infekten) und zu artiellen Verschlußkrankheiten. Die von Manfred von Ardenne entwickelte *Sauerstoff-Mehrschritt-Therapie* versteht sich deshalb nicht nur als eine den Organismus belebende »Kur«, sondern auch als heilsam in der Prophylaxe und Bekämpfung der verschiedensten krankhaften Prozesse.[47] Auf den äußeren *und* inneren Atem kommt es an, auf die äußere und innere Energie! (INFO 10)

INFO 10: Positive Ergebnisse der Sauerstoff-Mehrschritt-Therapie auf den Gebieten:

Bekämpfung von Streßfolgen
Risikosenkung bei Operationen
Beschleunigte Rehabilitation und Wundheilung
Herzenge und Atemnot
Durchblutungsstörungen
Kreislaufstörungen und Dauerschwindel
zu hoher, zu niedriger Blutdruck
Hörsturz
Leberschädigungen
Migräne
degenerative Augenleiden
Erreichen eines hohen Lebensalters bei hoher Lebensqualität
Einsatz im Berufsleben und beim Sport vor hohen Belastungen
Steigerung der Effizienz von Krebstherapien

(nach Ardenne/Auswahl)

Die Universalität der Krankheitsbilder, die durch eine Sauerstoff-Mehrschritt-Therapie positiv verändert werden, hat im konventionell medizinisch-wissenschaftlichen Bereich viele Gegner auf den Plan gerufen. Ardenne wird als unseriös kritisiert, seine Erfolge schreibt man dem *Placebo-Effekt* zu – der Selbstsuggestion.[48] Dieser Kritik begegnet ein Erfahrungsbericht der *Caspers-Klinik für Naturheilverfahren* in Bad Füssing. Dort wurden in einer Langzeitstudie 1232 Patientinnen und Patienten, die innerhalb von neun Jahren sich immer wieder der Sauerstoff-Therapie unterzogen, auf ihr Befinden untersucht.[49]
Ergebnis: Der Sauerstoff-Status – und damit der Energiestatus – hatte sich signifikant verbessert. Dies wiederum führte zu einer Steigerung der Leistungsfähigkeit, eine Stärkung des Immunsystems und einem verminderten Risiko einer Kreislauferkrankung. Ardenne selbst meint, daß die Angriffe gegen seine Therapie »ohne Berücksichtigung des zentralen Schaltmechanismus der Blutzirkulation und ohne Berücksichtigung des energetischen Status« erfolgten.
Die Behandlung ist denkbar einfach und geht in mehreren Schritten vor sich.

1. Die Patientinnen und Patienten erhalten einen Medikamenten-Cocktail (z.B. Vitamin C und B 1 sowie Magnesiumorotat). Das erhöht die Sauerstoffaufnahme und verbessert die Herzleistung.
2. Über eine Nasensonde atmen nun die Patienten zwei Stunden lang zusätzlichen Sauerstoff ein. In einem leicht abgewandelten Verfahren wird schon während dieser Sauerstoff-Zufuhr der Patient belastet: Er fährt zum Beispiel auf einem ergonometrischen Fahrrad.
3. Nach der Sauerstoffdusche folgt ein umfangreiches Bewegungsprogramm in frischer Luft.

HOT und Ozon: Große und kleine Wäsche

Andere Sauerstoff-Therapien gehen *direkt ins Blut* wie zum Beispiel die *Oxyvenierungstherapie*, bei der regelmäßig Sauerstoff in die Vene injiziert wird, oder auch die *Hämatogene Oxidationstherapie* (HOT). Hierbei wird den Patienten ein Viertel Liter Eigenblut aus der Armvene entnommen, außerhalb des Körpers mit *Ozon* (0_3) durchmischt (Ozontherapie) oder auch mit ultraviolettem Licht bestrahlt (HOT) und dann wieder in den Körper zurückgeleitet. (Es handelt sich also eher um eine Ozon-Therapie als um eine Sauerstoff-

Therapie.) Die alternative Medizin kennt die kleine und die große Blutwäsche. Bei der großen Wäsche wird

- ozonangereichertes Eigenblut in die Vene infusioniert,
  oder/und
- eine offene Wunde oder ein Geschwür direkt mit Ozon begast,
- eine äußere Wunde mit durch Ozon angereichertes Olivenöl bestrichen,
- ozonisches Wasser zur Spülung gegeben,
  oder
- das Gas direkt unter die Haut injiziert.
- Ozon während einer Darmspülung in den Darm gespült.

Kritiker wenden ein, Ozon sei ein hochgiftiges Gas und die Behandlung berge große Risiken. Befürworter weisen auf die inzwischen technischen Raffinessen der Therapie hin und auf die Erfolge:

- Ozon tötet Keime ab.
- »belebt« die roten Blutkörperchen, aktiviert die immunstarken Leukos,
- festigt die Zellmembran,
- »befreit« den Sauerstoff im Zellstoffwechsel.

Bewährt hat sich die große Blutwäsche bei

- *externen Geschwüren* und *Hautläsionen*
- *Analfisteln*
- *arteriellen Durchblutungsstörungen*
- Infektionen mit *Hepatitis B* und *Herpes* (HV 1 und HV 2)
- Rheumatischen Erkrankungen wie *Arthritis*, *Gonarthrose (Kniegelenkarthrose)*, *Morbus Bechterew*
- in der Zahnmedizin zur *Desinfektion* und *Wundheilung*
  sowie
- als unterstützende *Krebstherapie.*[50]

Während die oben beschriebenen Sauerstoff-Therapien sich langsam bei niedergelassenen Ärzten, in privaten Kliniken und Sanatorien durchzusetzen beginnen, steckt die *Ionisierte Sauerstoff-Intensiv-Therapie* noch in den Anfängen. Der ganzheitsmedizinische Grundgedanke ist hier das chinesische *Yin-Yang-Modell.* Die Idee: Je nachdem wie das Yin-Yang-Gleichgewicht verschoben ist (zu den

Yin-Krankheiten zählen z.B. Krebs, Rheuma, Depressionen; Yang-Beschwerden sind z.B. Hypertonie, Asthma bronchiale, Manager-Syndrom), wird negativ oder positiv geladener Sauerstoff gegeben.[51] (Siehe auch Teil 4: Heilende Energien).

Hyperthermie – Der Tumor wird verkocht

»Unser Kopf ist rund, damit das Denken die Richtung wechseln kann«, mit diesem Satz vertritt der Leiter der *Biomed-Klinik* in Bad Bergzabern, Dr. Dieter Hager die Vielfalt der neuen Therapieansätze. Eine in seiner Klinik erfolgreich angewendete Methode zur unterstützenden Krebstherapie ist die kombinierte *Hyperthermie*, die Überwärmungstherapie.

Wir müssen hier streng unterscheiden zwischen der Erhitzung des Körpers durch innere Aktivitäten (*Fieber*) und der Erwärmung durch physikalische Maßnahmen von außen: Kurzwellen, Mikrowellen und Ultraschall. Bei Temperaturen von 42 bis 43 Grad Celsius sterben Zellverbände – insbesondere schnellwachsende Tumore – ab. Temperaturen über 43 Grad können auch für gesundes Gewebe sehr kritisch werden, deswegen wird die Überwärmung hier kombiniert mit Glukose-Infusionen, Chemo- bzw. Strahlentherapie. Chemos und Strahlen sind bei hohen Temperaturen um ein Vielfaches wirksamer, da die angegriffenen Tumorzellen sich nicht mehr regenieren können und untergehen.

Auch auf diesem Gebiet hat sich der Physiker Manfred von Ardenne Meriten erworben. In seiner *Krebs-Mehrschritt-Therapie* wird der ganze Körper des Kranken auf 40,5 Grad erwärmt, der Tumor gezielt auf 42 Grad (Ganzkörperhyperthermie). Währenddessen bekommen die Patienten nach einem genau abgestuften Zeitplan hochprozentige Zuckerlösungen sowie zellzerstörende Medikamente. Durch die Zytostatika wird nun der aufgeheizte Tumor zerstört, die Überzuckerung verstopft die Blutäderchen, die den Tumor versorgen. Erhoffter Effekt: Der Tumor wird vom übrigen Kreislauf abgeschnitten und verkocht.[52]

Da die Ganzkörper-Hyperthermie den Patienten sehr belastet, wird heute vermehrt eine lokale oder regionale Hyperthermie eingesetzt: Erwärmung also direkt am Tumor: Diese in Japan entwickelte, in Rom, Lyon und Bad Bergzabern praktizierte Methode – hat beste Ergebnisse bei der *Überwärmung von Hohlorganen* wie Bauchraum, Blase, Rippenfell (ICHP = Intrakavitäre Hyperthermie Perfusion).

Viele Krebsforscher – konventionelle wie unkonventionelle – sind sich einig: Eine mit anderen Verfahren kombinierte Hyperthermie kann die Krebstherapie in Zukunft ein gutes Stück vorwärts bringen und sich »nach langen Irrwegen in der Medizin« als ergänzende Therapie im Kampf gegen den Krebs etablieren. So der Leiter des Instituts für Experimentelle Chirurgie der Technischen Hochschule München, Prof. Kurt Zänker in einer Laudatio auf Manfred von Ardenne zu dessen 80. Geburtstag.[53]

Biologische Therapien: Thymus, Mikroben, Interferone, Lipide

Sauerstoff-Therapie, passive wie aktiver Fiebertherapie sind Basisbehandlungen der *Biotherapie.* Zusätzlich zur Stärkung der Abwehrkräfte werden gezielt *Organextrakte* (z.B. Thymuspräparate) gegeben, *mikrobiologische Substanzen*, Pflanzenpräparate (wie z.B. Mistel oder Nachtkerzenöl), dazu kommen *Impfungen mit eigenen Tumorzellen*, Injektionen mit *Interferon* oder Antikörpern und seit einiger Zeit auch die Behandlungen mit synthetischen anorganischen oder organischen Stoffen. Hier eine Kurzfassung (Hager u.a.[54]). (*Phytotherapie* und *Lichttherapie* folgen in späteren Kapiteln.)

- *Organextrakte* werden aus Zellen tierischen Ursprungs gewonnen. Von der *Thymusdrüse*, der »Schule der körpereigenen Abwehr« verspricht man sich seit altersher Wunderkräfte. Bestimmte Thymuspräparate bewirken tatsächlich eine Überlebensverlängerung von Patienten mit *Lungentumor;* die konventionelle Medizin warnt hier vor gefährlichen Nebenwirkungen, ohne dies freilich beweisen zu können.

Als hilfreich sieht Dr. G. Neumeyer (*Arbeitskreis Immuntherapie*, Hamburg) Thymus-Therapie zudem bei *Abwehrschwächen von Kindern* (häufige *Infekte, Resistenz gegen Antibiotika*), *Altersleiden* (*Arteriosklerose, Altersdiabetes*), *degenerativen Leiden* (*Arthrosis, Hautatrophie, Haarausfall, Prostatawucherung*), *Mykosen* (*Pilzerkrankungen*), *chronisch wiederkehrenden unter Abwehrschwäche auftretenden Infektionen* sowie als Unterstützung der Krebsbehandlung in den Pausen der Chemotherapie.

- Mikrobielle Therapie hat gesicherte Erfolge bei Behandlung von *Mandelentzündungen, Erkältungskrankheiten und Nasennebenhöhleninfekten*; Kinder, die mit dem BCG-Bazillus gegen Tuberkulose geimpft wurden, erkrankten signifikant *seltener* an *Leukämien.* Mikrobiologische Therapie kann als begleitende Krebstherapie (Vorsorge, Begleitung, Nachsorge) hilfreich sein.
- *Die Impfung des Organismus* mit *körpereigenen Tumorzellen* folgt der Grundidee aller Impfungen: Unsere Abwehr lernt einen bislang unbekannten Angreifer kennen und behält für spätere Auseinandersetzungen dessen Bild und Aktionen im Gedächtnis. Seit Anfang der achtziger Jahre wird in Laboratorien und Kliniken weltweit diese Tumor-Impf-Methode wieder verstärkt erforscht. Bei *Karzinomen der Haut (Schwarzer Hautkrebs)*, *des Dickdarms*, *der Lunge, der Niere*, *der Blase* und der *Prostata* konnten zum Teil wesentliche Verlängerungen des krankheitsfreien Intervalls – und vor allem der Überlebenszeit – beobachtet werden.
- *Interferone* sind körpereigene Proteine, die Viren in ihrer Ausbreitung hemmen und auch Tumorwachstum unterdrücken können.
  Sie schalten sich von außen in die Vermehrung viraler Zellen ein – und behindern sie. Erfolge bei verschiedenen *Viruserkrankungen* (Hepatitis) sind erwiesen: Interferone haben sich u.a. auch wirksam bei bestimmten Formen der *Leukämie* gezeigt, beim *Lymphdrüsenkrebs*, beim *Nieren-* und *Kaposi-Sarkom.* Die konventionelle Medizin lehnt Therapien mit körpereigenen Stoffen zumeist ab, verkennt jedoch dabei, daß hier die Forschung große Fortschritte gemacht hat. Verschiedene Interferone können mit Wachstums- und Signalgenen gekoppelt werden und so den Tumor auf Molekularebene infiltrieren (Gentherapie). Erklärtes Ziel der Immunologen von heute ist es, die *Proto-Ontogene* direkt vor Ort, nämlich in der Zentralbibliothek (DNS) anzugreifen. *Peptide, Vitamine, Spurenelemente* sind solche Kämpfer im Erbkern (siehe auch: Orthomolekulare Medizin).

- Neue synthetische anorganische und organische Stoffe aus den Chemielabors und Forschungsinstituten wie dem *Max-Planck-Institut für Immunologie* in Freiburg unterscheiden sich von den herkömmlichen Chemos in einem wesentlichen Punkt: sie kommen nicht mehr als unspezifische, flächendeckende Bomben daher, sondern sind zielgenaue Geschosse in die Wachstumsvorgänge eines individuellen Tumors hinein. *Ätherlipide* z.B. sind solche selektiven Substanzen gegen *Lungentumore*, *Biosphonphosphate* zerstören speziell Knochenmetastasen. Mehr und mehr geht man in biomedizinischen und auch anderen Kliniken dazu über, den Patienten, bevor man mit der Behandlung beginnt, Krebsproben zu entnehmen und zu testen, wie diese auf bestimmte Chemotherapeutika reagieren.

Kurz: Jeder Krebs ist individuell, folglich hat auch die Behandlung individuell zu sein.

Große Erfolge hat man in Laborversuchen mit dem sogenannten *Tumor-Nekrose-Faktor* (TNF), einem Stoff, der Zellen aufzulösen vermag – beim Menschen waren die Wirkungen aber eher enttäuschend.

Alle die oben genannten Substanzen gehören im weiteren Sinne zu den *Biological Response Modifiers*, sind Stoffe also, die eine biologische Antwort (Reaktion) im Körper auslösen. Oft wirken sie in Kombination weitaus stärker als allein, greifen in Wachstumsvorgänge ein, stärken die Abwehr – ein Krebsallheilmittel sind sie nicht.

Der menschliche Leib/Seele-Organismus wurde in den vorhergehenden Kapiteln stets als Netzwerk von Regelkreisen, als fließende Ordnung beschrieben. Dabei hatte uns besonders unser *Grundsystem* interessiert, das sozusagen »hinter« den anderen Regelsystemen wie Kreislauf, Nerven und Verdauung liegt. Die Rolle unserer *Atmung* (alltägliche, seelische, innere Atmung) als belebender Faktor wurde uns dabei sehr klar, die Wirksamkeit des *Wassers* (Urmeer, lebendes, totes Wasser) als kommunikative Größe überaus deutlich. Das in und mit dem Grundsystem agierende *unspezifische* Abwehrsystem und die damit verwobene *spezifische* Abwehr konnten wir als ganzheitlich wirkendes Feld erkennen.

Wir erlebten, wie vortrefflich ausgebildet unsere Zellen sind, daß sie sich erinnern können und bewußt handeln, und wir erfuhren, daß unser Es besser heilt als unser Ich, und daß die Selbstheilungskräfte dort angesiedelt sind, wo unsere Herkunft sich mit unserem Dasein trifft – in unserem Urgrund. Das ist die wirklich spannende Erkenntnis der ganzheitlichen Medizin: Wir fließen in uns selbst und strömen in der Zeit. Begeben wir uns deshalb im folgenden Kapitel wieder zurück zu unseren Anfängen – in unseren Verdauungstrakt. Denn sowohl in der Krebsbehandlung, als auch bei anderen Krankheitsbildern, richtet sich das Augenmerk eines Ganzheitsmediziners immer auch auf unseren Verdauungstrakt, auf den gesunden oder gestörten Stoffwechsel.

»Der Tod kommt aus dem Darm«

»Immer noch sagen ignorante orthodoxe Mediziner den Krebspatienten: Sie können essen und trinken, was sie wollen, die Ernährung spielt keine Rolle!«, klagt Dr. Wöppel, der Leiter der *Hufeland-Klinik*, Bad Mergentheim.

»Doch der alte Grieche weiß: Der Tod kommt aus dem Darm!« Eine amerikanische Untersuchung belegt: Umweltfaktor Nummer eins für Krebs ist die Ernährung. 30 bis 40 Prozent aller Krebserkrankungen können auf falsche Ernährung zurückgeführt werden. Anders ausgedrückt: auf die Disharmonie von Aufnahme und Verarbeitung. Denn der Verdauungstrakt ist ein großes seelisches Organ.

Die norwegische klinische Psychologin Gerda Boyesen, die ihr Leben lang der Bioenergie nachspürte, entdeckte, daß der Verdauungstrakt auf der körperlichen Ebene den »Es«-Kanal darstellt, den unbewußten Teil des Menschen, der dem Ich am nächsten ist.[55] Diese uns nicht mehr verblüffende Erkenntnis können wir belegen, indem wir die Evolution animalischen Lebens betrachten: zuerst Einzeller, Amöbe, dann wurmförmiges Lebewesen, das nur aus *Entoderm* besteht.

Das bist du.

Jedes menschliche Embryo weiß: Ungefähr eine Woche nach der Befruchtung bildet es das äußere Keimblatt (*Ektoderm*) und das innere Keimblatt (*Entoderm*). Aus dem *Entoderm* entwickeln sich Verdauungstrakt, Schilddrüse, Thymus, Atmungstrakt, Harnblase und Harnröhre. Die emotionale Energie ist die ursprüngliche, primitive Energie, die vom Entoderm ausgeht, daher schlußfolgerte Gerda Boyesen:

»Da es nichts Primitiveres als den Verdauungstrakt gab, schien es mir nur natürlich, daß hier die ursprüngliche Zone der Energiezirkulation des Instinktes liegt.«[56]

(Siehe auch Teil 4: Heilende Energien)

Die Erkenntnis der großen Bioenergetikerin, die jetzt in London lebt, ist nicht weit entfernt von fernöstlicher Weisheit. *Hara*, der Bauch, ist dort die Erdmitte des Menschen, *Chakra*, das dritte um den Solarplexus zentrierte Energiezentrum heißt Milz-Magen-und-Leber-*Chakra*. Von hier fließt unsere emotionale Energie nach außen.

Der bekannte Ernährungs-Apostel Franz Xaver Mayr, von dem sich zahlreiche Ärzte und Schulen ableiten, sah den *Verdauungsapparat*, der beim erwachsenen Menschen etwa neun Meter lang ist, eine Oberfläche von 300 Quadratmetern aufweist und von mehr Bakterien besiedelt ist als der Mensch Zellen hat, als *die Wurzel der Pflanze Mensch* an.[57]

Wie die Feinwurzeln der Pflanzen die Nährstoffe aus dem Erdreich aufnehmen und den Zweigen, Blättern und Blüten zur Verfügung stellen, so wurzeln auch

unzählige Darmzotten im Speisebrei, saugen die vom Verdauungsapparat ab- und umgebaute Nahrung auf und übergeben sie dem Blut, das sie an die Körperzellen weitertransportiert. Doch die Wurzeln der meisten Menschen sind krank, sie leiden an erkannten und unerkannten Verdauungsschäden. Diese Schäden aber sind wiederum die Ursache für ernsthafte Folgen wie *Rheumatismus, Arthrosen, Herz-, Leber-, Nieren-Degenerationen, Arterienverkalkung, Gallen- und Nierensteine, Akne* und *Altersflecken (Pigmentstörungen). Darmkrankheiten*, so erkannte Mayr, machten außerdem häßlich, zeigten sich in der Haltung (z.B. im *Gaskotbauch)* und im Gesicht (*Hauterschlaffung, Hautschwund*). Als Prävention riet Mayr zu einer alljährlichen Schon- und Säuberungskur der Verdauungsorgane und propagierte verschiedene Diätformen, vom Teefasten über die Milch-Semmel-Diät bis hin zur milden Ableitungsdiät. Resultat: Frappante Heilerfolge nicht nur im Bereich des Magen-Darm-Traktes, sondern auch bei Erkrankungen der Haut, der Nerven, der Atmung, der endokrinen Organe, der Gelenke und des Bindegewebes.
Den Beginn von Darmschädigungen entdeckte Mayr schon in der Kindheit, wenn Säuglingen und Kleinkindern zuviel Nahrung aufgezwungen und in »erbarmungslosen Fütterungsmethoden« das Selbst des heranwachsenden Wesens unterdrückt wird. Die alte Volksweisheit: Der Mensch ist, was er ißt, ergänzt Mayr und sagt: *Der Mensch ist, was er ißt – und verdaut.*
Verdauen heißt für ihn nicht nur, Stuhl zu produzieren, sondern

- die aufgenommene Nahrung mechanisch, chemisch und bakteriell richtig aufzuschließen und in Körpersubstanz und Kraft umzuwandeln,
- die unverwerteten Abfallstoffe rechtzeitig auszuscheiden,
- die vom Blut in den Darm gelangenden Abfallstoffe abzuführen.

Unser Darm ist im Normalfall vom zweiten Lebensjahr an ein stabiles Ökosystem, eine Lebensgemeinschaft von Mensch und Mikrobe, die sich im Gleichgewicht befindet und auf unseren Makroorganismus (siehe auch das Kapitel »Das Schleimhautorgan«) einwirkt. Ernährung – Stoffwechsel – Abwehrsystem und Krankheit hängen enger zusammen, als wir annehmen; die Gesamtkosten der ernährungsbedingten Krankheiten beliefen sich schon 1988 auf rund 150 Milliarden Mark!

Die Gesellschaft für Biologische Krebsabwehr hat einen kurz gefaßten Leitfaden herausgegeben.[58] Eine Aktivierung des Stoffwechsels durch Vollwertkost und natürliche Ballaststoffe soll der Entstehung eines Krebsmilieus vorbeugen oder ein bestehendes Krebsmilieu entgiften. (INFO 11)

INFO 11: Regeln für eine gesunde Ernährung

1. *Essen Sie so wenig weißen Zucker wie möglich*: Zucker ist in Limonaden und anderen gesüßten Getränken enthalten, vor allem aber in Konfitüren, Marmeladen, Süßigkeiten, Pralinen, Schokolade, Speiseeis, Gebäck und Konditorwaren. Sie vermeiden damit die unnütze Zufuhr leerer Kalorien.
2. *Bevorzugen Sie Getreideprodukte aus dem vollen Korn*: Vollkornprodukte ersetzen in idealer Weise die weißen Auszugsmehlsorten und liefern wichtige Nährstoffe und Spurenelemente, Vitamine und Mineralien.
3. *Halten Sie den Fettverzehr in engen Grenzen*: Achten Sie auch auf versteckte Fette in Fleisch und Fleischwaren oder in Konserven und Fertiggerichten. Tierische Fette im Übermaß können schaden.
   In pflanzlichen Fetten sind die sogenannten »ungesättigten« Fettsäuren enthalten, die für die Gesundheit wichtig sind. Man sollte also Butter und Margarine im Wechsel verwenden und kaltgepreßte Pflanzenöle zum Kochen und Braten oder für Salatsoßen.
4. *Essen Sie täglich hochwertige Eiweiß-Stoffe*: In Sauermilchprodukten, in Quark und fettarmen Käsesorten, in Sojaprodukten, Knollengemüsen und Vollgetreideprodukten sind alle lebenswichtigen Eiweiß-Stoffe enthalten. Es ist nicht nötig und eher schädlich, jeden Tag Fleisch zu essen.
5. *Essen Sie gewürzte Speisen*: Sie regen damit Ihren Appetit an und können teilweise auf ein Zuviel an Salz in den Speisen verzichten. Kräutergewürze enthalten anregende Stoffe für die Verdauung.
6. *Essen Sie nur so viele Kalorien, wie täglich verbraucht werden*: Wenn Sie sich wenig bewegen, benötigen Sie weniger »Brennstoffe«. Essen Sie lieber täglich mehrmals kleine Mahlzeiten als die üblichen drei großen Mahlzeiten. – Vitalität, geistige Frische und körperliche Aktivität werden durch Überernährung (Fettsucht) ebenso deutlich geschädigt wie durch Hungerernährung.
7. *Essen Sie ausreichende Mengen an Naturfaserstoffen*: Rühren Sie sich vor den kleinen Mahlzeiten einen Tee- oder Eßlöffel voll Weizenkleie oder ähnlichen Faserstoffen an und trinken Sie dazu reichlich Tee, Mineralwasser und mit Wasser verdünnte Gemüsesäfte.

(Quelle: Gesellschaft für Biologische Krebsabwehr)

Während gesunde Menschen durch die Vollwertkost alle lebenswichtigen Vitaminstoffe erhalten, benötigt der Kranke in einer ergänzenden *Bio-Therapie* Mineralstoffe (Kalzium, Kalium, Magnesium), Spurenelemente (z.B. Zink, Germanium, Selen) und Vitamine (vor allem Vitamin A bzw. Karotin, Vitamin C und E). (Siehe weiter unten: Orthomolekulare Medizin)
Kehren wir zu unserem Darm zurück: Hier begann nicht nur unser Leben, hier leben wir auch mit guten, alten Bekannten zusammen.

Das Schleimhautorgan: Mikrobiologische Therapien

Die wirksame Darmoberfläche mit ihren Ausfaltungen ist beim Erwachsenen 300 m^2 groß, also 100 mal größer als die Hautoberfläche. Allein im Dünndarm und Dickdarm siedeln 10^{13} bis 10^{14} *Mikrobenzellen* – Kleinlebewesen. Aus der Dickdarmflora kann man heute 500 verschiedene Bakterienstämme isolieren: Wir befinden uns also in jedem Augenblick unseres Daseins nach der Geburt in einer Lebensgemeinschaft mit Lebewesen von ungeheuerer uralter Omnipotenz. *Wie* wir miteinander leben, hat direkten Einfluß auf unsere Gesundheit oder Krankheit. Der Zustand des mikrobiologischen oder immunologischen Terrains in unserem Darm, der *Innenhaut* unseres Körpers, spiegelt sich in unserer äußeren Haut – wie F.X. Mayr schon treffend erkannte. Die Heilung von chronischen Erkrankungen der Haut z.B. der *Neurodermitis* hängt folglich von der Sanierung der inneren Haut ab. (Bestimmte chronische Hauterkrankungen haben z.B. ihre Ursache in der Besiedlung des Darms durch die Pilzgattung *Candida*.)
Hier setzt die *Mikrobiologische Therapie* an. Eine 1954 gegründete Arbeitsgemeinschaft und das *Institut für Mikroökologie* wollen »die Behandlung kranker Menschen mit physiologischen Methoden wissenschaftlich klären und praktisch nutzen«.
Die Mikroorganismen beschäftigen den Menschen seit es Mikroskope gibt. Um 1660 sah ein Holländer zum ersten Mal unter einem Mikroskop die »kleinen, levenden Dierkes« – die kleinen, lebenden Tierchen. 200 Jahre später fand Luis Pasteur Kleinstlebewesen bei der Weingärung und der Brotvorbereitung, wenig später entdeckte man die Fäulnisbakterien und sah ihre Bedeutung als ausgesprochen positiv: Ohne Fäulnisbakterien wäre die Erde kilometerhoch mit Pflanzenresten und Tierkadavern bedeckt.

Das gute Image der kleinen, »levenden Dierkes« ging schlagartig verloren, als man herausfand, daß bestimmte Bakterien *Tollwut*, *Cholera*, *Typhus* und *Tuberkulose* übertrugen. Seitdem ist der Begriff Bakterium negativ besetzt, und erst langsam bricht sich die Vorstellung Bahn, daß Mensch und Mikrobe in Partnerschaft leben, ja sogar eine biologische Einheit bilden. Das Immunsystem – so sieht es der Naturheilarzt Dr. V. Mansmann – ist zunächst ein *Kontaktorgan* zu den Mikroben und wird erst im Ernstfall zum *Abwehrorgan.* Wir leben in Symbiose mit der Welt der Einzeller, und diese sind nicht nur Krankheitserreger, sondern auch Gesundheiterreger. Bakterien verkörpern nicht die personifizierte Krankheit, sind nicht *Initiatoren*, sondern *Indikatoren.* Die alarmierende Tatsache, daß Bakterien heute »bösartiger« (resistenter) sind als noch vor einigen Jahren und unsere Antibiotika versagen, ist so gesehen ein Zeichen dafür, daß der Nährboden der Bakterien – also der Mensch! – »bösartig« geworden ist. Das soll nicht heißen – so der Schweizer Anthroposoph Dr. O. Wolff – daß der Mensch einen grundsätzlich bösartigen Charakter hat, sondern daß der Mensch in einem falschen Naturverständnis seine Bakterien und Mikroorganismen als Feinde betrachtet.
Wolff philosophisch: Die Aggressivität des Menschen (Ausbeutung des Planeten) bildet sich in der gestiegenen Agressivität der Mikroorganismen ab. Unser Immunorgan ist vorrangig ein Kommunikationsorgan und erst in zweiter Linie ein Kampforgan. Eine weitere Gefährdung des menschlichen Ökosystems liegt in dem Einsatz der Antibiotika in der modernen Massentierhaltung. Auch hier werden mehr und mehr Stämme resistent (»bösartig«) und gelangen über die Nahrungskette in unseren Darm.

Der Ort der Auseinandersetzung des Immunsystems mit den Fremdstoffen ist – es sei wiederholt – unser *Grundsystem*, dieses große, allumfassende Organ der extrazellulären Flüssigkeit im Verbund mit dem unspezifischen Binde- und Stützgewebe. Nerven, Blutgefäße und die steuernden Hormone münden hier und können nur von hier mit den anderen Zellen kommunizieren. Das Grundsystem sorgt für Ernährung, transportiert den Stoffwechselmüll ab, leitet Informationen weiter und schützt vor krank machenden Einflüssen. Es ist der Ort der *unspezifischen Abwehr*: Jedes Neugeborene kommt mit dieser immunologischen Grundausstattung auf die Welt, »lernt« die Bakterien erst langsam kennen, bzw. erinnert sich an sie. (Hier wird verständlich, warum das Wohl und Wehe von Impfungen so heftig diskutiert wird: Ein Impfschub an Bakterien wie z.B. bei der Tuberkuloseimpfung kann das sich natürlich entwickelnde kindliche System überfordern!)

Spätfolgen können sein: *Arthrosis, Rheuma, Überaktivität des Bindegewebes, Neurodermitis!*) Folgen wir dem Gedanken, daß Erkrankungen letztlich immer eine Störung unseres Grundsystems sind, so ist es also schlüssig, die Grundsubstanz durch eine Reiztherapie »zu stabilisieren und zu aktivieren«.
Bei der mikrobiologischen Therapie erhalten an Neurodermitis Erkrankte bakterielle Substanzen, auch lebende *Milchsäurebakterien* und sogenannte Bazillencocktails und Autovakzine (Selbstimpfstoffe aus dem eigenen Darm). Erst die Sanierung des Darms also, dann die Heilung der *Neurodermitis*.
Ihre Heimat hat die mikrobiologische Therapie natürlich dort, wo die meisten Mikroben zu finden sind, im Darm. Bei chronisch-entzündlichen Darmerkrankungen registrierte der Regensburger Internist Dr. E. Schütz 82 Prozent Besserungen und Heilungen nach Gabe von Coli-Bakterien. Dieses besondere Coli, das er gab, hat Geschichte: Es wurde im 1. Weltkrieg auf dem Balkan aus dem Stuhl eines Kriegsteilnehmers isoliert, der als einziger in einem verseuchten Gebiet gesund geblieben war.[59]
Der Naturheilarzt, Forscher und Praktiker Dr. Hans Kolb, Wetzlar, erzielte mit einem Enterokokken-Präparat bzw. einem E Coli-Impfstoff im Atemtrakt:
- Steigerung der körpereigenen Abwehr bei chronisch wiederkehrender *Mandelentzündung*,
- Immunstimulation bei *Infekten* der *oberen Luftwege* und im *Hals-Nasen-Ohr-Bereich*,
- Steigerung der körpereigenen Abwehr bei chronischer *Sinusitis* (Nebenhöhlenvereiterung).

Beste Wirkung erreichte die mikrobiologische Therapie bei Kindern.

Ganzheitlich betrachtet sind Darm und Atemtrakt *ein* zusammengehörendes Schleimhautorgan – (das lymphatische Abwehrsystem für den Respirationstrakt findet sich z.B. im Darm) – und so können wir nun das Bild von F.X. Mayr ergänzen: Der Darm sind die Wurzeln – Lunge und Bronchien die Äste und Blätter unseres Lebensbaumes. Der Heidelberger Mediziner Dr. H. Grunewald erweitert diese Vorstellung noch: Er sieht Atemtrakt, Darm und Haut- und Geschlechtsorgane als einheitliches Schleimhautorgan.[60]

INFO 12: Heilanzeigen der mikrobiologischen Therapie

Akute Infekte (Erkältungskrankheiten, Angina, akut fieberhafte Erkrankungen, Infektion der oberen Luftwege und im Hals-Nasen-Ohr-Bereich)
Akute Darmerkrankungen
Chronische Infekte der oberen Luftwege (Sinusitis), Entzündungen im Mund-, Nasen-, Rachenraum und Mittelohr
Chronische Magen-Darmerkrankungen
Rezidivierende Harnwegsinfektionen

In Prüfung: Mögliche Heilerfolge
Allergische Erkrankungen und Pilze
Akne und Furunkulose
Asthma
Ekzem und Neurodermitis
Heuschnupfen
Chronische Darmentzündungen (Enterocolitis), Darmgeschwüre (Colitis ulcerosa), Morbus Crohn, chronische Verstopfung
Leber- und Gallenerkrankungen
Tumorkrankheiten durch Stärkung der Immunabwehr

(nach H. Kolb[61])

Exkurs: Psyche und Magen-Darm-Erkrankungen

Der Magen-Darm-Trakt war nicht nur für die Mikrobiologen, sondern auch für die Psychosomatiker schon immer ein bevorzugter Gegenstand der Betrachtung. Dieses nach außen offene System, diese innere Haut mit ihren Trieben Hunger und Durst, dieses empfindsame schon früh in der Kindheit (Sauberkeitserziehung, Essenszwang) verletzbare Organ erkrankt, weil wir nicht mehr alles schlucken können (*Globus*gefühl im Hals, *psychogener Kardiospasmus*, *Aerophagie*), weil uns alles hochkommt, weil uns nichts mehr schmeckt (psychogene *Eßhemmung,* psychogene *Bulimie,* psychogenes *Erbrechen*), weil ich nicht mehr verdauen kann, was man mir antut, weil es mir sauer aufstößt (*Gastropathie*), weil ich alles in mich hineinfresse, weil ich mich gräme, weil ich nichts hergeben kann (*Obstipation*, Verstopfung).[62]
Bei all diesen Magen-Darm-Erkrankten haben wir es mit *verschiedenen* Charakter- und Verhaltensstrukturen zu tun, und so verwundert es nicht, daß der Psycho-

therapeut C.P. Dogs in einer neueren Zusammenfassung *keine* spezifischen Magen-Darm-Persönlichkeiten fand.[63] Gesichert ist, daß eine Magen-Darm-Erkrankung immer den Weg von der *Emotion* zur *Läsion* geht, d.h. bei emotionell-vegetativen Belastungen oder Bedrohungen des Organismus, bei emotionaler Schädigung des Selbst, kommt es aktuell zur vegetativen Dysregulation (Fehlregulation), dann zur funktionellen Veränderung und schließlich zur morphologischen Veränderung. Hier gilt der alte Satz: Eine Krankheitsgeschichte hat zehn Kapitel, die ersten drei Kapitel bemerken wir nicht – sie sind stumm.
40 bis 60 Prozent der Magen-Darm-Patienten kommen mit Beschwerden im Oberbauch in die Praxis, werden dann nur zu oft von Fachkollegen zu Fachkollegen weitergeschickt und mit Schmerzmitteln symptomatisch behandelt. Die Persönlichkeitsstruktur von Magen-Darm-Kranken sind – so Dogs – von ähnlichem Muster wie bei psychosomatischen Patienten allgemein:

- Starke Gewissenhaftigkeit, Höflichkeit, Ordentlichkeit und Unentschlossenheit,
- Vermeidung von Konflikten, Verdrängen von Aggressivität, überbetonte Anpassung,
- Mangel an Spontanität,
- rigide Haltung, starre Ansichten, hohes Pflichtgefühl, Überschätzung von Moral und Ethik.

Hinter all dem verbergen sich Minderwertigkeitsgefühle und Kontaktschwierigkeiten, der Schutz und Geborgenheit von Gruppen wird gesucht. Verlust dieser Zugehörigkeit und Verlust von Anerkennung kann dann krankheitsauslösend sein. Ein Magen-Darm-Kranker ist innerlich oft ratlos, fragt sich: Darf ich etwas wünschen, fordern, Ansprüche stellen – Nein! Frühkindliche Versagungen und Enttäuschungen haben ihm suggeriert, daß er/sie dies und jenes nicht darf. Er/sie hat sich jedoch damit nicht abgefunden, sondern bleibt in einer ständigen Ambivalenz, in dauerndem Zwiespalt. Das Selbst ist existent, aber es darf sich nicht zeigen, die Autonomie wird gewünscht, aber nicht gelebt. *Gastropathie* ist im übertragenen Sinne die Verleugnung des Darms, der sich nun recht schmerzhaft in Erinnerung bringt. Es ist der krampfhafte Versuch, die Vorgänge meines Inneren unter Kontrolle zu halten mit dem Erfolg, daß das Grundsystem sauer reagiert.
Ein Ganzheitsmediziner wird deshalb nicht nur die kleinen Tierchen ansprechen und beseitigen, sondern die Vergangenheit und Vorvergangenheit des betroffenen Menschen, wird den sauren Darm im wahrsten Sinne des Wortes entspannen – und die vegetative Harmonie wiederherstellen.

Orthomolekulare Medizin – Vitamine, Minerale, Spurenelemente

Unser Stoffwechsel ist ein feinabgestimmtes Orchester mit Hunderttausenden Mitwirkenden, – dieser schöne Vergleich soll uns in ein Feld führen, das in den letzten Jahren immer mehr an Bedeutung gewinnt: die *orthomolekulare Medizin*.
Bei der orthomolekularen Medizin haben wir es mit Vorgängen auf Molekularebene zu tun und mit der Rolle, die dort die *essentiellen Amino- und Fettsäuren* spielen, die *Mineralstoffe* und die *Spurenelemente* sowie die *Vitamine*.
Orthomolekulare Medizin – so der zweifache amerikanische Nobelpreisträger Linus Paulig – ist die Erhaltung guter Gesundheit und die Behandlung von Krankheiten durch *Veränderung der Konzentration von Substanzen* im menschlichen Körper, die normalerweise im Körper vorhanden und für die Gesundheit erforderlich sind. Jeder Körper (Mensch, Tier) hat einen individuellen Bedarf an lebensnotwendigen Nährstoffen, der gedeckt werden muß, um gesund zu bleiben oder eine Krankheit zu heilen, so die *Stiftung zur Internationalen Förderung der Orthomolekularen Medizin* in Rapperswil, Schweiz.[64] An dieser Stelle ist nochmals darauf hinzuweisen, daß wir nicht – wie gerne offiziös verkündet – heutzutage noch ausreichend mit Nährstoffen versorgt sind[65] – im Gegenteil, es herrscht Nährstoffmangel. Die Ursachen:

1. Bestimmte Berufsgruppen ernähren sich erfahrungsgemäß einseitig. Schüler (gruppenspezifische und finanzielle Gründe), Frauen (Schlankheitsdiäten), Berufstätige (Auswärts- und Geschäftsessen), ältere Leute (Einsamkeit, Krankheit) – all diese bilden Risikogruppen für Nährstoffdefizite.
2. Das Angebot industrieller, von der Natur entfremdeter Nahrung, hat sich in den letzten 30 Jahren explosiv vergrößert. Jeder Zivilisationsbürger schluckt jedes Jahr etwa zwei bis drei Kilo Konservierungsmittel, Aroma- und Farbstoffe, Emulgatoren, Bindemittel, Geschmacksverstärker, Pökelsalze, Antiklumpmittel etc. Die Wirkung dieser Fremdchemie auf den innermolekularen Stoffwechsel ist weitgehend unbekannt.
3. Zu lange Transportwege, unsachgemäße Lagerung von Obst und Gemüse führen ebenfalls zu Nährstoffverlusten; Frische ist selten, Vitaminverlust häufig.
4. Falsche Zubereiten der Nahrung, zu langes Waschen und zu lange Kochzeiten, zu hohe Kochtemperaturen laugen die Nahrung aus. Mikrowellenherde sind keinesfalls so »lebensmittelfreundlich« wie immer beschrieben. Möglicherweise verändern sie die Strukturen und Formen der Moleküle, »drehen« sie von

rechts auf links, so daß in Folge in unserem Organismus Blutbildveränderungen – wenn nicht sogar Krebs – auftreten.[66]

5. Streß der negativen Art, also Genußmittel wie Nikotin, Alkohol, Kaffee, dann ungenügende Schlafqualität, Medikamente, Krankheiten, Operationen stören das empfindliche Stoffwechsel-Orchester massiv – so urteilte der Vorkämpfer der orthomolekularen Medizin, Dr. Lothar Burgstein.

Der Homo Sapiens der neunziger Jahre schwimmt in einem Meer von 1200 bis 1400 künstlichen radioaktiven Isotopen, die im Bauplan der Natur nicht vorgesehen waren und ist umgeben und infiltriert von 60 000 bis 100 000 chemischen Verbindungen industrieller Fertigung. Er bildet am Ende der Nahrungskette die »willkommene« Endlagerungsstätte des gesamten Industrie- und Zivilisationsmülls – wie die ständig zunehmenden Raten an chronischen Erkrankungen wie *Rheuma* und *Skelettdegenerationen, Alzheimersche Frühvergreisungen, Gefäßleiden* und *Arteriosklerose, Allergien, Autoaggressionskrankheiten* und *Krebsneubildungen* beweisen.[67]

Genauso wie die entlegensten Meere unserer Erde, die einsamsten Korallenbuchten und die schönsten Flußmündungen mit Giftmüll verpestet und abgetötet werden, so werden auch die unberührten Gebiete reiner Harmonie in uns verfüllt und erstickt. Wir sollten nach wahrer Nahrung schreien, nach dem Wasser des Lebens, doch wir bleiben stumm.

Nährstoffe, die wir brauchen

90 Prozent aller Krankheiten – so behaupten die Hamburger Bio-Ärzte Thalmann, Sagredos und von Leitner haben Nährstoffmangel als Ursache. Diese Krankheiten sind am wirkungsvollsten im Stoffwechsel der Zellen selbst zu bekämpfen – im *Zellmilieu.*[68]

In energetischen Reaktionsmustern regelt die Lebenswelt der Eiweißverbände unseren Stoffwechsel: Sie erzeugen Enzyme, nutzen sie als Katalysatoren, arbeiten Hand in Hand mit Co-Enzymen (Vitaminen, Elementen), schicken Boten zu Nerven und Hirn (Hormone) sowie ins Grundsystem (Immunabwehr), informieren sich lokal und überregional über die Reaktionslage des Organismus (peripheres Nervensystem), kurz: Sie erhalten die Zelle, entgiften sie, erneuern sie, teilen, binden und vermehren sich – immer das gemeinsame Ganze im Auge. Eine große Zahl der lebensnotwendigen *Bausteine*, die die Eiweißverbände für die Funktion der Zelle brauchen, *müssen* wir mit unserer Nahrung aufnehmen, weil sie unser Organismus nicht selbst herstellt:

- *Mineralstoffe* bzw. *Spurenelemente* wie *Calzium, Magnesium, Kupfer, Zink, Eisen, Selen, Mangan und Chrom,*
- *Vitamine wie die (fettlöslichen) A, D, E, K und die (wasserlöslichen) B und C, die Bioflavonoide und Biotin,*
- *die essentiellen Fett- und Aminosäuren* wie *Omega-3- Fettsäuren,*
- und natürlich Wasser, Zucker und Sauerstoff.

Der Begriff *Bausteine* ist etwas unglücklich gewählt, denn diese Bausteine sind erfahrene Ziegelbrenner, Maurer, Installateure, Elektriker, Maler usw. und arbeiten unter Anweisung mit den Enzymen und Eiweißfamilien unseres Hauses Hand in Hand. Diese Zusammenarbeit ist – wir haben dies schon oft beschrieben – so fein aufeinander abgestimmt, daß schon das Ausbleiben eines wichtigen Nährstoffes die anderen Nährstoffe lähmt und Störungen nach sich zieht.[69]
Ein Zuviel an bauenden Bausteinen kann gleichfalls krank machen. Nährstoff*mangel* äußert sich schon lange vor der ersten Erkrankung »stumm«: Wir spüren Müdigkeit, Abgeschlagenheit, Konzentrationsschwäche, Schlafstörungen, Übererregbarkeit, Stimmungsschwankungen, Wetterfühligkeit etc. Das heißt: Unser hochsensibles *Es* reagiert auf Dissonanzen unseres Stoffwechsel-Orchesters, *bevor* unser Bewußtsein richtig hinhört. Dauern die Störungen an, wird die Dissonanz zur Kakaphonie. Endlich registriert unser Verstand: Ich bin krank. (INFO 13)

Vitamine und Mineralien als Immunkämpfer

Einen makabren Nachweis für die Lebensnotwendigkeit der *Mineralien* für den menschlichen Organismus lieferte schon Mitte des vergangenen Jahrhunderts der Oldenburger Arzt Dr. Wilhelm Schüssler[70]: Er untersuchte die Asche von *Verstorbenen*, fand, daß je nach vorangegangener Erkrankung bestimmte Mineralien in der Asche *fehlten* und postulierte: *Krankheit ist das Fehlen von Lebenssalzen!* Seitdem hat die Biochemie einen großen Sprung gemacht, und wir wollen hier zu einigen ausgewählten Stoffen den aktuellen Stand notieren.[71]

INFO 13: Krankheiten und Krankheitssymptome bei Mangel an Vitaminen

Vitamin B_1	Entzündung der peripheren Hirnnerven; psychische Veränderungen (Vergeßlichkeit, Verwirrtheit); Appetitlosigkeit; Magersucht; Neurodermitis; Herz- und Kreislaufstörungen; Beri Beri; Muskelschwäche; Atemschwäche, verminderte Plasmaproteinwerte im Blut; Beeinträchtigung des Fett- und Kohlenhydrate-Stoffwechsels.
Vitamin B_2	Protein- und Fett-Stoffwechselstörungen; Sensibilisierungsstörungen; Krämpfe der Extremitäten; Augenläsionen (brennende Augen); Entzündungen der Zungenschleimhaut; Mundwinkelfissuren; Oberlippenkerben; Haarausfall; Wachstumsstörungen.
Vitamin B_6	Entzündung der peripheren Hirnnerven; Störungen des Zentralen Nervensystems; psychische Beschwerden und Veränderungen (Depression); Müdigkeit; Reizbarkeit; Unbehagen; Vergeßlichkeit; Hyperaktivität; Neurodermitis; Akne; Herz- und Kreislaufstörungen; Bindehautentzündungen; Lippen- und Mundschleimhautentzündungen; Menstruationsanomalien; Anämie; Arthritis; Krampfanfälligkeit (Epilepsie); mangelnde Traumerinnerung.
Vitamin B_{12}	Schwere Anämie; Störung der Bildung von Blutkörperchen (Erythrozyten, Leukozythen, Thrombozyten); neurologische Störung (Depressionen).
Niacin	Störungen des Zentralen Nervensystems und der Neurotransmitterfunktion; psychische Veränderungen, Verhaltensstörungen (Vergeßlichkeit, Verwirrtheit, Depression, Schizophrenie, Magersucht, Müdigkeit, Hperkinetisches Syndrom, Autismus, Konzentrationsmangel, Schulversagen, Tic); Pellagra (Maisvergiftung) mit Dermatitis; periphere Durchblutungsstörungen; erhöhter Cholesterinspiegel; Arthritis.

Pantothensäure	Neuromuskuläre Degenerierung; Koordinationsstörungen; neuropathische Beschwerden (Ermüdung, Schlafstörung, Migräne); Bauchkrämpfe; rheumatische Beschwerden; Insuffizienz der Nebennierenrinde; Neurodermitis, Störungen des Fett- und Kohlenhydraten-Metabolismus; hoher Blutdruck.
Folsäure	Nervenleiden, Störungen der Koordination; Neurodermitis; Anämie; chronischer Alkoholismus; chronische Verdauungsbeschwerden bereits im Kleinkindalter; Wachstumsstörungen.
Biotin	Dermatitis, Fettsucht, Haarausfall; Störung des Fett- und Kohlenhydraten-Stoffwechsels; Beeinträchtigung der Bewegungskoordination und der Muskelkontrolle (Schwindel); Wachstumsstörungen; leichte Anämie; Schlaflosigkeit.
Vitamin A	Wachstumsstörungen, auch von Embryos; Hautirritationen und Hautläsionen; Neurodermitis; Akne; Nachtblindheit; Augenbindehauterkrankungen; Infektionsanfälligkeit, Krebsrisiko. *Überschuß:* Lebervergiftung; Niereninsuffizienz; Störungen der Membran-Stabilität und Membran-Durchlässigkeit; Unbehagen.
Vitamin D	Rachitis; Knochenerweichung; Störungen des Phosphat- und Calcium-Metabolismus; Lebererkrankungen; Darmstörungen; Störungen der neuromuskulären Aktivität; Nervosität; Schlaflosigkeit; Mund- und Rachenentzündungen.
Vitamin C	Infektionen; Zahnfleischbluten; Zahnverlust; Müdigkeit; gestörte Wundheilung; Depressionen; Verstopfung; rheumatische Erkrankungen.
Mangel an Fettsäuren:	
Omega -3-Fettsäuren	Herz-Kreislauf-Erkrankungen (präventiv); rheumatische Arthritis; Thrombose-Neigung; Fettstoffwechselstörungen.

(Verschiedene Quellen[72, 73, 74])

1. Vitamin C (Ascorbin-Säure)

Dieses medienwirksamste Vitamin, ist vielleicht auch das körperaktivste, das *Vitamin C.* Es kommt in den Leukozyten, den weißen Blutkörperchen, in relativ hoher Konzentration vor und wird bei Infektionen rasch verbraucht – so liegt der Gedanke nahe, daß Vitamin C in der Immunabwehr an vorderster Front mitwirkt. Es bringt die Makrophagen, die Freßzellen auf Trab, stimuliert die Absorption von Eisen (siehe weiter unten) und fängt die berüchtigten frei herumvagabundierenden Restmoleküle ein, die *Radikalen*, die sich wie Rost auf die Lebensvorgänge setzen: Es macht die krebserregenden *Nitrosamine* weitgehend unschädlich. Zur Krebsabwehr also geeignet? Der zweifache Nobelpreisträger Linus Pauling rät, täglich 12 Gramm Vitamin C sowie 1,6 Gramm Vitamin E und 15 Milligramm Vitamin A zu schlucken. Das amüsiert die Verfasser des von der *Stiftung Warentest* herausgegebenen Sammelbandes *Die andere Medizin*, da die von Pauling empfohlene Menge 160 mal (!) höher ist als die *Deutsche Gesellschaft für Ernährung* empfiehlt.[75] Andererseits müssen die Autoren aber zugeben, daß der 1994 im Alter von 92 Jahren gestorbene Pauling ein lebendes Beispiel für Wirkung und Unschädlichkeit seiner *Megavitamintherapie* und der von ihm propagierten *Orthomolekularen Medizin* war.

2. Vitamin A (Retinol)

Ebenfalls hilfreich im Abwehrkampf gegen Krebs scheint das *Vitamin A* zu sein – im besonderen gegen Lungenkrebs. Zweifelsohne bedeutet ein Mangel an Vitamin A eine erhöhte Anfälligkeit für *Infekte* und *maligne Erkrankungen*. Fehlen von Vitamin A bewirkt verminderte Fruchtbarkeit, aber auch verstärkte Gefährdung durch Gifte, Ozon und Sonneneinstrahlung. Vieles spricht dafür, daß Vitamin A das Hausmittel für unseren Haut- und Schleimhauttrakt ist, daß es die Schleimhäute der Augen, die Atmungsorgane und Harnwege schützt, sowie auch bei Akne und anderen Hauterkrankungen angezeigt ist. Aktuelle Befunde ergaben, daß Raucher, die viel Vitamin A bzw. *Carotin* zu sich nahmen, seltener an Bronchialkarzinom, Blasen- und Kehlkopfkrebs erkrankten. Der BASF-Forscher Dr. Kurt Seelert referierte in der Zeitschrift *Erfahrungsheilkunde*, daß eine Vorstufe des Vitamin A, das *ß-Carotin* zur Abwehr von Herz- und Kreislauferkrankungen sowie Krebs, insbesondere Lungen- und Hautkrebs, bestens geeignet sei (in Kombination mit Vitamin E und C). Danach ist auch das Vitamin A ein hervorragender Radikalen- Fänger.[76] Besonders Gemüse (Kartoffeln) und Obst ist reich an ß-Carotin. Hierzu eine Aufstellung. (INFO 14)

INFO 14: Vitamine und ihr Vorkommen

Vitamin B_1	in Hefe, Kartoffeln, Nieren, Milch, Getreidekeimlingen, Roggenbrot, Leber und Gemüse
Vitamin B_2	in grünen Pflanzen, Milch, Hefe, Eigelb, Nieren und Leber
Vitamin B_6	in Fischen, Vollkorn, Innereien, Hefe, Gemüse und Sojaprodukten
Vitamin B_{12}	in Leber, Rind- und Schweinefleisch, Nieren, Vollkorn und Eigelb u.a.
Niacin	in Vollkorn, Fisch, Milch, Fleisch, Spinat
Pantothensäure	in Hefe, Darmbakterien, Ei, Gemüse, Vollkorn, Fleisch und Leber
Folsäure	in Muskelfleisch, Leber, Milch, Hefe, dunklem Blattgemüse, Darmbakterien und Käse
Biotin	in Leber, Niere, Sojabohnen, Champignons
Vitamin A	in Früchten und Gemüse (Carotine), in Ei, Butter, Milch, Nieren, Leber, Hagebutten, Aprikosen, Orangen. In Lebertran, Kresse, Tomaten, Paprika, Spinat, Karotten
Vitamin E	in Milch, Ei, Kresse, Soja, Salat, Getreidekeimen, Olivenöl
Vitamin D	in Lebertran, Milch, Ei, Hefe, Dorsch- und Thunfischleber
Vitamin C	in frischem grünem Gemüse, Tomaten, Zitrus- und Beerenfrüchten, Obst, Kartoffeln, Paprika, Sanddorn, Leber, Milch, Kohl, Hagebutten und Karotten.

(nach ABC der Naturheilkunde)[77]

3. Vitamin B6 (Pyridoxin)

Das Vitamin B_6 entfaltet seine Kraft bei der Arbeit der Aminosäuren in der Zelle, also in der Zentralbibliothek (DNS); es ist hier ein gefragtes Co-Enzym. Ein Mangel an Vitamin B kann deswegen bei den sich schnell vermehrenden Zellen des Immunsystems lebensgefährlich sein und wirkt sich auf allen Ebenen unseres

Organismus aus. Das lymphatische Gewebe schwindet, die Immunantwort verstummt – und, da wir wissen, daß alles mit allem zusammenhängt, – schlägt dies negativ bis in unser Zentrales Nervensystem durch.

4. Vitamin B_1-B_6-B_{12}-Komplex
Bei den heute weitverbreiteten schmerzhaften entzündlichen und nicht entzündlichen neurologischen Erkrankungen werden hochdosierte B_1-B_6-B_{12}-Kombinationen erfolgreich eingesetzt. Die Wirkung des Kombinats ist stärker als die der einzelnen Vitamine. Die Förderung der Nerven-Regulation gilt mittlerweile schon als klassische Domäne dieser sogenannten *neurotropen* B-Vitamine. Diese Vitamine helfen auch die chronisch schädigenden Schmerzmittel einzusparen, da sie selbst schmerzlindernd wirken.

5. Vitamin D (Calciferol)
Unersetzlich im Calcium- und Phosphathaushalt ist das *Vitamin D* – als Agens für den Knochen- und Zahnaufbau. Die Folgen von Vitamin D-Mangel sind schon seit langem als *Rachitis* bei Kindern und Jugendlichen bekannt; im Alter führt das Fehlen dieses Nährstoffes zu *Knochenerweichungen (Osteomalazie).*

Die Salze des Lebens

Mineralstoffe sind wie die Vitamine fundamentale Bausteine und kreative Mitwirkende unserer Lebenswelt. Da sie vom Körper nicht produziert werden können, müssen wir die laufenden Verluste mit unserer täglichen Kost ausgleichen. Mineralstoffe werden in *Mengenelemente* und *Spurenelemente* unterteilt; als Spurenelemente werden solche Mineralien bezeichnet, deren Konzentration im Organismus 50 mg/kg Körpermasse nicht übersteigt. Hauptquellen für Mineralstoffe und Spurenelemente sind neben der Nahrung auch die Mineral- und Heilwässer. (INFO 15)

INFO 15: Mineralstoffe und Spurenelemente

Vorkommen

Calcium	in Milch, Milchprodukten, Käse, Mineralwässern.
Phosphor	in fast allen Lebensmitteln; kein Mangel.
Eisen	in Fleisch, Gemüse, Hülsenfrüchte, bestimmten Heilwässern; dennoch oft nicht ausreichend.
Natrium	in Kochsalz, nahezu allen pflanzlichen und tierischen Lebensmitteln; Verbrauch durchweg zu hoch, Folge: z.B. Bluthochdruck.
Kalium	in Obst, Gemüse und Kartoffeln; kein Mangel.
Magnesium	in grünem Gemüse und Vollkornprodukten, Trinkwasser und Heilwässern, Olivenöl.
Kupfer	in Käse, Fische, Geflügel, Leber, Brot, Gemüse; kein Mangel.
Zink	in fast allen Lebensmitteln, jedoch trotzdem: Zinkmangel ist häufig!
Mangan	in zumeist pflanzlichen Lebensmitteln; Vollkorn; in Nüssen, Tee, unpoliertem Reis, Kartoffeln, Heilwässern.
Fluor	in Fischen, See- und Meerestieren wie Austern und Miesmuscheln, in Mineralwasser, Heilwasser, Trinkwasser (Fluorisierung ist trotzdem umstritten).
Jod	in pflanzlichen und tierischen Nahrungsmitteln, große Schwankungsbreite; in Jod-Mangel-Gebieten Jod dem Speisesalz zusetzen.

(verschiedene Quellen [77, 78])

Von den essentiellen Mineralstoffen sollen uns hier die zwei beschäftigen, die im menschlichen Organismus oft nicht ausreichend vorhanden sind – mit allen bedrohlichen Folgen. Einen Überblick bietet INFO 16.

INFO 16: Krankheiten und Krankheitssymptome bei Mangel oder Überschuß an Mineralstoffen

Eisen bei *Mangel*: Anämie; Leistungsabfall; Erschöpfungserscheinungen; Müdigkeit; Kopfschmerzen; Irritierbarkeit; Appetitlosigkeit; Mundfäule; brüchige Nägel; Knochenbrüchigkeit; Verstopfung.
bei *Überschuß*: in den roten Blutkörperchen, den *Erythrozythen*: Metastasierende Tumore.

Zink bei *Mangel*: Hautirritationen und Hautläsionen (Pusteln, Verhornung, Schuppenflechte, Ekzeme, Akne), weiße Flecken auf den Fingernägeln, Verzögerung der Wundheilung; Neurodermitis; Wachstumsstörungen; Fötusmißbildungen und Abort; Unfruchtbarkeit; Potenzstörungen; Störungen des Immunsystems; Beeinträchtigung der Geruchs- und Geschmackssinne; Magersucht; Diabetes mellitus (Zuckerkrankheit); Prostataerkrankungen; Arthritiden; Multiple Sklerose (?); Krebs (?); Beeinträchtigung der Protein- und Kollagenbildung; Störung der Zinkabhängigen Enzyme; vorzeitiges Altern.
bei *Überschuß*: Metastasierende Tumore, Beeinträchtigung der Entgiftungsfunktion der Leber.

Natrium bei *Mangel*: Druckveränderung im intra- und extrazellulären Raum; Elektrolytstörungen bis hin zum Zusammenbruch des Kreislaufs.
bei *Überschuß in den roten Blutkörperchen*: Hypertonie (Bluthochdruck); Herz- und Kreislaufstörungen (Infarktgefährdung); psychische Störungen (Streß, Depression, Unbehagen); Beeinträchtigung der Stabilität des Zellmembrans sowie seiner Potentiale; Störung der Kalium-Natrium-»Pumpe« und somit Behinderungen beim Transport von Kalium, Calcium, Magnesium und Zucker; Niereninsuffizienz.

Kalium	*bei Mangel:* Herzrhythmusstörungen bis Herzstillstand; Muskelschwäche und Muskelschmerzen; Appetitlosigkeit; Unbehagen; Brechreiz; Schlaflosigkeit; Nervosität; Verstopfung; Ödeme; Akne; Beeinträchtigung der Funktion der Kalium/Natrium-Pumpe mit allen Folgen. *bei Überschuß:* Niereninsuffizienz.
Calcium	*bei Mangel*: Herz- und Kreislaufstörungen; Herzklopfen; Bluthochdruck; Infektionsanfälligkeit; Müdigkeit; Kopfschmerzen; Allergien; Kribbeln; Osteoporose und Osteomalazie (Knochenbrüchigkeit und Knochenerweichung); Rachitis; Muskelkrämpfe. bei *Überschuß*: Herzinfarkt-Risiko; Bluthochdruck; Depression; Störungen der Funktion der Zellmembran und des Phosphat-Metabolismus; Störungen der Knochen-Mineralisierung; Niereninsuffizienz.
Magnesium	*bei Mangel*: Herz- und Kreislaufstörungen; Herzinfarkt-Risiko; vegetative und Verhaltensstörungen (Hyperaktivität, Depression, Nervosität); Migräne.
Phosphor	*bei Mangel*: Beeinträchtigung der Stoffwechselprozesse; Wachstumsstörungen; Verhaltensstörungen; Hyperphosphaturie (»Milchpissen«). bei *Überschuß*: Störung der Knochenmineralisierung; Niereninsuffizienz.
Kupfer	*bei Mangel*: Infektionsanfälligkeit; Abschwächung des Immunsystems; Störungen der Membranstabilität in den Venen und Arterien; Anämie; Beeinträchtigung der Kollagen-, der Elastin- und Melaninbildung; Störungen des Eisen/Zink-Metabolismus.

Selen — *bei Mangel*: Herz- und Kreislaufstörungen; Störungen des Lipid-Stoffwechsels; Beeinträchtigung des Atemprozesses; Beeinträchtigung der Stabilität der Zellmembran und der Herzmuskeln; Auflösung der roten Blutkörperchen; Leberfunktionsstörungen; Darmstörungen; Neurodermitis; Rheumatische Arthritis; Krebs-Risiko; Störungen des Vitamin-E-Metabolismus.

(verschiedene Quellen[79, 80])

1. Eisen

Eisen ist *das* wichtige Spurenelement überhaupt – Eisen »lebt«! Eisen ist Mittelpunkt eines kompakten Moleküls des roten Blutfarbstoffes *Hämoglobin*, das dem grünen Pigmentmolekül (Chlorophyll) der Pflanzen zum Verwechseln ähnlich sieht. Inmitten des Hämoglobins sitzt wie in einer Tasche das Eisen. Wenn wir atmen, atmet das Hämoglobin-Molekül ebenfalls, wenn die Pflanze atmet, atmet das Chlorophyll. Der Sauerstoff, den wir in unseren Lungen einsaugen, verbindet sich mit dem Eisen in dem Hämoglobin (Oxygenation) und reist auf diese Weise huckepack durch die Blutbahnen in unser Grundsystem und von dort in die Zelle. Hier verbindet sich der Sauerstoff in verschiedenen Einzelschritten mit Glukose (Zucker) und erzeugt dabei Energie, genauer: Glukose plus Sauerstoff verwandelt sich in Kohlendioxid plus Wasser plus Kalorien (ca. 3550 pro Kilogramm). Zu wenig Eisen bedeutet also: zu wenig Sauerstoff in der Zelle – Blut»armut«. Da der Bedarf an Eisen besonders in den Wachstumsphasen (Kinder, Jugendliche), während der Schwangerschaft und der Stillzeit sehr hoch ist, kommt es hier – allen Ernährungsempfehlungen der *Deutschen Ernährungsgesellschaft* zum Trotz – immer wieder zu Notsituationen: Zu wenig Eisen = zu wenig Sauerstoff = zu schwache Zellatmung = zu wenig Energie.

2. Zink

Zink ist elementarer Bestandteil von über 200 (Metall)Enzymen. Es beteiligt sich an der Aufrechterhaltung der räumlichen Struktur und somit an der Funktionsfähigkeit von Eiweißstoffen und Nervenhormonen, d.h.: *Zink* ist in allen unseren Körperbahnen lebensnotwendig für die *Immunabwehr.* Da es in unserem Organismus keine ausreichenden Zinkdepots gibt, bleibt eine kontinuierliche, kontrollierte, ausreichende Zufuhr dringend notwendig. An der Ausformung unserer Körper- und Skelettstruktur, an der Ausbildung und Regeneration der Haut und Haare – überall ist Zink beteiligt. Ein Zusammenhang zwischen Zinkmangel und Diabetes mellitus (Zuckerkrankheit) gilt als möglich. Augenerkrankungen, Unfruchtbarkeit, Multiple Sklerose, Hypertonie – aber auch Krebs werden mit Zinkmangel in Zusammenhang gebracht. Alarmierend außerdem: Bei Zinkmangel schwindet das Thymusgewebe (Thymus-Atrophie)! – d.h. die Kräfte der helfenden T-Zellen verlassen uns. Bei Zinkmangel altern Sie rascher!

Die Vielfalt der in den Tabellen aufgeführten Krankheitsbilder verrät, wie schwierig es ist, ein heilsames Ernährungsprogramm aufzustellen, das über grobe Richtlinien hinausgeht. *Orthomolekulare Medizin* wie *Zell-Milieu-Medizin* wollen nämlich, daß wir die oben beschriebenen Bausteine mit der täglichen Nahrung individuell ausreichend, aber nicht überdosiert zu uns nehmen. Einseitige Ernährung oder/und industriell gefertigte Lebensmittel oder/und zu langen Transportwege sowie die auf uns eindringenden Umweltgifte, Drogen und Medikamente bringen uns jedoch so nachhaltig aus dem Gleichgewicht, daß es schwerfällt zu erkennen, woran es fehlt. Der Hamburger Arzt Dr. Hasso H. Thalmann hat eine Drei-Phasen-Ernährungstherapie entwickelt, die Schule machen könnte.[81]

Erste Phase:
Aus Analyse der roten Blutkörperchen und das Blutserum wird ein für jeden Patienten und jede Patientin eigenes *Mangel-Profil* entwickelt. Daraus ergibt sich ein präziser Speiseplan, dessen Zutaten der Patient selbst wählen kann, solange der Tagesbedarf an Bausteinen berücksichtigt bleibt.

Zweite Phase:
Nach acht Wochen zeigt ein erneuter Labortest, ob sich der Stoffwechsel eingependelt hat. Eventuell folgen leichte Korrekturen im Speiseplan.

Dritte Phase:
Abermalige Laboranalyse nach einem Jahr. Erweist sich das physiologische Zell-Milieu als gesund, befinden wir uns auch im leibseelischen Gleichgewicht.

In der Welt der Enzyme

Verharren wir noch ein wenig auf der Molekularebene unseres Körpers, versunken in der Betrachtung der Aminosäuren; DNS macht RNS macht Proteine, heißt es, und so entdecken wir unter den Proteinen die *Enzyme*. Viele chemische Reaktionen in lebenden Organismen stehen unter der Kontrolle von Enzymen; Lipide und Fette, Kohlenhydrate und alle kleinen Moleküle der Zelle sind Produkte der Enzyme-Arbeit. Ihre Fähigkeit läßt sich schlicht beschreiben: Sie sind einfach da, und durch ihr Dasein verändern sie die Vorgänge ringsherum, ohne daß sie sich selbst dabei verändern. Sie fungieren als *Biokatalysatoren*. Langsame Reaktionen werden schneller, in die Irre gehende Vorgänge gerichteter, große Moleküle kleiner oder anders – und wenn es nötig ist, so koppeln sich Enzyme auch aneinander. Seit Menschen existieren, benutzen sie Enzyme als Heilstoffe und zur Verwandlung von Lebensmitteln. Enzyme sind *Fermente*. Mit Speichel vermischte gekaute Blätter bestimmter Bäume werden bei eingeborenen Völkern auch heute noch zur Heilung auf Wunden und Geschwüre gelegt.

Die Früchte der Familien *Bromelaceae* und *Caricaceae* sind in der Überlieferung der *Ayurveda-Medizin* als heilsam bei Darmerkrankungen und Gallenbeschwerden, aber auch als Aphrodisiaka und Heilmittel bei Geisteskrankheiten beschrieben. Die Indianer nutzten noch vor Ankunft Christopher Columbus' den *Melonenbaum* als Lebens- aber auch als Heilmittel.

In Vorderasien war das Auflegen von gekauten *Feigen* auf offene Tumore bekannt. Als König Hiskia auf den Tod erkrankte, sprach der Prophet Jesaja: *Bringet her ein Stück Feige. Und da sie die brachten, lege sie sie auf die Drüse,* und er ward gesund. (2. Buch Könige 20,7)

Im europäischen Mittelalter behandelte man *Warzen*, *Furunkeln* und *Karbunkeln* mit dem Saft von *Wolfsmilchgewächsen* oder den Sekreten fleischfressender Pflanzen. Das Fleisch der *Papaya* und der zerquetschten frischen *Ananas* enthielt und enthält besonders viele eiweißauflösende Enzyme. Zu den ältesten Enzym-Mitteln gehören auch die bekannten *Soja-* und *Worcestersoßen*. Doch nicht nur in der Naturheilkunde, auch bei der mikrobiellen Vergärung von Zucker zu Alkohol, bei der Umwandlung von Milch in Käse, bei der Konservierung von Sauerkraut und Einsäuerung von Futter sind Fermente anwesend.

Anwesenheit genügt!

Die gezielte Verwertung von Fermenten zur Heilung oder Linderung verschiedener Erkrankungen begann vor rund 200 Jahren. Da begannen sich Forscher wie

Antoine Ferchant de Réamur mit dem Magensaft zu beschäftigen. Die Verdauungsvorgänge im Magen, die Umwandlungen der Nahrung dort ließen vermuten, daß hier eine besondere Kraft wirke. Mit dem Magensaft eines Raubvogels löste der Nachfolger Réamurs, der Jesuit Lazzaro Spallanzani in einem Gefäß Fleischbrocken auf; sein jüngerer Freund Jean Senebier strich tierischen Magensaft auf die schlecht heilende Wunden und offene Beingeschwüre seiner Patienten. Erst viele Jahre später konnte der Arzt und Biochemiker Theodor Schwann schließlich einen Stoff aus dem Magensaft isolieren, der Eiweiß besonders stark spaltete – das *Pepsin*. Ende des 19. Jahrhunderts wurde dann in der Magenspeicheldrüse das *Trypsin* entdeckt und klinisch bei der Fiebertherapie genutzt: Bei Fieber tanzen die Enzyme! Kurz danach ersetzte man den Begriff Ferment (lat: fermentum = Gärung) durch das Wort *Enzym* (gr.: im Sauerteig).

In den darauffolgenden Jahrzehnten und ganz besonders in den letzten Jahren haben sich Enzymforschung und Enzymindustrie zu einem gewaltigen Wirtschaftszweig entwickelt: bei der Fleckenentfernung, beim Bierbrauen, bei Klären von Obstsäften, bei der Haltbarkeitmachung von Mayonnaise oder bei der Herstellung von *Insulin* – Enzyme überall. 1831 kannte man nur ein Enzym, 1930 waren es 80, heute sind es über 2000.

Die Wirkungsweise eines Enzyms wird gern als Schloß-Schlüssel-Vorgang beschrieben. Enzyme sind gefaltete Proteinketten, die millionenfach im Organismus wirken, und die in ihrer Mitte ein aktives Zentrum bilden, eine Art Tasche oder Türschloß. In dieses Schloß paßt haargenau – wie ein Schlüssel – ein bestimmtes Substrat (Eiweiß, Kohlenhydrat, Fett). Ist das Schloß nicht perfekt genug modelliert, so kommen Co-Enzyme zur Hilfe. Dies sind die uns schon bekannten Vitamine, Mineralien und Spurenelemente. Für den Ablauf bedeutet dies: Das Enzym (Schloß) erwartet das Substrat (Schlüssel). Schloß und Schlüssel finden sich, und beide bilden für eine kurze Zeit eine biochemische Einheit. Danach wird das Substrat gespalten, ein Teil wird Abfall (oder auch nicht), ein Teil wird umgebaut und sucht ein neues Enzym – auf diese Weise haben wir den Ausschnitt eines dynamischen, energiereichen Prozesses erlebt.

Der Vorgang läßt sich auch wie folgt beschreiben: Ein positiv geladenes Molekül (Substrat) wird von dem negativ geladenen Zentrum eines Enzyms angezogen. Bei der kurzfristigen Bindung der beiden werden Elektronen so lange hin und her bewegt, bis das Substrat an seiner schwächsten Stelle auseinanderbricht. Das eine Stück wirbelt davon. Was tut nun ein Enzym mit dem anderen Stück, mit dem

abgebrochenen Schlüssel in seinem Zentrum? Ganz einfach: Mit Hilfe von Wasser (H_2O) löst es den Restschlüssel und stößt ihn aus. Das Enzym ist nun wieder genauso wie es vorher war.
Enzyme sind folglich Bewahrer und Veränderer zugleich, sind Da-Sein und Dort-Sein, sind ruhender Agens. Eine Störung der katalytischen Fähigkeit einer Enzymfamilie bedeutet Krankheit. Was also lag näher, als die Künste der Enzyme für die Medizin zu nutzen, insbesondere für die ganzheitliche Medizin? Nichts – und doch ist die Enzymtherapie weit davon entfernt, eine anerkannte Disziplin zu sein. Im Gegenteil: Allenfalls wird eingeräumt, daß Enzymgaben bei Stoffwechselstörungen helfen oder bei Thrombosen – das Gesamtkonzept der Enzymtherapie jedoch wird abgelehnt. Gerade deshalb soll im folgenden – stellvertretend für alle anderen Vorkämpfer einer menschlichen Medizin – das Wirken des Enzymforschers Prof. Max Wolf geschildert werden.

Wolf, 1885 in Wien geboren, arbeitete in New York als hochgerühmter Universitätsprofessor, leitete eine Entbindungsklinik, forschte über Hormone und eiweißproduzierende Bakterien, hörte Anfang der dreißiger Jahre von der Entdeckung einer »Normalsubstanz« im Blut, die vor Krebs schütze, gründete das *Biological Research Institute*, holte sich als Mitarbeiterin die Biochemikerin Helen Beniter und widmete sein Leben fortan der Erforschung der Enzyme. Jahr um Jahr fügten Wolf und Beniter Enzyme zusammen, reinigten sie und gewannen schließlich ein Enzymgemisch, das sie *Wobe-Enzym* nannten oder *Wobe-Mugos*. An der Überprüfung dieses Enzympräparates wirkte auch der deutsche Biologe Karl Ransberger mit; und zusammen gründeten sie in München die *»Medizinische Enzymforschungsgesellschaft«*.
Die Tatsache, daß Wolf ein Enzym*gemisch* herstellte, führte – so die Ärzte Dr. Wilhelm Glenk und Dr. Sven Neu in ihrem Buch *Enzyme*[82] – bei den Gesundheitsbehörden zu entsetzten Reaktionen: Bei einer derartigen Kombination von Enzymen und Vitamin und später auch Thymusextrakten würde niemals eine beweiskräftige Aussage darüber zu treffen sein, ob und wie das Gemisch auch wirke. In der Tat: Obwohl Wolf in New York Filmstars, Dirigenten und Sänger höchster Prominenz – von Toscanini über Schaljapin bis Greta Garbo erfolgreich mit seinen Präparaten behandelte, lehnte ein großer Teil der Ärzteschaft die Wolfsche Enzymtherapie ab. Wolf starb im Alter von 91 Jahren an Magenkrebs. Zuvor ließ er sich noch sein Enzymgemisch in den Tumor spritzen – der Tumor wurde zersetzt, doch die Nieren konnten die Giftstoffe nicht mehr genügend ausschwemmen.

Heute ist in der alternativen Medizin die Enzymtherapie Hilfs- und Heilmittel bei besonderen *Tumorerkrankungen* sowie bei *Entzündungen* der verschiedensten Art. Ebenso bei bestimmten *Autoaggressionskrankheiten* wie *Multipler Sklerose* und *rheumatoider Arthritis* und bei viralen Effekten und Allergien setzt die Ganzheitsmedizin auf Enzyme. Hier ein Überblick.[83]

Enzympräparate können

- bei *Entzündungen* und *Ödemen* den *Blutfluß* anregen, *Schmerzen* und *Ödeme* verschwinden lassen,
- übermäßige Gerinnungen (*Thrombosen*) verhindern,
- die ineinander verbissenen und somit jede Abwehr blockierenden *Immunkomplexe* zerspalten,
- allgemeine Entzündungsreaktionen beschleunigen und schadhaftes Gewebe abbauen,
- die Tarnkappe der bösartigen Tumore zersetzen und die Abwehr der Tumorzellen aufklappen,
- virale Infekte (*Herpes, AIDS*) bekämpfen, indem sie die an den Nervenzellen »klebenden« Immunkomplexe abtrennen.

Der Leiter des Krebsforschungsinstitutes in Wien, Prof. Dr. H. Wrba unterstreicht besonders die adjuvante, die unterstützende Wirkung von Enzympräparaten bei der *Nachbehandlung von Krebs*. »Die Hemmung der Metastasierung ist in diesem Zuammenhang gesichert. Sinnvoll ist nur eine über einen längeren Zeitraum gehende Dauertherapie.«

Der Wiener Facharzt für Chirurgie, Prof. O. von Rokitansky wertete Befunde aus 30 Jahren Praxis aus und fand, daß der Einsatz der Enzymtherapie schon vor Operationen *Brustkrebs*-Patientinnen nach der Operation weniger häufig an Krebs erkranken ließ (»signifikante Reaktion der Rezidiv-Häufigkeit«).[84]

Liegt in den Enzymen, diesen unglaublich vielfältigen, alle Erscheinungen des Lebens stimulierenden und steuernden Wirkstoffen, die Zukunft der Medizin? Vielleicht wird Max Wolf irgendwann einmal ein Ehrenplatz in der Nische verkannter zukunftsweisender Genies eingeräumt, als da beispielsweise sind:

Julius Robert Meyer, der Arzt, der den Ersten Thermodynamischen Hauptsatz entdeckte (Energic geht nicht verloren) und den man in eine Irrenanstalt einlieferte.

Alfred Wegener, der Geophysiker, der die Plattentektonik (driftende Kontinente) entdeckte und zeitlebens als Lachnummer galt.

Ignaz Philipp Semmelweis, der die Ursache des Kindbettfiebers entdeckte – mangelnde Hygiene der Ärzte –, selbst an Wundinfektion zugrunde ging, aber vorher schon tausend Tode gestorben war, und angefeindet von seinen Kollegen in der Psychiatrie landete.

Wilhelm Reich, der die *Orgon-Energie* und die *Bionen* entdeckte und, verfolgt von den amerikanischen Gesundheitsbehörden, im Gefängnis starb.

Auch die Bakteriologen Robert Koch und Gerhard Domagk, die Chirurgen Joseph Lister, K.L. Schleicher und Ferdinand Sauerbruch sind verhöhnt und verunglimpft worden.

Sie alle sind unseres Gedenkens würdig. Sie wirkten auf das, was noch nicht das ist. (Laotse)

TEIL 3
Heiland Natur

Mistel – Die göttliche Pflanze

Weil alles, was ist, mit allem, was war, verflochten ist, brauchen wir nur die Augen zu öffnen und verwehten Spuren nachgehen, um vergessene Wahrheiten und Weisheiten wiederzufinden. So führt uns die Betrachtung der *Mistel*, die unsere Abwehrkräfte stärkt und einfallenden Krankheiten die richtige Immunantwort gibt, direkt in die griechische Mythologie. Damals in vorhellenischer Zeit gab es einen medizinischen Kult, den Priester ausübten, die man *Asklepioi* nannte, was bedeutete »unermüdlich sanft«. (Asklepios = lateinisch Aeskulap). Als Schutzherrin dieses Kultes galt die Göttin *Pallas Athene*, jene bemerkenswerte Jungfrau, die dem ersten aller Patriarchen, *Zeus*, aus dem Hirn entsprungen war. Ihr Allheilmittel nun wurde die Mistel, griechisch *ixias*, was so viel bedeutet wie *Ischys* (Stärke) und *Ixion* (starker Mondmann).

Mithin war die Mistel eine heilige, göttliche Pflanze, insbesondere jene Art, die mit der Eiche verwandt ist – *»das, was von der Eiche herabhängt«*. In alter Zeit wurde sie als Geschlechtsorgan der Eiche angesehen, ihren Saft hielt man für Eichensperma und schrieb ihm große, verjüngende Kräfte zu. Als zum Beispiel der trojanische Held *Aeneas*, der nach dem Fall Trojas zu einem der Vorväter Roms wurde, die Unterwelt besuchte, hielt er schützend einen Mistelzweig in der Hand – und konnte nur deshalb wieder lebendig in die obere Welt zurückkehren. *»Das, was von der Eiche herabhängt«* heißt im Lateinischen aber nichts anderes als *Aesculapius*.

Es gibt noch andere, gleichfalls faszinierende Deutungen des Ursprungs von Aeskulap, dem Gott der Heilkunde. Eine Sage nimmt die aktuelle Intensivmedizin vorweg. *Apollo*, der Gott des Lichtes, hatte *Koronis* (Krähe), die Tochter des Königs *Phlegyus*, dessen Bruder *Ixion* (starker Mondmann) hieß, geschwängert. Die schwangere Koronis aber betrog Apollo mit einem gewissen *Ischys* (Stärke), worauf Apollo seine Schwester *Artemis* bat, für ihn Rache zu nehmen. Artemis durchbohrte die werdende Mutter mit einem Pfeil und tötete sie. Als ihr Leichnam auf einen Scheiterhaufen gelegt und verbrannt werden sollte, besann sich Apollo und ließ im Lichte der Flammen das noch lebende Kind aus dem Schoß der Koronis herausholen. Es war ein Knabe und Apollo nannte ihn *Asklepios* (Aeskulap).

Dieser Asklepios hatte in sich alle Charaktereigenschaften und Fähigkeiten, die auch heute noch begnadete Ärzte und Heiler in sich vereinen. Er war erfahren sowohl im Gebrauch von Drogen wie in den Techniken der Chirurgie. Er vermochte mit dem Blute der Medusa Tote zu erwecken, aber ebenso Leben zu zerstören. Auf dem Höhepunkt seines Wirkens holte er Tote aus dem Reich des Hades ins Leben zurück, wurde bei Zeus deshalb angeschwärzt, wegen Bestechlichkeit angeklagt und mit seinen Patienten zusammen von einem göttlichen Blitz erschlagen. Doch später belebte ihn Zeus wieder und versetzte ihn mit einer heilenden Schlange in der Hand zu den Sternen.

Homer, der fantasievollste aller griechischen Erzähler, schaffte es, alle drei Elemente – die Person des Aeskulap, die Schlange und die Mistel – in einer einzigen Story unterzubringen. Der junge *Glaukus*, so erzählt er, der Sohn des *Minos*, war kopfüber in ein Honigfaß gestürzt und erstickt. Minos sperrte Asklepios mit seinem toten Sohn in eine Gruft und drohte, den Arzt umzubringen, falls ihm nichts Wiedererweckendes einfalle. Plötzlich näherte sich eine Schlange dem Leichnam, und Asklepios tötete sie mit einem Schwertstreich. Eine zweite Schlange erschien, kehrte jedoch sofort wieder um, als sie ihre Genossin erschlagen fand. Nach einer Weile kam sie zurück und trug den Zweig einer magischen Pflanze im Mund. Sie legte sie auf die tote Schlange, worauf sich diese zu regen begann. Daraufhin nahm Asklepios den Zweig, berührte damit Glaukos, und der Tote erwachte.[1]

Der römische Offizier und Reiseschriftsteller Gaius Plinius berichtet, daß der Mistel in ganz Gallien große Bewunderung entgegengebracht wurde. »Die Druiden, denn so nennt die Bevölkerung dort ihre Zauberer, achten nichts heiliger als die Mistel und die Bäume, auf denen sie wachsen, vorausgesetzt, daß es eine Eiche ist.« Die Gallier glaubten, ein Misteltrunk sei gegen alle Gifte wirksam, lasse Unfruchtbare fruchtbar werden, verhülfe zu einer leichten Niederkunft und könne – als gekaute Masse aufgelegt – Geschwüre heilen.

Mistelbüsche wurden in jenen fernen Zeiten von den weißgekleideten Druidenpriestern mit einer goldenen Sichel aus dem Baum geschnitten und in weißen Tüchern aufgefangen. Keinesfalls durfte Eisen die Mistel berühren oder die Mistel auf die Erde fallen. Ähnlich wertvoll war den japanischen *Ainos* der auf heiligen Weiden wachsende Mistelzweig: Die Blätter wurden feingehackt den Speisen als Allheilmittel beigegeben sowie mit Hirse und anderen Samen ausgesät, um die Felder fruchtbar zu machen.

Eine markante Rolle spielt die Mistel in der germanischen und nordischen Mythologie. Gottmensch Baldur, der gute und schöne Sohn des großen Gottes Odin, der zwischen Himmel und Erde wirkt, hatte den schweren Traum, daß er bald sterben würde. Aus Sorge um ihn nahm die Göttin Frigg allen Elementen, den Steinen und der Erde, den Bäumen und den Tieren den Eid ab, Baldur nicht zu verletzen.

Fortan vergnügten sich die anderen Götter damit, Baldur zu schlagen, auf ihn zu schießen oder ihn zu steinigen; doch er war unverwundbar. Das neidete ihm *Loki*, der Übelstifter, und er fand eine Mistel, die zu jung gewesen war, um zu schwören und ließ sie von Baldurs blindem Bruder *Hödur* auf Baldur werfen … Die Mistel durchbohrte Baldur, er starb und wurde auf einem Scheiterhaufen verbrannt.

Wir werden den Sinn dieses Mythos weiter unten ergründen, können jedoch jetzt schon eines festhalten: In allen Regionen, in denen die Mistel wächst – es gibt auf der Welt viele hundert Arten, die auf Eichen, Ulmen, Pappeln, Weiden, Kiefern, Apfelbäumen, Birnbäumen usw. leben – gilt sie als Gleichnis für Geburt und Tod, Werden und Vergehen, Gesundheit und Siechtum. Sicherlich hat diese Vorstellung damit zu tun, daß die Misteln immergrün auf Bäumen wachsen und keine Jahreszeiten zu kennen scheinen. Sie führen ein merkwürdiges Dasein, entziehen ihren Wirtsbäumen Wasser und Mineralsalze, können aber selbst das Licht in Zucker verwandeln, sind männlich oder weiblich – eine Besonderheit im Pflanzenreich. Im Sommer verbergen sie sich unter den Blättern der Bäume, im Herbst werden sie sichtbarer, aber erst im Winter zeigen sie sich ganz offen, grün, mit weißen Beeren und kleinen gelblichen Blüten – als *goldener Zweig*.
James Georg Frazer, Sozialanthropologe, hat sich Anfang dieses Jahrhunderts in einer epochalen Mythensammlung u.a. mit der Mistel beschäftigt.[2] Ihm scheint, daß die Mistelverehrer in dieser Pflanze etwas Übernatürliches gesehen haben, weil sie wächst und gedeiht, ohne Wurzeln in der Erde zu haben. Sie ist ein im wahrsten Sinne des Wortes vom Himmel gefallenes Geschenk Gottes.
- Im Kanton Aargau in der Schweiz, in Wales und in Schweden wurde die Mistel vom Baum *geschossen*, um ihre Heilkräfte (insbesondere für Kinder) zu bewahren.
- Im Piemont und in der Lombardei preßte man aus Misteln das *St.Johannis-Öl*, das Schnittwunden heilen sollte.
- Im Holsteinischen galt die Mistel als Universalmittel gegen »grüne« Wunden und als Zauber für eine glückliche Jagdstrecke.
- In Lacaune in Südfrankreich legten die Bauern ihren Kranken die Pflanze auf den Magen oder gaben ihnen eine Abkochung zu trinken.
- In Schweden gab es Leute, die glaubten, daß der Besitz eines Messers mit Griff aus Mistelholz sie vor epileptischen Anfällen bewahre; in Deutschland wurden aus ähnlichen Gründen manchen Kindern Mistelzweige um den Hals gelegt; in England und Frankreich gab es Misteltee gegen Epilepsie.

- In Schweden wurden die Misteln zur Sonnenwende am Abend des Johannistages gepflückt, am längsten Tage des Jahres, »wenn Sonne und Mond in ihrer höchsten Macht stehen«. An diesem Abend brennen zur Erinnerung an Baldurs Tod überall in den nordischen Ländern die Scheiterhaufen.
- In vielen Ländern verbreitet war der Glaube, die Mistel sei ein geheimnisvoller Schlüssel, der alle Schlösser zu öffnen vermöge.

Der Tod Baldurs durch eine Mistel und seine Verbrennung ist für Frazer ein Naturmythos, bei dem die Eiche den Gott Baldur verkörpert und die Mistel das Leben ist, die Unverwundbarkeit. Anders ausgedrückt: Der unverwundbare Baldur ist die Verkörperung der misteltragenden Eiche. Baldur, der Lichtgott, der »schön vom Angesicht leuchtet«, starb, flammte aber auf zur Sonne und somit zur ewigen Wiederkehr.
Die Geschichte der Mistel zeigt – stellvertretend für die gesamte Pflanzenheilkunde –, daß die so verschiedenen Überlieferungen aus unterschiedlichsten Kulturen in einem Urgeflecht wurzeln, das sich hinter der Zeit verbirgt. Werden wir uns dessen bewußt, so schmilzt in der Erinnerung die Zeit, und wir haben wieder Zugang zu den zeitlos heilsamen Kräften.
Dies ist auch ein Grundgedanke der *anthroposophischen Medizin*: Menschen und Pflanzen haben sich in einem gemeinsamen Evolutionsprozeß entwickelt, die Phasen der Menschwerdung sind in die Stufen der pflanzlichen Evolution eingebettet, folglich sind bestimmte Heilpflanzen mit bestimmten Organen und Regelkreisen mit uns innig verwandt. Die Lebenskraft der Pflanze paßt in uns hinein wie ein Schlüssel ins Schloß. Er öffnet die Tür zu unseren universalen Selbstheilungskräften. Aber umdrehen müssen wir ihn schon selbst.

Die Heilkraft der Natur

Die Idee von der »Heilkraft der Natur« ist der Boden, auf dem alle Naturheilverfahren gründen und wachsen. Entscheidend für uns und für den Arzt ist die Vorstellung, daß eine Krankheit, egal welcher Ursache und Wirkung, vom menschlichen Organismus nicht passiv erlitten wird, sondern daß wir uns selbst spontan gegen die Bedrohung wehren und aktiv zur Heilung streben. Der Arzt hat nur dort einzugreifen, wo die natürliche Selbsthilfe versagt, er ist »Diener der Natur«. Als solcher ahmt er in seinem Heilbemühen die Naturtätigkeit nach (Paracelsus, Mesmer, Hahnemann) und kann dies auf zweierlei Weise tun:

- Er heilt Gegensätzliches mit Gegensätzlichem (Allopathie)
- Er heilt Ähnliches mit Ähnlichem (Homöopathie)

Aderlaß, Erbrechen, Abführen, Schwitzkur, künstliche Eiterungen, Schröpfen oder auch die Kräutermedizin des Mittelalters wie die der Heilkundlerin Hildegard von Bingen sind Maßnahmen, der Krankheit entgegenzusteuern. In der heutigen Schulmedizin gilt weithin ebenfalls: Medikamente sind *gegen* eine Erkrankung zu verschreiben (z.B. blutdrucksenkende *Mittel gegen Bluthochdruck*; der homöopathische Arzt wird hier eher *mit* der Erkrankung gehen und zu *Belladonna* greifen, zur *Tollkirsche* mit den Symptomen hohes Fieber und pochender Puls).
Die Begriffe »Naturheilverfahren« und »Naturheilkunde« prägte Mitte des 19. Jahrhunderts der bayerische Militärarzt Lorenz Gleich. Die Naturheilkraft war für ihn das natürliche Bestreben des Organismus nach gesund machenden Mitteln und Verhaltensweisen. Er nannte dies den *Naturinstinkt.* Der Naturinstinkt verlangt gesunde Ernährung, Bewegung, Körperhygiene etc… Unter Naturheilverfahren verstand Gleich das Heilen *ohne* Arzneistoffe und Aderlaß, das Heilen mit nur natürlichen Mitteln wie Kälte und Wärme, frische Luft, Naturkost, kaltem Wasser usw.
Die Erkenntnis, daß in gesunder Nahrung heilende Naturkraft steckt, führt – wie der Medizinhistoriker Prof. Heinz Schott anschaulich beschreibt[3] – zur »Obstheilkunde« (Obst = Sonnenlichtnahrung) »Bircher-Müsli« (Lichtquanten-Kur) und zur *Diätetik*, zur Lehre von der gesunden Lebensführung (siehe auch: Ayurveda-Medizin). Licht und Luft, Essen und Trinken, Bewegung und Ruhe, Schlaf und Wachen, Stoffwechsel und Gemütsbewegungen sind das Haus einer Medizin, in dem ein für sich selbst verantwortlicher Mensch die Hauptrolle spielt (Galen). Und so entstanden Ende des 19. Jahrhunderts sozialpolitisch höchst aktive Bewegungen, von der vegetarisch romantischen Freikörperkultur bis hin zu anarchistischen revolutionären Kommunen. Viele dieser damals dem biederen Bürger angstmachenden Ideen sind inzwischen Teil der Schulmedizin geworden – zum Beispiel im großen, mittlerweile klassischem Gebiet der *Physikalischen Medizin*, der *Physiotherapie* und *Balneologie*, der *Diätetik* und der *Ernährungstherapie.*

Verfahren der *Physikalischen* Medizin und *der Physiotherapie (Physis* = gr. *Natur*) sind:
Aktive und passive *Bewegungstherapie*, *Thermotherapie*, *Elektrotherapie*, *Lichttherapie*, *Hydrotherapie*, *Inhalationsbehandlungen*, *Klimatherapie.* Die *Balneo-*

logie, die Lehre von der Anwendung und Wirkung von Heilwässern, ist ebenfalls Teil der Physiotherapie. Zur Diätetik oder Ernährungstherapie, die sich vor allem auf die von Bircher-Benner und Kollath entwickelte *Vollwert-Ernährung* stützt, gehören die *Waerlandkost*, die *Evers-Diät*, die *Schnitzer-Kost* und die *Vollwertkost nach Bruker*.

Eine Sonderstellung nimmt die *Darmreinigung* nach Franz Xaver Mayr ein (siehe auch das Kapitel in Teil 2: Der Tod kommt aus dem Darm) und die *Makrobiotik*, die Kunst, das menschliche Leben durch eine einfache, auf Getreide basierende Lebensweise zu verlängern.

Als Inbegriff einer naturheilkundlichen Medizin gilt für Ärzte wie Laien die *Kneipptherapie*, da sie alle heilsamen Elemente in sich vereinigt: Wasser, Bewegung, Pflanze, Nahrung und Seele. Sebastian Kneipp, ein armer Webersohn Mitte des vorigen Jahrhunderts, laborierte an einem Lungenleiden, heilte sich im Garten des Priesterseminars in München durch kalte Güsse, stieg auch mal Winters in die eiskalte Donau. Er folgte dabei den weit in die Antike zurückreichenden Ideen vom naturgemäßen Leben: Heilkräuter als Badezusatz, wechselwarme Bäder, Barfußlaufen in taufrischem Gras oder Schnee, Wassertreten, körperliche und geistige Bewegung. Kneipptherapie, Physiotherapie und Balneologie gehören heute zu den anerkannten Behandlungen mit einer Vielzahl von Heilanzeigen (INFO 17). Besondere Erfolge hat die Kneipptherapie dadurch, daß *komplex* alle fünf Wirkungsfelder eingesetzt werden:

- Wasseranwendung,
- Heilpflanzen (Phytotherapie),
- Bewegungstherapie,
- einfache Ernährung,
- natürlicher Lebensrhythmus mit physiologischem Wechsel zwischen Entspannung im körperlichen und seelischen Bereich – *Ordnungstherapie* (Brüggemann).

Sinnvoll ist eine komplexe Kneipptherapie bei *Bluthochdruck*, *Kreislauferkrankungen*, *Herzinsuffizienz*, sowie als präventive Maßnahme.

Außerdem zeigt sie Erfolge

- bei *Atemwegserkrankungen*,
- bei *Magen-Darm-Erkrankungen* bis hin zum *Magen- Darmgeschwür*,
- bei *psychovegetativen Störungen*, insbesondere *Schlaflosigkeit* und *Nervosität*.[4]

INFO 17: Heilerfolge ausgewählter Verfahren der physikalischen Medizin und Balneologie

Hydrotherapie
- Akute fieberhafte Erkrankungen und Entzündungen
- Erkrankungen des rheumatischen Formenkreises
- Durchblutungsstörungen
- Funktionelle Leibbeschwerden; Fettsucht
- Neurovegetative Regulationsstörungen

Bewegungstherapie
- Neurovegetative Regulationsstörungen
- Koronarinsuffizienz
- Periphere arterielle Verschlußkrankheiten
- Rheumatischer Formenkreis; Osteoporose
- Stoffwechselleiden; Fettsucht
- Chronisch obstruktive Lungenkrankheit

Klassische Massage
- Muskuläre Tonusabweichungen, Muskelverhärtungen und Muskelschmerzen
- Muskelrheumatische Veränderungen
- Lymphatische und venöse Stauungen
- Gelenkverletzungen und andere Traumen des Bewegungsapparates
- Rheumatische Krankheiten, Schmerzsyndrome bei degenerativen Veränderungen des Bewegungsapparates
- Spastische Bronchitis
- Degenerative Erkrankungen des Bewegungsapparates
- Funktionsstörungen nach Schädigung peripherer Nerven
- Neurovegetative Regulationsstörungen

Bindegewebsmassage
- Funktionelle Störungen an inneren Organen, am Bewegungsapparat (Weichteil- und Knochenveränderungen); vegetativ-endokrines Syndrom der Frau
- Beschwerdekomplexe mit Organleiden, arterielle Verschlußkrankheit, Venenleiden, Strukturveränderungen der Bindegewebe

Sauna:

Präventiv:

- Störungen des Wärmehaushaltes mit Neigung zu Unterkühlung und Unterkühlungsfolgen
- Neigung zu wirbelsäulenbedingten Beschwerden, insbesondere auf der Grundlage von statischen Fehlbeanspruchungen
- Zeichen einer Immunschwäche mit erhöhter Infektanfälligkeit und/oder Neigung zu »rheumatischen« Beschwerden

Therapeutisch:

- Herzkreislaufkrankheiten; Kreislaufregulationsstörungen und Zustände nach Herzkreislaufversagen
- Zu hoher und zu niedriger Blutdruck
- Gefäßerkrankungen
- Vasomotorischer Kopfschmerz verschiedenster Ausprägung
- Chronisch bronchitisches Syndrom
- Krankheiten der Bewegungsorgane (örtliche Störungen an Muskeln, Sehnen und Gelenken sowie Systemerkrankungen der Bindegewebe)
-

(Quelle: Unkonventionelle medizinische Richtungen[5])

Die (relativ) anerkannten Naturheilverfahren gelten heute als wichtige Ergänzung zur schulmedizinischen Therapeutik – sie sind *komplementäre Medizin*. Eine Vielzahl von Forschungsvorhaben sowie die Einrichtung von Lehrstühlen zur Naturheilkunde künden von einem Bewußtseinswandel, einem *Paradigmenwechsel*: »Zum Paradigmenwechsel in der Medizin gehört, daß das ganze Gebäude, welches wir westliche Menschen seit 2000 Jahren hegen, falsch ist. Eine bittere Pille – gewiß!« – schreibt der Wiener Psychotherapeut Dr. Harry Merl. Und fährt fort:

»Unsere Chance besteht darin, unsere Patienten zu den unmanipulierten Naturgesetzen zurückzuleiten, die dem Ganzen nie schaden, weil sie einen Millionen Jahre dauernden Evolutionslauf hinter sich haben…«[6]

Hiermit sind wir wieder bei den Pflanzen – insbesondere der Mistel.

Besuch beim Mistelmann – Heilwirkungen der Mistel

Vor den Toren Stuttgarts, in Stuttgart-Hohenheim, liegt ein verwunschener Garten. In diesem Garten wachsen und gedeihen 80 verschiedene Laub- und Nadelholzbäume und auf ihnen grünen Mistelbüsche. Der inzwischen emeritierte Genetiker Prof. Dr. Friedrich Mechelke hat diesen Garten schon in den siebziger Jahren geschaffen, zu einem Zeitpunkt, als Pflanzenheilmittel den exakten Naturwissenschaften noch weitgehend suspekt waren. Mit seinen Wissenschaftlern und der Unterstützung der *Mahle-Stiftung* untersuchte er in vitro, also im Reagenzschälchen, die Wirkung von Mistelextrakten auf Krebszellen. Funde:

- Die Vermehrung von Krebszellen wurde bis zu 20 Prozent gehemmt.[7]
- Die Mistel des Apfelbaumes zeigte die stärksten Effekte auf das Wachstum und die Lebensfähigkeit von bestimmten Zellkulturen.[8]
- Leukämiezellen, die der Bombardierung mit Zytostatika widerstanden hatten und sich weiter ungehemmt vermehrten, reagierten auf die Apfelbaum-Mistel sensibel.[9]
- Die Wirkung unserer natürlichen Killerzellen wurde durch Mistelpräparate verstärkt, d.h. die Mistel half besonders unserem uralten, unspezifischen Abwehrsystem.[10]

Zusammengefaßt: Die Mistel verlangsamte oder stoppte Krebswachstum, verstärkte die körpereigene Abwehr und wirkte auch dort, wo die zellzerstörende Chemotherapie wirkungslos blieb.

Mit diesen und anderen Untersuchungen schaltete sich Mechelke in einen Glaubenskampf ein, der bereits etwa 70 Jahre tobt, seit Rudolf Steiner, der Begründer der Anthroposophie, in der Mistel ein Heilmittel gegen Krebs sah. Die vielen Jahrhunderte zuvor hatte der goldene Zweig, wie anfangs genannt, schon immer einen Ehrenplatz in der Apotheke Gottes: Die Volksmedizin schrieb dem *Viscum album* (auch Hexenkraut genannt) gesundheitsfördernde Wirkungen bei *Bluthochdruck*, *Verstopfung*, *Arterienverkalkung*, *Krämpfen* und *Blutungen* zu. Rudolf Steiner kam zur Mistel nach einer eigenwilligen Deutung von Krebs (siehe auch das Kapitel über Anthroposophische Medizin): Krebs war für ihn ein Versagen der Formkräfte, die den menschlichen Organismus gestalten. Bei Krebs dominiert das mineralisch-physische kalte Prinzip. Während zum Beispiel die Entzündung eine warme Krankheit ist, haben wir es bei Krebs mit einer kalten Krankheit zu tun. (Erinnern wir uns hier an die Kapitel über Fiebertherapie und Hyperthermie.) Das

Geistig-Seelische wirkt nach Steiner über Feuer und Wärme, das Mineralische repräsentiert Kälte und Erde. »Die Natur durchschauen bedeutet, dasjenige zu bekämpfen, was aus der normalen Entwicklung irgendwie (im kranken Zustand) herausfällt. Der Mensch wird zu stark Erde, indem er die Krebsbildung in sich hat! Er bildet zu stark Erdkräfte in sich aus. Diesen übertriebenen Erdkräften muß man diejenigen Kräfte entgegensetzen, die einem Zustand der Erde entsprechen, in dem das Mineralreich und die heutige Erde noch nicht da waren.«[11]

Aus diesen seinen Gedanken folgerte Steiner, daß ein Heilmittel gegen Krebs eine ganz besondere geistig-seelische Naturkraft besitzen müsse – und fand die Mistel. Die Mistel hat in der Tat ihren eigenen Jahresrhythmus, ihren besonderen Umgang mit dem Kosmos, mit Licht und Wasser, vermag im Winter zu blühen, ist Schmarotzer und doch wieder nicht. Die wirksame Natur in der Mistel – so Steiner – ist irr-sinnig. Das sei aber genau das, was man brauche, wenn der menschliche Organismus physisch irrsinnig werde – also beim Krebs.

Steiner regte eine bestimmte Verabreichung der Mistelpflanze an (Walzen, Extraktion, Fermentation, Zusetzen von Mineralstoffen), bis schließlich das Präparat entstand, das heute in der ergänzenden anthroposophischen Krebstherapie eingesetzt wird: *Iscador*, *Helixor* u.a. wie *Plenosol*, *Eurixor* etc. Er verkannte nicht die endlosen Bemühungen der Chemiker, aus den Pflanzen die Inhaltsstoffe zu bestimmen und somit ihre Wirksamkeit, doch für ihn war die übergeordnete Sicht der Dinge wichtiger. »Es handelt sich darum, daß wir, wenn wir Heilstoffe anwenden, nicht allein dasjenige anwenden, was der Chemiker dabei denkt, wovon der Chemiker spricht, sondern das wir dasjenige anwenden, was Geistiges, was Spirituelles in den Dingen drin ist.«[12]

Spätestens hier wird uns klar, daß Chemiker und Naturwissenschaftler an sich selbst irre werden würden, wenn sie diesem Gedanken folgen sollen. Dennoch hat die konventionelle Krebsforschung erwiesen, daß Rudolf Steiner in vielem Recht behielt. Seine Weltanschauung ist in unserer Gesellschaft fest verankert, die *Anthroposophische Medizin* hoch gerühmt.

Der goldene, göttliche Zweig wurde inzwischen auf Herz und Nieren, oder besser gesagt, auf Leib und Seele geprüft, mit wahrhaft erstaunlichen Ergebnissen.

- Es gibt weibliche und männliche Misteln; von den 20 Chromosomen sind acht (!) Geschlechts-Chromosomen – das ist einzigartig.[13]
- Die Mistel »arbeitet« mit rund 1000 verschiedenen Proteinen, von denen nach heutigem Kenntnisstand am wirksamsten die *Mistellektine* (Zuckerproteine) sind. Bei diesen Lektinen wiederum wirken Molekülketten, die *zellzerstörend*,

und andere, die *immunstimulierend* sind. Die stimulierenden Ketten bringen den Zellstoffwechsel auf Trab, senden Biosignale aus, machen den Weg frei für Vitamine, Mineralstoffe, Spurenelemente, Fettsäuren und Aminosäuren.[14]

- Der größte Teil der nachgewiesenen Proteine bildet ein Muster von *Enzymen*, die sich nicht von aktuellen Lebensbedingungen beeinflussen lassen, sondern nur von genetischen Faktoren.[15]
  (Also hat sich in der Mistel ein ursprünglicher Grundstoffwechsel erhalten.)
- Mistelpräparate stimulieren nicht nur das Immunsystem, befeuern den Organismus somit indirekt, sie greifen den Tumor auch direkt an, indem sie um das wuchernde Gewebe herum Entzündungsherde legen – sie hüllen den Krebs in einen für ihn schädlichen Wärmemantel.
- Die von der Mistel hervorgerufene Wachstumshemmung hängt nicht allein von dem »Lektin-Wirkstoff« ab, sondern von dem Gesamtgehalt an Inhaltsstoffen, also von dem Baum, auf dem sie wächst. Auch der Visco-Toxingehalt einer Mistel richtet sich nach der Art des Wirtsbaumes. Im übertragenen Sinne heißt das: Jeder Tumor hat seine für ihn bestimmte Mistel.[16]

Eine Sichtung von Studien aus dem *Ludwig-Boltzmann-Institut* in Wien und der anthroposophischen *Lukas-Klinik* in Arlesheim, Schweiz, ergab: Patientinnen und Patienten, die mit Mistelpräparaten behandelt worden waren, lebten länger – je nach Tumor bis zu 44 Monate länger.[17] Der leitende Arzt Prof. Dr. G. Salzer schlußfolgerte: »Es ist daher nicht berechtigt, die Mistelbehandlung solider Tumore als Therapie mit ungeklärter Wirksamkeit zu diskriminieren und mit obskuren Naturheilmitteln in einen Topf zu werfen.«
Ziehen wir wieder eine Summe: Die Wirkstoffe der Mistel beflügeln unser Immunsystem, heizen dem Krebs ein, können das Wachstum von Krebszellen stoppen. Doch die Mistel ist ein Heilstoff der besonderen Art: Je nach Wirtsbaum, je nach Jahreszeit, je nachdem ob sie weiblich oder männlich ist, hilft sie am erfolgreichsten, wenn sie auf Molekularebene an ein Krebsmuster gerät, das zu ihrem Proteinmuster paßt. Deshalb verlangt der Genetiker Friedrich Mechelke verstärkte Bemühungen zur Entschlüsselung der Kraft der individuellen Mistel. Welche Mistel von welchem Baum wirkt auf welchen Krebs von welchem Individuum am stärksten?
Seinen verwunschenen Garten, in dem auf 80 verschiedenen Bäumen Misteln wachsen, von ihm aufgezogen und behütet, werden Sie möglicherweise nicht mehr besuchen können. Denn da Geld zur Pflege der Bäume fehlt, wird darüber diskutiert, das Grundstück anderweitig zu nutzen…

Meine Schwester, die Pflanze

Seit Darwin seine Abstammungslehre entwickelte, haben wir Menschen unsere Verwandtschaft mit den Tieren in einem Satz formuliert: Mein Vetter, der Affe. Heute, im Licht der aktuellen Evolutionstheorien, können wir sagen: Meine Schwester, die Pflanze! Denn Menschen, Pflanzen, Pilze und Tiere haben dieselbe Wurzel, wie bei der Betrachtung einer lebenden Zelle auffällt: Bis auf einige kleine Unterschiede (Zentriol) gibt es bei Pflanzen und Menschen auf Zellebene nur Gemeinsamkeiten, mit der einen großen Ausnahme: Eine Pflanzenzelle besitzt *grüne* »Kraftwerke«, die *Chloroplasten.* Hier werden mit Hilfe der Sonnenenergie Wassermoleküle in Sauerstoff und Wasserstoff gespalten, hier wird mit Kohlenstoffdioxid Glukose (Zucker) aufgebaut und Sauerstoff abgegeben. Nur Pflanzen können mit Hilfe von Sonnenenergie und Kohlendioxid und Wasser Zucker schaffen, (wobei Sauerstoff frei wird). Wir kommen nicht gut ohne Pflanzen aus, sie aber ohne uns!

Bleiben wir noch ein wenig bei dem großen Unterschied, den grünen Kraftwerken, den Chloroplasten mit dem grünen Pigment-Molekül *Chlorophyll.* Inmitten dieses Moleküls reist das Kohlendioxid, huckepack auf einem Atom. Wir erkennen sofort: Das Chlorophyll gleicht unserem *Hämoglobin* fast aufs Haar: Was hier Magnesium, ist bei uns Eisen – der große Unterschied ist folglich keiner. Dies sei nur ein Beispiel: Alle Beobachtungen chemisch-energetischer Lebensvorgänge münden in einer einzigen Schlußfolgerung. Der Stoffwechsel von Mensch und Pflanze sind sich ähnlich wie ein Theaterstück, das in zwei Häusern gespielt wird. In einem grünen Haus und in einem roten Haus. Die Darsteller sind, sofern sie nicht identisch, so doch nahe Verwandte.

Die Pflanzen, unsere grünen Schwestern! Wer aber war unsere Mutter?

Hier kommen namhafte an der Münchner Universität lehrende Naturwissenschaftler nach akribischem Vergleich von DNS-Sequenzen der heute noch unter extremen Bedingungen lebenden Archaebakterien (urzeitlichen Bakterien) mit »unseren« Zellen zu folgenden Antworten:[18]

Vor drei oder sogar vier Milliarden Jahren, als die Aminosäuren gelernt hatten, aufeinander zu reagieren und sich miteinander zu verbinden, auf einfache Weise ihre Stoffe (Moleküle) wechselten und auch auf die Idee kamen, lebenswichtige Informationen zu speichern und für alle Ewigkeit durch Teilung weiterzugeben, schufen diese Vorerben *(Progenoten)* drei Reiche: Das Reich der *Archaebakterien*, der *Eubakterien* und der *Blaualgen* sowie das Reich der Urzeller mit dem

gutausgebildeten Kern, der *Ur-Eukaryoten.* (Nach alter Anschauung werden alle diese Reiche unter dem Begriff *prokaryotisch* zusammengefaßt).
Richten wir nun unser Augenmerk auf die Zellen mit dem schon gutausgebildeten Kern, denn diese waren es, die einige bewundernswerte Fähigkeiten entwickelten: die Wasserspaltung durch Photosynthese, die Umstellung der Gärung auf Atmung. Einiges, wie Eiweißproduktion und Atmung guckten sie auch bei den Bewohnern der beiden anderen Bereiche ab. Schon bald – vor ca. eineinhalb Milliarden Jahren – hatten diese Ur-Kernzellen schon alles, was eine pflanzliche und menschliche Zelle auch heute noch auszeichnet: Zellmembran, Zellwasser, Zellkern, Kommunikationskanäle, Proteinproduzenten, Verpackungs- und Energiestationen. Auch ihre Buchhaltung war bereits vervollkommnet und ihre Lebenserfahrungen in einer umfangreichen Zentralbibliothek niedergeschrieben. Später dann spaltete sich das Reich der Ur-Kernwesen auf, und die Form seiner Bewohner veränderte sich in Pilze, Pflanzen, Tiere und Menschen – die innewirkenden Kräfte aber blieben die gleichen (INFO 18). Das heißt: die Geranie auf der Fensterbank hat ihren

INFO 18: Entstehung des Lebens

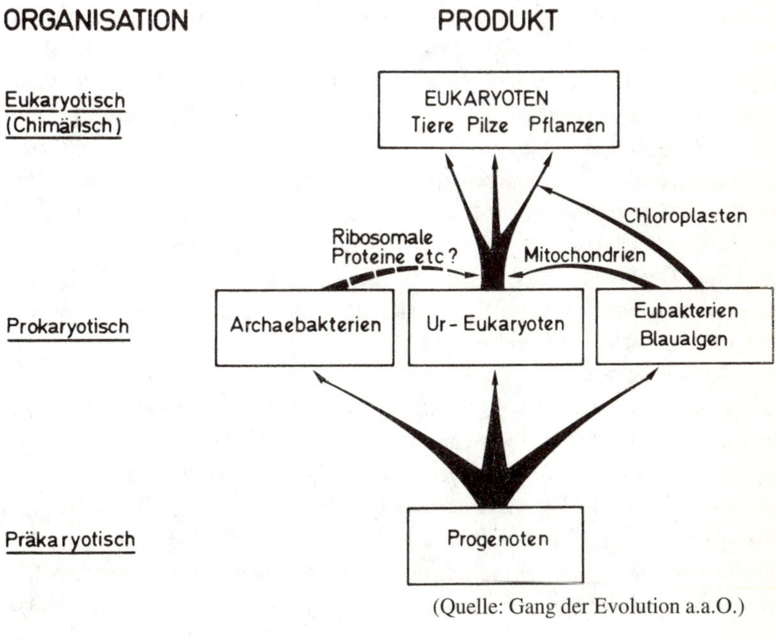

(Quelle: Gang der Evolution a.a.O.)

Ursprung in den Progenoten genauso wie Sie und Ihre Katze; die Archaebakterien, die Eubakterien und Blaualgen, Verwandte der Progenoten, nahmen eine etwas andere Entwicklung. Die Archaebakterien-Abkömmlinge leben fast genauso wie zu Urzeiten in vulkanischen Quellen, in Sümpfen, Faultürmen, auch in Salzseen und heißen Schwefelquellen. Die Erben der Eubakterien hausen in unserer Mund- und Darmschleimhaut, die Blaualgen sehen wir an der Meeresküste als blauschwarze Streifen. Alles dieses – unser gemeinsames Leben – entstand gleichzeitig mit der Erdkruste und der Atmosphäre unseres Planeten, wir sind also das Produkt einer Co-Evolution. Poetischer ausgedrückt: Mutter von Mensch und Pflanze ist die Mutter Erde.

Die Kunst, Heilpflanzen zu erkennen

Die soeben geschilderten Zusammenhänge waren intuitiv den Menschen zu allen Zeiten bekannt, und so ist ein wissenschaftlicher Beweis oft nur eine Bestätigung einer instinktiven Wahrheit. Da die verwendeten Begriffe der Naturheiler aber oft sehr subjektiv, sehr symbolhaft sind, verwarfen die präzisen Naturwissenschaftler, gemartert von ihrer Suche nach sogenannter Objektivität, auch universale Wahrheiten. Bei den Worten *medizinische Magie* oder *Magia naturalis* oder *Alchemie* oder gar *medizinische Astronomie* sträubten sich dem Biochemiker die Haare, manchmal aber auch aus Furcht, den Boden unter den Füßen zu verlieren. Zu den Zeiten, als die Naturforscher noch an Gott glaubten oder an die »Gottnatur« des Menschen (Goethe) war der Kosmos eine göttliche Offenbarung (was er im Lichte moderner Quantenphysik fast schon wieder ist), und die Alchimisten der alten Tage mühten sich, geheime Naturkräfte zu erkennen und Gottes Werk durch »Scheidkunst« zu vollenden. Das gedankliche Prinzip ist völlig konträr dem unseren: Wir betrachten eine Pflanze, eine Mariendistel, eine Mistel, eine Arnika, zählen Blätter, Stengel, Blüten, messen, wiegen Inhaltsstoffe, entziffern Enzyme, Proteine usw. und verfertigen danach unseren Bericht. Der Naturforscher alter Schule sucht und sieht als erstes die der Pflanze innewohnende Heilkraft, erkennt an ihrer Form, wozu sie nützlich ist, was sie heilen *will* und achtet auch darauf, daß Patient und Pflanze (Arzneimittel) miteinander verwandt sind. Die *Spagyrik* zum Beispiel, ein Teilgebiet der Alchemie, sucht das Heil darin, durch besondere Verarbeitungsmethoden die stofflich gebundenen Heilkräfte freizusetzen und ihr

Energiepotential durch Zugabe von Metallsalzen oder Nicht-Metallen zu erhöhen. (Sie trennt [gr. = span] und vereint [gr. = ageirein]).
Folgen wir den unserem Denken so konträren Vorstellungen, daß eine Pflanze eine bestimmte Gestalt hat, *weil sie zeigen will*, welche Heilkraft sie für welches Leiden besitzt, so befinden wir uns in bester Gesellschaft. Der hochgerühmte Paracelsus meinte schon: »Da die Welt eine geordnete Einheit ist, zeigt alles unmittelbar von der Natur Geschaffene aus Form und Beschaffenheit an, wozu es arzneilich gebraucht werden kann.«

Die Lehre von der Signatur der Natur

Eine Pflanze trägt also eine Signatur, die ich nur zu entziffern brauche, um zu wissen, wofür sie gut ist – ein bemerkenswerter Gedanke. Haben wir doch bisher angenommen, daß unsere gesamte tausende Jahre alte Arzneigeschichte nach dem Prinzip »Versuchen und irren« entstanden ist, nach dem Motto: Pflanze ausprobiert, Patient lebt: Pflanze gut; Pflanze ausprobiert, Patient tot: Pflanze schlecht. Was aber, wenn es besonders begabten und erleuchteten Menschen vergönnt ist und war, eine Heilwirkung aufgrund der Erscheinungsform, der *Signatur* einer Pflanze spontan zu sehen? Die Signaturlehre, so der Wiesbadener Naturwissenschaftler Dr. Ortwin F. Schäfer, wurde bislang in Bausch und Bogen verdammt, es ist jedoch Zeit, sie zu rehabilitieren.[19]

Zwei Beispiele:
- Das Schöllkraut, von Dürer unvergleichlich gemalt, wurde im Mittelalter als Mittel gegen *Gallen-* und *Leberleiden* (»Gelbsucht«) geschätzt – wegen seiner gelben Blüten und seines gelben Milchsaftes. Heute weiß man, daß Schöllkraut aufgrund eines wirksamen Alkaloides entkrampfend und mild beruhigend auf die Gallenwege wirkt.
- Die alte von Goethe und Kneipp geschätzte *Arnika* mit ihren zerrissenen Blütenblättern und ihrer Liebe zu gefällten Bäumen und zerrissenen Böden – eignet sich gegen alles, was uns wehe, zerschlagene Gefühle beschert. So die Signaturlehre. In der Tat! Arnika hilft bei Verletzungen aller Art, bei Blutergüssen, schlecht heilenden Wunden, aber auch bei Rheuma und altersbedingter Koronarsklerose.

Solche Beispiele können wir natürlich als Zufallstreffer abtun, doch erscheint die Signaturlehre in einem anderen Licht, wenn wir folgende Überlegung anstellen, die unsere Gedanken zur ganzheitlichen Medizin schon lange begleitet:
Unser Universum ist eine bruchlose Ganzheit und jeder Teil faltet stets das Ganze. Es gibt keine Trennung dergestalt, daß unten die materiellen Gegenstände hausen und darüber das Immaterielle schwebt (Bateson). Form, Muster, Medium, Information, Energie, göttliches Umfeld halten dieses Universum zusammen.
Betrachten Sie nun das Rillenmuster einer Schallplatte: Können Sie das dort eingepreßte Konzert hören? Nein. Und doch ist es den Rillen der Platten impliziert – innewohnend. Das Muster der Rillen *ist* das Konzert. Rillenmuster und Konzert haben dieselbe Daseinsform, sind nur anders formuliert. Die Struktur des Geschehens ist auf beiden Seiten analog. Wer Ohren hat, der höre. Wer Augen hat, der sehe. Das Rillenmuster ist das Konzert. Das Abbild ist das Bild. Das Universum ist Gott. Das Universum ist das Muster – das göttliche Konzert. Alles ist einander alles; alles ist eines, und eines ist alles. Sie befinden sich in einem holographischen Universum! Die Arnika, die Rose, die Mistel sind Pflanzen *und* Muster an Kraft, Muster an Heilkraft. Für einen Chemiker erscheint die Pflanze mit ihren Molekülketten so komplex, daß er oft verzweifelt davorsitzt wie vor einem verschlossenen Tresor. Dabei ist es recht einfach, die Tresortüre zu öffnen. Er muß nur den Code wissen! Oder sich daran erinnern!
Wir stoßen damit in ein Gebiet vor, daß der Kunst gehört. Künstler – Maler, Poeten, Bildhauer – haben gelernt oder erinnern sich, bildhaft, analogisch, metaphysisch, allegorisch zu denken. Um den Tresor zu öffnen, die Heilkraft einer Pflanze zu erschmecken, erfühlen, ertasten oder zu ersinnen, müssen auch wir unsere künstlerischen Fähigkeiten wiederentdecken, unsere Gaben der mystischen Intuition, der blitzartigen Vision und der ganzheitlichen Erleuchtung.

Die Mistel-Analogie einer Aminosäure

Rudolf Steiner war wahrscheinlich einer jener begabten Menschen, der aus Intuition heraus die Gestalt hinter der Mistel erkannte. Er nannte dies freilich nicht Intuition, sondern »geisteswissenschaftliche Gesamtbetrachtung«.[20]

INFO 19: Mistel-Analogie einer Aminosäure

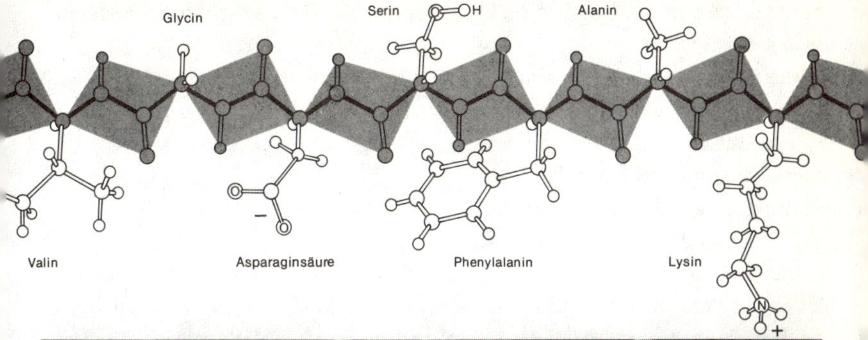

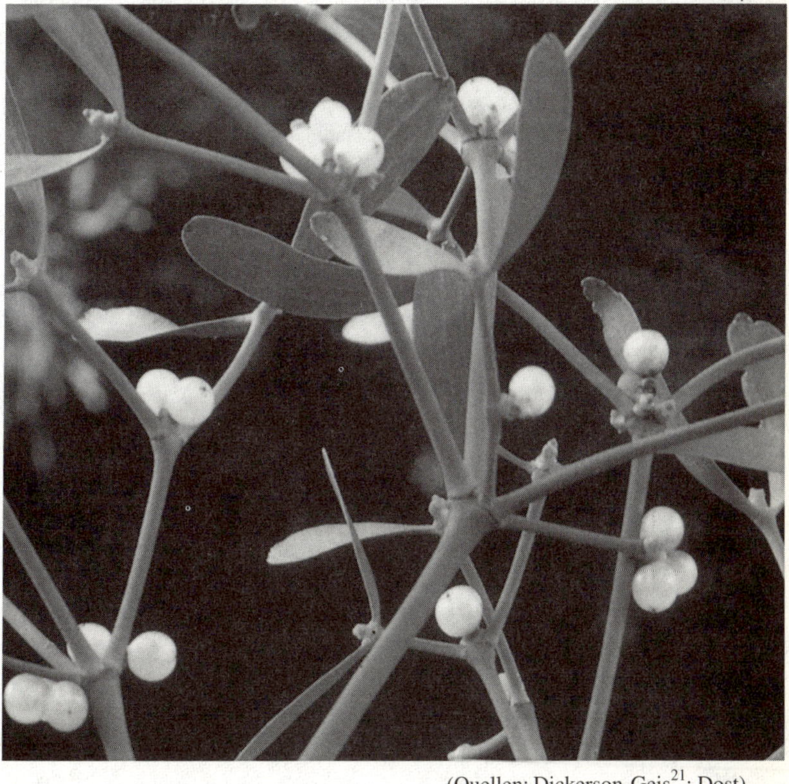

(Quellen: Dickerson-Geis[21]; Dost)

Vielleicht ist jetzt gerade Winter, und bei einem Spaziergang entdecken Sie im Geäst eines Baumes einen Mistelbusch. Sofort fallen Ihnen mehrere Eigentümlichkeiten auf:

- das Grün im Winter,
- die Kugelgestalt des Busches,
- das Wachstum hoch über der Erde,
- die innige Beziehung zum Licht,
- die Benutzung eines Wirtsbaumes.

Die Blätter sind oben und unten gleich, die Stengel und Blätter wachsen ohne eine Beziehung zur Richtung des Raumens nach allen Seiten – weder nur nach oben, noch nach unten, weder heliotrop noch geotrop. Die Mistel kann Licht »bewahren«, selbst jener Mistelteil, der im Wirtsbaum ankert, ist grün, und auch abgeschlossen von Licht behält die Pflanze ihr Chlorophyll. Sie ist reich an Phosphor (= Lichtträger), an Kalium und Magnesium. Wir erinnern uns: Magnesium sitzt im Chlorophyllmolekül wie in einer Wiege und transportiert Kohlendioxid. (Magnesium wurde früher von den Fotografen als Blitzlicht benutzt.)
Eine Mistel nimmt im Verhältnis sechsmal mehr Wasser auf als der Wirtsbaum, sie wird also sehr stark von den Bildkräften des Wasser gestaltet.
Deshalb liebt sie wassernahe Bäume. Insgesamt betrachtet, erscheint die göttliche Pflanze nicht ganz ausgereift, eher, wie eine Ansammlung von Keimen, wie ein junges Kind – nah den Ursprüngen.
Ein phantasievoller Chemiker könnte noch ein Bild, eine Analogie hinzufügen: Die Mistel sieht einer Aminosäure verflixt ähnlich! Aminosäuren sind Informationsträger par excellence, sind das Rückgrat des Lebens (INFO 19).

Der Ruf der Rose

Der Gedanke, daß Pflanzen Molekularstrukturen analog sind und wir tagtäglich durch einen Wald von Molekülabbildungen schreiten, mag verrückt klingen, doch nur, wenn wir unseren Armsessel aus dem halbdunklen Zimmer ins helle Draußen ziehen, haben wir mehr Durchblick und Ausblick. Sicher ist, daß die Pflanzen mit uns gemeinsame Wurzeln haben. Metabolisch gesehen sind sie nicht nur unsere grünen Schwestern, sondern unsere symbiotischen Zwillingsgeschwister. Wobei sie ein besseres Erinnerungsvermögen haben als wir, die wir uns unstet bewegen: Pfeilgenau treiben sie ihre Wurzeln in Richtung Erdmittelpunkt, vermögen die freie Energie des Sonnenlichtes einzufangen und umzuwandeln, strahlen auch bei Nacht *Biophotone* (Popp), Licht des Lebens aus, vermögen – wie Experimente mit Schwingungsdetektoren zeigten – miteinander zu kommunizieren, haben Gefühle der Angst, des Schmerzes und der Liebe. Und sie reagieren auf den Menschen – wie jeder Gärtner, jede Floristin, jeder Tomatenzüchter weiß. Diese Erkenntnis ist freilich in die hartleibigen Naturwissenschaftler nicht eingedrungen – im Gegenteil: Versuche, die der Vater der modernen Pflanzenkommunikation, der Amerikaner Cleve Backster unternahm, um Gedanken und Gefühle seines Drachenbaums mit einer Art von Lügendetektor aufzuzeichnen, wurden verlacht. Dennoch: Wohl nirgendwo drückt sich das allwirkende *Yin-Yang*-Prinzip so deutlich aus als in der Mensch(Tier)-Pflanzensymbiose. Beide sind ineinander verschlungen wie zwei sich überlappende Spiegelbilder (siehe INFO 20).

Yin und Yang sind, wie schon in Teil 2, in dem Kapitel »HOT und Ozon: Große und kleine Wäsche« beschrieben, gemäß altchinesischer Weltanschauung zwei polare Kräfte, die sich durchwirken, um zusammen ein Ganzes zu bilden und dergestalt das »höchste Erste« das *Tao* darzustellen. Im Teil 4: Heilende Energien und Teil 5: Seelenheil soll diese der modernen Physik, Kybernetik und Genforschung so nahe Weltdeutung erläutert werden. Vorerst jedoch sei gezeigt, was Yin und Yang übertragen auf Pflanze und Mensch bedeutet – ein unvergleichliches harmonisches Miteinander (INFO 21).

Nun wird klar, warum die *Homöopathie* behauptet, Ähnliches vermöge Ähnliches zu heilen, weil das Gleiche Dasselbe ist, nämlich das Selbst des *Yin und Yang* zugleich. Jetzt verstehen wir, warum die *Anthroposophische Medizin* sich gründet auf evolutionäre Verwandtschaft zwischen Mensch und Naturreichen – weil sie den Menschen wieder zurückholen will aus der Isolation (Krankheit) in das dynamische harmonische Gleichgewicht. Auch die umstrittene *Bachblüten-Therapie* erweist sich als weise Heilmethode: Hierbei geht es nicht um nach dem Zufallsprinzip ausgewählte Pflanzen, sondern heilende Blütenenergien sollen seelisches Ungleichgewicht wieder in Harmonie mit Yin und Yang bringen. Yin und Yang bist du.

INFO 20: Yin-Yang: Pflanze-Mensch

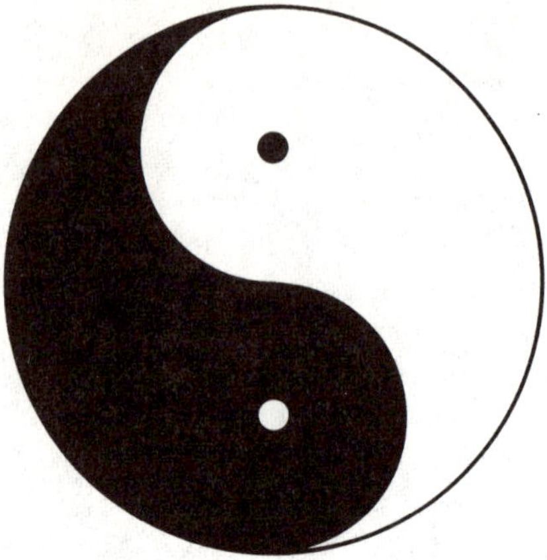

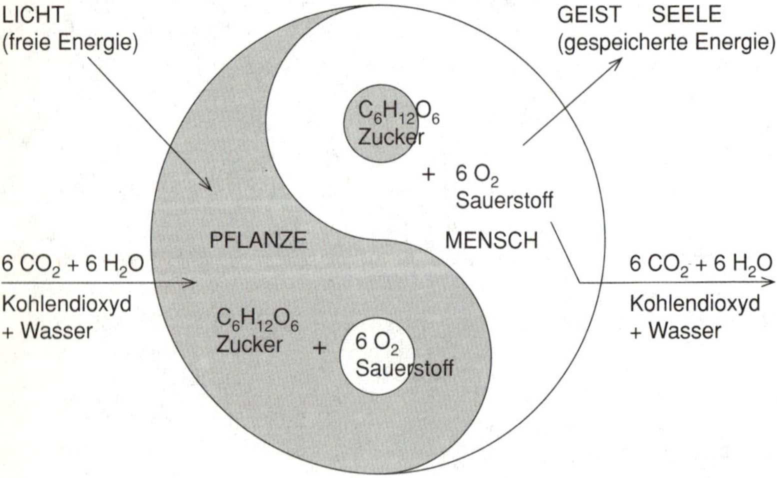

(Quelle: Chakra-Handbuch[22]; Dost)

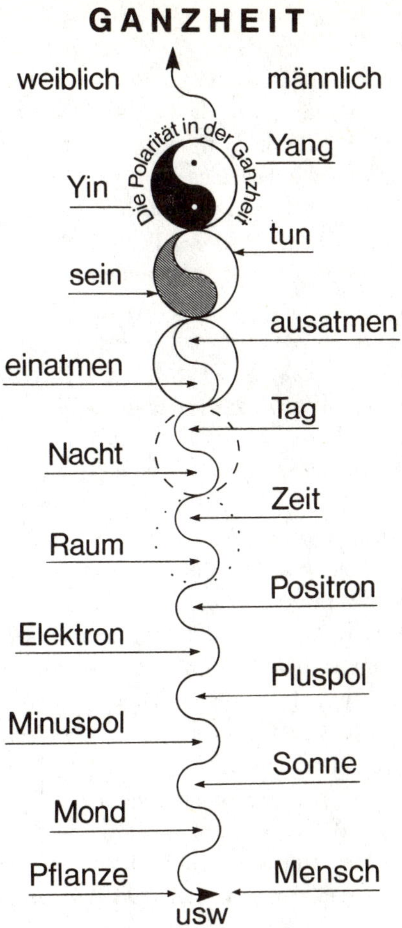

(Quelle: Chakra-Handbuch, a.a.O.)

Heilpflanzen in der Mythologie

Da Pflanzenheilkunde sich mit dem ursprünglichen Teil des Menschen beschäftigt, der in den tiefen Schichten des individuellen und kollektiven Unbewußten verborgen liegt, wird ein naturheilkundiger Arzt deshalb immer ein besonders enges persönliches Verhältnis zu den Heilpflanzen pflegen. Auch Patientin und Patient sollten Blätter, Blüten, Früchte, Rinden und Wurzeln – egal, ob als Aufguß, Bad oder Tropfen – mit allen Sinnen individuell genießen. Nicht zu vergessen ist: In unseren Beziehungen zu Pflanzen spielt natürlich auch die Suggestion einen wichtigen Part. Je heiliger, je gottnäher eine Pflanze oder Baum in den vergangenen Jahrtausenden, desto mehr Heilwirkung entfalten sie – tatsächlich oder auch »nur« in unserer Einbildung: also doch tatsächlich!

Begeben wir uns also noch einmal auf eine Reise in die Mythen Griechenlands und Europas, wie sie der Anthropologe und Poet (!) Robert von Ranke-Graves unvergleichlich in seinem Werk *Griechische Mythologie, Quellen und Deutung*, gesammelt hat:[23]

Wir landen in einer arkadischen, trunkenen, von Geistern bewohnten, zunächst von Mondgöttinnen fruchtbar und matriachalisch regierten Welt vitaler Opferungen, in einem Urwald heiliger Olivenbäume, Walnußbäume, Weißpappeln, Weiden, Eschen und Eichen. Jedem Monat war ein heiliger Baum zugedacht: Der *Ölbaum*, der der Göttin *Athene* geweiht war, vermochte als erster Baum des Jahres böse Geister vertreiben, war der Baum des Friedens und der Fruchtbarkeit. Der *Birnbaum* war *Hera*, der obersten Göttin des Olymp, zugeeignet. Der *Granatapfel-Baum* war dem Blut des Dionysos entsprungen – bedeutete Tod und Fruchtbarkeit und damit Hoffnung auf Wiederauferstehung zugleich, war Attribut der Liebesgöttin *Aphrodite*. Die *Myrte* stand für den Tod schlechthin. *Weiße Pappeln* und *Espen* waren ein Symbol der Wiedergeburt – ebenso die *Platanen*, die ihre Blätter segnend ausstrecken. Der *Nußbaum* galt als Symbol der Weisheit. Die *Weide*, der fünfte Baum des Jahres, war der Dreifaltigen Muse geweiht und wurde von den Priesterinnen für alle Arten von Zauberkunst und Wassermagie genutzt. Im Blatt des *Efeu*, des elften Baumes des Jahres, sehen die Priesterinnen die schöpferische Hand der Erdgöttin *Rhea*. *Kiefernbier* wurde mit Efeu verstärkt und Met gesüßt.

Für uns Nachkommen, die jetzt die zersplitterten Teile dieser Welt wieder zusammensetzen wollen, ist die kulturgeschichtliche Entdeckung faszinierend, daß vor dem Aufkommen des heutigen Alphabetes die Buchstaben nicht durch geschriebene Zeichen dargestellt wurden, sondern als Bäume und Pflanzen (*Baumalphabet*). Dies gilt sowohl für die alten Griechen wie für die gallischen Druiden. Das irische Alphabet begann nach dem Vokal A mit den Konsonanten B, L, N = Beth-luis-nion (Birke- Vogelbeerbaum-Esche). Die Vokale stellten Zeitabschnitte des Jahres dar: 0 = Stechginster (Frühlingstagundnachtgleiche), U = Heidekraut (Sommersonnenwende), E = Pappel (Herbsttagnundnachtgleiche), A = Fichte und Palme (Geburtsbaum) und I = Eibe (Todesbaum).

Die *Mistel* als lebenserweckende Pflanze zwischen Himmel und Erde – diesen göttlichen Zweig, der rituell gepflückt wurde, haben wir schon ausführlich gewürdigt.

Ähnlich geschätzt waren im volkstümlichen europäischen Mythos die *Hagedornblätter.* Man erwartete von ihnen wunderhafte Empfängnis, in ihnen wurde die Göttin *Flora* angebetet.

Petersilie hielten viele dagegen für unglücksbringend – wegen ihres schlechten Rufes als Abtreibungsmittel. Die *Mohnblume* versprach wegen ihrer beruhigenden Wirkung und ihrer scharlachroten Farbe die Auferstehung nach dem Tode. Ausgesprochen magische Eigenschaften hatte in alter Zeit zur Sommersonnenwende der *Farnsamen.* Mystische Bedeutung und große Heilkräfte kamen dem *Altháea-Saft* (Eibisch) zu, weil diese Pflanze als erste Frühlingsblume von den Bienen besucht wurde (althainein = heilen). Die (wilde) starkriechende *Raute* nutzte Odysseus als Zaubertrank, um nicht von Circe betäubt und in ein Schwein verwandelt zu werden. Bevor sich die Griechen den Mysterien unterzogen, nahmen sie *Kreuzdorn (Wegedorn)* als Abführmittel. Das kaukasische *Colchicum (Herbstzeitlose)* gab *Medea* dem Führer der Argonauten, *Jason*, zur Abwehr eines knochenzerbrechenden Stiers. Die Herbstzeitlose galt als wundertätig, weil sie aus dem Blut des gequälten *Prometheus* gewachsen war, – der, wie wir wissen, an einen Felsen geschmiedet erleben mußte, wie ihm ein Adler seine täglich nachwachsende Leber abfraß.

Damals heilig – Heute heilsam

Prometheus, Medea, Jason und die Argonauten und die wundertätige Herbstzeitlose bringen uns unversehens zurück in unsere Gegenwart. Denn prüfen wir einige der oben mythologisch »verpackten« Pflanzen (siehe auch INFOS Nr. 22 ff.), so sehen wir, daß eine Menge Wahrheit in den alten Geschichten steckt:

- *Colchicum*, genauer die Samen der Herbstzeitlose, ist immer noch das souveräne Mittel gegen einen akuten *Gichtanfall*. Es hemmt die Kristallbildung in den Geweben.
- Die Beeren des *Kreuzdorn* rufen wegen ihrer *Bitterstoffe* und *Anthrachinone* starke *Durchfälle* hervor. Anthrachinone gehören zu den Grundkörpern natürlicher Pigmente und pflanzlicher Wirkstoffe; von den Ausgangssubstanzen leiten sich auch synthetische Farbstoffe ab. Wegen ihrer heftigen und schwer zu regulierenden Wirkung wurde der Kreuzdorn inzwischen durch andere Heilpflanzen ersetzt.
- Die *Raute* – eine komplexe Mischung aus ätherischen Ölen, *Flavonoiden* (gelben oder roten Pflanzenfarbstoffen), *Cumarinderivaten* (pflanzliche Duftstoffe) und *Alkaloiden* (basischen Pflanzenstoffen, die auf die Nerven wirken) – feierte ihre Auferstehung als aktuelle Heilpflanze – wirksam bei *Multipler Sklerose*.
- *Eibisch* ist schon lange eine kultivierte Heilpflanze; die Wurzel hilft als Eibischsirup gegen akute Entzündungen der Atmungsorgane wie z.B. *Husten*; Eibisch ist der Typus eines stark schleimhaltigen Hustenmittels.
- *Hagedorn* (*Weißdorn*) mit seinen Blüten gehört zu den am meisten gebrauchten pflanzlichen *Herzmitteln*. Eine Summe von Wirkstoffen, die der analytischen Bearbeitung große Schwierigkeiten machen – Natur ist vielfältig und lebt! – sorgt langfristig bei den Herzkranken für eine bessere koronare Durchblutung. Weißdorn ist auch ein ausgezeichnetes Pflegemittel für das *alternde Herz*, stärkt den durch Infektionskrankheiten geschwächten *Herzmuskel* und wird auch bei *Herzrhythmusstörungen* gegeben – kurz: also bei allen degenerativen Herzerkrankungen unserer Zeit. Die im Mythos beschriebene wundersame Empfängnis ist uns verlorengegangen, doch der Hinweis auf die Göttin Flora, die Göttin des Blühens, weist auf die frischen und verjüngenden Kräfte des Weißdorns hin.

Dies ist nur eine Blütenlese, die beweist, was in Mythen steckt!

Bei den heiligen Bäumen kann man den *Olivenbaum* nicht nur in der griechischen Tradition, sondern auch schon bei Moses angesiedelt finden; im gelobten Land, dort wo »Weinstöcke, Feigenbäume, Olivenbäume und Honig wachsen«. Einen Ölbaum zu fällen, war früher ein strafwürdiges Verbrechen; der Ölzweig ist auch heute noch ein Symbol des Friedens; das *Olivenöl* wurde bei den ersten olympischen Spielen als Massageöl verwendet.
Als Nahrungsmittel schützt Olivenöl gegen *Arteriosklerose* und *Herzinfarkt*.

Zahlreiche wissenschaftliche Untersuchungen belegen, daß die einfachen ungesättigten Fettsäuren des Olivenöls den Cholesterinspiegel senken. Zur Hautpflege und zur lokalen Wärmetherapie wird das Öl oft vermischt mit dem nervenberuhigenden *Johannisöl*, dem entzündungshemmenden *Königskerzenöl*, den durchblutungsfördernden Ölen des *Rosmarin* und der *Apfelknospen*, den schleimlösenden Ölen des *Fenchel*, des *Veilchens* und des *Wermut*, dem schmerzlindernden und Magensaft anregenden *Majoranöl* oder mit dem über die Haut entgiftenden *Baunscheidtöl.*[24]

In Zusammenhang mit der Kraft und Heilwirkung von Ölen wird in den vergangenen Jahren wiederholt eine simple, aber anscheinend durchschlagende Rezeptur aus der Ukraine beschrieben: Man nehme einen Teelöffel voll Pflanzenöl, am besten Sonnenblumenöl, in den Mund, sauge das Öl durch die Zähne und spüle den Mund – 15 bis 20 Minuten lang. Dann spucke man das Öl unbedingt aus, denn die ausgespuckte Flüssigkeit sei aufgrund der vom Organismus aufgenommene Giftstoffe so schädlich, daß anscheinend nicht nur der Mund, sondern auch das Waschbecken gereinigt werden müsse! Aber die Kur sei heilsam von Kopf bis Fuß – bei *Kopfschmerzen, Bronchitis, Zahnweh, Thrombosen, chronische Blutkrankheiten, Arthrose, Paralyse, Ekzemen, Magengeschwüren, Darmerkrankungen, Herz- und Nierenbeschwerden, Frauenkrankheiten…*[25]

Hier mischt sich möglicherweise Glaube und Placebo-Effekt mit energetischen Effekten: Die Heilinformationen des Öls breiten sich wie die Resonanzwellen eines Teiches im gesamten Organismus aus (siehe auch Teil 4: Heilende Energien).

Zurück zu den Bäumen.

Die *Weide* hat über Tausende von Jahren als Mond-und-Tau-Baum ihre heilsame Kraft behalten: Sie ist ein ausgezeichnetes Schmerzmittel. Dies ist uns heute nicht mehr verwunderlich: Denn in der Weide wirkt das *Salicyl*, das wir als (synthetische) *Acetylsalicylsäure* in unserem *Aspirin* wiederfinden. Die *Pappelknospen* leisten noch heute – vereinzelt – gute Dienste bei Brandwunden und Entzündungen, insbesondere als Salbe bei *Hämorrhoiden; Efeu* wirkt krampflösend, leicht schleimlösend sowie beruhigend und wird auch heute noch im Falle von Husten und Keuchhusten, besonders bei Säuglingen und Kindern genutzt. In den aus Efeu entwickelten Arzneien spüren wir die schöpferische Hand der Erdgöttin Rhea am Kinderbett. Auch der *Granatapfel* hat bewiesen, was in ihm steckt: nämlich Fruchtbarkeit. Aus seinem Samen wurde *Östrin* isoliert.

Die Lebensbäume der Religionen

Esche und *Eiche* sind die Lebensbäume der nordischen Völker, wobei die Esche als kosmischer Baum *Yggdrasil* in der *Edda* besungen wurde, und die Eiche den Kelten, Goten und Germanen heilig war. Diese beiden Bäume hatten und haben eine ganzheitlich-magische, heute würden wir sagen, psychotherapeutische, seelen-heilsame Ausstrahlung. Baum bedeutet im Germanischen auch Traum *(baugmaz)* – der Baum ist also Gestalt gewordener Traum archetypischer Erinnerungen. Die Esche findet sich auch im Mittelpunkt der indianischen Schöpfungsmythologie. Gott schoß mit einem Pfeil auf die Esche. Aus der Wunde floß das Menschenblut und aus dem Blut wuchs der Mensch. Buddhisten verehren den *Bodhi-Baum*, den Feigenbaum, dessen Äste Schößlinge treiben, die in den Boden wachsen. Die Schößlinge schlagen Wurzeln und keimen auf und bilden einen Kranz von Stämmen, der das Blätterdach des Mutterbaumes trägt. Unter einem solchen Baum – so heißt es – wurde Buddha erleuchtet. Vischnu, einer der Hauptgötter des Hinduismus, soll unter einem Bodhi-Baum geboren sein. Der Islam kennt den *Tuba-Baum*: Seine Wurzeln wachsen in den Himmel und seine Zweige in die Erde, seine Zweige sind aus Chrysolith, seine Wurzeln aus Perlmutt, sein Stamm ist reinster Rubin.

> Und Gott der Herr, ließ aufwachsen aus
> der Erde allerlei Bäume, verlockend anzusehen und gut
> zu essen und den Baum des Lebens mitten im
> Garten und den Baum der Erkenntnis des Guten und
> Bösen (1. Mose, 2, 9).

Auch der Baum im Garten Eden scheint ein Feigenbaum gewesen zu sein, denn sogleich, nachdem Adam und Eva gegessen hatten und sich ihrer Nacktheit bewußt wurden, flochten sie sich Schurze aus Feigenblätter. Der Sündenfall hat, wie wir leidvoll erfahren mußten, Folgen gehabt: Der Mensch fiel aus seiner Einheit mit Gott, spaltete das Yin-Yang in Gut und Böse. Bedenken wir: Obwohl Yin und Yang oft als zwei gegensätzliche Pole beschrieben werden, ist es eine *Einheit* (INFO 20).

Keine Nacht ist ohne Tag, kein Einatmen ohne Ausatmen, kein Tun ohne Sein, kein Mensch ohne Pflanze usw. Nichts ist *nur* Yin oder *nur* Yang. Wenn die Sonne am tiefsten steht und die Tage am kürzesten, zur Wintersonnenwende, wird das

Yang geboren, der Sonnheld, der Heiland. Heiland heißt Sonnenkraft (gr. helios) und Ganzheit (engl. whole). Hiermit – so schreibt inspiriert der Münchner Arzt Dr. Harald Kinadeter – ist ein wesentlicher Aspekt der Yang-Kraft ausgedrückt, nämlich seine einheitsstiftende Potenz.[26] Auf die Gesundheit bezogen, verkörpert es das Prinzip, das alle Zellen, alle Organe, alle Organellen, zu einer gemeinsamen Leistung veranlaßt; auf die Evolution bezogen, ist es zugleich das vorwärtsdrängende und auf höherer Ebene neue Einheit stiftende Element; biologisch gesehen handelt es sich um die Lebensenergie, das Sonnenprana oder die Orgonenergie (siehe auch Teil 4: Heilende Energien). Yin-Yang heißt Einheit, heißt Gesundheit, heißt Paradies.

Der Sündenfall – Ursache allen Übels?

Nicht Einheit (Liebe), sondern Haß (Spaltung) wurde seitdem zum Prinzip menschlichen Lebens, dem viele kirchliche Überzeugungstäter heuchlerisch nachbeteten und immer noch nachbeten. Die Idee und die daraus entwickelte Ideologie, daß es kontrapunktisch auf der einen Seite das Gute, auf der anderen Seite das Böse gäbe, fraß sich kontraproduktiv in die Gehirne von Mann und Frau, führte zum mörderischen Kampf dieser beiden Prinzipien gegeneinander, wobei jeder Kämpfer in dem Wahn mordete, er trüge das Symbol des Guten im Schilde, und so metzelten die angeblich Guten die angeblich Bösen und die angeblich Bösen die angeblich Guten und, sobald sie aus ihrem Blutrausch erwachten, schrieben sie's der Erbsünde zu, diesem unseligen Biß in den Apfel, in die Feige der Erkenntnis. Doch anstatt zu begreifen, daß sie das Einssein mit dem Allsein aufgegeben hatten, die göttliche Harmonie und das ursprüngliche Yin-Yang gespalten, sonderten ihre verdrehten Gehirne den Begriff Erbsünde ab und verleumdeten fortan den Menschen als verderbt und mit angeborener Schuldhaftigkeit ausgestattet. Mit dieser irrwitzigen Verkehrung der Wahrheit, dieser Desinformation, flochten die menschenverachtenden Führer jedweder Couleur und Machart, weltlich wie religiös, unsere Nachkommen, unsere Kinder, die dem Ursprung des Lebens noch nahe, auf die Folterbank ewiger Verdammnis, legten ihnen die seelischen Daumenschrauben des schlechten Gewissens an, würgten sie in die Zwänge der jeweiligen Gesellschaftsordnung (Erziehung) – denn das Böse, das die Chefideologen des Bösen selbst erfunden hatten, mußte ja ausgetrieben werden!

Mit den so gewürgten und zerwirkten Leibern und Seelen machten sie dann goldene Gewinne, indem sie sich Ablaß, Beichte und Gnade, ja Liebe! bezahlen ließen, weil ja nur sie, die Propagandisten des Bösen, uns von diesem Bösen wieder befreien konnten! Wahrlich eine perfekte Gewinnmaximierung auf Kosten der Lebenden und der Toten.

Der eigentliche Sündenfall, es sei wiederholt, ist das Verlassen des Universums, des in Gott Einsseins, ist die Zerteilung des lebendigen Gottes, ist der *Haß auf alles Lebendige* (Wilhelm Reich). Doch es gibt Hoffnung. Die Hoffnung ist in jedem neuen Lebewesen, jedem Kind; die Hoffnung ist jeder Mensch, der für die Wahrheit, die Liebe und das Leben lebt und gelebt hat, die Hoffnung ist die Wiedergeburt Jesus Christus in jeder Sekunde in jedem Neugeborenen. Das ist die eigentlich frohe Botschaft:

Niemand ist von Anfang an aufgrund seines Menschseins, seiner Gene, seiner DNS-Ketten, seiner Aminosäuren, seiner Sauerstoff- oder Kohlenstoffdioxid-Moleküle, seiner Energieschwingungen schuldhaft sündig, niemand. Aber wir können schuldig *werden*, wenn wir zulassen, daß der Christus in uns und in unserem Nächsten ermordet wird.

Heilpflanzen kontra Synthetika

Naturheilmittel wie Heilpflanzen sind den konventionellen Klinikern suspekt, weil sie in ihrer vielfältigen individuellen Wirkung nicht kontrollierbar und mit möglichen Nebenwirkungen behaftet sind.

Betrachten wir den Unterschied zwischen schulmedizinischem lokalistischen Konzept und erfahrungskundlicher Ganzheitsschau noch einmal genau, dann zeigt sich, daß er fundamental im Denken besteht: Naturstoffe der Arzneimitteltherapie stammen hauptsächlich aus dem Pflanzenreich, dem Tierreich und von Mikroorganismen. Bis zu Beginn des 20. Jahrhunderts war die Heilpflanze die Königin der Medizin: Sie lieferte den größten Teil der Arzneimittel in Form von Drogenextrakten und/oder Reinstoffen. *Drogen* sind getrocknete bzw. aufbereitete Pflanzenteile, die zur Herstellung in Arzneimittelzubereitungen oder für technische Zwecke verwendet werden – so der pharmazeutische Sprachgebrauch. Drogen sind *biogen*, stammen also von Lebewesen. Drogenzubereitungen von Pflanzen mit angereicherten Wirkstoffen können sein: Extrakte, Tinkturen, Perkolate (Auszüge durch langsamen Lösungsdurchfluß), Mazerate (Kaltauszüge), Infuse (Aufgüsse), Preßsäfte, Dekokte (Tee), Destillate usw.. Drogeninhaltsstoffe sind die Summe der für eine Droge charakteristischen Bestandteile *und* die therapeutisch auf den ersten Blick nicht wirksamen Begleit- und Ballaststoffe. Fanden sich im 19. Jahrhundert in den Arzneibüchern zu 90 Prozent Pflanzenheilmittel, so triumphiert heute die synthetisch hergestellte Medizin. Viele dieser Synthetika verdanken ihre Existenz den Wirkstoffen einer Pflanze, die bei der Synthese als Modell diente. Eine große Zahl von biogenen Wirkstoffen ist inzwischen in allen Einzelheiten aufgeklärt – dennoch wurden von den Zehntausenden von Heilkräutern, die zum medizinischen Kulturgut der Erde gehören, bislang nur 10 Prozent genau untersucht.[27]

Der Gesetzgeber definiert in Deutschland *pflanzliche Arzneimittel* als Pflanzen, Pflanzenteile in bearbeitetem und unbearbeitetem Zustand, die dazu bestimmt sind, Krankheiten, Leiden, Körperschäden und krankhafte Beschwerden zu lindern, zu verhüten oder zu erkennen. Diese Definition gilt sowohl für natürliche wie für synthetische Mittel. (*Homöopathie* unterscheidet sich von der Pflanzenheilkunde insofern, als hier Arzneien nach anderen Grundsätzen und Techniken hergestellt werden – zur Therapie bestimmter, individueller Krankheitsbilder; davon später mehr). Wegen ihrer Herkunft aus naturdeutender Magie, Intuition und tradierter Volksweisheit, und auch wegen der großen Rolle, die der Heiler dabei spielte, galt die wissenschaftliche Beschäftigung mit den Heilpflanzen in den letzten Jahrzehnten als abwegig, allenfalls ließ man die kräftigen, die *forte-Phytopharmaka* gelten (deren Wirkstoffe man geld- und segenbringend isoliert hatte). *Mite-Präparate*, die milden Heilpflanzen, galten als mehr oder minder unwirksam und wurden in das Reich der Kräuterhexen und Placebos verwiesen. Besonders diese milden, sanften Pflanzen haben jedoch, auf Dauer gegeben, große Heilerfolge. Sie sind die eigentlichen Symbole einer sanften, natürlichen Medizin!

Nachdem die erste Begeisterung über den Siegeszug der heilbringenden synthetischen Arzneien verflogen war und deren gravierende Nebenwirkungen deutlich wurden, suchten mehr und mehr Bundesbürger Heil und Heilung bei der Erfahrungsheilkunde. Die von der Chemie-Lobby gesteuerte Politik ließ dies nicht ruhen. In einem ersten Entwurf eines neuen Arzneimittelgesetzes sollten nur noch solche Heilpflanzen zugelassen werden, bei denen der »Beweis« für die Wirksamkeit in »objektiver Weise« durch exakte chemische, pharmakologische und klinische Untersuchungen erbracht worden war (siehe auch weiter unten das Kapitel: Natur und Medizin – Eine Bürgerbewegung).

Es kollidierte überhebliches, technisch-materielles Denken (ein paar Jahre alt) mit der gesammelten ganzheitlichen Weisheit der Erfahrungsheilkunde (Zehntausende Jahre alt). Wann und warum wirkt welcher Wirkstoff auf welches Individuum in welcher Umgebung wie? Ich bin sicher, Sie würden sich mit Händen und Füßen wehren, wenn man Ihr Kind in Einzelteile zerlegen würde, um herauszubekommen, wie es auf Sie wirkt! Es folgte ein Sturm der Entrüstung, und der Gesetzgeber bequemte sich, auch »anderes Erkenntnismaterial« zur Prüfung zuzulassen. Doch nun gerät die Erfahrungsheilkunde ins Visier der Eurokraten. Für die von Verordnungswut, Reglementierungswahn und Kontrollierungspsychosen diktierte Politik der Europäischen Union ist die Erfahrungs- und Naturheilkunde wildes Land von Wilden bewohnt, das zivilisiert werden muß. Für lebensferne Eurokraten gibt es keinen größeren Feind als die Natur. Die Natur mit ihrer unüberschaubaren Vielfalt, mit ihrer nicht zu unterdrückenden Kraft, ihrer für jeden Menschen individuellen Heilweise ist das Gegenteil von Erstarrung, Unterordnung und Diktatur.
Natur ist Freiheit in Harmonie. Dies ist der fundamentale Unterschied des Denkens: Hier die natürliche Freiheit in Harmonie, dort der künstliche Zwang zur Disharmonie, hier die Heilpflanze in der lebendigen, pulsierenden Hand, dort das Seziermesser in der säuberlich aseptischen Handprothese.

Die Prinzipien der Pflanzenheilkunde (Phytotherapie) können wir folgt zusammengefaßt werden: Synthetische Arzneimittel sind künstlich hergestellte chemische Verbindungen (zum Teil der Natur abgekupfert) mit ein oder mehreren genau beschriebenen Wirkstoffen, die gegen die Symptome bestimmter festumrissener Erkrankungen zielgenau eingesetzt werden.
Kontrollierte Studien wie sie konventionelle Kliniker von der Erfahrungsheilkunde fordern, können nur Aussagen über ein *Kollektiv* machen – nicht aber über den einzelnen Patienten, über das Individuum. Sämtliche großen Errungenschaften der Medizin sind ohne Zuhilfenahme kontrollierter Studien gemacht worden (*Von Behring* und das Impfprinzip; *Fleming* und das Penicillin; Cortison; Insulin; Computertomographie; Lithotrypsie von Nierensteinen etc.).

- Heilpflanzen wirken in ihrer Gesamtheit auf die Gesamtheit eines Organismus, mit gesicherter Wirkung auf ganze Krankheitsfelder. Eine Kombination von Pflanzenextrakten kann die Wirkung der Einzelextrakte erhöhen – nach dem Grundsatz: Die Wirkung eines Ganzen ist größer als die Summe seiner Einzelteile (1 + 1 = 2+).

- Phytotherapie ist eine echte Wissenschaft.
- Eine *biologische Therapie* appelliert primär an unsere Selbstheilungskräfte und versucht diese in ihrer Wirksamkeit zu unterstützen. (Im übertragenen Sinne: unsere Schwester, die Pflanze, hilft, die Pforten unserer inneren Wahrnehmung für unsere Heilnatur wieder zu öffnen.)

Die Prinzipien der biologischen Medizin hat der leitende Arzt des *Sanatoriums Sonneneck* in Badenweiler, Dr. Hans-Jürgen Scheurle, zusammengestellt.[28]
Biologische Therapie will:
1. Schonung (Regeneration)
2. Stimulierung (Anregung)
3. Kräftigung (Organaufbau)
4. Enthemmung (Deblockierung; Lösung)

Im einzelnen bedeutet dies:
1. Die Phytotherapie wirkt in der üblichen Dosierung weniger toxisch als die chemische Therapie und ist somit schonender. In der vorbeugenden Medizin (Präventivmedizin) vermag die Pflanzenheilkunde schon früh ernsthafte Erkrankungen des Organismus zu verhindern.
2. Geschwächte Organfunktionen werden durch Heilpflanzen *angeregt* oder *stimuliert*. Hierbei sind geringere Dosen als in der schulmedizinischen Therapie notwendig: Die Organfunktion soll nicht durch das Medikament ersetzt (substituiert), sondern nur angeregt werden.
3. Das Therapieprinzip *Kräftigung* heißt Stimulierung auf Dauer, d.h. bei vielen Leiden ist eine langfristige regelmäßige Anwendung kleiner Dosen wichtig. (Im übertragenen Sinne: Nur wenn ich lange mit einem von mir geliebten Wesen – Pflanze – zusammenlebe, entfaltet sich dessen ganze Schönheit und Wirksamkeit.)
4. Die Blockade des Nervensystems, die Erstarrung der Grundregulation, die Hemmung physiologischer Abläufe, das Versauern und Erkalten des Organismus kann aktuell durch Chemos aufgebrochen werden. Diese heilen jedoch nicht, sondern bedeuten nur eine kurzfristige Zustandsverbesserung. Phytotherapeutika dagegen lassen den Organismus wieder zum natürlichen Ablauf seiner Lebensvorgänge zurückfinden, seinen eigenen autonomen Weg gehen. Die Pflanzenheilkunde ist eine auf Zeit setzende Therapie mit langfristiger Verbesserung des Gesamtzustandes.

Die Mißerfolge der konventionellen Medizin – Nebenwirkungen

Die schärfsten Angriffe gegen die Pflanzenheilkunde fahren ihre Kritiker wegen ihrer angeblich nicht einschätzbaren gefährlichen Nebenwirkungen – und begeben sich dabei selbst auf ein gefährliches Feld.

Phytotherapeuten räumen ein, daß auch milde Mittel (*Mite-Phytotherapeutika*) Nebenwirkungen haben können, daß starke Nebenwirkungen Pflanzen mit starken Heileffekten begleiten, doch: Nur das Wissen schützt vor Mißerfolgen, sichert aber auch gleichzeitig den Erfolg, betont Rudolf Fritz Weiss.[29] Und: Die Nebenwirkungen, die der menschliche Organismus aufgrund der konventionellen Diagnostik und Therapie zu »verdauen« hat, sind weitaus größer als bislang angenommen. Offiziell wird zugegeben, 10 Prozent aller Erkrankungen seien *iatrogen*, also auf das Handeln des Arztes selbst zurückzuführen. Neuere Untersuchungen gehen davon aus, daß *40 Prozent aller Krankheiten*, unter denen wir leiden, die *Folge ärztlichen Wirkens* durch Verschreiben von Medikamenten mit teils erkannten, teils unerkannten Nebenwirkungen sind. Die Arzneimittelindustrie könnten wir deswegen mit Fug und Recht als ein wundersames, Gold regnendes Perpetuum mobile beschreiben: Kranke werden kränker, aktuell Kranke werden chronisch krank, chronisch Kranke werden Pflegefälle, Pflegefälle werden komatös – und alle brauchen sie mehr und mehr Medikamente, da die Medikamente sie mehr und mehr krank machen!

Es sei hier ausdrücklich betont, daß nicht alles existierende Siechtum und Leid der chemischen Industrie angelastet werden kann, doch genauso wie eine Gesellschaft diejenigen Krankheiten hat, die ihr zukommen (Krebs, Kreislauf = kaputtes Miteinander, kaputte Kommunikation), genauso hat eine Gesellschaft auch dasjenige Medizinsystem, das ihr zukommt, sprich, das der ihr innewohnenden Ideologie entspricht. Herzlosigkeit, Raffgier und eine wenig inspirierte Gesellschaft machen uns krank, ebenso auch unser Gesundheitssystem, und zwar doppelt krank:

- 25 Millionen Deutsche leiden an Allergien, fühlen sich nicht mehr wohl in ihrer Haut.
- Fünf bis zehn Millionen sind psychisch erkrankt, mit sich und ihrer Umwelt uneins. Fast eine Million Alte sind dement, haben abgeschaltet.
- Rund 20 Millionen Menschen haben rheumatische Beschwerden, sind erstarrt oder auf dem Weg in die Erstarrung.

- Etwa zwei Millionen sind an Krebs erkrankt, frißt das anscheinend nicht zu stoppende ungehemmte Wachstum auf.
- Mindestens drei Millionen leiden an Herz- und Kreislauf, stockt das Blut in den Adern oder bleibt die Luft weg.

Werfen wir einen Blick auf die Gesundheit unserer Kinder und Jugendlichen, so sehen wir eine wahrhaft dramatische Entwicklung.
- Psychosomatische Beschwerden, Allergien, Kreislauf- und Durchblutungsstörungen, Hyperaktivität, aber auch Krebs und Mißbildungen nehmen zu.
- 75 Prozent der 12-16jährigen litten innerhalb eines Jahres an leibseelischen Erkrankungen wie Schlafstörungen, Alpträume, Kopfschmerzen, Magenbeschwerden, Kreuz- und Rückenschmerzen etc.
- 34 Prozent waren an Allergien (insbesondere Asthma und Neurodermitis) erkrankt.
- 25,6 Prozent litten an Knochenbrüchen und Prellungen: Insgesamt waren nur 28 Prozent beschwerdefrei! So die Bielefelder Gesundheitswissenschaftler Petra Kolip, Elisabeth Nordlohne, Klaus Hurrelmann in ihrem *Jugendsurvey 1993*.

Unser Gesundheitssystem kostet rund 380 Milliarden DM im Jahr: Nichts kennzeichnet drastischer unser Gesamtbefinden!
Die schädlichen Nebenwirkungen von Medikamenten sind nur ein Faktor der Misere, doch ein bedeutender, denn synthetische Medikamente greifen auf essentieller Ebene unser Grundsystem (Pischinger) an – diese aus Bindegewebe und extrazellulärer Flüssigkeit bestehende Substanz, die unseren gesamten Organismus durchzieht und zuständig für alle Lebensvorgänge ist. (Siehe hierzu auch die Erläuterungen in Teil 2: Den ganzen Menschen heilen).
Ein solch umfassendes Kommunikationssystem zwischen den Zellen hat für den Verlauf aller Abwehrvorgänge entscheidende Bedeutung und kann durch ärztliche Einwirkung (in diesem Fall: Medikation) positiv wie negativ beeinflußt werden.
Eine Störung unseres harmonisch schwingenden Grundsystems bildet sich zum Beispiel in *Allergien* ab, in *Polyarthritis, Multipler Sklerose und malignen Erkrankungen (Krebs)*.
Diese selbstzerstörerischen Aggressionen können durch *psychischen Zerfall*, durch *stumme chronische Erkrankungen, Schadstoffbelastungen* usw. ausgelöst werden, können aber auch eine Folge hochwirksamer Chemotherapeutika sein.

»Dies ist die unangenehme Seite des Fortschritts« – so der Wiener Chefarzt (i.R.) für Innere Medizin, Dr. Felix Perger. Seine und seiner Kollegen Forschungsergebnisse lauten:[30]

- Der Schock einer Behandlung mit *Antibiotika* blockiert das Grundsystem und schwächt die Abwehr. Patienten mit Antibiotika-Therapien erkranken innerhalb von zwei oder drei Jahren mehrfach an *grippalen Infekten*, Patienten ohne diese Therapien nicht. Bei chronischen Prozessen unterdrücken die Antibiotika die naturnotwendigen Fieberschübe (siehe auch Teil 2: Fieber) und behindern den natürlichen Heilungsprozeß.

Auch »aus mikrobiologischer Sicht ist anerkanntermaßen die Mehrzahl aller Antibiotika-Therapien nicht indiziert« – so der Landshuter Naturheilarzt Dr. Roman Machens.[31]

- *Sulfonamide* und *Imidazole* (Histamine) wirken ähnlich schockierend-blockierend auf das Grundsystem wie Antibiotika; Antimyotika (Antipilzmittel) bergen zusätzlich das Risiko von Leberschädigungen.
- Praktisch alle *Immundepressiva* paralysieren die Grundregulation, schädigen unsere Immunabwehr nachhaltig und schalten die Arbeit von Enzymen aus. Ob *Zytostatika-(»Chemos)«* oder *Alkylantien* oder *Antimetabolite* oder *Corticoide* – das Immunsystem braucht lange Zeit, sich nach einer solchen Therapie zu erholen. Unsere Grundfunktionen sind über *Monate bis Jahre* hinaus geblockt, unsere Leiden werden intensiver und chronisch. Cortison – dies hat sich mittlerweile herumgesprochen, erzeugt Regulationsstarre, und zwar nicht sofort, sondern innerhalb von zwei oder drei Wochen, oder sogar erst nach zwei bis vier Monaten, je nachdem zu welcher Tageszeit die Mittel gegeben wurden. (Hierzu sei erläutert: Krankheiten sind schwächer und stärker in Aktion je nach unserem *Zirkadian-Rhythmus*, dem 24-Stunden-Rhythmus. Tumore zum Beispiel teilen sich zwischen 22 Uhr und 4 Uhr früh am häufigsten – und folglich sind auch Medikamente zu bestimmten Zeiten am wirksamsten.)
- Von den Antirheumatika und Analgetika, den entzündungshemmenden und schmerzlindernden Mitteln attackieren *Salicylate* unser Grundsystem am *geringsten.* Doch grundsätzlich schlägt Schmerzmittelmißbrauch auf die Nieren.
- Psychopharmaka haben ebenfalls ihre noch nicht vollständig erkannten Tücken. Möglicherweise greifen sie in den Energiestoffwechsel ein und blockieren das Miteinander der Mineralien, Spurenelemente und Proteine.

Lassen wir die oben genannte Reihe der Präparate noch einmal Revue passieren, so erkennen wir leicht: Wir haben es mit einer Welt der Anti's zu tun. Diese Anti's blockieren, hemmen, unterdrücken, sind Hämmer, die bewußtlosschlagen, aber selten heilen. Treffen all diese Anti's aber auf ein schon vorerkranktes Grundsystem, das sich Krankheitsherden, alter Narben und Gifte erwehren muß – dann hat dies dramatische Folgen.

Solche sich aufschaukelnde Effekte notiert Perger beispielsweise für die *Schockphase nach Operationen*: Hier gibt es Beispiele, daß Medikamente ein schon vorgeschädigtes Grundsystem vollends aus dem Gleichgewicht gebracht und Schübe von *Multipler Sklerose* ausgelöst haben!

Aktenkundig ist auch folgender Fall: Frau K., die unter Rheuma leidet, nahm regelmäßig ein sehr häufig verordnetes schmerzlinderndes und entzündungshemmendes Mittel – die Folge davon war ein Magengeschwür. Im Krankenhaus erhielt Frau K. daraufhin ein schleimhautschützendes Medikament – dies wiederum führte als Nebenwirkung zu schizophrenie-ähnlichen Verwirrtheitszuständen. Man überwies sie zu einem Psychiater...

Weitere kritische Punkte:

- Die schädliche Nebenwirkung von *ionisierenden Strahlen* wird weitgehend unterschätzt. Perger: »*Strahlentherapien*, die vor allem bei vorgeschädigter Abwehr (Tumorkrankheiten) durchgeführt werden, sind zwar in der Lage, vorhandene Tumorzellen zu vernichten. Die Paralyse der Grundfunktionen und das Versagen der Immunfunktionen *können aber den Boden für neue Ersttumore bereiten*«.
- Zahlreiche der eben beschriebenen Medikamente und Wirkstoffgruppen schocken nicht nur unser Grund- und Immunsystem. Sie greifen direkt unseren inneren Lebensbaum, das große Schleimhautorgan Lunge/Bronchien/Magen/Darm/Urogenitalsystem an. Sie stören den *Säure-Basen-Haushalt*, vernichten auch gute Bakterienbesiedlungen, verändern das Spektrum an Vitaminen, Mineralien und Spurenelementen, reizen bestimmte Organe wie Leber und Bauchspeicheldrüse.

Die Tatsache, daß auch der Arzt selbst als Person krankheits- bzw. heilungsfördernd sein kann, wurde schon im Kapitel »Krebs und Seele« in Teil 2 erwähnt. Dort wie hier gilt: Dem passiven, der chemischen Industrie gehorchenden Medikus ist der ganzheitliche Mediziner, der Ratgeber, Begleiter und Freund entgegenzustellen.

Natur und Medizin – Eine Bürgerbewegung

Ratgeber, Begleiter, Freunde und Forscher der Naturheilkunde gibt es in der Fördergemeinschaft *Natur und Medizin e.V.* in Bonn-Bad Godesberg. Vor zehn Jahren ins Leben gerufen von dem damaligen Bundespräsidenten Prof. Karl Carstens und seiner Frau Dr. Veronica Carstens, sieht sich diese Stiftung heute mit 72 000 Mitgliedern als Bürgerbewegung. Erklärtes Ziel war und ist die Pflege der zarten Pflanze Naturheilmedizin, die wissenschaftliche Erforschung der Wirksamkeit von Naturheilverfahren und ihre Integration in Forschung und Lehre. Unter dem Motto: »Die Erfahrungsheilkunde darf nicht länger Stiefkind der Medizin sein« (Veronica Carstens) wurden Forschungsprojekte gefördert, die sonst vielleicht in das Reich der Kräuterhexen verwiesen worden wären. Die zum Teil noch vorläufigen, aber frappierenden Ergebnisse dieser Forschungen beweisen einmal mehr, was in unseren Schwestern, den Pflanzen, steckt.[32]

1. *Forschungsprojekt: Thuja und Immunsystem*
Die *Thuja occidentalis*, auch Lebensbaum genannt, ist ein hochgiftiges Zederngewächs, das in der Volksmedizin zur *Warzenbekämpfung* und bei *chronischen Infektionen* Erfolge hatte und hat. Eine Forschergruppe der Abteilung für klinische Chemie des Universitätskrankenhauses Hamburg-Eppendorf (Leitung: Prof. Dr. Rolf-Dietmar Neth) fand als Wirkstoff der Thuja einen ungiftigen »Mehrfachzuckerkomplex« (TPSg- Polysaccharidfraktion), der in einer Art von Kettenreaktion unsere Abwehr auf Trab bringt: Freßzellen schicken vermehrt Botenstoffe (*Interleukine*) aus, die unsere Helferzellen alarmieren und so die Produktion von Virenblockern (*Interferonen*) und die Blutbildung im Knochenmark anregen.[33, 34]
Mit anderen Worten: Die Thuja kann hilfreich bei der Chemo- und Strahlentherapie eingesetzt werden, bei Knochenmarkstransplantationen, bei angeborenen oder erworbenen Immundefekten sowie bei allgemeiner Abwehrschwäche und hartnäckig chronischen Erkrankungen von Kindern.
Ungeahnte Aussichten eröffnen sich in der *AIDS-Therapie*: Die Thuja-Wirkstoffe hemmen auch eine Vermehrung von AIDS-Viren.

2. *Forschungsprojekt: Gartenraute und Multiple Sklerose (MS)*
Die *Ruta graveolens* ist eine seit altersher in der Volksmedizin besonders in Südamerika geschätzte Heilpflanze, die unter anderem außerordentlich günstig auf unsere Bewegungsfähigkeit, unsere Motorik wirkt. Dr. Veronica Carstens, die

auch Schirmherrin der *Deutschen Multiplen Sklerose Gesellschaft* war, erlebte aus eigener Anschauung, wie in Chile der *Ruta-Tee* MS-Kranke beflügelte. Eine Forschergruppe des Pharmazeutischen und Physiologischen Instituts der Universität Kiel (Leitung: Prof. Dr. Eilhard Koppenhöfer, Prof. Dr. Wolfram Hänsel) fanden unter den Hunderten von Wirkstoffen der Pflanze eine das *Nervensystem* beeinflussende Substanz, einen *neurotropen* Stoff, der massiv Nervenströme veränderte und Nervenleitungen »ordnete«.[35]

»Heute haben wir den *Beweis*, daß die Gartenraute gegen die Symptome der MS tatsächlich wirkt!« (Koppenhöfer). Die Raute wird nun klinisch erprobt. Erste Ergebnisse: Bei einem Teil der Patienten gingen die Lähmungen zurück, Sehvermögen und Bewegungsabläufe verbesserten sich.[36] Da der frei im Handel erhältliche Ruta-Tee je nach Art und Ort der Ernte differiert, wird von einer Selbstmedikation jedoch abgeraten.

3. *Forschungsprojekt: Unfruchtbarkeit und Homöopathie*

Zehn bis 15 Prozent aller Ehen bleiben – so nimmt man an – *ungewollt* unfruchtbar. Die Ursachen liegen gleichermaßen bei Mann (40 Prozent) und Frau (45 Prozent). Bei Frauen sind Eileiterentzündungen, Eireifungsstörungen, Wucherungen der Gebärmutterschleimhaut, Abwehr von Samenfäden, seelische Faktoren und auch Umweltgifte ausschlaggebend. (Wir haben es folglich in vielen Fällen mit einem ganzheitlichen Phänomen zu tun.) Schwangerschaften, die aufgrund synthetischer Mittel ausgelöst wurden, enden zu 90 Prozent mit Komplikationen (Blutungen, vorzeitige Wehen, Früh- und Mehrlingsgeburten).[37]

Eine Medizinergruppe um die Gynäkologin Prof. Dr. Ingrid Gerhard in der Frauenklinik der Universität Heidelberg setzte gegen Unfruchtbarkeit gezielt homöopathische Methoden ein – mit zum Teil spektakulären Erfolgen wie z.B. unkompliziert verlaufende Schwangerschaften nach jahrelangem, unerfüllten Kinderwunsch. Naturheilkunde und Homöopathie erweisen sich auch als heilsam bei Menstruationsstörungen, Myomen und Zysten, Migräne und Verdauungsbeschwerden, sowie bei akuten Infekten (siehe auch weiter unten: Homöopathie).

4. *Forschungsprojekt: Wünschelrute*

Auf (naturwissenschaftlich gesehen) unbekanntes Gebiet – terra incognita – begab sich die Fördergemeinschaft *Natur und Medizin*, als sie 1984 dem Münchner Atomphysiker Prof. Dr. Hans-Dieter Betz (Universität München) und dem Elektrophysiker Prof. Dr. Herbert L. König (Technische Universität München) beauftragte, »Erdstrahlen« und sensible Personen (*Rutengänger*) zu erforschen.[38] Der menschliche Körper reagiert tatsächlich auf bestimmte physikalische Reize – genannt: Erdstrahlen, Wasseradern, Magnetismus etc. – und einige wenige Menschen sind tatsächlich befähigt, solche »Störzonen« mit hundertprozentiger Genauigkeit aufzuspüren.

Eng hiermit zusammen hängt ein Forschungszweig, den wir ebenfalls später behandeln werden: Die Untersuchung der Effekte von *Mikrowellen* auf lebende Zellen. Auch hier sei vorweggenommen: Mikrowellen haben nicht abschätzbare Wirkungen auf unsere Erbsubstanz sowie den Informationsaustausch zwischen den Zellen (interzelluläre Substanz): Sie verändern unsere Hirnströme.

Dies ist nur eine Auswahl der von *Natur und Medizin* – manchmal mit staatlicher Hilfe, manchmal auch mit Hilfe anderer Stifter – geförderten Projekte. Aktuelle Forschungen beschäftigen sich mit den naturkundlichen Aspekten von *Herzinfarkt*, *Rheuma*, *Allergien* (Neurodermitis und andere).

Insgesamt 10 Millionen Mark kamen innerhalb von 10 Jahren zusammen und wässerten die Pflanze Naturheilkunde. *Nur* 10 Millionen, denn rund 2,9 Billionen (!) Mark kostete uns unser Gesundheitssystem in den letzten zehn Jahren. Vergleichen wir diesen Kostenberg mit der Zugspitze (2,9 km Höhe), so ist unser Pflänzchen nur einen Zentimeter groß.

Alle hoffnungsvollen Initiativen in Sachen Natur können folglich nicht darüber hinwegtäuschen, daß hier Zwerge gegen Riesen kämpfen. Wobei der Riese – der herrschende medizinisch industrielle Komplex – die Naturpflanze gnadenlos abzuwürgen versucht. Dies wird besonders offenbar auf dem Gebiet der Forschung und Lehre. Im Jahre 1990 zählte Frau Dr. Carstens in Deutschland genau *einen* Lehrstuhl für Naturheilkunde (Prof. Dr. Malte Bühring, Freie Universität Berlin), dazu an nur fünf Universitäten Vorlesungen in Pflanzenheilkunde und Homöopathie. Außerdem gab es in München einen von *Natur und Medizin*, dem Bayerischen Staat u.a. geförderten Studiengang Naturheilkunde (Prof. Dr. Hildebert Wagner und Dr. Dieter Melchart, Institut für Pharmazeutische Biologie bzw. Anästhesiologie). Jedoch in Summe gilt: »Die meisten jungen Ärzte haben während ihres Studiums nichts, aber auch nichts über die Naturheilkunde gelernt.« (Carstens)

Das genannte Desaster wird ein wenig verschönert durch eine aktuell hinzugekommene *Arbeitsgruppe für Traditionelle Medizin und Naturheilverfahren* an der

Universität Erlangen (Prof. Dr. E.C. Hahn, Dr. Christian Hentschel), einen Lehrstuhl für Naturheilkunde an der Universität Ulm, sowie eine Projektgruppe der Universität Witten/Herdecke, die sämtliche »unkonventionelle medizinische Richtungen« auflistete und ein entsprechendes Förderprogramm für das Bundesministerium für Forschung und Technologie entwarf.[39]

Gegner des Pflänzleins Naturmedizin sind die »Nichtfreunde« (Carstens) im Bundesausschuß für Ärzte und Krankenkassen, sowie in der Bundesärztekammer. Ihre Waffe ist das Geld. Denn in Ausschüssen und Kammern werden die Richtlinien vorgegeben, welche der Naturheilverfahren und Naturheilmittel als wissenschaftlich anzuerkennen sind und welche nicht – d.h. ob die privaten oder die gesetzlichen Krankenversicherungen ärztliche Leistungen und Medikamente zahlen.

Was heißt nun »wissenschaftlich anerkannt«? Die Standardantwort der Kassen: »Wissenschaftlich anerkannt ist eine Methode dann, wenn sie von zahlreichen und namhaften Universitätslehrern gelehrt wird und mit dieser Methode in den weitaus überwiegenden Fällen (nach statistischer Wahrscheinlichkeit) ein beliebig oft reproduzierbarer therapeutischer Erfolg erzielt werden kann.«

Diese Formel hat es in sich – so der Bielefelder Rechtsprofessor Backes.

1. Die Formel begünstigt ausschließlich die an den Universitäten etablierten Richtungen, also die Schulmedizin. Wer in ihren heiligen Hallen seine Nische gefunden hat, findet auch die wissenschaftliche Anerkennung; wer nicht, ist »ausgeschlossen«, wird folgerichtig »Außenseiter« genannt oder »Paramediziner«.
2. Die Formulierung »beliebig oft reproduzierbarer therapeutischer Erfolg« suggeriert so etwas wie »ewiges Heil«, wie »Sanatorium perpetuum«, wo es weder Mißerfolge noch Nebenwirkungen noch Fehlentwicklungen je gegeben hat oder geben wird.

Wissenschaftlich nicht anerkannte Verfahren werden also *nicht* erstattet, es sei denn:

- es gibt keine anderen schulmedizinischen Möglichkeiten,
- die schulmedizinischen Behandlungen bleiben ohne Erfolg,
- die »alternative« Methode könnte nach medizin-wissenschaftlicher Einschätzung erfolgreich sein,
- die Ursache der Krankheit ist unerkannt (wie z.B. bei Multipler Sklerose und Krebs).

In allen anderen zweifelhaften Fällen kann die Kasse zahlen oder nicht. Die privaten Versicherer sind hier oft aufgeschlossener als die gesetzlichen Krankenkassen – doch im Grundsatz heißt es immer noch: Die Entscheidung, ob ein bestimmtes Heilverfahren (oder eine Heilpflanze) wissenschaftlich anerkannt ist oder wird oder nicht, entscheiden die Herren des Verfahrens selbst. So gesehen sind alle Weinerlichkeiten über den Mißbrauch unseres Gesundheitswesens geschickte Täuschungsmanöver.

Viele Bürger dieses »blühenden Landes« (Kohl) können sich sanfte Heilmethoden – beispielsweise 100 Mark für die Behandlung durch einen Heilpraktiker – einfach *nicht leisten*, obwohl die natürliche, sanfte Medizin in einer Kosten-Nutzen-Rechnung der Versicherungsgemeinschaft weitaus günstiger käme als vorherrschende Apparate und Apparatschik-Medizin.

Dies alles spielt jedoch in der Gesundheitsvorsorge und Krankenversorgung hierzulande keine Rolle – im Gegenteil. Neue Arzneimittelrichtlinien wollen, daß bestimmte Arzneimittel nicht mehr zu Lasten der gesetzlichen Krankenkassen verordnet werden dürfen – u.a. Mittel gegen:

- Gallenwegs- und Lebererkrankungen (außer bei schweren Entzündungen),
- Störungen der Darmflora,
- Magen-Darmmittel (Sodbrennen und Blähungen),
- Rheuma (Kombinationspräparate),
- niedriger Blutdruck,
- Krampfadern,
- Arteriosklerose und Durchblutungsstörungen,
- Menstruationsbeschwerden und andere Frauenleiden,
- Migräne (Kombinationspräparate),
- und Mittel zur Behandlung von Wunden.

Da es sich hierbei um Erkrankungen handelt, die im großen Umfang durch Naturheilverfahren therapiert werden können und chemische Arzneimittel vielfach überflüssig machen, ist dies eine direkte Attacke gegen die Naturheilmedizin.

Kurz: Die meisten Bürger *müssen* sich der vorgegebenen Schulmedizin unterwerfen, einer Medizin, die voller Nebenwirkungen steckt, einer Medizin, die Krankheiten, insbesondere chronische Krankheiten – und 90 Prozent aller Krankheiten sind heute chronisch – nicht ganzheitlich, nicht an der Wurzel und von der Wurzel her angeht. Hier gilt der Satz, der in den fünfziger Jahren

Schlagzeilen machte: Weil du arm bist, mußt du früher sterben! Heutzutage gilt die Abwandlung: Weil du arm bist, mußt du in dieser Gesellschaft so hart arbeiten, bis du krank wirst und die Medizin nimmst, die dich noch kränker macht, bis du ein Pflegefall wirst, der dich all deine mühsam ersparten Pfennige kostet. Denn, so spricht unser Gesundheitssystem: Nackt und gesund bist du geboren, nackt und arm und krank sollst du von dannen gehn.

Naturheilkunde – Markt und Pflanze

Trotz alledem oder gerade deswegen: Die Abstimmung mit den Füßen gegen eine patientenferne, synthetische Medizin ist im vollen Gange. Mehr und mehr Menschen fliehen aus den Praxen naturwidriger Therapeuten, aus den Kliniken konventioneller Weißkittel, suchen ihr Heil bei Heilpraktikern oder in der Selbstverarztung. Mehr und mehr Allgemeinmediziner verschreiben denn auch, um ihr Klientel zu halten, Phytopharmaka, und da diese Mittel aggressiv beworben werden, boomt der Markt. Es besteht die Gefahr, daß die bösen Geister, die wir aus unserem Haus vertreiben wollten, durch die Hintertür wieder hereinkommen – nämlich in Form von Gewinnmitnahmen auf dem Rücken der Kranken. Nicht zu verkennen ist, daß sich die Parole *Zurück zur Natur* auch viele multinationale Chemie- und Pharmaziefirmen angeheftet haben. Dies hat zu einem Run auf die exotischen, den indigenen (eingeborenen) Völker gehörenden Pflanzen geführt – zur weltweiten Ausbeutung genetischer Ressourcen.

Betrachten wir den deutschen Arzneimittelmarkt: Der Anteil von Präparaten mit pflanzlichen Wirkstoffen liegt bei etwa drei Milliarden Mark – das sind ca. 20 Prozent des Gesamtumsatzes. 70 000 von 126 000 Arzneien enthalten pflanzliche Bestandteile, davon wiederum sind 40 000 Teepräparate bzw. Teemischungen, 5000 bestehen aus Einzelauszügen (Monoextrakte). Fast alle Pflanzenpräparate (90 Prozent) stammen jedoch von nur 250 bis 300 Pflanzen. »Renner« sind Abführmittel, Gallenmittel, Leberschutzpräparate. »Star« unter den Heilpflanzen war in den vergangenen Jahren der *Ginkgo-Baum*: Ein *Ginkgo-biloba-Extrakt* (Tebonin) erzielte 1992 einen Jahresumsatz von 244 Millionen Mark.

Im folgenden Kapitel, ab Seite 196, finden Sie einige Kurzporträts von Heilpflanzen, die klinisch gut untersucht sind, dazu auch andere, deren Heilwirkung sich dem menschlichen Organismus seit vielen Jahrhunderten mitgeteilt hat. (Vergleichen Sie hier noch einmal die Kapitel: »Heilpflanzen in der Mythologie« und »Damals heilig – Heute heilsam«.) Zahlreiche der dort genannten und auch in den folgenden INFO-Übersichten Nr. 22 – 29 notierten Heilpflanzen sind in Apotheken erhältlich, besonders in jenen, die sich auf Homöopathie spezialisiert haben.
Wollen Sie sich jedoch tiefer in das Reich der Pflanzen begeben, so ist dazu eine naturkundlich helfende Hand notwendig. Weil eine jede Pflanze ein Individuum ist wie Sie selbst, ist es ratsam, sich zunächst mit den milden, den *mite*-Pflanzen zu befreunden und diese Freundschaft auch zu pflegen. Das heißt: Vertrauen Sie sich und Ihre Gesundheit dieser ausgewählten Pflanze nicht nur ein paar Tage oder Wochen an, sondern Jahre. Auf diese Weise lernen Sie sich beide besser kennen. Die Jahrmillionen alten Informationen des Pflanzenorganismus verweben sich mit den Jahrmillionen alten Informationen Ihres Organismus zu einer höheren Erkenntnis auf anderer Ebene.

Viele Arzneipflanzen haben Hunderte, ja Tausende Wirkstoffe. Den Chemiker freut es, den heilsamen Wirkstoff oder Wirkstoffkomplex zu finden. Doch die *Gestalt* der Pflanze, die Summe und Multiplikationen und Potenzierungen aller Wirkstoffe und ihr Abbild in mir ist etwas anderes. Wenn ich die schmalen glatten Blätter eines Rosmarinstrauches berühre, fühle ich biegsame Kraft, wenn ich die Erdkrume aufschürfe, erkenne ich große Genügsamkeit, wenn ich einen Zweig breche, klebe ich einen Moment lang fest, wenn ich den Zweig in siedendes Öl gebe, steigt kampferähnlicher Geruch auf, wenn ich einen Schluck Rosmarinwein koste, schmecke ich saure Süße, wenn ich meine Haut mit Rosmarin- Spiritus oder -Salbe einreibe, steigt ein sanftes Brennen in meine Gefäße, wenn ich mich schließlich in ein Bad Rosmarin lege und meine Sinne angeregt emporsteigen lasse und einatme, ausatme, einatme, dann ist es nicht nur Wirkstoff Camphora, nicht nur das zyklische Keton $C_{10}H_{16}0$ allein, dann spüre ich nicht nur die Analogie eines Vorläufers von Aminosäuren, sondern ich empfinde mit ganzem Wesen die ganze Gestalt Rosmarin.
Diese ganzheitliche Betrachtung läßt sich belegen: Pflanzen – besonders die eßbaren Pflanzen – enthalten neben den üblichen Nährsubstanzen sogenannte sekundäre Pflanzenstoffe: als Schutz gegen Schädlinge und Krankheiten, als Wachs-

tumsregulatoren und als energiebündelnde Farben. Solche bio-aktiven Substanzen sind auch für den menschlichen Körper Gesundheitsbringer erster Ordnung (Claus Leitzmann, Institut für Ernährungswissenschaft der Universität Gießen; Bernhard Watzl, Bundesforschungsanstalt Karlsruhe).

- Die gelben bis rotvioletten *Pflanzenfarbstoffe* (*Karotinoide*) in Brokkoli, Tomaten, Rosenkohl und Erbsen wirken als Vitaminvorstufen (siehe auch das Kapitel über Vitamine in Teil 2). Außerdem sind sie *Antioxidantia*, fangen die gefürchteten Radikalen (Restmoleküle) und stimulieren das Immunsystem.
- *Pflanzensterine*, die sich in Sesam- oder Sonnenblumenkörnern, aber auch in naturbelassenen Pflanzenölen finden, senken den Cholesterinspiegel.
- Aromastoffe wie Polyphenole, die sich in Nüssen und Beerenobst als Elagsäure und in Zwiebeln und Grünkohl als Quercetin finden, wirken krebshemmend. Quercetin und auch das Allicin im Knoblauch unterdrücken die Entwicklung von Streptokokken und Staphylokokken, sind also Mikrobenkiller. Quercetin machte im Tierversuch auch Viren den Garaus (siehe auch die Beschreibung zur Küchenzwiebel und Knoblauch im nächsten Kapitel).

Bioaktive Substanzen sind am wirksamsten, wenn sie in Obst und Gemüse frisch auf den Tisch kommen, oftmals befinden sie sich in den äußersten Randschichten der Pflanze, getreu dem großmütterlichen Motto: »Schälen schadet.« Der Ernährungswissenschaftler Claus Leitzmann: »Das prophylaktische und therapeutische Potential der Nahrung muß den Ernährungswissenschaftlern bewußt werden und seinen rechtmäßigen Platz in der Gesundheitsvorsorge finden.« Anders formuliert: Die Heilkräfte sind da – wir müssen nur unsere Sinne öffnen.

Die gute alte Alchemie wußte dies, daß *Heilmittel eine Seele haben wie wir*, und so sollten wir uns auf die Wurzeln unserer heutigen Wissenschaft besinnen, nämlich, daß die Chemie in der Alchemie wurzelt, die Astronomie in der Astrologie, die Medizin im Schamanismus und Priestertum, die Mathematik in der Musik. Es ist nachgerade ein Armutszeugnis für uns Europäer, daß wir heute begierig fernöstliche Wertvorstellungen und Heilmittelkunde übernehmen und dabei vergessen, daß auch unsere Medizin aus einer ganzheitlichen ewigen Philosophie (Huxley) kommt.

INFO 22: Pflanzenheilkunde: Atmungsorgane

Schleimhautentzündungen des Mund- und Rachenraumes

Schleimdrogen:
Malvenblätter; Salbeiblätter; Eibischwurzel.

Entzündungshemmend:
Kamillenblüten; Arnikablüten.

Astringend:
Tormentillwurz; Heidelbeere; Myrrhentinktur; Quittenmost.

Stärkend:
Tausendgüldenkraut; Bitter- und Fieberkleeblätter; Enzianwurzel.

Antibiotisch:
Bartflechte.

Sinusitis:
Kamillendampfbäder; Goldrutenkraut; Spitzwegerichkraut.

Husten, Katarrhe der oberen Luftwege:
Malvenblätter und -blüten auch bei Angina; Eibischwurzel; Huflattichblüten und -blätter als Aufguß (auch bei Lungenemphysem und Silikose); Königskerzenblüten (Wollblumen) auch bei chronischer Bronchitis; Spitzwegerichkraut als Sirup, isländisches Moos als Tee oder Lutschtabletten.

Bronchitis

Auswurffördernd:
Ipecacuanhawurzel als Sirup und auch als Brechmittel bei Vergiftungen von Kindern; Primel (Schlüsselblumen) Wurzeln als Tee oder Extrakt; Wohlriechendes Veilchen: Wurzel als Drogenauszug auch bei chronischer Bronchitis; Pimpinellewurzel als Tinktur mit Codein; Anisfrüchte als Likörtinktur, Seifenkrautwurzel; Echter Alant: Wurzel als Tinktur mit Codein.

Krampflösend:
Thymiankraut als Tee, Öl, Sirup; Sonnentau in Kombination mit Thymian; Fenchelfrüchte als Tee bes. für Säuglinge; Efeu als Arznei besonders bei Keuchhusten (Säuglinge); Pestwurz, auch bei spastischer Bronchitis (Nebenwirkungen), Mannstreukraut als Tee.

Antibiotisch:
Kapuzinerkresse; Meerrettich.

Sedativ:
Schlafmohn (Codein).

Inhalieren:
Mischung aus Kamille, Thymian, Quendel, Dostenkraut. Latschenkiefernöl, Eukalyptusöl; Thymian (auch als Bad); Zwiebelextrakt.

Asthma bronchiale:
Ephedra (Meerträubchen), Wirkstoff Ephedrin in Kombination mit Thymian.

(Quellen[29] u.a.)

Grippe und Erkältungskrankheiten

Holunderblüten und -beeren als Tee oder Most; Lindenblüten als Tee besonders für Kinder (schweißtreibend), Echinacea (Roter Sonnenhut bzw. schmalblättriger Sonnenhut oder Kegelblume) als Tropfen oder Extrakt sowie in Kombination immunstimulierend und virushemmend, Rote Rübe (Rote Beete) als Saft (immunstimulierend).

INFO 23: Pflanzenheilkunde: Magen, Darm

Magen-Darm-Erkrankungen

Akut:
Kamillenblüten; Pfefferminzblätter; Melissenblätter.

Chronisch:
Tausendgüldenkraut als Tee und zur Appetitsteigerung; Enzianwurzel; Bitter- oder Fieberteeblätter; Chinatropfen (entspannend); Kalmuswurzel (sekretionsfördernd) auch bei Appetitstörungen der Kinder; Engelwurz, auch in Kräuterlikören; Benediktinerkraut (auch Likör); Wermut (Absinth); evtl. Ingwer (krampflösend, verdauungsfördernd, gallentreibend); isländisches Moos; Baumflechten; Leinsamen als Tee bei Magenkrankheiten, als Brei mit Apfelmus, Müsli, Joghurt etc. zur Verdauung; Olivenöl (ein Eßlöffel täglich morgens nüchtern).

Allgemein:
Melone; Ananas; Paprika.

Appetitlosigkeit, Magersucht:
Wermuttropfen; Pomeranzentropfen; Chinatropfen; Enziantropfen; Ingwertropfen; Brechnußtropfen sowie zusammengesetzte Tinkturen (bittere Magentees).

Magen-Darmgeschwür:
Kamille (Rollkur); Atropa Belladonna (Tollkirsche) zur krampfstillenden Ulkuskur mit Kamille; Sennae, Faulbaumrinde; Tausendgüldenkraut; Wermut; Süßholz; Lakritzensaft; Kohlsaft (roh); Kartoffelsaft roh (Nebenwirkungen!).

Darmstörungen wie Reizkolon, Völlegefühl, Blähungen, Koliken:
Kamille; Fenchel; Kümmelöl und -schnaps (magenstärkend); Engelwurz; Anis; Flohsamen; schwächer: Koriander; Majoran.

Durchfälle:
Tormentillwurz; getrocknete Heidelbeeren (auch für Säuglinge); Fencheltee (für Säuglinge); schwarzer Johannisbeersaft; Apfelmus.

Verstopfung:
Frische Heidelbeeren; Sennablätter, -schoten und -früchte (Nebenwirkung Harze!); medizinischer Rhabarber; Aloe-Tinkturen; Faulbaumrinde als Abführtee auch in Kombination; Leinsamen (als Gleitmittel auf Langzeit); Kreuzdornfrüchte als Tee; Rhizinusöl; Petersilienkrautöl; Feigenfrüchte auch als Sirup bei chronischer Verstopfung.

Mastdarmerkrankungen:
Johanniskrautöl.

Bandwürmer:
Wurmfarn-Extrakt; Kürbiskern-Granulat.

Madenwürmer (bei Kindern):
Knoblauch (Abkochung klistiert); Bärenlauch (als Tee oder zum Klistieren); Mohrrübe, Brei oder Saft.

Hämorrhoiden (Blutungen):
Wasserpfefferkraut-Tee; Hamamelis-Salbe; Pappel-Salbe; Mäusedorn- Salbe und -zäpfchen. Umschläge: Arnika und Eichenrinde.

(Quellen[29] u.a.)

INFO 24: Pflanzenheilkunde: Leber, Galle, Nieren

Leberkrankheiten: Wermutkraut als Tropfen oder Tee (auch immunstimulierend); Mariendiestel (der Wirkstoff Silymarin auch bei Hepatitis); Schöllkraut (in Kombination mit Belladonna und Pfefferminze); Artischocke (div. kombinierte Extrakte bei Gallensteinen, Fettsucht und Rheuma); Zuckerrübe (bes. bei Fettleber); Erdrauch (Dragees bei Gallenkoliken);

Gallenerkrankungen: Gelbwurzel als Tee oder wässriger Drogenauszug; Rettichsaft (indirekte Wirkung auf Leber und Galle); Löwenzahn (gegen Gallensteinbildung); Gallentees, Gallentropfen diverser Pflanzenauszüge.

Fettsucht: Div. Kombinationen aus Senna-Blätter, Faulbaumrinde, Löwenzahn, Petersilie, Fenchel und Minze.

Nierenentzündungen: Katzenbart (Koemis Koetjing) bei chronischer Nephritis als Tee; Goldrutenkraut und -wurzel bei akuter Nephritis als Pulver oder Infus; Wacholderbeeren als Tee oder Tropfen (harntreibend); Liebstöckelwurzel zumeist als Teegemisch (harntreibend); Petersilienfrüchte abgekocht oder als Kaltwasserauszug (harntreibend); Ackerschachtelhalm als Tee (keimtötend); Birkenblätter als Tee (harntreibend); Selleriekraut und -knolle.

Blasenkatarrh: Bärentraubenblätter-Extrakt; Bruchkraut als Kaltaufguß.

Nieren- und Harnleitersteine; Blasenleiden: Färberröte in Tropfen, Kapseln und Tabletten (entkrampfend); Khella mit Wirkstoff Khellin in verschiedenen Verabreichungsformen (entkrampfend wie beim Asthma bronchiale und steinabtreibend); Bischofsmützenkraut als Extrakt bei Koliken.

Reizblase und Prostataneurose: Zwergpalme mit Kombinationspräparaten sowie Kürbiskernöl.

Prostataleiden: Brennesselwurzelextrakt; Kürbissamen als Granulat; Echinacea in verschiedenen Darreichungsformen; Quecke in Form von Tropfen; Weidenröschen als Tee.

Menstruationsbeschwerden:
Rautenkraut als Tee; Kamille; Mutterkorn (Wirkstoff Secale) bei Blutungen; weiße Taubnessel; Blauer Hahnenfuß; Salbeiblätter als Tee; Eichenblätter als Tee;

Überfunktion der Schilddrüse:
Kombination von alkoholischen Extrakten aus Wolfstrapp und Herzgespann.

(Quellen[29] u.a.)

INFO 25: Pflanzenheilkunde: Herz und Kreislauf

Organkrankheiten des Herzens, Herzinsuffizienz:
Digitalis (Roter Fingerhut) Dragees; Strophanthin als Injektion oder kombinierte Tinkturen; Meerzwiebel als Aufguß; Maiglöckchenblüten und -blätter als Vollauszug (auch bei Arteriosklerose und Bluthochdruck), Oleanderblätter; Adonisröschenkraut als Tinktur, Extrakt oder Bechterewsche Mixtur.

Rhythmusstörungen des Herzens:
Besenginsterblüten und -kraut als Aufguß, Vollextrakt, Tropfen; Gelbe Jasminwurzel als Tinktur (kardiosedativ); Weißdornblüten und -blätter als Tee, Tinktur oder Extrakt.

Bluthochdruck:
Mistelkraut und -stengelspitzen als Blutdruck-Tee mit Weißdorn und Melisse (bei »mildem« Bluthochdruck); Schlangenwurz (Rauwolfia serpentina) als pulverisierte Droge bzw. als Gesamtextrakt oder als reines Alkaloid Reserpin; Ölbaumblätter als Extrakt; Zwiebelsaft.

Niedriger Blutdruck, Herzneurose:
Rosmarinblätter als Öl für Bäder, Spiritus zum Einreiben, Wein; Herzgespannkraut als Tee; Bischofsmützenkraut als Extrakt.

Arteriosklerose, Angina Pectoris:
Weißdorn; Arnika; Knoblauch als Saft bzw. Tropfen mit Milch; Ginseng als naturreiner Extrakt; Eleutherococcus (Taiga-Wurzel) als Extrakt (resistenzsteigernd); Ginkgobaumblätter als Extrakt (auch bei Durchblutungsstörungen des Gehirns); Khella als Dragee oder Tabletten zur Anfallsverhütung; Kleines Immergrün (Wirkstoff Vincamin) als Dragee (bei Störungen der Hirndurchblutung und den Hirnstoffwechsel); Rosmarin-Bad (bei Durchblutungsstörungen).

Venensystem, Krampfadern:
Roßkastanie (Wirkstoff Aescin) als Dragee oder Salbe; Steinklee (Honigklee) als Tee; Gartenrautenblätter als Tee; Kalmus-Öl zum Einreiben; Walnußblätter und -nußschalen als Sirup und Tee; Rosmarin-Bad.

(Quellen[29] u.a.)

INFO 26: Pflanzenheilkunde: Nervensystem

Chronische Krankheiten des Zentralnervensystems:
Tollkirsche (Atropa belladonna) als Wurzelgesamtauszug (auch bei chronischer Enzephalitis); Bilsenkrautblätter als Tinktur (auch bei Alterstremor); Stechapfelblätter und -samen als Tinktur.

Neuralgien; Kopfschmerzen, Migräne:
Weidenrinde, nur für äußerliche Anwendung (Wirkstoff Salicyl, uns bekannt in der Acetylsalicylsäure, Handelsname Aspirin); Blauer Eisenhut, Knollen als Tinktur (bei Trigeminus Neuralgie); Mutterkorn (Secale-Präparat); Einreibungen mit Wacholder-, Brennessel-, Rosmarin- oder Kalmusspiritus; Fichtennadelbäder; nordamerikanisches Wanzenkraut als Tropfen und Tabletten (bei Beckenneuralgien der Frau).

Vegetative Dystonie:
Bäder: Melisse, Rosmarin, Baldrian, Lavendel.

Nervosität, Schlafstörungen:
Baldrianwurzel als Tee oder Bad (beruhigend, vegetativ- ausgleichend, auch bei nervösen Magenleiden); Hopfenzapfen als Pulver (schlaffördernd und dämpfend); Melissenblätter (Zitronenmelisse) als Tee, Wasser oder Geist; Passionsblumenkraut; Haferfrüchte (auch bei Nikotin-Entwöhnung); Schlafmohn (schlaffördernd); Safran (bei Hysterie); Krokus-Opium-Tinktur; Pomeranze (Orange) als Tinktur; Orangenblütenwasser, Sirup sowie Tee aus Orangenschalen; Kalifornischer Mohn.

Nervöse Erschöpfungszustände:
Brechnuß-Samen (Wirkstoff Strychnin); Kat (Wirkstoff Nor-Iso-Ephedrin); Ginsengwurzel; Kalmus als Bad.

Depressionen:
Indischer Hanf (Cannabis); Schlafmohn; Johanniskraut als Tee, Frischsaft oder Dragee; (stimmungsaufhellend, euphorisierend, das Öl auch als Wundmittel); Schlangenwurz (Rauwolfia Serpentina), Effekte wie ein Neuroleptikum oder Tranquilizer; Kava-Kava-Wurzel (Rauschpfeffer), indische Lotosblumensamen (Tranquilizer).

(Quellen[29] u.a.)

Lassen wir hier noch einmal Rudolf Steiner zu Wort kommen. Er schrieb schon 1920 »Vom Einheitsstaat zum dreigliedrigen sozialen Organismus« gegen das materialistische Paradigma an:

»Gerade an der Medizin zeigt sich so recht die Schattenseite der bloßen naturwissenschaftlichen Betrachtung, die übrigens mit Bezug auf die Anschauung über die bloße äußere Natur auch eine Lichtseite hat. In der Medizin ist die Schattenseite da. Denn man muß nur das folgende betrachten: Diese Naturwissenschaft, noch einmal sei es gesagt, legt ihren Hauptwert darauf, den Menschen ganz auszuschalten, indem sie intellektualistisch die Welt betrachtet und intellektualistisch mit den

INFO 27: Pflanzenheilkunde: Haut und Wunden

Akute Hautentzündungen und Ekzeme, Herpes:
Eichenrinde (feuchte Umschläge; Bäder auch bei Schweißfüßen); Wilde Malve, (Roßpappel), Blätter und Blüten als Abkochung; Kamillentee als Umschläge; Schlehe (Schwarzdorn) als Früchtesaft; Melissensalbe; Goldruten-Tinktur; Zinkpaste mit 1 Prozent Kamille oder 2 – 5 Prozent Johanniskraut; Mönchspfeffer (Keuschlamm).

Trockenes Ekzem:
Fichtenholz-, Buchenholz-, Birkenholz, Wacholderteer.

Akne:
Große und Kleine Klette als Tinktur äußerlich; Echtes Labkraut als zerquetschte Blätter; Löwenzahn als Salbe oder frisch; Fichtenholz als Salbe.

Chronisches Ekzem/Stoffwechselstörung:
Wildes Stiefmütterchen-Kraut als Tee, auch äußerlich (bei Säuglingsekzemen, Milchschorf und anderen kindlichen Hauterkrankungen); Walnußbaumblätter innerlich wie äußerlich bei kindlichen, auch erblich bedingten Dermatosen; Nachtkerzenöl.

Schuppenflechte (Psoriasis):
Bruchkraut nur frisch und überbrüht.

Geschwüre (Ulcus cruris):
Beinwell (Wallwurz), nur äußere Anwendung.

Furunkulose:
Leinsamenpackung heiß.

Wunden und andere Verletzungen:
Arnika als Tinktur für Umschläge und Kompressen; Kamillen-Bäder; Digitalis in Form von feuchten Umschlägen; Echinacea als Salbe; Ringelblume als Salbe; Virginische Zaubernuß (Hexenhasl) als Salbe, auch gegen Hämorrhoiden; Apfelbaumrinde als Umschläge; Balsambaum als Salbe.

Quetschungen, Zerrungen, Zerreissungen der Muskulatur und der Sehnen, Blutergüsse:
Arnika (Kompressen); Zwiebelbrei; Hopfensalbe; Heublumensack; Beinwell-Salbe; Rosmarin-Bad.

(Quellen [29] u.a.)

INFO 28: Pflanzenheilkunde: Rheuma und anderes

Chronischer Gelenkrheumatismus:
Löwenzahn auch als Salat; Wacholdersaft; Kleine und Große Brennessel als Saft (innerlich) und Spiritus (äußerlich), Schlagen mit frischen Brennesseln; Bittersüßer Nachtschatten als Extrakt aus den Stengelspitzen; Efeu als Umschläge; Teufelskrallenknolle als Tee, Tropfen, Salbe; Guajakaholz; Yamswurzel.

Gicht, akuter Anfall:
Herbstzeitlose (Colchicum).

Rheumatische Zustände:
äußerlich: Heublumen als Vollbad (als Packung auch bei Hexenschuß); Kalmusöl; Wacholderöl; Rosmarinöl; Arnika-Tinktur als Umschlag; Engelwurzöl; Brennessel-Spiritus; Fichtennadel- Bäder.
innerlich als Tee: Weide, Birkenblätter; Odermenning-Kraut; Eichenblätter bei Muskelrheuma.

Multiple Sklerose:
Gartenraute als Tee (symptomverbessernd)

(Quellen[29] u.a.)

Experimenten zusammen ihre Naturgesetze sucht. Man lernt das, was man aus der Beobachtung lernen kann, von der Wirksamkeit dieser oder jener Heilmittel auf den kranken Menschen, von der Wirksamkeit überhaupt dieses oder jenes Naturprodukts auf den Menschen. Aber es fehlt einem das innere Anschauen von dem Zusammenhang erstens der ganzen Menschennatur, zweitens aber von dem Zusammenhang zwischen dem, was draußen in der Natur hervorgebracht wird, sei es als Nahrung, sei es als Heilmittel, und der menschlichen Wesenheit selber. Und man merkt erst, wenn man in solch unbefangener Weise von der bloßen Naturwissenschaft zur Medizin fortschreiten möchte, was es heißt, den Menschen ausschalten von der Betrachtungsweise und nachher das, was man durch eine solche Betrachtungsweise gewonnen hat, auf die Natur des Menschen anzuwenden. Das rächt sich, daß Naturwissenschaft alles, was in der Menschennatur aufsprießen kann, ausschaltet, um, wie sie sagt, zur rechten Objektivität zu kommen. Da

INFO 29: Pflanzenheilkunde:
Krebs und Krankheiten des hohen Alters

Krebs, zellzerstörende Wirkstoffe aus Pflanzen:
Alkaloide der Vinca rosea (Catharantus roseus); Podophyllum peltatum und emodi; Colchicum (Herbstzeitlose).

Krebshemmende bzw. immunstimulierende Pflanzen:
Mistel, Extrakt aus Aprikosenkernen; Rote Beete; Echinacea; Pestwurz; Nachtkerzenöl (unterstützend); Kalmus; Kondurango-Rinde (symptomverbessernd bei Magenkrebs); Thuja (Lebensbaum) antiviral; Eibenrinde; Brokkoli, Tomate, Sojabohnen, Zitrone, Karotte, Zwiebeln, Grünkohl.

Krankheiten des hohen Alters; Phytogeriatrie:
Weißdornblüten, -blätter, -früchte als Tee, Tinktur oder Pillen; Rosmarin, Kleines Immergrün; Ginseng; Kat (Qat); Christrose; Mistöstrol; Ginkgo (Hirndurchblutung); Zwetschgen; Brennesselsamen; Kalmus als Tee, Bad oder inhaliert; Knoblauch.

Haarausfall:
Klettenwurzelöl; Brennesselspiritus; Birkenblätter.

(Quellen[29] u.a.)

kommt sie zur Objektivität. Allein in dieser Objektivität ist der Mensch nicht drinnen. Der Mensch schaltet erst sich selbst aus. Kein Wunder, daß er in der Wissenschaft, die er nun ausbildet, den Menschen nicht drinnen hat. Nun soll man anwenden diese Wissenschaft auf den Menschen. Man kann es nicht, weil man auf den Menschen keine Rücksicht genommen hat.«

Heilpflanzen, die es in sich haben – Kurzporträts

1. *Der Ginkgo-Baum (Ginkgo biloba)*

Zu den Stars der Naturheilpflanzen gehört – wie bereits erwähnt – der Ginkgo-Baum – der japanische Tempelbaum oder auch Fächerblattbaum. Er ist ein altertümliches Gewächs, mit gelben Früchten, mittelgroß; die Blätter sind langgestielt, zweilappig und werden von strahlenförmig verlaufenden, gabelig sich verzweigenden Nerven durchzogen. Zahlreiche Fossilienfunde belegen, daß diese Heilpflanze in früheren Erdperioden weit verbreitet war. Der ganze Baum ist ein lebendes Fossil, denn er weist keine Verwandtschaft zu irgendeiner heute lebenden Pflanze auf![40]

Die Form der Blätter ist das *Symbol der Einheit in Zweiheit* (Goethe, West-östlicher Divan). Nach Europa kam der Ginkgo 1730; in seinen Wirkstoffen überwiegen die sogenannten *Flavonoide.* Flavonoide sind gelbe oder rote bis blaue Pflanzenfarbstoffe mit *Flavonen* als Grundkörper. Flavone kommen im nahezu allen höheren und niederen Pflanzenfamilien, Pilzen und Grünalgen vor.

Flavone wirken eng mit *Enzymen* zusammen, fangen *Radikale* – gefährliche Restmoleküle – und sind an bedeutsamen Energieprozessen beteiligt (*Oxidation, Reduktion*). Vereinfacht ausgedrückt: Farbe ist gleich Energie, und so stecken die Pflanzen voller Energien. (Siehe »Die Farbe der Krankheit« in Teil 4.)

Flavonoide finden sich z.B. im *Weißdorn*, in der *Birke*, im *Stiefmütterchen* und in den *Lindenblüten.* Eines ihrer bevorzugten »Arbeitsgebiete« sind die Gefäßwände: Dort federn sie die feinen Blutgefäße gegen den Innendruck des Blutes ab, erhöhen die Strömungsgeschwindigkeit , hemmen übermäßige Verklumpung von Blutplättchen (Trombozyten) – sind demnach heilsam bei *Durchblutungsstörungen, auch des Gehirns*, wirken gefäßerweiternd, beugen *Thrombosen* und bestimmten allergischen Reaktionen vor, sind *Angioaktivatoren.* Das im Handel erhältliche Extrakt aus frischen Ginkgo-Blättern *Tebonin* ist folglich angezeigt bei zerebralen Durchblutungsstörungen, zerebraler Sklerose (auch bei Alzheimer), bei Venenleiden und bei Schwindelzuständen älterer Menschen.

2. *Mariendistel (Silybum marianum oder Carduu marianus)*

Von der Mariendistel weiß die Volksmedizin schon seit langem, daß in ihren Früchten ein leberwirksames Agens steckt – ein Wissen, das in Vergessenheit geriet. Sie stammt aus dem Mittelmeerraum, ist ein großer Korbblütler mit glänzenden, eigenartig weißgeäderten, dornig gezähnten Blättern und großen purpur-

roten Blütenköpfen. Der Wirkstoff der Pflanze ist ein Flavonol (Strukturmolekül eines Pflanzenfarbstoffes), das sogenannte *Silymarin*, das erst in den letzten Jahren rein dargestellt werden konnte. Eine umfangreiche Literatur beschreibt die Wirkung des Fertigpräparates *Legalon*:
Der Pflanzenstoff stabilisiert die Zellmembranen des Lebergewebes und verhindert das Eindringen von Viren und Giften (auch medikamentösen Giften!). Die Mariendistel ist somit schützend und heilkräftig bei:

- bestimmten Formen der alkoholischen *Fettleber* und *Hepatitis* (*Gelbsucht*),
- in allen Stadien der *Leberzirrhose*,
- in vielen Fällen von *toxischen Leberschädigungen*.

Besonders vorteilhaft: Die Mariendistel hat praktisch keine Nebenwirkungen. Spektakuläre Erfolge bei Pilzvergiftungen verzeichnete die Hauptkomponente des Silymarin, das *Silibinin*. Schwerste *Vergiftungen* durch den *Knollenblätterpilz*, die vielfach tödlich enden, konnten mit Injektionen dieses Mariendistel-Präparates abgewehrt werden. Allerdings sind diese gut fundierten Studien zur Pflanzenheilkunde nicht überall gelesen worden und immer noch erscheint es manchem Kliniker suspekt, Heilpflanzen zu verordnen. Präparate wie die der Mariendistel werden »allein aus der Tatsache her, daß sie Phytopharmaka sind, abgelehnt, ohne die derzeitigen Studien zur Kenntnis zu nehmen!«[41]

3. *Roter Sonnenhut und Schmalblättriger Sonnenhut (Kegelblume), Echinacea purpurea und Echinacea angustifolia*
Die Echinacea, deren Namen noch vor zwanzig Jahren in Deutschland kaum einer richtig buchstabieren konnte, ist ein Paradebeispiel dafür, daß eine sehr lange (in Nordamerika) bekannte Heilpflanze mit Hilfe moderner, wissenschaftlicher, immunologischer Forschungen in ihrer Heilkraft vollkommen bestätigt wird. »Dies ist wiederum ein Beweis dafür, daß man der Empirie (der Sinneserfahrung) eine wissenschaftliche Beweiskraft zuerkennen muß.« (R.F. Weiss)[42]
Das Wissen um die Echinacea stammt aus dem Medizinschatz der Indianer Nordamerikas. Ob Cheyenne, Dakota, oder Komanchen, viele indianische Stämme zählten die Echinacea zu ihrer wichtigsten Heilpflanzen. Damals, in »vorwissenschaftlicher« Zeit, war die Echinacea ein Allroundmittel und heilte so ziemlich alles. Äußerlich angewendet: Wunden, Verbrennungen, Lymphdrüsenschwellungen (Mumps), Insektenstiche. Innerlich angewendet: Kopfschmerzen, Magenkrämpfe, Husten, Erkältung, Masern, Geschlechtskrankheiten. Echinacea wurde gekaut bei Zahnschmerzen und galt als Gegengift bei Klapperschlangenbissen.

(Eine ausführliche Monographie zur Echinacea haben Dr. Rudolf Bauer und Prof. Hildebert Wagner vorgelegt.)[43]

Die weißen Siedler, besser gesagt, die weißen Eroberer übernahmen dann die Echinacea in ihre Laienmedizin, zunächst zu »Blutreinigungen«. Dann schwollen die positiven Meldungen über die Droge so an, daß sie bald zu einer der meistverkauftesten Arzneien der USA wurde (1920). Als die Synthetika auf den Markt drängten, ließ das Interesse wieder nach und erst der Gründer der Arzneimittelfirma *Madaus* machte die Pflanze wieder populär (*Echinacin*).

Inzwischen gibt es – basierend auf dem Roten und dem Schmalblättrigen Sonnenhut – einige hundert Mono- und Kombinationspräparate, vom *Echinacin* über das *Esberitox* bis zum *Resistan.* Während Echinacin der reine Wirkstoffextrakt des Sonnenhutes ist, vereint z.B. *Resistan* die Heilkraft des Schmalblättrigen Sonnenhutes, des *Wasserhafers*, des *Wilden Indigo* und der *Arnika.* Die Wirkkraft des *Esberitox* kombiniert sich aus Sonnenhut, Wildem Indigo und der uns schon bekannten Thuja.

Die schmucken und schönen Blüten der beiden Sonnenhüte zieren inzwischen auch unsere Gärten, zu Heilzwecken gebraucht werden Kräuter und Wurzeln.

Wesentliche Inhaltsstoffe sind wiederum die Flavonoide, die Pflanzenfarbstoffe: Farbe lebt! Dann: ätherische Öle und Harze. Mehrfachzuckerkomplexe, Alkylamide, Kaffeesäurederivate usw. In allen Untersuchungen erwies sich, daß Echinacea die körpereigene Abwehr steigerte und eine enorme Angriffskraft gegen Viren besitzt, hier sogar den körpereigenen Interferonen ähnlich arbeitet! Bauer und Wagner schreiben die immunstimulierende Wirkung der Echinacea den Mehrfachzuckerkomplexen (*Polysaccharide*) zu und den *Alkylamiden.* Alles in allem scheint aber die Vielfalt der verschiedenen Wirkstoffe in Summe die vielfältige Heilkraft der Pflanze auszumachen (Bauer, Wagner).

Im folgenden ein Auszug aus abgesicherten Ergebnissen. Die Echinacea hilft:

- bei (fieberhaften) *Erkältungskrankheiten*, *Grippe*, *Keuchhusten*, *Bronchitis*;
- *entzündlichen Erkrankungen* wie *Rheumatismus*, *Polyarthritis*, *bakteriellen Entzündungen* der *Prostata* und *Harnröhre*, *gynäkologischen* Erkrankungen;
- *Wunden*, *Ekzemen*, *Verbrennungen.*

Außerdem kann Echinacea wirksam bei Tuberkulose eingesetzt werden sowie unterstützend in der Krebstherapie. Vergleichen wir nun die wissenschaftlich belegten Heilwirkungen mit den Anwendungen der Heilpflanze bei den Indianern in »vorwissenschaftlicher« Zeit, so müssen wir konstatieren: Der Medizinmann hatte recht.

4. *Johanniskraut (Hypericum perforata)*
Die schöne Pflanze Johanniskraut blüht leuchtend gelb auf zu Johanni, also zum Johannitag, zur Sommersonnenwende Ende Juni. Ihre Blätter sehen merkwürdig perforiert aus, der Stengel ist ungewöhnlich zweikantig. Die Kelchblätter der Blumenkrone enthalten wie auch das Kraut einen roten Farbstoff, der – so Rudolf Fritz Weiss – etwas ganz Ungewöhnliches darstellt: eine photosensibilisierende Substanz – *Hypericin*. Er ist der *photodynamische* Wirkstoff der Pflanze. Anders ausgedrückt: Die Pflanze enthält gespeichertes Licht. Schon daraus können wir schließen, daß ihre Heilwirkung eine aufhellende, ja euphorisierende sein muß. Dieses Wissen ist in den vergangenen Jahrhunderten verlorengegangen, denn Johanniskraut wurde zumeist nur als Wundheilungsmittel genutzt. Von den Pflanzenmitteln, die unser Nervensystem heilsam beeinflussen, ist das Johanniskraut die *einzige* Droge, die stimmungsaufhellend, also *antidepressiv* wirkt. Alle anderen wie *Baldrian*, *Hopfen*, *Melisse*, *Passionsblume* – sind Dämpfungsmittel (*Sedativa*).[44]
Außer einem Quantum Licht (Hypericin) finden sich im Johanniskraut natürlich Flavonoide (Farbstoffe), Procyanide (teilweise identisch mit Weißdorn-Substanzen), Hyperforin (ähnlich den Hopfenbitterstoffen) usw., die alle ihre eigenen antibakteriellen, antiviralen, gerinnstoffwechselanregenden und zellatmungsaktivierenden Eigenschaften haben.
Betrachten wir noch einmal den ungewöhnlichen photodynamischen Wirkstoff Hypericin: Er ist einem Abbauprodukt unseres roten Blutfarbstoffes verwandt, dem *Hämatoporphyrin* – einem Häm ohne Eisen. Dieses Häm ohne Eisen regt unsere Hirnanhangdrüse (*Hypophyse*) an, die Schaltstellen im Zwischenhirn sowie unsere Zirbeldrüse (*Epiphyse*). Das heißt: Die Pflanze hat das, was uns fehlt, klinkt sich heilend in unsere Biokatalyse ein, wirkt wahrscheinlich in noch unbekannter Weise auf die lichtempfindliche Zirbeldrüse – *bringt dem Lichtlosen Licht*.
An der zentralen im Gehirn angreifenden Wirkung des Johanniskraut kann nicht mehr gezweifelt werden. Diese schöne Pflanze mit ihrem Vollextrakt *Hyperforat* ist den synthetischen *Antidepressiva* in vielen Fällen überlegen (Weiss). Ob das stimmungsaufhellende und virenabwehrende Johanniskraut fähig ist, *AIDS-Kranken* zu helfen, wird im Augenblick noch debattiert.

5. *Küchenzwiebel (Allium cepa)*
In kürzlich entdeckten Kochbüchern Mesopotamiens sind zahlreiche Schmorgerichte aufgeführt, in denen unsere Küchenzwiebel eine bedeutende Rolle spielt. Auch die alten Ägypter schrieben der Zwiebel heilende und gesundheitsfördernde

Eigenschaften zu, der Papyrus Ebers erwähnt eine Vielzahl zwiebelhaltiger Rezepturen vor allem zur Behandlung von entzündlichen Erkrankungen. Im europäischen Mittelalter erweiterte sich die Indikationsliste: Die Speisezwiebel half oder sollte helfen bei »Engbrüstigkeit«, »Koliken«, »Harnverhaltung«, »Nierengrieß«, »Nierensteinen«, bei »Wassersucht«, »Verstopfung«, »Heiserkeit«, »rheumatischen Beschwerden«, ja auch die »unkeusche Lust« vermöge sie zu steigern und *Glatzköpfen* die volle Haartracht zurückzugeben: »Der Saft, mit dem ein fast oder völlig kahler Kopf in der Sonne gesalbt wird, bringt die Haare sehr schnell wieder.«
Die Heilkraft der Zwiebel erlebte der Mainzer Allergieforscher Prof. Walter Dorsch an seinen Kindern, die im heißen Sommer 1982 immer wieder von Wespen gestochen wurden. Zwiebelsaft half. Da Dorsch damals die Ursachen für verzögerte Hautreaktionen erforschte, lag es nahe, die Wirkung von Zwiebelextrakten bei *allergischen Reaktionen* und auch bei *allergischem Asthma* zu testen.[45]

Erste Ergebnisse: Die Zwiebel half auch dort. Es folgten lange Versuchsreihen, in denen Dorsch und seine Mitarbeiter eine Vielzahl von hochwirksamen Substanzen identifizierten (alpha-Sulfinyldisulfide). Je nach Struktur des jeweiligen Wirkstoffes kann Zwiebelsaft

- das Freisetzen von Entzündungsstoffen hemmen,
- die Ansammlung von Blutplättchen (Thrombozyten) verhindern,
- übertriebene Zellaktivierung unterbinden,
- Wandern der Entzündungszellen in Richtung chemische Lockstoffe stoppen.

Aus diesen und anderen Untersuchungen läßt sich auch ablesen: Zwiebelsaft *hemmt die Entstehung von krebsauslösenden Stoffen.* Kopfschmerzen bereitet es den Wissenschaftlern im Augenblick, einen standardisierten Zwiebelextrakt zu schaffen. Denn die *aktiven* Wirkstoffe der Pflanze entstehen erst, sobald die Pflanze durch Schneiden und Quetschen zerstört ist.

6. *Knoblauch (Allium sativum)*
Zu den Stars unter den Heilpflanzen gehört neben dem Ginkgo-Baum auch der Knoblauch – ob roh, gekocht, geschmort oder als Pille oder Puder (*Kwai*) – Knoblauch nimmt eine eigenartige Position zwischen Gewürz und Heilmittel ein. Hier läßt sich eine kleine philosophische Betrachtung anschließen: Alle unsere Gewürze sind heilsam, alle sind Heilpflanzen von Anfang an, weil sie uns schon lange freundlich und schmackhaft, aufmunternd und besänftigend entgegenkommen!

Zur Knoblauchfamilie der Liliengewächse gehören denn auch die schon geschilderte Küchenzwiebel, Schnittlauch, Schalotten, Porree und Spargel. Schon in der Steinzeit wie auch später bei der steinerweichenden Arbeit an den Pyramiden genossen Menschen den Knoblauch als heilsam und gesundheitsstärkend, als Medizin gegen die *Amöbenruhr.* In den Mittelmeerländern bereits vor Christi hoch geschätzt, erreichte der Knoblauch 1683 Wien.
Wie fast alle Heilpflanzen der sanften Art enthält Knoblauch eine Vielzahl heilsamer Substanzen – *Vitamine, Hormone, Fermente, Cholin, Jod, Saponine* ... Hauptbestandteil ist das schwefelhaltige *Allicin* – und das riechen wir, oder wir riechen danach. Bemerkenswert: Es gelingt nicht, aus dem Knoblauch eine einheitliche Reinsubstanz zu isolieren, die ähnlich wirksam ist wie die ganze Pflanze, d.h. wir müssen den Knoblauch nehmen wie er ist – ganz und ganzheitlich. Wir müssen auch mit seinem Geruch leben. Die Tatsache, daß wir nach Verzehr von Knoblauch »aus allen Knopflöchern« riechen, ist ein Positivum: Es zeigt, daß diese Pflanze unseren gesamten Organismus heilsam durchdringt!
Als gesichert gilt: Knoblauch beugt altersbedingten Gefäßveränderungen vor (*Arteriosklerose*), senkt die Blutfettwerte, den *Cholesterinspiegel.*
In neueren Forschungsarbeiten belegt und aus der Erfahrung kann gefolgert werden: Knoblauch
- verbessert Blutfluß und Fließgeschwindigkeit des Blutes,
- hemmt die Ansammlung von Blutplättchen (Thrombozyten),
- behebt *Verdauungsstörungen*, hemmt Pilze,
- *senkt* den *Blutdruck* (frischer Knoblauch)
- schärft bei konsequenter Kur die *Sehkraft*,
- *heilt Entzündungen.*

Auch bei Knoblauch bestätigt sich, was weiter oben angemerkt wurde: Der milde, aber nachhaltige und von schädlichen Nebenwirkungen freie Effekt kommt erst dann voll zur Geltung, wenn Knoblauch lange, über Jahre hinweg bei uns zu Gast ist; und damit der Geruch nicht übermäßig stört, sollten wir – wie in den Mittelmeerländern – alle Tage Knoblauch essen – drei Zehen am Tag.

Denn so reimte schon 1609 der *English Doctor*:

> Weil des Knoblauchs Kraft kann vom Tode erretten dich,
> Trag ihn bei dir, auch wenn den Atem er macht widerlich,
> Und veracht nicht den Knoblauch wie jene Toren,
> Für die nur Schielen und Trinken und Stinken ist seine ganze Magie.[46]

7. *Kamille (Matricaria chamomilla)*
Die Echte Kamille ist gleichfalls ein Star in der Erfahrungsheilkunde, was die Verkaufszahlen und ihre Heilwirkung angeht. Sie hat große Erfolge in der Frauenheilkunde[47], getreu ihrem Namen: matricaria = mütterlich. Schon der in Rom tätige, aus Griechenland stammende Arzt Dioskurides (1. Jh.n.Chr.) erwähnt die Kamille als Mittel bei entzündlichen Erkrankungen der Gebärmutter, Lucas Cranach d.Ä. malte die Mutter Gottes mit einem Gefäß voller Kamillenblüten. Der Hauptbestandteil der Blüten ist das azurblaue ätherische Kamillenöl (Azulen), die deutsche Kamille gilt hier als besonders hochwertig. Frisch gesammelte Kamillenblüten, zu Tee aufgebrüht, mit ein wenig Honig jeden Abend getrunken, sind ein hervorragendes Magenmittel für chronisch Kranke. Die Echte Kamille ist entzündungshemmend, krampfstillend und blähungstreibend. Da sie entzündungshemmend *und* wundheilend wirkt, vermag sie akute und chronische Erkrankungen nicht nur kurzfristig zu beeinflussen, sondern zu *heilen* (R.F. Weiss). Der Kamillenextrakt *Kamillosan* bewahrt – so tierexperimentielle Versuche – vor Magen-Darmgeschwüren. Kamille setzt zudem von Bakterien gebildete Giftstoffe außer Gefecht, wirkt also *antitoxisch*: Dies erklärt die präventive Wirkung von Kamillendämpfen und -bädern. Kamille beeinflußt darüber hinaus den Stoffwechsel der Haut und regeneriert die Gewebe.
Auch für Kamille gilt: Regelmäßiger Kontakt erhält die Freundschaft. Und: Auch die Kamille ist eine ganzheitliche Pflanze und hilft ganzheitlich. Alle Versuche, den eigentlichen Wirkstoffkomplex zu finden, führten über das Azulen zu Vorstufen des Azulen, zu Bisabolol, zu Flavonolen und u.a. zu der Erkenntnis: In den Kamillenblüten ruht ein Wirkstoffkomplex, der erst in seiner Gesamtheit den vollen Kamilleneffekt ergibt. »Diese Ergebnisse sind nicht überraschend«, schreibt Rudolf Fritz Weiss in seinem *Lehrbuch der Phytologie*, »sie bestätigen erneut, was die Phytotherapie aus langer Erfahrung heraus immer in den Vordergrund rückt, daß nämlich die Aufspaltung der Inhaltsstoffe einer Heilpflanze wohl theoretisch interessant ist, aber für praktische Zwecke eher in die Irre führt. Die Wirkung einer jeden Heilpflanze, und so auch der Kamille, ist nun einmal eine komplexe.«[48]
Die Beschäftigung mit Heilpflanzen bringt uns somit rasch an die Grenzen aller naturwissenschaftlichen Erkenntnisse und macht uns bewußt, wie sehr wir Teil der gesamten Natur und ihrer Gesetzmäßigkeiten sind. Der schwedische Naturforscher Carl von Linne sprach in diesem Zusammenhang von der *Philosophia botanica*, der *botanischen Philosophie*, d.h. die Beschäftigung mit der Pflanzenwelt führt zu philosophischen Betrachtungen und Erkenntnissen, die bis zu den »letzten Dingen« geht.[49]

Von diesen »letzten Dingen« sind wir in den vergangenen Jahren mehr und mehr abgeschnitten worden, und unsere Erkenntnis hat sich zurückentwickelt zu der eines Restmoleküls, welches vergessen hat, daß es auch andere gibt, mit denen es sich zu verbinden, zu verflechten und auszutauschen lohnt. Wir wurden zu Eseln, die im Kreis um eine Steinmühle herumächzen und vor lauter Scheuklappen nicht mehr aus den Augen gucken können. Unsere Sinne sind abgeschnitten, und wenn wir eine Pflanze auf unserem Fensterbrett betrachten, dann geht wie bei dem armen Panther im Jardin du Luxemburg ihr Bild in uns hinein und hört im Herzen auf zu sein (Rilke). Digitalisierte Bewegungsabläufe diktieren unser Leben, zerhacken unseren Geist in Plus oder Minus-Impulse, Plus *oder* Minus zersplittern das Yin-Yang in Bits. Doch manchmal, wenn wir eine Pflanze trinken, atmen oder riechen, biegt sich der Stahlbeton der Decke über uns, es öffnet sich ein schmaler Spalt und wir spüren, daß wir nicht allein sind und eine Seele haben. Die ätherischen Öle von Heilpflanzen sind *lebende seelische Essenzen*, sind Geruchsstoffe, die direkt in unser Riechhirn reisen und unsere *Hypophyse*, unsere Hirnanhangdrüse stimulieren. Das Heilen mit Duftstoffen gründet auf uraltem Erfahrungswissen. Räucherkerzen, Balsame und Salböle gehören zu den ältesten Heilmitteln der Menschheit. Heilige Orte und Haine, Tempel und Orakel, Herrscher und Priester, Götter und Göttinnen waren stets von Wohlgerüchen umgeben. Im Urstromland und im alten Ägypten wurde gesalbt, geölt, geräuchert, im alten China existierte und existiert eine hochentwickelte Riechstoff- Medizin.[50]

Griechen, Byzanthiner, Araber, die ja die Körperfeindlichkeit der christlichen Kirche nicht teilten, genossen unbeschwert die seligen Freuden der Öle und Wohlgerüche. Die abendländische Mönchsmedizin übernahm dann von den Arabern die Fertigkeiten der Destillation aromatischer Wässer, Elixiere und Öle. An diese knüpft die heutige Aromatherapie an, die sich derzeit in Deutschland mehr und mehr entfaltet. (Verein der Aromatherapie, München, Martin Henglein)

Ätherische Öle und Essenzen werden – niemals unverdünnt! – als Kompressen aufgetragen, als Dampfbad oder über die *Aromalampe* inhaliert, aber auch als Kosmetika und Speisegewürz verwendet. Für die Wirksamkeit der Aromatherapie ist Voraussetzung, daß *unverfälschte* ätherische Öle verwendet werden. Synthetische, sogenannte »naturidentische« oder »rektifizierte« Öle sind zu vermeiden – ähnlich wie eine Vollwertkost immer einer denaturierten vorzuziehen ist. Öle oder Essenzen (beide Begriffe werden in der Aromatherapie synonym gebraucht) haben eine *immunmodulierende, psycho-somatische* und zum Teil *bewußtseinserweiternde Wirkung.*

- Die hormonähnlichen Substanzen dringen durch unsere Haut ins Blut, in die Lymphen und in unser Grundsystem.
- Die in unserer Nase aufsteigenden Duftmoleküle werden in den Riechbahnen in elektrische Erregung umgewandelt und in unser *Riechhirn* gesendet – in das *limbische System.*

Zirbeldrüse, Hirnanhangdrüse – Das Dritte Auge

Wir befinden uns hier im Randgebiet zwischen Großhirn und Stammhirn (limbus = Rand) und im Lauf der Zeit haben sich die von Hirnforschern verwendeten Begriffe geändert. Das Riechhirn, so stellte man fest, hat nicht nur mit dem Riechen zu tun, sondern ist ein Integrationszentrum für unsere Gefühle. Hier werden Erlebnisinhalte ihren Gefühlen nach bewertet, und hier werden emotionale Reaktionen ausgelöst. Deshalb tauften die Psychosomatiker es mehr schlecht als recht Eingeweide-Gehirn, *viszerales Gehirn.* Da in unserem Hirn alles mit allem zusammenhängt – wie könnte es anders sein –, sind viszerales Gehirn (limbisches System, Riechhirn) energetisch verflochten mit *Hypothalamus* und *Hypophyse* (Hirnanhangdrüse), die wiederum von ihrer Funktion her eine merkwürdige Zweiheit mit der *Epiphyse* (Zirbeldrüse) bildet.

Das Riechhirn (limbische System) hat seine Fähigkeit natürlich nicht seit gestern, sondern seit tiefster Vergangenheit: Es ist eine *Zeitschleuse.*

Betreten wir diese Zeitschleuse und steigen dort aus, am Anfang unseres individuellen Seins, in der befruchteten Eizelle, dann sehen wir zunächst eine Keimblase, die sich zu einem Blatt schnürt, zum äußeren Keimblatt (*Ektoderm*). Aus diesem äußeren Keimblatt bilden sich Haut und Nerven und Hirn, Ohr, Nase und Auge, Milchdrüsen und Hirnanhangdrüse.

Ein wenig später nach der Reifung des Ektoderm entsteht unterhalb des Ektoderms das innere Keimblatt (*Entoderm*) und danach zwischen diesen beiden, das mittlere, das *Mesoderm.*

Aus dem inneren Blatt entwickeln sich die meisten Drüsen, die Mandeln, Atmungsorgane, Kehlkopf, Harnblase, Harnröhre und Mittelohr,und das Darmrohr – der Sitz unserer Instinkte (Boyesen).

Vom Mesoderm, dem mittleren Keimblatt, stammen Bindegewebe, Knorpel und Knochen, quergestreifte und glatte Muskulatur, Blut- und Lymphgefäße, Herz, Nieren, Nebennierenrrinde, Milz, Keimdrüsen, sowie die Zellen des Blutes und der Lymphe.

Am weitesten zurück in unsere Vergangenheit reicht also das äußere Blatt, Keim für Haut und Sinnesorgane und Hirnanhangdrüse. Es ist jenen Zeiten am nächsten, in denen es noch kein Innen und Außen gab, keine Zellmembran, die uns von unserer Umwelt abgrenzte. Da sich das äußere Keimblatt an die Schöpfung des Inneren erinnert – und damit an die Trennung vom Außen, hat es eine faszinierende Eigenschaft: Schon sehr früh rollt es sich so geschickt ein, daß eine *Innenhaut* zur Bildung des Rückenmarks, der Nerven usw. entsteht, *und* eine *Oberhaut* zur Entwicklung unserer Sinnesorgane und unserer äußeren Haut. *Es ist innen und außen zugleich.* Der Meersburger Arzt Dr. Dietrich Gümbel[51] schildert dies unter ganzheitlichem Aspekt:

Durch die anatomische Verbindung der Nerven des Zentralen Nervensystems (inneres Gehirn, Rückenmark) mit der Oberhaut (außen, Epidermis, Sinnesorgane) erfahre ich sinnlich die Außenwelt.

Unsere Sinnesfunktionen verbinden also *geistige Innenwelt und Außenwelt* und dadurch entsteht *Bewußtsein.*

- Die Haut ertastet die Außenwelt,
- der Mund schmeckt die von außen aufgenommene Nahrung,
- die Nase riecht die von außen aufgenommene Luft,
- die Ohren hören die von außen aufgenommenen Töne,
- die Augen sehen das äußere Licht und die Farben.

Sinnesorgane holen die Außenwelt in die Innenwelt, oder die Innenwelt äußert sich über die Sinnesorgane: Wir nehmen bewußt Verbindung auf. Duftstoffe kommen als alte Bekannte unserer Stammesgeschichte, wirken direkt auf den archaischen Teil unseres Hirns, doch nicht nur dort, sondern ihre Informationen wandern durch die Bluthirnschranke hindurch in unseren gesamten Organismus. Daraus läßt sich folgern:

Ätherische Öle, die ja nichts anderes als *Worte* der uns günstig gesinnten Heilpflanzen an uns sind, beruhigen, harmonisieren, sind Zeittunnel, Bindeglieder zwischen dem Sinnhaften (außen) und den verinnerlichten Sinnesfunktionen (innen) wie Herz, Leber, Lunge, Milz und Nieren und den dazugehörenden Hormondrüsen.

Nun nimmt es nicht mehr wunder, wann und wo eine Aromatherapie angezeigt ist – nämlich dann, wenn unser Außen-Innen-Außen-Fluß unterbrochen ist.

- Bei Zivilisationskrankheiten wie *Schlafstörungen, Streßsymptomen, Angst, Depression, Impotenz, Frigidität* – also bei allem, was uns »zu« macht.
- Bei *Stoffwechselstörungen* und *hormonellen* wie *psychischen Disharmonien*[52], also bei allem, was die Verbindungen Innen und Außen stört.
- Bei *Infektionskrankheiten* (Attacken von Bakterien, Viren, Pilzen), bei Schwäche unserer unspezifischen Abwehr – also bei allem, was das Innen von Anfang an bedroht.

Verstärkt wird die Aromatherapie durch Meditation oder/und Visualisierung. Duftstoffe wie Rosenholz, Zeder, Orange, Patschuli, Myrte und Myrrhe und archaische Bilder – Zauberer, Gott, Berg, Meer – öffnen z.B. Krebskranken neue Zugänge zu ihren Ängsten und Problemen, legen ihre Selbstheilungskräfte frei, die Erinnerung an die Einheit Yin- Yang.[53] Aromatherapie wirkt ganzheitlich per se! Mögen die oben beschriebenen Heilwirkungen der Aromatherapie manchem von uns zu allgemein oder übertrieben vorkommen, so hat gerade hier die Naturwissenschaft wenig Einwände. Die *Stiftung Warentest*, die an unkonventionellen Methoden kaum ein gutes Haar läßt, konstatierte:[54]

- Inhaliertes Muskatöl, Thujaöl und Zitronenöl lindern den *Husten.*
- Fichtennadelöl und Rosmarinöl als Badezusatz *regen an.*
- Das Öl von Cassia, Ceylonzimt, Kampfer, Koriander, Kümmel, Krauseminze, Poleiminze, Thymian, Salbei und Spika desinfizieren die Raumluft.
- Ätherische Öle unterstützen die Behandlung von *funktionellen* und *psychosomatischen Erkrankungen*, also immer dann, wenn etwas organisch gesund zu sein scheint und doch nicht funktioniert.

Welches Öl, welche Essenz wirkt nun auf wen wie? Hier bewegen wir uns auf unerforschtem Terrain, da wir es mit individuellen Beziehungsmustern zu tun haben. Eine an die Alchemie erinnernde Methode zur Diagnostik schlägt Aromatherapeut Martin Henglein vor. Er setzt aus Urin, Stuhl und Spucke des Patienten eine Erregerkultur an, um die Effektivität eines ätherischen Öls zu erfassen. In einem *Dufttest* ordnet er bestimmte Verhaltensweisen bestimmten Pflanzen zu:[55]

- Rosmarin (kampferartig-stechende Gerüche) = Selbstbehauptung.
- Bergamotte (frische, helle Zitrusfrüchte) = geistige Beweglichkeit, Kommunikation, Lernen.

- Geranium (rosenartige, süße Düfte) = Gefühle; loslassen und annehmen können; Einfühlungsvermögen.
- Patschuli (schwere, erdige Gerüche) = Körper; was trägt und stützt, aber beladen und hemmen kann.

Für den Praktiker Dr. P. Wolf in Hannover bewährte sich die Aromatherapie ungewöhnlich gut bei Kindern; er gibt in die Duftlampe:[56]
- bei *Schlafstörungen:* 2 Tropfen Basilikum, 2 Tr. Lavendel, 2 Tr. Kamille,
- bei *Nervosität:* 2 Tr. Lavendel, 2 Tr. Melisse, 1 Tr. Thymian,
- zur *Harmonisierung:* 1 Tr. Kamille, 2 Tr. Rosenholz, 2 Tr. Zedernholz, 1 Tr. Zimtrinde,
- zur *Steigerung der Abwehrkraft:* 2 Tr. Zitrone, 2 Tr. Melissenkraut, 1 Tr. Thymian,
- bei *Husten:* 2 Tr. Eukalyptus, 2 Tr. Latschenkiefer, 1 Tr. Kamille,
- bei *Nebenhöhlenentzündung:* 2 Tr. Anis, 2 Tr. Bergamotte, 2 Tr. Eukalyptus.

Und für Erkältungskrankheiten träufelt er in den Brustwickel 1 Tr. Latschenkiefer, 2 Tr. Eukalyptus, 1 tr. Myrte, 1 Tr. Zitrone. (Siehe auch INFO 30)

Die INFO-Übersicht 30 wurde *alphabetisch* nach Pflanzenölen und deren Charakteristika geordnet, damit Sie zunächst Ihre Sympathie oder Antipathie gegenüber einer Pflanze prüfen können – dann erst folgt das Krankheitsbild, gegen das sie eingesetzt werden kann. Zu ergänzen sind noch Moschus, Zeder und Zimt, die ähnlich aphrodisierend und aufregend wirken wie Patschuli und Ylang-Ylang.
Eine andere Zuordnung von Pflanzen und Gesundung, von Pflanze und Mensch unternimmt der schon oben zitierte Meersburger Arzt Dr. Dietrich Gümbel.[57] Er setzt die Betrachtung der Sinne des Menschen – Hand, Mund, Nase, Ohren, Augen, die unsere geistige Innenwelt mit der Außenwelt verbinden und Bewußtsein schaffen, – fort, indem er postuliert: Zu diesen fünf Sinnen gibt es noch einen 6. Sinn, die Hypophyse, die Hirnanhangdrüse. Sie hat sich ebenfalls aus dem ersten Keimblatt entwickelt, aus der Innenhaut *und* äußeren Haut des Ektoderms – doch ihre Verbindung zur Außenwelt (wie es scheint) völlig verloren. Sie erfüllt dort in unserem Zwischenhirn als unsere wichtigste Hormondrüse in geheimnisvoller Dualität mit der Zirbeldrüse eine bedeutsame Aufgabe, überwacht und steuert alle anderen Hormondrüsen.

INFO 30: Wirkung ätherischer Öle und Essenzen

Baldrian	entspannend, beruhigend; bei Nervosität, Schlafstörungen
Basilikum-Öl	erfrischend, motivierend, krampflösend; bei Erkrankungen der Atemwege, Erkältung, Bronchitis
Bergamotte-Öl	ausgleichend, beruhigend, belebend; bei Ängsten, nervösen Verspannungen
Eukalyptus-Öl	krampflösend, hustenstillend, schleimlösend; bei Erkältung, Husten, Entzündungen der Atemwege
Fichtennadel-Öl	antiseptisch, sekretlösend, belebend; bei katarrhalischen Erkrankungen der oberen Luftwege, zur Steigerung des allgemeinen Wohlbefindens
Geranium-Öl	beruhigend; bei Einschlafstörungen und Neurosen
Kamillen-Öl	anregend, stärkend, erfrischend, schleimlösend; bei Entzündungen der unteren Luftwege, Halsentzündungen
Lavendel-Öl	ausgleichend, entspannend, entzündungshemmend; bei Lösungen von Spannungen, Ängsten und Schlafstörungen
Lemongras-Öl	erfrischend, belebend, ermunternd; bei Müdigkeit, Erschöpfung und Niedergeschlagenheit
Mandarinen-Öl	erfrischend, aufheiternd, inspirierend; bei Lustlosigkeit, passiven Verstimmungen
Melissen-Öl	harmonisierend, stärkend, anregend; bei depressiven Verstimmungen, Traurigkeit, Streß und nervösen Verspannungen
Muskateller-Salbei-Öl	entspannend, anregend, stimulierend; bei Angstzuständen, vegetativer Dystonie
Myrrhe-Öl	anregend, stimulierend; bei Meditation, Husten, Heiserkeit

Myrte-Öl	inspirierend, schleimlösend; bei Zweifel, Ängsten in der Meditation
Orangen-Öl	beruhigend, erwärmend, harmonisierend; bei Nervosität, Streß, Angst
Patschuli-Öl	stimulierend, antidepressiv, aphrodisierend; bei Frustration, Ängsten, Lustlosigkeit
Petigrain-Öl	anregend, ausgleichend, aufteilend; bei Gefühlsschwankungen, depressiven Verstimmungen
Pfefferminz-Öl	erfrischend, entzündungshemmend, antiseptisch; bei Kopfschmerzen, Migräne, geistiger Erschöpfung, Unkonzentriertheit
Rosenholz-Öl	entspannend, aufhellend, aphrodisierend; bei nervösen Verspannungen, Lustlosigkeit, Gefühlskälte
Rosmarin-Öl	anregend, belebend, erfrischend; bei Durchblutungsstörungen, rheumatischen Zuständen
Sandelholz-Öl	ausgleichend, stimulierend; bei Streß, Angstgefühlen und Meditation
Ylang-Ylang-Öl	anregend, stimulierend, aphrodisierend; bei innerer Unruhe, Lustlosigkeit, nervösen Verspannungen, Kreislaufschwäche
Zitronen-Öl	belebend, anregend; bei Konzentrationsmangel, Streß

(Quellen: Wolf a.a.O.)

Wir fragen uns: Die Hypophyse ist wie ein Sinnesorgan gebaut, aber welchen Sinn hat nun diese wie ein Sinnesorgan gebaute Hypophyse für uns, und wohin richtet sich sein »Sinn«? Antwort (Gümbel): Sie ist die Summe unserer Sinne, unser *Drittes Auge*, d.h. sie vermittelt zwischen dem geistigen Bewußtsein, wahrgenommen durch die Sinnesorgane, und der unbewußt arbeitenden Welt der inneren Körperorgane. Sie verbindet archaische unbewußte Erfahrungen mit modernen bewußten

und macht sie zeitgleich. Jetzt, in diesem Augenblick, dirigiert sie in Ihnen ein Hormonorchester aus ziemlich vielen alten Musikern, die ihre schönsten Harmonien entfalten, wenn wir ihnen Blumensträuße mitbringen. Die Hypophyse ist die Verbindung vom Innen nach Außen und vom Außen nach Innen, von Gegenwart zur Vergangenheit und von Vergangenheit zur Gegenwart, von äußerer Vergangenheit zur inneren Gegenwart, von innerer Vergangenheit zu äußerer Gegenwart. (Oft wird auch die Zirbeldrüse (Epiphyse) unser Drittes Auge genannt; vielleicht sollten wir Hypophyse und Epiphyse als Zweiheit sehen, als Yin-Yang!) Die Pflanzen, unsere Schwestern, die der Urheimat noch näher sind als wir, stimulieren nun dieses unser Drittes Auge dergestalt, daß die empfangenen alten und neuen Botschaften in heilsame Signale für unser Leib und Leben umgewandelt werden.
Wichtig – so Gümbel – sei es, zu begreifen, daß die Blüte einer Pflanze (Frucht/Samen) dem Kopf eines Menschen entspricht, das Blatt (Sproß) dem Oberkörper und die Wurzel (das Holz) dem Unterkörper.

- Wurzel- und Holzöle wie die der Vetiverwurzel und des Sandelholzes wirken demnach am stärksten auf die Organe des Unterleibs, auf Darm, Geschlechtsorgane, Keimdrüsen,
- Blattöle wie Rosmarin, Salbei und Minze sind heilsam für Blutorgane, Herz, Leber, Lunge und Milz sowie die dazugehörigen Hormondrüsen,
- Fruchtschalenöle wie Orange oder Zitrone stimulieren Sinnesorgane und Nervengewebe – und Hirnanhangdrüse.

Dieses recht einfache Ursache-Wirkungsschema wird viele Chemiker und manchen Phytotherapeuten erzürnen. Wir bewegen uns in der Tat auf dem schmalen Pfad an der Grenze unseres festgefügten westlichen Weltbildes. Wir haben Angst, weiterzugehen, denn beim nächsten Schritt wird sich der feste Boden unter unseren Füßen in wirbelnde Einzelteile verwandeln, in lebende, pulsierende, prächtige *Wesen.* »Die Pflanzen«, so schreibt der Essenz-Therapeut Gümbel, »gehören zur 2. Schöpfungsebene und sind durch die Liebe als göttlich verbindendes Element charakterisiert. In ihrem liebenden Säftestrom und Wachstum durch ihre Photosynthese sind sie selbst Gestalt gewordene Verbindung von Himmel und Erde.« In diesem Zusammenhang sei auch auf die *Chakra-Meditation* verwiesen. Chakren – fernöstlicher Weisheit nach – Energiezentren unseres Körpers, entfalten nicht nur in Licht, Klang und Versenkung ihre Kraft, sondern auch in Düften. Bei einer Chakra-Meditation sollten Sie daher einige Tropfen Heilkräuter-Essenz mit Pflanzenöl vermischt auf einen Wattebausch träufeln und dann auf das jeweilige Energiezentrum tupfen.

Empfohlen werden folgende ätherischen Öle:[58]

1. Chakra (Wurzelchakra): Zeder, Nelke
2. Chakra (Sakralchakra): Ylang-Ylang, Sandel
3. Chakra (Solar-Plexus-Chakra): Lavendel, Rosmarin, Bergamotte
4. Chakra (Herzchakra): Rosenöl
5. Chakra (Halschakra): Salbei, Eukalyptus
6. Chakra (Drittes Auge): Minze, Jasmin
7. Chakra (Kronenchakra): Olibanum, Lotus.

Diese Empfehlungen können individuell abgeändert werden gemäß dem von uns häufig beschriebenen Motto: Jeder von uns hat seine ganz persönlichen Freunde und Freundinnen im Pflanzenreich – und miteinander entfalten wir uns ganz.

Pflanzen – Heilend, liebend, bewußtseinserweiternd

Das heilende Universum der Pflanzen wäre unvollständig geschildert ohne Betrachtung der *aphrodisierenden* und *bewußtseinserweiternden* Stoffe, die es uns darbietet. Die Übergänge sind hier fließend. Pflanzen der Liebe können sowohl sexuell stimulierend wie bewußtseinserweiternd (psychedelisch) sein. Potenz und Fruchtbarkeit, Rausch und Gotterkenntnis paaren sich zur alchemistischen Weisheit: *Omnia ab Uno et in Unum Omnia* (Alles aus Einem und in Einem Alles). *Aphrodisiaka* – oder nüchterner ausgedrückt: Mittel zur Anregung des Geschlechtstriebs und der Potenz – haben ihren Namen von der Göttin Aphrodite (römisch: Venus), die »erhabendste, reizendste« Göttin, die sich »dem Schaume entwand« (Homer) und unter deren Füßen duftende Kräuter entsprossen. Viele der Aphrodisiaka enthalten hochwirksame Stoffe, die unser Nervensystem beeinflussen und Psyche und Bewußtsein verändern.

Das Erstaunliche – oder doch nicht Erstaunliche: Im Hirn des Menschen finden sich natürlich gebildete Substanzen (*Neurotransmitter, Überträger von Nervenimpulsen*), die chemisch den aphrodisischen oder psychedelischen Wirkstoffen der Pflanze analog sind. Manche Pflanzen der Liebe enthalten auch hormonale Stoffe, die den körpereigenen Geschlechtshormonen gleichen. Einige Drogen – wie *Cannabinole*, die im Hanf und im Weihrauch enthalten sind – gehören nicht zu den Alkaloiden, obwohl sie ähnlich wirken. Andere enthalten *Glykoside*, Zuckergruppen, die sich miteinander zu ungeahnter Wirksamkeit aufschaukeln. (INFO 31)

INFO 31: Pflanzen der Liebe
(ohne stark psychedelische Mittel)

Alraune-Wurzel (-)	stark enthemmend, Libido anregend
Ananas mit Honig in weißem Rum	kräftigend, harntreibend
Anis, frische oder getrocknete Früchte zum Würzen	anregend
Avocado, Kern- u. Fruchtfleisch (-)	kräftigend, abortiv
Basilikum	anregend
Betel als »Betelpfefferblatt«	stark anregend
Chili (Chilipfeffer = Cayenne-Pfeffer als Gewürz)	reizend, stimulierend
Eisenkraut als Tee	kräftigend
Galgant-Wurzel, als Gewürz von Speisen und Getränken	anregend
Granat-Apfel, Früchte	kräftigend
Ginseng-Wurzel	tonisierend
Ingwer-Wurzel	anregend
Kaffee, mit Honig u. Kardamom als Gewürz	stark anregend
Kakao (geröstet mit Maismehl u. Gewürzen: Chilipfeffer, Zimt, Vanille, Piment und Honig)	stimulierend
Kalmus als Bad	anregend, hautreizend
Kardamom als Gewürz im Kaffee	anregend
Karotte	kräftigend
Kawa-Kawa als Wurzelextrakt	kräftigend, leistungssteigernd

Knoblauch, Knolle roh oder gegart	tonisierend, verjüngend
Kokastrauch (-), Wirkstoff: Kokain (-)	zentral sehr stark stimulierend
Kola, frische Nüsse, Extrake	stimulierend
Kürbis (Kerne)	kräftigend, harntreibend
Lattich (lactura virosa) eingedickter Saft = Lattich opium	leicht berauschend
Liebstöckl als Gewürz	anregend
Ling-Shih oder Reishi (»Pilze der Unsterblichkeit«) getrocknet	tonisierend, verjüngend, antikarzinogen
Lotus (Samen oder Wurzelmehl)	kräftigend
Meerrettich als Gewürz	anregend
Meerträubel (Ephedra sinensis)	zentral stimulierend
Muskateller-Salbei als Essenz und Dämpfe	erotisch anregend
Muskat-Nuß (»Muscatblüte, Macis«) als Gewürz	stark anregend, berauschend
Nelke (Gewürznelke) als Gewürz oder Öl	anregend
Niando als Rindentee	stark erotisierend
Petersilie als Gewürz	in hoher Dosis stark reizend
Pfeffer als Gewürz	anregend
Piment als Gewürz	anregend
Qat, frische Blätter gekaut, trocken geraucht	zentral stark anregend
Rosmarin als Gewürz; wirksamer als Badezusatz	stark erotisierend auf der Haut
Sabalpalme als Früchte, Extrakt	durchblutungsfördernd

Schafgarbe als Weinzusatz oder Tee	anregend, tonisierend
Sellerie, frische Knollen als Gewürz	anregend
Senf als Gewürz	anregend, reizend
Sonnenblume, Blütenblätter u. Kerne	anregend
Spargel als Gemüse	harntreibend
Stink-Asant (»Teufelsdreck«), Harz als Gewürz	anregend
Tee (mit Gewürzen, Opium, Ginseng, Wein)	anregend
Vanille als Gewürz oder Tinktur	anregend, kräftigend
Wein	berauschend
Weizenkeime	sexuell kräftigend
Wermut als Kraut oder Absinth (-)	leicht psychedelisch
Ylang-Ylang als Öl (Aromatherapie!) und Parfum	erotisierend
Yohimbé -Rinde als Drogenauszug	stark anregend, potenzfördernd
Zimt als Gewürz oder Massageöl	anregend

(-): Achtung auf Nebenwirkungen

zur Dämpfung:
Mönchspfeffer oder Keuschlamm (auch beim Ausbleiben der Regel)

zum Anregen der Milchproduktion:
Geißraute als Extrakt in Milch, Wasser oder Tee

Kontrazeptiva:(Empfängnisverhütende Mittel)
Steinsamen oder Steinhirse als Extrakt
Erbse (Pisum sativum) bei exzessiver Diät
Amerikanischer und europäischer Wolfstrapp als Extrakt

(Quellen: Rätsch: Pflanzen der Liebe[59] Weiss: Lehrbuch der Phytotherapie[29])

Aphrodisiaka wurden nicht nur genutzt, um den Gesunden Lust zu schenken, sondern auch zur Erhaltung und Steigerung der Lebensfreude und Lebenskräfte. Würde unsere Kultur anders aussehen, so fänden sich in unseren Rezeptbüchern und Arzneilexika unter dem Stichwort *Vorbeugung*! *Prävention*! jede Menge Liebespflanzen. Die Heilkraft der Liebe ist unumstritten die sanfteste Medizin für den Menschen. Die Liebe heilt den Kranken, seine Beziehungen zu den Mitmenschen, ja, das ganze Universum. »Die höchste Form der Wahrnehmung ist die Liebe« – so der Basler Chemiker Albert Hofmann, der das LSD 25 fand und erprobte. Dank oder besser undank der christlichen Kirchen in unserer westlichen Welt war und ist die Beschäftigung mit Liebeszaubern und psychedelischen Drogen tabuisiert – und erst recht der Gebrauch. Liebe und Spiritualität sind ausgetrieben und ersetzt worden durch die weit gefährlichere Droge *künstliche Realität (Virtual Reality)*. Davon später.
Alle Völker nutzten Aphrodisiaka, sogar schon zur Steinzeit – wie Christian Rätsch in seinem schön gestalteten Werk *Pflanzen der Liebe* beschreibt, a.a.O. Auf sumerischen Keilschrifttafeln, altägyptischen Papyrusrollen und chinesischen Orakelknocheninschriften werden Rauschtränke beschrieben. *Ginsengwein* erfreute die Lenden der Chinesen, Blätter von *Christdorn, Dornakazie, gemischt mit Honig* die der Ägypter. In den großen Kräuterbüchern des Altertums – bei Theoprast, Dioskurides und Plinius d.Ä. – sind die aphrodisierenden Qualitäten bestimmter Kräuter beschrieben; viele dieser heiligen Pflanzen sind im Zuge der Christianisierung dämonisiert und verteufelt worden. Die islamische Welt, weniger prüde und lustfeindlich, schätzte *Hanf, Opium, Stechapfel* und anregende *Gewürze*.
Der *Hanf* – auch *Cannabis, Bhang, Kif, Haschisch, Marihuana* usw. genannt, wurde von Gott Shiva dem Menschen geschenkt. Er wird seit Jahrtausenden wegen seiner wundertätigen Wirkung in Indien tief verehrt. Er ist der »Nektar der Verzückung«, das »Heilige Kraut der Ekstase«, das »Elixier der Unsterblichkeit«, der »Same der Erleuchtung«. Keine andere Pflanze begleitet den Menschen schon so lange wie der Hanf.
In dem *Ayurveda* (Ayurveda = Wissenschaft vom Leben) gibt es eine besondere »Lehre von Liebesmitteln« – eine der berühmtesten Mischungen ist hier *majun*. Majun besteht aus Hanfblüten und -blättern, Haschisch – dem Harz der Pflanze –, Opium, Stechapfelsamen- und blättern, Nelken, Kardamom, Weihrauch, Anis, Kreuzkümmel, Butterschmalz, Mehl, Milch, Butter und Zucker. Caraka, einer der großen indischen Ärzte, definierte ein solches Liebesmittel wie folgt: Es ist etwas, »was momentane freudige Erregung erzeugt, eine Therapie, die sexuell sehr stimulierend wirkt und deren Anwendung den Patienten begehrenswert in den Augen

des anderen Geschlechts werden läßt; das, was den Samenerguß bei alten Leuten beschleunigt; das, was den Samen fruchtbar macht, so daß Kinder gezeugt werden könne; das, was einem Mann Ansehen verschafft, da er zahlreiche Kinder hat, und das, was einen Mann nie sterben läßt, weil er in seinen Nachkommen fortlebt.«
Die hier leicht chauvinistisch dargestellte starke sexuelle Komponente des Haschisch wird ergänzt durch eine milde psychedelische: Euphorische exaltierte Ganzheitserlebnisse können in eine – wie die Orientalen sagen – »selige Ruhe« führen. Deswegen hatte Haschisch bei den Bestattungszeremonien der Skythen, den Liturgien von Eleusis und den Propheten der Sibyllen sowie den religiösen Riten (Shiva-Festen) in Indien kultische Bedeutung. Die heutige internationale Ächtung der Pflanze und die Debatte über die möglichen Süchte, die sie hervorrufe, verdeckt, daß Hanf eine weltweite Nutzpflanze ist, die auch große heilende Qualitäten hat: Ihre Stengel liefern Fasern, ihre Samen Öl und Nahrungsmittel, die Extrakte aus Blättern und Blüten nicht nur Rauschmittel, sondern auch Medizin. Die Wirkung ist schmerzlindernd, verdauungsfördernd, harntreibend; ihre Anwendung reicht von Geschwüren über Bindehautentzündungen und Asthma bis hin zu Geisteskrankheiten. Letzten Endes ist der Gebrauch von Hanf, seine mögliche Legalisierung und seine Verwertung als Nutzpflanze (Fasern) eine Sache der Mäßigung und Klugheit aller Beteiligter.

In Mexiko waren *Peyote*, *Teonacatl*, *Ololuqui*, *Winde* und *Stechapfel* heilige, »die Augen staunend machende« Pflanzen und Pilze; der ebenfalls heilige Kokastrauch galt als universelles Liebesmittel. Potenzsteigerung in hohem Grad wohnte und wohnt der Rinde des westafrikanischen Yahimbaumes inne; den bis zu sechs Stunden dauernden Erektionen stehen jedoch dramatische Nebenwirkungen im Wege, da das Hauptalkaloid Yohimbin in unserem Körper ein Enzym abbaut (MAO), das uns vor giftigen Substanzen schützt.
Der Mohn oder Schlafmohn war (und ist noch) ähnlich wie der Hanf ein Nahrungsmittel, ein Heilmittel und eine Pflanze der Freude. Opium enthält etwa 30 Alkaloide, die sowohl einschläfernd wie erregend wie giftig wirken. Fast alle diese Alkaloide werden in der modernen Medizin genutzt, doch nur *Thebain*, *Codein* und *Morphin* und der Abkömmling *Heroin* haben zu einer großen Zahl von Suchtkrankheiten geführt. Der *Wein* belebte die babylonischen Tempelfeste; Kleopatra mischte Wein mit Alraune, Bilsenkraut, Qat, Blaue Seerose und auch Opium zu hoch geschätzten Liebestrünken. Kein Gelage des phallischen Gottes Dionysos ohne Wein. Eine uralte europäische Zauberpflanze ist der *Fliegenpilz* – das Phal-

lus-Symbol per se. Die Schamanen der Völker Nordeuropas und Sibiriens kosteten ihn, um ihn prophetische Trance zu gleiten und die inneren Heilkräfte freizusetzen. Russen schätzten Wodka mit Fliegenpilzen. Der *Granatapfel* war das Attribut der Göttin Aphrodite. Er beschreibt sich selbst:

> Meine Kerne gleichen ihren Zähnen,
> meine Früchte ihren Brüsten.
> (Ich bin der Beste) des Baumgartens,
> weil ich zu jeder Jahreszeit bleibe.
> Die Geliebte und ihr Geliebter
> (wandeln unter meinen Zweigen),
> trunken von Wein und Süßwein,
> gesalbt mit Öl und Balsam.

Schon Marco Polo berichtet von der sonderbaren Wirkung des *Ginseng* – der bekanntesten harmonisierenden Medizin Asiens. Er »stärkt die fünf vollen Organe (Herz, Milz, Lunge, Niere, Leber), beruhigt die Lebensgeister, harmonisiert die Seele, beseitigt Ängste, vertreibt die bösen Kräfte, läßt die Augen erstrahlen, öffnet das Gemüt, klärt unsere Gedanken und, so er lange Zeit genommen wird, kräftigt er den Körper und verlängert das Leben« – meint Sheing Nong in seinem Kräuterbüchlein. Ginseng, so die Traditionelle Chinesische Medizin, enthält die Harmonie von *Yin* und *Yang*, der beiden ineinander wirkenden kosmischen Kräfte. Im europäischen Mittelalter werden die *Gewürze* zu *»Brücken zum Paradies«* und die Kaufleute durch Gewürzhandel reich. Schon Hildegard von Bingen, die manch merkwürdige Meinung vertritt, kommt im 12. Jahrhundert zu dem Urteil: Gewürze erregen die Sinneslust und sind daher »schädlich«! *Galgant* versprach, auf die Genitalien gelegt, zwölfmal Koitus, Anis brachte »den Weibern Milch« und mehrte die Lust auf Unkeuschheit, Ingwer stärkte – im Koran – die geschlechtliche Aktivität, und Potenzprobleme aller Art beseitigte folgende Gewürzmischung, die über die Speisen gestreut werden sollte (nach Moses Maimonides):

> 1 Unze langer Pfeffer
> 1 Unze Galgantwurzel
> 2 Unzen Zimt
> 2 Unzen Anis
> 1/4 Unzc Macis
> 1/4 Unze Muskat.

Eine Unze entspricht etwa 30 Gramm, wir haben also ein Viertel Pfund Gewürze vor uns: Laden Sie deshalb lieber ein paar Personen mehr zum Essen ein!
Die »Pflanze der Kirke«, der »Saft, der dumpfes Rauschen verursacht«, die »Menschengestaltige«, dies war die *Alraune* – auch als die »Geheimnisse Wissende« bezeichnet. Symbol des menschlichen Leibes, seines Eros und seiner Sinnlichkeit, wurde sie im Zeitalter der Hexenverfolgung und der Vernichtung heilkundiger Frauen, in der Blütezeit der »Heiligen«Inquisition in das Reich Satans verwiesen. An unheimlichen Orten, auf Brachland und alten Friedhöfen, gedieh und gedeiht das *Bilsenkraut*, mit dem die Germanen den »Vergessenheitstrank« ansetzten (*bilsa*, pilsen, *pilsenkraut*). Vergessenheitstrünke waren auch die von den Germanen aus Hirse, Weizen, Malz und Gerste gebrauten Biere: Anstelle des Hopfens enthielten sie Myrtenzweige, Eschenlaub, Sumpfporst, Rosmarin und – Bilsenkraut.

Dichter und Droge

Liebe, Heil, Rausch, Ekstase und Anbetung liegen eng beieinander, und zu allen Zeiten suchten die Menschen nach dem, was sie über sich hinausführte und wieder zurückbrachte zum verlorenen Paradies. Öffnen wir also die *Pforten der Wahrnehmung* (Huxley) und folgen Dichtern und Schriftstellern und Malern wie William Blake, Baudelaire, Wordsworth, Coleridge, Thomas de Quincey, Antonine Artaud, Cocteau, Edgar Allan Poe, E.T.A. Hoffmann, Gottfried Benn – um nur einige zu nennen –, und halten zunächst inne bei Aldous Huxley, der in seinem Arbeitszimmer *Meskalin* nahm.[60]
Huxley sah vor sich in einer Vase drei Blumen, eine vollerblühte Rose, eine Züchtung »die Schöne von Portugal«, muschelrosa, mit einer wärmeren, flammenderen Tönung am Grund eines jeden Blütenblattes; dann eine große magentarote und cremeweiße Nelke und auf gekürztem Stengel eine blaßviolette, sehr heraldische Blüte einer Schwertlilie.
»Ist es angenehm?« fragte jemand.
»Weder angenehm noch unangenehm«, antworte Huxley. »Es *ist* eben«.
Es ist. Es *Ist*.
Huxley sah die Blumen »von ihrem eigenen inneren Licht leuchten« und unter diesem Druck des Lichtes fast erbeben, das lebendige Licht war Atmen, aber kein Atmen wie wir es kennen, es war ein »Fluten von Schönheit zu erhöhter Schönheit,

Rose und Schwertlilie und Nelke waren Vergänglichkeit und ewiges Leben zugleich, ein unaufhörliches Vergehen, das gleichzeitig reines Sein war... Meine Augen wanderten von der Rose zur Nelke und von diesem fiebrigen Erglühen zu den glatten Schnörkeln aus sensitivem Amethyst, welches die Iris waren. Die selige Schau, *Sat Chit Anada*, Seins-Gewahrsein-Seligkeit – zum erstenmal verstand ich...« Huxley verstand, was der Karma-Leib des Buddha war, was der Geist, was So-sein, was die große Leere, die Gottheit war: Die Hecke am Ende des Gartens.

»Herr laß mich blühen!« schrieb Gottfried Benn, Jean Cocteau rühmte den Opiumrausch, weil er einen *pflanzlichen Zustand* (!) vermittelte, den Geist ausbreite und nicht zuspitze, der Orientforscher Richard Gelpke ergänzt: Der Mensch wird unter der Wirkung des Opiums still, zieht sich in sich selber zurück, wird der Pflanzenwelt zugehörig, von »zarter Reinheit« der Gedanken. Der Literat und Chefredakteur der Züricher »Tat«, Erwin Jaeckle, der in einer inspirierten Vortragsreihe Dichter und Droge beschrieb[61], sah sich unter LSD *wachsen* wie die Pflanzen, nicht *streben.* »Nein, man sieht nicht nur mit den Augen: das beweisen die Pflanzen, sie haben Augen nicht nötig, weil sie *Augen* sind...«
Der damalige sogenannte Hohepriester des Drogenkultes, Timothy Leary, erlebte »Offenbarungen der Zellenergie«, das »weiße Licht der Leere« und die Erfahrungen der »vielen Energieebenen des Universums« in ihrer einzigartigen Harmonie. Meskalin, meinte Walter Benjamin, verleihe allen Dingen ihre echte Aura, die wechsle und sich ornamental verstelle. Pflanzenformen, hohe Bäume wurden metallisch, sie schlugen unter dem Wipfel Fittiche, wurden zu Schnappbäumen. Baudelaire überfielen mit dem Duft eines Waldes »rhapsodische« Eingebungen, der *Meister trat in die Pflanze ein.* In der indianischen Legende *Im Reiche des Mescal* zeigen Bäume, die voranlaufen, den Weg zur wundersamen Reise. Leary behauptete zu hören, was ihm die Bäume sagen, er sende Schwingungen aus, die von Pflanzen wahrgenommen würden, der Baum *bemerke* seine Gegenwart. Der Mensch scheint sich im Drogenrausch zu spalten, zu »entpersönlichen«, der gespaltene Mensch sieht von irgendeiner Ecke her zu, begegnet seinem Doppelgänger, der *grün gekleidet, zu den Wassern des Lebens unterwegs ist* (Jaeckle). Wie Goethe die Farben als *Abenteuer des Lichtes* betrachtet, so ist der Rausch ein Siegeszug der Pflanze durch die Psyche – so Ernst Jünger: Die gewaltige Familie der Nachtschattengewächse nährt uns nicht nur physisch, sondern auch im Traum. Uralte, vorzeitliche Bildvorstellungen rücken ins Bewußtsein, die dem Kollektiven Unbewußten (Jung) der

menschlichen Rasse angehören. Der *Peyotl*-Rausch – so William S. Burroughs – »führt ein eigentümliches Pflanzenbewußtsein oder die Identifizierung mit einer Pflanze herbei. Alles sieht wie eine Peyotl-Pflanze aus. Man kann gut verstehen, warum die Indianer glauben, daß ein Geist im Peyotlkaktus wohnt.«
Der Opiumesser Thomas de Quincey spricht unser vererbtes Gedächtnis der Chromosomen an: »Beständig sind Schichten von Gedanken, Bildern, Gefühlen sanft wie Licht auf dein Gehirn niedergesunken. Es schien, jede neue Schicht verdecke alle tieferen für immer. Und doch ist in Wirklichkeit keine ausgelöscht worden.« Es gibt bei dieser Tiefenerinnerung keine Zusammenhanglosigkeit, kann es nicht geben: Sie ist himmlischen Ursprungs. Hermann Hesse erkannte dies im *Steppenwolf*:

»Jede Geburt bedeutet Trennung vom All, bedeutet Umgrenzung, Absonderung von Gott, leidvolle Neuwerdung. Rückkehr ins All, Aufhebung der leidvollen Individuation, Gottwerden bedeutet: seine Seele so erweitert haben, daß sie das All wieder zusammenzufassen vermag.«

Dies ist nur eine kleine Auswahl schriftstellerischer Zeugnisse, die sich auf unsere innige Verbindung mit dem Pflanzenreich beschränkt – auf den »alten vorgeburtlichen Begriff unseres Seins« (Antonine Artaud). Die Schilderung all der anderen Reiseerfahrungen, die furchterregend und beglückend sein können, aber sehr oft in der Einheit aus Musik-Farbe-Licht-So-Sein gipfeln, würde an dieser Stelle zu weit führen.

Ein Gefühl von diesem Alles-von-Allem-Sein möge uns Gottfried Benn geben:

Riesige Hirne biegen
sich über ihr Dann und Wann
und sehen die Fäden fliegen,
die die alte Spinne spann,
mit Rüsseln in jede Ferne
und alles, was verfällt,
züchtet sich ihre Kerne
die sich erkennende Welt.

So beschrieb Benn die *orphischen Zellen im Hirn des Okzidents* und gibt uns eine Ahnung von dem seligen Los, das uns erwartet, wenn wir diese unsere Wirklichkeit durchbrechen. Die Pflanze – die natürliche Droge – ist nur *ein* Mittel. Yoga,

Meditation, religiöse Ekstase, Holotropes Atmen sind andere. Die Verrückung der Wirklichkeit kann auch geschehen, wenn sich nach fernöstlicher Weisheit die *Kundalini-Kraft* regt, die göttliche Energie in uns. (Siehe auch Teil 5: Spirituelle Krisen)

Diese Kraft wiederzuentdecken, zu leben und zu lieben, war letztlich *das Ziel* der *Flower-Power-Bewegung*, Mitte der sechziger Jahre. (Alle Macht den Blumen!)

Timothy Leary: Alan, was ist der Sinn des Lebens?

Alan Watts: Das ist die Frage!

Leary: Wie meinst du das?

Watts: Der Sinn des Lebens ist, die Frage zu stellen: Was ist der Sinn des Lebens.

Der heftig umstrittene Psychologe Timothy Leary verlangte eine *Politik der Ekstase*[62] und gab folgende berühmt gewordenen Ratschläge: *Turn on, turn in, drop out*! Schalt an, stimm dich ein, spring ab!

Anschalten – das heißt, die ideologischen und religiösen Tabus zurückweisen, sich der ewigen Philosophie (Huxley) zuwenden. Jeder kann das, der kritischen Geistes ist.

Einstimmen – das bedeutet, durch Meditation, Musik, Mathematik, Malerei, Gedichte, Bewegung, Drogen in einen leicht abgehobenen Zustand zu geraten, der die Sinne – die Fenster der Seele – so öffnet, daß wir aus dem Gefängnis der real existierenden Wirklichkeit heraustreten können und unsere »*Sternenstumpfheit*« (Ludwig Klages) verlieren.

Abspringen – heißt letztendlich sich vom Stammesspiel verabschieden, durch einen evolutionären Sprung nach vorn, einen schöpferischen Ausbruch in das *Zeitalter des Bewußtseins* (Trevelyan). Evolution und Revolution sind – dieser Philosophie nach – Akte des Glaubens und der Freude und des Optimismus, mit dem Wunsch, einer sozialen und politischen Absurdität ein Ende zu setzen, dem Wunsch, endlich einen »singenden Morgen« heraufzuführen (Louis Brau). Oder wie der Psychologe und Philosoph Ludwig Klages es ausdrückte: »Die seelenkundliche Erforschung bedarf der Ergänzung durch eine Wissenschaft von den Berauschungsmitteln. Der zu allen Zeiten und bei sämtlichen Völkern verbreitete Gebrauch von Betäubungsmitteln bekundet im Grunde die leidenschaftliche Sehnsucht der Seele, aus dem Kerker zu flüchten, in den sie der Geist gesperrt... Heißt es nicht, die weit schlimmere Betäubung vertreten, wenn man den Preis der lebensfressenden ›Arbeit‹ singt?«[63]

Heutzutage müssen wir davon ausgehen, daß all diese Wunder und Geheimnisse, die in uns selbst sind und die sich jedem offenbaren können, daß die Flower-Power-Bewegung der *Blumenkinder* mit allen gnadenlosen, kapitalen Kräften der Täuschung und Manipulation bekämpft wird.
Es sind nicht so sehr die Verbote, die die Wege nach Außen und Innen blockieren, es sind die *Ersatzdrogen*, die den Menschen in aller Welt heute aufgedrängt und schmackhaft gemacht werden. Ich meine hier nicht die Flut von Beruhigungs-, Schlaf- und Dämpfungspillen, auch nicht die Aufputschdrogen und Antidepressiva, die den Chemimultis Milliardenumsätze bescheren – ich meine die *digitale Welt am Draht*, die sich mit einer Finanzmacht ohnegleichen in unser Leben, unsere Arbeit, unser Bewußtsein gedrängt hat. Dies ist die wirklich lebensgefährliche Droge der Zukunft: das vom Computer erzeugte Bild aus Ja-Nein-Ja-Nein-Recheneinheiten – die *künstliche Realität (Virtual Reality)*.

Diese künstliche Realität hat unseren innersten Wunsch, die gewohnte Art zu sehen, zu durchbrechen und zu einer sinnlichen, sinnenhaften Erfahrung des Göttlichen zu kommen, auf sozusagen *teuflische* Art und Weise pervertiert. Der für viele Menschen heute unerträglichen »normalen« Wirklichkeit hat sich eine eigene künstliche Wirklichkeit *vorgeschaltet* – und damit uns und unseren Nachkommen den Weg in die Wahrheit und das Leben doppelt versperrt! Es ist leicht vorherzusagen, wie Kinder in einigen Jahren aufwachsen: Umstellt von Monitoren, auf dem die Wirklichkeit gekünstelt dargestellt ist als Computerspiel, Mord und Totschlag inbegriffen, angehängt an Daten-Terminals, von denen aus jeder für sich, vereinzelt und entfremdet, Kontakt mit anderen, ebenfalls in Isolierhaft sitzenden Jugendlichen aufnehmen darf, willfährige Opfer der Droge Künstliche Realität (»Virtual Reality«). Das ist die schöne neue Welt, die selbst Orwell in seinen bittersten Prognosen nicht vorhersah:
Herumwandern in künstlichen Räumen aus Recheneinheiten, sich antörnen lassen von Gestalt gewordenen weiblichen oder männlichen Bits, den Datenhandschuh ans verkümmerte Genital gedrückt – und: *total kontrolliert*. Denn diese künstliche Wirklichkeit überwacht alle unsere Erlebnisinhalte, kontrolliert alle unsere Träume, *indem sie sie herstellt*! Sie macht uns sogar glauben, dies seien echte Gefühle, echte Sensationen, echte spirituelle Erfahrungen. Der Tag ist nicht fern, an dem der spirituelle Gott auf dem Bildschirm auftaucht – als anbetungswürdige Recheneinheit. Damit ist unser Weg zum Licht, zum So-Sein für immer verriegelt.

Anthroposophische Medizin – Heilende Menschenweisheit

Alle Krankenhäuser der anthroposophischen Medizin – ob die Lukasklinik in Arlesheim in der Schweiz oder das Gemeinschaftskrankenhaus Witten/Herdecke – gehorchen ähnlichen Formprinzipien, wie sie der Begründer der Anthroposophie, Rudolf Steiner, vorgegeben hat. So auch die Klinik bei Filderstadt im Stuttgarter Raum, der man schon von außen ansieht, daß sie etwas Besonderes verkörpert: Ein Haus mit einer Vielfalt an runden Flächen, das an Mutterleib und Himmelsgewölbe zugleich erinnert. – Zum absolut krassen Gegensatz dazu wird dann beispielsweise die Gesundheitsmaschine des Großklinikums Aachen, einem monströsen, Gestalt gewordenen Heizungskeller.

Wenn wir die Filderklinik betreten, so vermittelt sich uns das Gefühl von strömender Wärme und gebündeltem Licht, und die Bilder an den Wänden und die Skulpturen auf den Gängen atmen etwas Sakrales aus.

Durchstreifen wir den unteren Trakt, so fällt unser Blick auf Hinweise wie *Plastisches Gestalten*, *Maltherapie*, *Musiktherapie*, *Eurythmie*....

Folgen wir den Hinweisen, begegnen wir Frau Waltraud N. die an *Polyarthritis* leidet und Aquarelle malt, Frau Jutta B., die an einer schmerzhaften *Störung des Dickdarms* erkrankt ist, einem *Colon Spastikum*, und die einem alten keltischen Streichinstrument Töne entlockt, Frau Maria F., der hartnäckiges Asthma zu schaffen macht und die ihre Arme in großer Gebärde öffnet zum befreienden Vokal A. Dies alles erscheint uns etwas unwirklich; es ist auch nur die eine Seite der Klinik, auf der anderen findet sich eine hoch technisierte Chirurgie, Anästhesie, Intensivmedizin, arbeiten Neurologen, Chirurgen, Internisten, Gynäkologen, Orthopäden usw. fast genauso wie in jedem Normal-Krankenhaus. Fast genauso – denn hinter allem ärztlichen Bemühen steht hier die ganzheitliche Heilkunde des anthroposophischen Weltbildes. Dr. Jürgen Schürholz, leitender Arzt in der Klinik, drückt das so aus:

»Die anthroposophische Medizin versteht sich als geisteswissenschaftliche Erweiterung der naturwissenschaftlich begründeten Medizin. Das heißt, sie geht davon aus, daß die naturwissenschaftliche Medizin die Medizin unserer Zeit und damit Grundlage allen ärztlichen Handelns ist. Dazu kommt aber, daß die naturwissenschaftliche Medizin mit ihren Methoden des Zählens, Messens und Wägens eben nur den physischen Leib des Menschen erfaßt, und daß die Medizin deshalb, wenn man die Seinsebenen Leben, Seele, Geist miterfassen will, erweitert werden muß.«[64]

Das anthroposophische Weltbild entwarf der Lehrer, Künstler und Philosoph Rudolf Steiner um die Jahrhundertwende. In seiner *Menschenweisheit* (*Anthroposophie*) beschreibt er den Menschen als ein ganzheitlich mit Mineralreich, Pflanzen-, Tierreich und Kosmos verflochtenes seelenvolles und geistvolles Lebewesen, das aus höherem Sinn immer wieder inkarniert, wiederverkörpert wird. In Steiners Weltbild formen sich mysthische, meditative, theosophische, alchimistische, rosenkreuzerische, fernöstliche Gedanken zu einer umstrittenen, aber faszinierenden Lehre evolutionärer All-Erfahrung.

(Steiner hat zwar immer wieder betont, sein anthroposophisches Menschenbild sei fast ausschließlich aus seiner eigenständigen geisteswissenschaftlichen Forschungsarbeit entstanden, doch da er – wie wir alle – alles in uns haben, hat er sicherlich alte, archaische Bewußtseinsinhalte erinnert und in neuem Licht gesehen. In der anthroposophischen Medizin schlägt er eine Brücke zwischen den Einweihungsriten der Naturmedizin der Vergangenheit, wie sie in den Tempeln und Kultstätten der antiken Mysterien praktiziert wurde und der naturwissenschaftlichen Medizin der Neuzeit.)

Folgen wir Rudolf Steiners Erkenntnissen – die heute zum Teil durch Evolutionsbiologe und Teilchenphysik bestätigt wurden – so stellt sich uns der Mensch als vielfach gegliedertes auf verschiedenen Seinsebenen ineinander vernetztes Wesen dar:[65, 66]

- Der Mensch besitzt wie Mineral, Pflanze und Tier einen *physischen* Leib. Gleich den Mineralien baut er seinen Leib aus den Stoffen der Natur auf; gleich den Pflanzen wächst er und pflanzt sich fort; gleich den Tieren nimmt er die Gegenstände um sich herum wahr und reagiert darauf.
- Wie Pflanze und Tier hat der Mensch einen *Ätherleib* oder *Lebensleib*. Ätherleib – oft mißverstanden – bedeutet im Sinne Steiners: das sich als Organismus offenbarende Leben, das, was wächst, sich regeneriert, sich vererbt, rhythmisch fließt, das Grundsystem (siehe auch Teil 2: Die Erstarrung der Grundregulation, Wirkung und Ursache) – das, was sich unserem Himmelsraum (Äther) öffnet.
- Wie das Tier besitzt der Mensch die Fähigkeit, auf Reize zu antworten, äußere Eindrücke (innen) zu empfinden – hat also eine *Empfindungsseele*. Aus den Empfindungen wachsen die Gefühle der Lust und Unlust, die Triebe, Instinkte, Leidenschaften; von Steiner *Leibseele* genannt. Da wir Empfindungen und Gefühle bewußt wahrnehmen können, sind wir mit unserer Seele dem Kosmos verbunden, haben einen *Sternenleib* oder *Astralleib*.

– Die Wesensglieder psychischer Leib, Lebensleib, Seelenleib, werden durchdrungen von unserem individuellen, unverwechselbaren *Geist* oder dem *Selbst* oder dem *Ich* des Menschen. Das Ich lebt in Leib und Seele, der Geist aber lebt im Ich. Und was vom Geiste im Ich ist, das ist ewig. (Steiner)

Rudolf Steiner hat hier noch weiterführende Gedanken zur Aufgliederung des Geistes entwickelt, doch wahrscheinlich spürte er, daß ihm nicht alle Menschen folgten konnten, und da sich ja alle Wesensglieder so durchdringen, daß keine Übergänge zu erkennen sind, brachte er sein Menschenbild auf die alte griffige Formel: *Der Mensch besteht aus Leib, Seele und Geist.* (INFO 32)

INFO 32: Anthroposophische Medizin: Leib-Seele-Geist

Die miteinander korrespondierende leibliche, seelische und geistige Dreigliederung

leiblich	*seelisch*	*geistig*
Stoffwechsel-Gliedmaßen-System	Grundlage des Wollens	Ort des Unterbewußten (Schlafbewußtsein)
Rhythmisches System	Grundlage des Fühlens	Ort des Traumbewußtseins
Sinnes-Nerven-System	Grundlage des Denkens	Ort des Wachbewußtseins

(Quellen: Anthroposophische Medizin [65, 67])

Alchimistisch ausgedrückt: Des Menschen *Ganzheit* bildet Erde (physischer Leib), Wasser (Lebensleib), Luft (Seelenleib) und Flamme (Geist). Das physische Leben ist die Grundlage und Stütze (fest); der Lebensleib wirkt in den fließenden Bewegungsabläufen (flüssig); der Astralleib äußert sich in Spannung und Entspannung der Muskulatur, in Ein- und Ausatmen, im Rhythmus und im Pulsieren der Seelenkräfte; der Geist prägt die Bewegungsabläufe, formt ihren unverwechselbaren, individuellen Charakter, gibt Richtung und Ziel, ist unzerstörbar, kehrt wieder, vereint Raum und Zeit, schafft Energie und »Information«.

Steiner, der Seelen zu schauen vermochte, *sah* dies so:
»An allen Seiten über den physischen Leib und Ätherleib herausragend, erkennt man den Seelenleib (Astralgestalt). Und wieder über diesen hinausragend die Empfindungsseele, dann die Verstandesseele, die um so größer wird, je mehr sie vom Wahren und Guten in sich aufnimmt. Denn dieses Wahre und Gute bewirkt die Erweiterung der Verstandesseele… Diese Gebilde, inmitten derer der physische Körper wie eine Wolke erscheint, kann man die *menschliche Aura* nennen.«[68]
Steiners Menschenbild stieß auf heftige Kritik besonders seitens der etablierten Religionen, die nur allzugern jede neue Sicht als sektiererisch verbannen und jedes Erleuchtete verbrennen. Steiner nämlich stellte Dogmen infrage, stieß Götzen um:
- Der Mensch ist für Steiner nicht mehr allein aufgrund seiner Erbsünde *böse* und muß nur erlöst werden, seine Existenz ist *nicht* zwischen Geburt und Tod *begrenzt* in Erwartung des jüngsten Gerichts und einer allgemeinen Wiederauferstehung.
- Steiner folgt nicht der Vorstellung der Buddhisten von einer leidvollen und unmoralischen Welt ohne Schöpfer, in der an das Rad des Schicksals (Karma) geschmiedete Kreaturen einer automatisch funktionierenden Vergeltungskausalität (Wiedergeburt) ausgesetzt sind, mit der vagen Aussicht mal das Nirwana, das Nichts, die Leere zu erreichen.
- Steiner sieht das *selbständig Wahre und Gute* im Menschen von Anfang an in ewiger Entwicklung und Wiederkehr. »Der menschliche Geist erscheint in seinem Leben als Wiederholung seiner selbst mit den Früchten seiner vorigen Erlebnisse in vorhergegangenen Lebensläufen.«

> »Durch die Erinnerung bewahrt die Seele das
> Gestern; durch die Handlung bereitet sie das Morgen vor.«

Anthroposophie glaubt an Evolution, an einen Erkenntnisweg, »der das Geistige im Menschenwesen zum Geistigen im Weltall« führt. Hier geht Rudolf Steiner über Mystiker wie Meister Eckhart hinaus, der noch schrieb: »In der Seele ist eine Kraft, Zeit und Fleisch nicht berührend, dem Geist entspringend, im Geist verbleibend, selbst ganz geistlich. In dieser Kraft ist Gott, immergrün, immerblühend in all der Freude und Ehre Seines wahren Selbst…«[69]

Steiners Ideen hatten allen Anfeindungen zum Trotz Wirkung. Sie befruchteten eine neue, menschliche, inspirierte Pädagogik (heute gibt es weltweit mehr als 600 Rudolf-Steiner-Schulen), Anthroposophie ließ die *biodynamische Landwirtschaft* entstehen, schuf die *anthroposophische Medizin* – und sie pflanzte sich fort in Naturwissenschaftlern, Ärzten und Lehrern. Die Wiederkehr tief empfundener Spiritualität und der Gedanke, daß der menschliche Geist vor einem *Bewußtseinssprung* stehe – all dies sind Ableger von Steiners Anthroposophie. Krankheit ist dieser ganzheitlichen Menschenweisheit nach keine allein von außen lokal angreifende Attacke gefährlicher Fremdsubstanzen, sondern ein primärer Mißklang im Zusammenwirken von Leib-Seele-Geist. Vornehmste Aufgabe eines anthroposophischen Arztes ist es daher, den Kranken ihre Harmonie, Autonomie und Selbstverantwortung zurückzugeben, ihre Ganzheit wiederherzustellen. Anthroposophische Ärzte beobachten, beurteilen oder sezieren deswegen nicht nur Einzelteile eines erkrankten Organs, sondern erforschen darüber hinaus systematisch den Organismus, die Biographie und Psychologie der Erkrankten. Ein therapeutisches Team besteht oft aus einem Internisten *und* einem Psychologen *und* einer Heileurythmistin, einer Kunsttherapeutin und einer Masseurin usw. Es ist nicht ungewöhnlich, daß sich 18 Ärzte und Helfer zusammensetzen, um ein gemeinsames Bild von Geist, Seele und Leib eines kranken Menschen zu gewinnen.

Krankheiten und ihre Therapien – Aus anthroposophischer Sicht

Aus der Schilderung dieses Menschenbildes seien nochmals die zentralen vier ineinander und miteinander greifenden Wesensglieder genannt:
Physischer Leib – Ätherleib (Lebensleib) – Astralleib (Seelenleib) – Ich-Organisation (Geist).

Im Organismus wirken sich diese Wesensglieder aus:
- im Sinnes- und Nervensystem (Zentrum: Kopf),
- in der Atmung, im rhythmischen Kreislaufsystem (Mitte des Menschen),
- in Gliedmaßen und Stoffwechselsystem (Zentrum: Bauchraum, Gliedmaßen und Sexualorgane).

Je nach der Dominanz oder Schwäche der einzelnen Wesensglieder sieht die anthroposophische Medizin vier große Krankheitsformen:[70]

- skleroseartige,
- geschwulstartige,
- entzündungsartige,
- lähmungsbedingte.

1. *Skleroseartige Erkrankungen* (Verhärtungs- und Ablagerungserscheinungen)
Dies sind z.B. *arteriosklerotische Veränderungen* sowie *verhärtende, steinbildende Um- und Abbauvorgänge* in verschiedenen Organen.
Grund: Der ätherische Leib, der Lebensleib, die Lebenskraft ist gegenüber dem physischen Leib zu schwach geworden. Das Mineralische siegt. Auf geistiger Ebene hat sich das Ich zurückgezogen, durchdringt den Leib nicht mehr. Die Folge: Seelische Verarmung wie Gedanken- und Interessenlosigkeit, Gefühlsstarre, Affektlabilität, Willensschwäche usw., der Mensch kann sich nicht mehr für etwas *erwärmen.*

2. *Geschwulstartige Erkrankungen* (gutartige wie bösartige)
In diesem Fall ist die Lebenskraft des Ätherleibes in bestimmten Bereichen ungehemmt tätig. Geist und Seele greifen nicht mehr differenzierend und ordnend ein, das autonom gewordene Wachstum infiltriert und durchbricht die Grenzen von Geweben, Organen und Systemen (Krebs). Da Seele und Ich-Organisation sich vom Lebensleib und vom physischen Leib teilweise getrennt haben, stellt man in der Frühphase der Tumorbildung mangelndes Krankheitsgefühl und Empfindungslosigkeit fest, später erst Gewichtsverlust und Appetitlosigkeit sowie unregelmäßige Atmung (Rhythmusstörung), halbbewußtes Angstgefühl.
Geistige Leistungen wie Wahrnehmen, Denken, Erinnern, Urteilen zerfallen.
Anders ausgedrückt: Die gestaltende Kraft des Ich, die wärmenden Formkräfte des Geistes vermögen die außer Rand und Band geratenen lebenden und physischen Kräfte nicht mehr zu bändigen, die Wärme geht, die Kälte kommt: Krebs ist eine kalte Krankheit – und wir sollten sie deswegen in einen Wärmemantel umhüllen (Steiner). (Siehe hierzu auch in Teil 2: Erfolge der Fiebertherapie)

3. *Entzündliche Erkrankungen*
Entzündliche Erkrankungen entstehen – so die anthroposophische Medizin – wenn der Seelenleib zu sehr in den physischen Leib und den Lebensleib eingreift. Da-

durch überwiegt das seelische Erleben, d.h. das Empfinden der Krankheit und der Schmerzen. Am Anfang der Entzündung steht die unbewußte Wahrnehmung belebter oder unbelebter »Fremdstoffe«; diesen Wahrnehmungsreizen folgen Gewebereaktionen, die vom Blut ausgehen, mit dem Ziel, das fremde Agens zu vernichten und wieder neues Gewebe zu bilden. Erst in der eitrig-entzündlichen Phase steigert die Ich-Organisation die körperliche Abwehr und »animiert« den Seelenleib an der Regeneration zerstörten Gewebes mitzuarbeiten.

4. *Lähmungen*
Lähmung kann auf zweierlei Art entstehen: Entweder durch Läsion des Nervs, der dann dem Willen nicht mehr folgen oder eine Bewegung an das Denken zurückmelden kann. Oder durch eine Blockade des Stoffwechsels im Muskel, d.h. der Willensenergie. Der Gedanke dahinter: Die Ich-Organisation sendet Willensimpulse an den Bewegungsapparat, Gedanken erzeugen Bewegung, Bewegung erzeugt Gedanken (Energie). Ist diese energetische Rückkoppelung gestört, tritt Lähmung ein.

5. *Psychische Erkrankungen*
Psychische Erkrankungen entstehen durch *Kränkung der Seele*. Bei *Phobien* und *Zwängen* herrscht der physische Leib mit seinen Qualitäten des Festen, Harten, Unbeweglichen, der Schwerkraft und der Trägheit. Bei *Depressionen* ist der Ätherleib entscheidend gehemmt – unsere Vitalität, Aktivität, Entscheidungsfähigkeit, Lebensfreude sind schwach. *Halluzinationen* sind Projektionen aus tiefen unbewußten leiblichen Vorgängen in die psychische Welt. *Schizophrenien* unterwerfen ihrer mineralisch-pflanzlichen Struktur nicht nur Wahrnehmung, Empfindung und Stimmung, sondern auch das Denken – die Urteilsbildung des Ich. Sichtbare Folgen für die Bewegungsabläufe: aggressive oder gehemmte oder spastische Phänomene.
Auch hier unterscheidet sich die anthroposophische Medizin von der konventionellen, bzw. ergänzt sie: Einreibungen, Wickel, Bäder, Massagen, Gymnastik »binden« die Lebenskräfte wieder dort, wo sie hingehören. Heilmittel aus Pflanzen- und Mineralienreich »erinnern« den Patienten an seine eigentliche harmonische Struktur. Gestalten, Malen, Musizieren, Sprech- und Bewegungsübungen verstärken dieses Gefühl der Körper-Seele-Geist-Ganzheit. In einer intensiven Gesprächstherapie wird zudem der ganzheitliche Wesenskern des Menschen angesprochen – und sein Geist.

Die oben geschilderten verschiedenen Krankheitsbilder aus anthroposophischer Sicht und die Skizzierung der Therapie psychischer Leiden geben uns nur einen kleinen Einblick in das Denkgebäude der anthroposophischen Diagnose und Therapie. Es sei nochmals betont, daß eine Behandlung nach Rudolf Steiner sehr umfassend ist und auch die konventionelle Medizin mit einbezieht. Im Zusammenhang dieses Buches soll jedoch die mehr wirksame und in vielen Fällen heilsame Leib-Seele-Geist-Idee vorgestellt werden. Auch hier sei nochmals betont, daß Wesens-*Gliederung* nicht Wesens-*Trennung* bedeutet. Alle Wesensglieder wirken ineinander: »Die Seele sitzt im ganzen Körper, nicht nur in den Nerven oder Hormonen.« (Schürholz)

Der anthroposophische Arzt erfaßt das Zusammenspiel der Wesensglieder in der Gestalt des Kranken, in seinen Bewegungsabläufen, er sucht die Störungen des Gleichgewichtes und Disharmonien zu entdecken, er tastet Haut und Muskeln, um zu erkennen, ob die Aktivität des Lebensleibes nachgelassen hat, er inspiziert die Muskulatur auf ihre Spannungen und Verhärtungen hin, er fragt nach dem Wärme- und Kältegefühl der Patienten.

Bei Laborbefunden ist dem anthroposophischen Mediziner weniger die Quantität eines Stoffes wichtig, sondern die Qualität und die Dynamik des Stoffwechsels; er prüft in den Körperflüssigkeiten den *Kalium-* und *Natrium*-Haushalt; denn Kalium ist für ihn nah dem Pflanzenreich, also Ausdruck des Ätherleibs, Natrium – u.a. essentielles Element für den Blutdruck – ist bedeutsam für das Tierreich und Ausdruck des Astralleibes. Kalium wirkt besonders in der Zelle, Natrium mehr in der extrazellulären Flüssigkeit, in der Flüssigkeit zwischen den Geweben: Die Vorgänge an der Zellmembran sind demnach tief geprägt von dem Zusammenwirken des Lebensleibes und der Leibesseele.

Diese besondere Menschenschau bestimmt auch die Wahl und Verabreichung der Heilmittel. Jede Substanz aus dem Naturreich steht in einer direkten Beziehung zum gesunden und kranken Menschen. Dies rührt, es sei wiederholt, aus der entwicklungsgeschichtlichen Verwandtschaft von Mensch und Natur in ihrer gemeinsamen Evolution. Daher wähle ich je nach Erkrankung Mineralien, Pflanzen oder tierische Substanzen, und suche dann z.B. unter den Pflanzen die ihrer Ausdrucksform, ihrer Gestalt, ihrer Idee nach geeignetste.

Wir müssen nur die Augen öffnen, um zu *sehen*. Zwei Beispiele:

Die *Kamille* ist mit ihren luftigen Fingern und ihren luftenthaltenden Blütenboden ein hervorragendes Heilmittel für alle abnormen Prozesse des Astralleibes, wie

Krämpfe und Entzündungen, weil sie ein Vorbild dafür ist, wie Licht, Luft und Wasser sich harmonisch durchdringen. Pflanzen, die Bitterstoffe enthalten wie *Nelkenwurz, Absinth, Wegwarte, Gelber Enzian* usw. »öffnen« den Lebensleib für den Seelenleib, regen über das Sinne-Nervensystem direkt die Magen-Darm-Funktionen und indirekt den Stoffwechsel an.
Die *Mistel*, die schon ausführlich beschrieben wurde (siehe Kapitel »Mistel – Die göttliche Pflanze« etc.) ist aus der Sicht Rudolf Steiners ein Mittel, das Krebs zumindest stoppen kann, weil sie sich den übertriebenen Erdenkräften und dem ungeordneten Wuchern als »unirdische« Pflanze entgegenstemmen kann: die Licht- und Wasserpflanze, die im Winter blüht, tritt der asozialen, hemmungslosen Geschwulst mit ihrer strengen Formkraft, ihrem geregelten, rhythmischen Wachstum entgegen. Ihr verinnerlichtes Licht setzt sie gegen die Dunkelheit und Kälte des Krebses. Die Mistel »umhüllt die Geschwulst mit einem Wärmemantel« (Steiner).

Wir sehen erneut, *Signaturen der Natur* sind Wegweiser zur Heilung, wir müssen sie nur erkennen oder uns ihrer erinnern!
Folgen wir weiter Rudolf Steiners Überlegungen, so ist naturgemäß auch die *Verarbeitung* der Heilmittel eine *Wissenschaft* für sich, die bestimmten Strukturgesetzen zu folgen hat. Anthroposophische Arzneien werden hergestellt unter der Maxime: Das Herstellungsverfahren ist das Bindeglied zwischen Natursubstanz und Mensch. Da sich unsere Natur in den Grundelementen Erde, Wasser, Luft und Feuer gestaltet, kennt die anthroposophische Pharmazie:

1. Verfestigungs- und Mineralisierungsprozesse (kristallisieren, trocknen, sedimentieren, etc.)
2. Verflüssigungs-Prozesse (lösen, schmelzen, kondensieren, etc.)
3. Verluftungsprozesse (destillieren, fermentieren, sublimieren, etc.)
4. Verbrennungs-Prozesse (verkohlen, veraschen, etc.)
5. Das Potenzieren (verschütteln, dynamisieren).

Das Potenzieren wird uns ganz besonders in Teil 4 »Heilende Energien« beschäftigen.

Kunst als Heilkunst

Zum wohl schönsten Teil der anthroposophischen Medizin gehört die *künstlerische Therapie.* Moderne Apparatemedizin, Pflanzenheilkunde, Mistelpräparate, insbesondere bei Krebserkrankungen, inspirierte Zubereitung der Heilmittel, helfende Zuwendung des Arztes, Gesprächstherapie, Erforschen der Biographie des Patienten, Anerkennung des Patienten als mündiges Wesen, Krankheit des Menschen verstanden als Chance, er selbst zu werden – dies alles sind schon »ungewöhnliche Angebote« – die Kunst aber ist sicherlich die Königin der Therapien. In der Kunst – so Rudolf Steiner – öffnet sich der geistige Urgrund des Menschen, und so ist die künstlerische Therapie zum unverzichtbaren Bestandteil der anthroposophischen Medizin geworden. Auch hier erleben wir wieder Zuordnungen, wobei alle Übergänge fließend sind:

Physischer Leib	–	Architektur, Plastik
Lebensleib	–	Plastik, Malerei
Seelenleib	–	Malerei, Musik
Ich	–	Musik, Sprache, Dichtung
Geistselbst	–	Sprache, Dichtung, Eurythmie (Bewegungskunst)
Lebensgeist	–	Eurythmie (Bewegungskunst)
Geistesmensch	–	künstlerische Fähigkeiten der Zukunft.

Eine solche künstlerische Therapie wird in der anthroposophischen Medizin ausschließlich aufgrund ärztlicher Indikation verordnet, und zwar je nach Krankheitsbild:

1. *Plastisch-therapeutisches Gestalten*

Bei Erkrankungen im Leiblichen oder Seelischen mit *Auflösungserscheinungen, Schwächung oder Verlust der Lebenskräfte, Gestaltverlust* bzw. *Deformierungskrankheiten,* d.h. *chronisch-entzündlichen Erkrankungen* und *deformierenden, atropischen (gewebsverändernden) degenerativen* Prozessen. Bei psychischen Erkrankungen wie Hysterie und Halluzinationen.

Grundgedanke: Die Plastik vergegenwärtigt das Göttliche oder verewigt im Standbild das Ebenbild Gottes, den Menschen. Bildwerke und Denkmäler sind Orientierungshilfen im sozialen Leben. Plastisches Gestalten ist das Ausformen der inneren Gestalt des Menschen.

2. *Maltherapie*

Bei *Krankheitsprozessen* der *Stagnation* und *Depression*, der *Verhärtung*, *Ablagerung*, *Verfestigung* und *Erstarrung*, d.h. *skleroseartigen Erkrankungen*, z. T. auch bei geschwulstartige Veränderungen sowie Stoffwechselkrankheiten.

Grundgedanke: Farbe ist heilsame Energie. Farben sind »Taten und Leiden des Lichts« (Goethe), sind Gestalt gewordene Gefühle. Ich kann innerhalb eines therapeutischen Prozesses meinen Farbweg gehen – von der *Farbe der Krankheit* bis hin zur *Farbe der Gesundheit.* (Siehe auch in Teil 4: Die Kosmische Oktave)

3. *Musiktherapie*

Bei *Erkrankungen* des *rhythmischen Systems* der *Atmung* und der *Zirkulation*, insbesondere bei *spastisch-obstruktiven Atemwegserkrankungen*, sowie auch bei *neuralgischen Leiden*, *posttraumatischen* und *postoperativen Zuständen.* Auch bei bewußtlosen *Schädel-Hirnverletzten*, bei *krebskranken* Patienten und bei sterbenden Menschen.

Grundidee: Die Gesetze der Musik sind Zahlenverhältnisse: Proportionen, harmonische Ordnungen, Rhythmen, Takt. Ihre Ordnung folgt der Oktave, der sogenannten »*himmlischen Konstante*«. Der Mensch ist nach harmonischen Gesetzen geschaffen, trägt in sich nicht nur die Musik, sondern auch die Bewegungen der Planeten, die Wachstumsdynamik der Pflanzen, die Proportionen in der Architektur. Musik – so die Pythagoräer – ist die Offenbarung der kosmisch-irdischen Ordnungs- und Schöpferkräfte.

4. *Therapeutische Sprachgestaltung*

Bei *Erkrankungen der Sprachorgane*, z.B. bei *angeborenen Behinderungen* oder *neurologischen Erkrankungen,* die zu *Sprachstörungen* führen. Organische, funktionelle oder psychische *Atemstörungen. Depressive* und *rheumatische Krankheitsformen – Kränkungen des Selbst*, *Schwäche* des *Selbsterlebens* und der *Selbsterfahrung*, *Minderwertigkeitsgefühle*, *Schüchternheit*, *mangelndes Durchsetzungsvermögen.*

Grundidee: Grammatik, Syntax, Sprachrhyhtmus und Wortbildung durch Laute und Silben sind der Ausdruck des geistigen Menschen. In Grammatik und Inhalt offenbart sich die Beziehung zum eigenen Ich, wirkt der Geist selbst. Sprache ist informelle Energie, bewußtes Sprechen die Ausdrucksfähigkeit des menschlichen Ichs.

5. *Heileurythmie (Bewegungskunst)*
Da die Heileurythmie die Gesetzmäßigkeiten der Plastik, Malerei, Musik und Sprache in der Gebärde und Bewegungskunst zusammenfaßt, ist sie heilsam bei zahlreichen körperlichen und seelischen Krankheiten.
Grundidee: Jede Form des menschlichen Organismus ist eine zur Ruhe gekommene Entwicklungsbewegung. Krankheiten sind Abbildungen gestörter Bewegungsmuster. Die Atemlosigkeit und Unruhe unserer Zeit wird zum Beispiel in der Körperhaltung sichtbar und überträgt sich auf die Organfunktionen. *Verspannungen der Muskulatur* mit allen dazugehörigen Schmerzen und Folgeerscheinungen sowie *Störungen unserer Bewegungsabläufe*, die sich chronisch verfestigen, sind die »Seuchen« unserer Zeit.

Nehmen Sie sich einmal (oder auch zweimal) die Zeit und studieren Sie quasi in Zeitlupe den Gang und die Haltung von Alltagspassanten oder Kollegen, die Ihnen in einem langen Korridor entgegenkommen. Sie werden feststellen:
Wir können nicht mehr aufrecht gehen. Wir haben die Kunst des aufrechten Ganges verloren: Wir sind nicht mehr in Harmonie.
So betrachtet sollten wir auf die heilsamen künstlerischen Therapien der anthroposophischen Medizin nicht erst warten, bis wir verkrümmt oder erstarrt sind und gar nicht mehr laufen können, sondern schon jetzt in unser tägliches Leben mit einbeziehen.

Die Heilungskraft der Seele

Die anthroposophische Medizin hat uns mit Deutlichkeit gezeigt, daß der naturwissenschaftlichen Medizin etwas Entscheidendes fehlt: Spiritualität, Ganzheit und Seele. Heilung ist immer nah dem Heil, dem Seelenheil. Das Eingebundensein in eine göttliche Ordnung, das Teilhaben an einem sinnhaften Kosmos, das Schwingen in Harmonie mit sich und seiner Umwelt – ist Gesundheit. Der Grund, warum heute fernöstliche Medizin die westliche »erobert«, liegt in diesem Angebot ganzheitlichen Denkens, in der Sinngebung, in der Offerte von Religionssystemen via Medizin. Das Abendland ist kulturell herausgefordert, die christliche Religion erschüttert. Die Angst vor Sekten und Verführern geht um, weil man selbst nichts Verführerisches mehr an sich hat. Auch die *Ayurveda-Medizin* ist ein

Heilsversprechen, eingebettet in die Religion des Hinduismus, das zahlreiche therapeutische Erfolge aufweist, aber in einer bestimmten Form sich auch als »totales Programm zur Rettung der Welt« darstellt (Maharishi Mahesh Yogi). Hier abzugrenzen, ist sicherlich schwierig, wenn auch verdienstvoll, und dies hat sich ein engagierter Arzt zum Ziel gesetzt: der Leiter der Chirurgischen Abteilung des Evangelischen Krankenhauses in Bad Godesberg, Prof. Gerhard Ott. Er will einerseits das Ayurveda-Wissen für die naturwissenschaftliche Medizin erschließen, warnt andererseits vor pseudo-religiöser Manipulation.
Ott selbst ist Beispiel für einen Mediziner ursprünglich konventioneller Strickart, der immer häufiger über den praktisch-konventionellen Alltag hinausdachte, schon in den siebziger Jahren – angeregt durch seine Frau, die Kunsthistorikerin Evelyn Weiss – seinen Kranken Kunstwerke in die Zimmer und Flure hängte (»Kunst im Krankenhaus«), altindische Chirurgie studierte und mit Verwunderung erfuhr, daß schon vor 2000 Jahren Chirurgen Techniken entwickelt hatten, die Wunden mit Ameisenköpfen zu klammern und mit Pferdehaar zu nähen. Eine Reise zu den Klöstern Ladakhs führte Ott dann zu einer »Erleuchtung«, die möglichst vielen seiner Kollegen zu wünschen ist:[71]

»Ich bin von einem Heiligtum zum anderen gewandert, unter Sauerstoffnot, japsend, ja, und war auf der Suche nach der Seele, hatte Gespräche mit buddhistischen Mönchen. Wie sehen Sie mein ärztliches Handeln? Soll ich noch Blutkonserven geben, wenn jemand sowieso zu sterben hat? Greife ich in die Seelenwanderung ein, wenn ich klone, gibt es überhaupt eine Seele? Es war ein intensives Ringen in einem Land der Beschwörungen und der Geisterwelt…«
»Dann passierte es … nachts um zwei Uhr, drei Uhr, wach ich auf aus dem Schlaf heraus, nichts vorher erlebt, nichts besonderes gegessen, keinen Durchfall gehabt. Und es dröhnt in meinen Ohren *Heilungskraft der Seele*. Plötzlich sehe ich diesen Begriff als Wort gesprochen vor mir, und mich durchrieselt ein Glücksgefühl…«
»Das war keine Erleuchtung von Gottes Stimme, hier hat plötzlich das, was sich jahrelang aufgestaut hatte, im Unterbewußtsein weitergearbeitet hatte, in einer Explosion mitten aus dem Schlaf heraus, perfekt als Lösung und Antwort vor mir gestanden.«
Körper, Geist und Seele als Einheit und die Seele als Heilungskraft – da war der Weg nicht mehr weit zum *Ayurveda*, zur – *Wissenschaft vom Leben*. Fast zeitgleich mit seinem Erlebnis in Ladakh begegnete Ott dieser altindischen Naturheilkunde, begeisterte sich, begann mit seinen Mitarbeitern die Heilerfolge dieser

Medizin zu erforschen und brachte als Gegenleistung moderne Medizintechnik nach Amala, Südindien.
Ich will im folgenden zunächst schildern, wie sich die Ayurveda-Medizin dem Naturwissenschaftler Ott erschloß, dann das geistige Gebäude der *Maharishi-Ayurveda-Medizin* vorstellen und zum Schluß noch einmal zu Ott in seinem Krankenhaus in Bad Godesberg zurückkehren.

Ayurveda – Die Wissenschaft vom Leben

Ayurveda ist die älteste Lehre der Menschheit von Gesundheit, Krankheit und Heilung. Ayurveda – so schreibt Ott[72] – ist vergleichbar der europäischen kosmologischen Heilkunde, der hippokratischen Säftelehre und der anthropologischen Medizin.
Seit mindestens 3000 Jahren wird die »Wissenschaft vom Leben« nachweislich praktiziert, ihre Anfänge gehen sogar bis in vorgeschichtliche Mythen zurück. Quelle des Ayurveda ist die Medizin der Arier, die im dritten Jahrtausend vor Christus nach Nordindien kamen und mit den dortigen Stadtkulturen verschmolzen:[73] Schon im 2. Jahrtausend vor Christus werden in den heiligen Schriften Indiens, den *Veden* – die erst viel später aufgezeichnet wurden – Hinweise auf Krankheiten und Heilpflanzen gegeben. Die Blütezeit des Ayurveda begann mit Buddha im 6. Jahrhundert vor Christus, dauerte bis ca. 1000 nach Christus und brachte die großen Lehrer der indischen Medizin Sushruta, den Chirurgen, und Caraka, den Internisten hervor.
Es entstehen Krankenhäuser und medizinische Hochschule mit Tausenden von Studenten, die Ayurveda-Medizin fächert sich auf in neuzeitlich anmutende Fachdisziplinen. Später fließt dann Weisheit und Heilkunst der alten Griechen, der Araber, der Chinesen und der Japaner in die »Wissenschaft vom Leben« ein, ohne sie grundlegend zu verändern. Ayurveda – und dies fasziniert den naturwissenschaftlich geschulten Prof. Ott: »sieht den Menschen eingebettet in Natur und Kosmos, nicht nur teilhabend an der ›Objektwelt der Naturwissenschaft‹, sondern vierdimensional, kybernetisch durchflochten mit Parallelwelten von Körper, Umwelt, Geist, Sozialem, Seelischem und Religiösem. Der Mensch ist Teil einer übergeordneten Harmonie wie dies uns heute, aus der Mathematik geboren, Kybernetik und Chaostheorie, begreifbar zu machen versuchen.«

Das Weltbild des Ayurveda

Die Welt – so der Ayurveda – wird von Fünf Prinzipien oder Elementen gestaltet:

1. Äther (*Akasha*) – übersetzbar auch als »Raum«
2. Wind (*Vayu*)
3. Feuer (*Agni*)
4. Wasser (*Jalam*)
5. Erde (*Prithvi*)

Diese fünf Elemente begegnen uns in allem Lebendigen, durchdringen all unsere Sinnes- und Handlungsorgane. Urgrund ist der Kosmos mit seiner Universalseele (*Purusha*) und seiner kosmischen Substanz (*Prakriti*).
Die Universalseele, so erläutert die Neurologin und Pharmakologin Dr. Vinod Verma[74], haucht der Materie, der kosmischen Substanz, Leben ein; erst die Verbindung von Purusha und Prakriti bringt Existenz. (INFO 33)
Existenz heißt Vernunft (buddhi), Selbstwerdung (ahamkara) und Denkvermögen (manas).
Alle leiblichen und geistigen Körperfunktionen werden gesteuert – und das ist die zentrale Aussage zur Gesundheit und Krankheit – von drei Lebenskräften oder Lebenssäften (*humores*), von *Vata, Pitta* und *Kapha* – den drei *Doshas*.

Vata	–	entstanden aus Äther (Raum) und Luft – ist beweglich, schnell, leicht, kalt, subtil, rauh, trocken. Vata kontrolliert die beiden anderen Doshas.
Pitta		entstanden aus Feuer – ist heiß, scharf, leicht, sauer, durchdringend und leicht ölig.
Kapha	–	entstanden aus Wasser und Erde – ist schwer, ölig, langsam, kalt, stabil, glatt, fest und träge.

Vata steht für *Bewegung* und *Fluß*, ist die Kontrolle des Empfindens, die Aktivität des Geistes und der Sinnesorgane. Vata steuert das Wachstum, führt zu Wachheit, Klarheit und Kreativität.

INFO 33: Die kosmischen Elemente des Ayurveda

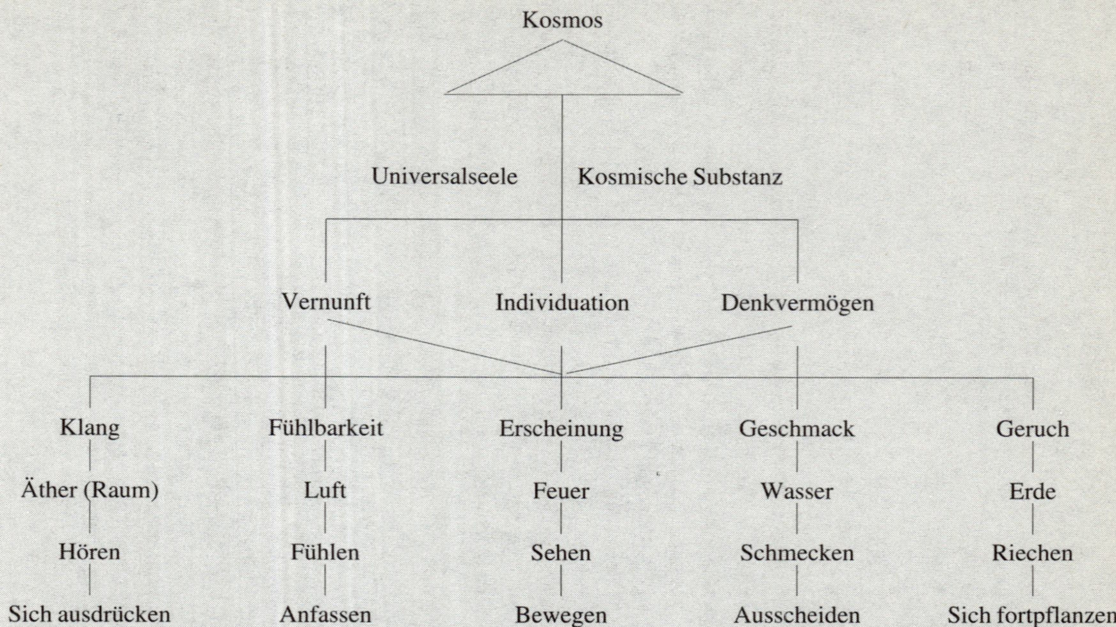

Quelle: Verma, a.a.O.

INFO 34: Konstitutionstypen des Ayurveda

Vatatyp
Geringes Gewicht,
leichter Körperbau,
Begeisterungsfähigkeit,
schnell in Aktion,
Neigung zu trockener Haut,
Abneigung gegen kaltes, windiges Wetter,
unregelmäßiger Hunger,
unregelmäßige Verdauung,
Neigung zu Verstopfung,
schnelle Auffassungsgabe,
gutes Kurzzeitgedächtnis,
Neigung zu Kummer und Sorgen,
Neigung zu leichtem und unterbrochenem Schlaf,
rauhe Haut und Nägel,
Hervortreten der Blutgefäße.

Pittatyp
Mittelschwerer Körperbau,
Charme, Charisma,
mittlere Aktivität,
arbeitet systematisch und organisiert,
Abneigung gegen Hitze,
starker Hunger und Durst,
gute Verdauung,
mittlere Auffassungsgabe,
mittleres Gedächtnis,
kann Erlebtes systematisch wiedergeben, guter Redner,
unternehmungslustig und kühn,
bevorzugt kalte Nahrung,
kühle Getränke,
neigt zu Erregbarkeit,
Ungeduld und Ärger,
heißes Gesicht, empfindliche Organe, Neigung zu rötlicher,
glänzender Haut, Neigung zu Leberflecken, Sommersprossen und Muttermalen,
früh Falten, Haarausfall, graue Haare.

Kaphatyp
Stabiler, schwerer Körperbau,
große Stärke und Ausdauer,
methodisch und langsam,
Neigung zu glatter und fetter Haut,
geringes Hungergefühl, langsame Verdauungskraft,
ruhige beständige Persönlichkeit,
gut ausgebildete Organe,
Übermaß an Sexualsekreten und Potenz,
langsame Auffassungsgabe,
gutes Langzeitgedächtnis,
tiefer und langer Schlaf,
kräftiges, eher dunkles Haar,
Augen klar.

(Quellen[74, 75])

Pitta ist Triebkraft des Stoffwechsels (sowohl des Energie- als auch des Baustoffwechsels), reguliert Verdauungssystem und Wärmehaushalt. Pitta bildet sich ab in Intellekt und Ausdrucksfähigkeit.
Kapha repräsentiert das Körperliche: Hemmkräfte, aber auch Triebkräfte des Körpers, Ausscheidung von Kot, Urin und Samen, Kapha steuert den Flüssigkeitshaushalt, schafft Struktur, stärkt die natürlichen Abwehrkräfte. Kapha steht für Stabilität und Gelassenheit.
Kurz: Die drei Doshas sind Bewegung, Energie und Struktur des Menschen.
Je nachdem, ob Vata, Pitta oder Kapha in uns dominieren, werden wir dem einen oder anderen zugeordnet. Dies können Sie leicht für sich nachvollziehen! (INFO 34) Wichtig ist hier: Die drei Doshas sind in jedem Menschen in einem nur für ihn gültigen, *einmaligen* biologischen Gleichgewicht, einem »Mischungsverhalten« angelegt, das seine Individualität und Einzigartigkeit ausmacht. Gesundheit ist diesem Verständnis nach ausgeglichener Stoffwechsel und Freude am Leben, ist ein ausgewogenes Zusammenwirken der fünf Sinne und der dazugehörigen Organe Mund, Hände, Füße, Reden, Absonderung und Fortpflanzung. Krankheit dagegen ist ein höchst *individuelles* körperliches Unwohlsein, ein Ungleichgewicht der Doshas. Gesundheit und Krankheit sind zudem eingebettet in den Rhythmus der Tages- und Jahreszeiten (Chronobiologie). Bei jeder Behandlung hat der Arzt also Körper, Umwelt, Geist, Seele – und Zeit zu beachten. Jede Therapie spürt den Wurzeln der Krankheiten in der Konstitution und der Disposition des *ganzen* Menschen nach – und ist selbst ganzheitlich.

Behandlungsprinzipien der Ayurveda-Medizin

Aus all dem läßt sich leicht erkennen, daß der Ayurveda *keine standardisierte* Behandlung und Prognose kennt. Jeder Therapieplan ist individuell, jede Behandlung schließt Körper, Geist und Seele, die Entfaltung des Bewußtseins mit ein.

Innere Erkrankungen entstehen durch ein Ungleichgewicht von Vata, Pitta und Kapha (INFO 35). *Äußere Erkrankungen* sind die Folge äußerer Einflüsse wie Gifte, Luftverschmutzung, Parasiten, Bakterien, Viren etc. *Psychische Erkrankun-*

gen entstehen, wenn Wünsche unerfüllt bleiben oder wir mit Unerwünschtem konfrontiert werden. Die Entwicklung eines krankhaften Geschehens (Pathogenese) erfolgt in Etappen:[76]

1. *Ansammlung*: Innere und äußere Einflüsse verändern die Qualität der drei »Flüsse« Vata, Pitta oder Kapha. (Das Grundsystem wird gestört!)
2. *Anregung*: Halten diese Einflüsse an, nehmen die Doshas abnorme Formen an. (Die Erkrankung ist noch »stumm«.)
3. *Zirkulation*: Die zunächst lokale Störung beginnt sich auszubreiten. (Heute würden wir sagen: Herde und Störfelder haben Fernwirkungen.)
4. *Ablagerung*: Die (gestörten) Doshas verbinden sich mit den verschiedenen Körpergeweben zu Vorläufern für verschiedene Erkrankungen.
5. *Erkrankung*: Die Krankheit bricht entweder akut aus – oder wird chronisch.

Zur Therapie setzt Ayurveda ausschließlich natürliche Heilmethoden ein. Diese sind aus europäischer Sicht recht unkonventionell: (Ott)[77]

- Der Kopf wird mit Butter, Sesamöl, Kuhmilch, Brustmilch und Kräutern unterschiedlichster Art betropft. Dies bringt Linderung bzw. Heilung bei *Gesichtslähmungen* und anderen *neurologischen Störungen*, aber auch bei Kopfschmerzen. Angezeigt ist diese Tropfmethode auch bei *Gedächtnisschwund* und *Wahnsinn.*
- Vier Masseure bearbeiten über eine Stunde den Körper des Patienten in sechs verschiedenen Körperstellungen mit Pflanzenölen. Diese Öle sind je nach Krankheit ausgesucht heiß und mit ausgewählten Kräutern vermischt. Die Behandlung dauert acht bis zehn Tage; unabdingbar während dieser Zeit ist eine fettfreie Diät.
- Der Kopf, geschützt von einer Art Lederkappe, wird mit medizinischem Öl bei erträglichen Temperaturen behandelt.
- Nasenhöhle und Magen-Darm werden gespült, der Patient wird zur Ader gelassen, Blutegel werden angesetzt.

Die *Reinungstherapien* (Pancha Karma = fünf Handlungen) sind Dreh- und Angelpunkt der Ayurveda-Medizin. Reinigung des Mundes, der Zähne und der Backentaschen, der Nasenwege, der Ohren, Pflege der Augen, der Haut, des Kopfes und der Haare, der Vagina sind für das *Gesundbleiben* bis ins hohe Alter unerläßlich. Zur *inneren Reinigung* bei Krankheiten verschreibt man Fettkuren, Schwitzkuren, künstliches Erbrechen, Einlauf und Abführmittel.

INFO 35: Konstitutionstypen, Krankheitssymptome und Behandlung

Zuviel Vata	*Zuviel Pitta*	*Zuviel Kapha*
steifer und schmerzender Körper,	starkes Schwitzen,	Schläfrigkeit,
Trockenheit und übler Geschmack im Mund,	Körpergeruch,	übermäßiges Schlafen,
Appetitlosigkeit,	starker Hunger und Durst,	süßer Geschmack im Mund,
Magenschmerzen,	Entzündungen,	übermäßige Speichelbildung,
trockene Haut,	Risse und Verdikkungen der Haut,	Gefühl von Schwere,
Müdigkeit,	Hautausschlag,	Kältegefühl,
dunkler Stuhl,	Akne,	Übelkeit,
Schlaflosigkeit,	Herpes,	Kitzelgefühl im Hals,
Schläfenschmerzen,	zuviel Hitze im Körper,	Weißliches in Urin und Kot,
Schwindelgefühl,	brennendes Gefühl	weißliche Trübung der Augen,
Zittern,	Unzufriedenheit,	Mißbildung von Körperorganen,
Gähnen,	Ärger.	Müdigkeit,
Schluckauf,		Abgespanntheit,
allg. Unbehagen		Schlaffheit und Niedergedrücktheit.
Wahnvorstellungen		
stumpfe Hautfarbe,		
introvertiertes, ängstliches Verhalten.		

Behandlung bei zuviel Vata	*zuviel Pitta*	*zuviel Kapha*
süße, saure und heiße therapeutische Maßnahmen, Einlauf, Vata-reduzierende Kost, Massagen Einreibungen, ausreichend Ruhe, Entspannung und Schlaf ruhige Umgebung, heiterer Gemütszustand.	süße, bittere, zusammenziehende und kalte Maßnahmen, Einreibung, Darmentleerung, Einsalben, kalte Bäder und Massagen, Pitta reduzierende Kost, Trost.	scharfe, bittere, zusammenziehende grobe, heiße und rauhe Maßnahmen, feuchte Hitze, Erbrechen, Bewegung, wach bleiben, Kapha-reduzierende Kost.

(Quelle: Verma, a.a.O.)

Damit werden zuerst die Stoffwechselschlacken und Krankheitsstoffe »gelockert« und dann ausgeschieden. Tägliche (!) Massagen dienen der (Re)vitalisierung. Doch das ist nicht alles.

- Yoga, Meditationen, Atemübungen entfalten das Bewußtsein, Yoga wird besonders bei *Bronchialasthma*, *Rückenschmerzen*, *Streß* und *Bluthochdruck* angewendet.
- Zu jeder ganzheitlichen Behandlung gehören *Kunst*, *Tanz* und *Rhythmus*. Diese Heilungskräfte für die Seele hat unsere Schulmedizin vergessen (Ott).

Die heilenden Pflanzen in der Ayurveda-Medizin

Ähnlich wie in der Traditionellen Chinesischen Medizin (siehe Teil 4: Heilende Energien) hat sich die Ayurveda-Medizin das Wissen um die Heilkraft der Natur, um die segensreiche Wirkung der Pflanzen erhalten und nutzt es auch heute noch. Über 2000 Heilpflanzen werden von speziell geschulten Teams unter Anleitung eines Experten in den Bergen eingesammelt. Nach allen Regeln der Kunst zerhackt man sie dann von Hand, kocht und mahlt sie – auch die großen Pharmakonzerne halten sich an diese Vorschriften. Ayurveda-Apotheken verkaufen und vertreiben die so gewonnenen Pflanzendrogen weltweit.
Auch die westliche Medizin erforscht mehr und mehr die Wirkungen fernöstlicher Heilpflanzen und kann nicht umhin, die Weisheit klassischer vedischer Texte anzuerkennen.[78]

- *Rauwolfia serpentina* ist nach alter Überlieferung angezeigt bei *Bluthochdruck, Schlaflosigkeit, Kopfschmerzen, Erregungs- und Angstzuständen, bei Fieber-* und *Leibschmerzen*, bei *Geisteskrankheiten* und auch bei *Schlangenbissen* und *Insektenstichen.* Die *nervenberuhigende* Wirkung der Pflanze wird heute in Beruhigungsmitteln verschiedenster Art, die *blutdrucksenkenden* Fähigkeiten des Alkaloids *Reserpin* in der Hochdruck-Therapie genutzt.
- *Aloe vera* wurde seit altersher wegen ihrer kühlenden Wirkung geschätzt; neuere Untersuchungen zeigen, daß ein Gel der Aloe vera *Brandwunden* schneller heilt.
- *Phylantus amarus* setzte man schon vor 2000 Jahren gegen Gelbsucht ein, die Klugheit dieser Maßnahme bewahrheitet sich in aktuellen Studien.
- *Emblica officialis*, eine der wichtigsten Pflanzen der Ayurveda-Medizin senkt (neuerliche Untersuchungen bestätigen dies) den *Cholesterinspiegel* und hilft bei bestimmten *Verdauungsstörungen (Dyspepsie).*
- *Ephedra gerardiana* ist in der alten indischen wie chinesischen Medizin *das* Heilmittel gegen *Asthmaanfälle* (heute synthetisches *Ephredin*). Es erregt das lympathische Nervensystem und löst den Bronchialmuskelkampf. Das natürliche Ephredin ist wegen seiner besseren Verträglichkeit dem synthetischen vorzuziehen.

Diese Beispiele ließen sich fortsetzen. Dem Selbstverständnis der Ayurveda-Medizin nach gibt es *keine* Substanz, die nicht unter gewissen Umständen eine therapeutische Wirkung entfalten kann, auch metallisch-mineralogische Stoffe sind gang und gebe. Vor allem – so schreiben die Ärzte Dr. Hans

Schäffler und Dr. Rainer Etzel[79] erweist sich die im Westen künstlich fixierte Trennungslinie zwischen Nahrungsmitteln, Gewürzen und Heilpflanzen als durchlässig. Es gilt der Satz:

Wer richtig ißt, braucht keine Medizin,
wer falsch ißt, dem nützt keine Medizin.

In Indien dient deshalb denen, die es sich leisten können, eine schmackhafte gepflegte Mahlzeit nicht nur der Befriedigung des Hungers und der Gaumenfreuden, sondern auch der Gesundheit. Daß die Mehrzahl der Krankheiten in den westlichen Industrieländern (auch Krebs!) auf denaturierte Industrienahrung, auf Zusatzstoffe, Haltbarkeit und Spritzmittel sowie auf die Abfütterungspraktiken unserer Kinder und Jugendlichen zurückzuführen sind, ist mittlerweile regelmäßig wiederkehrende Schlagzeile in den Medien – ändern jedoch tut sich nichts. In der Wissenschaft vom Leben aber sind Nahrungsmittel Heilmittel und Heilmittel Nahrung. Einen Geschmack davon möge Ihnen INFO 36 vermitteln.

INFO 36: Ayurveda – Heilmittel zur Prävention und Linderung alltäglicher Beschwerden

Müdigkeit	Atem- und Konzentrationsübungen, Massage, Bad; leichtes, nahrhaftes Essen; Ingwertee, Kardamom, Nelken; heiße Gemüse- oder Hühnersuppe, Weizenbrei, Ghee (Butterfett), Nüsse, Honig, Kandiszucker, Äpfel, frisch gepreßte Obstsäfte.
Niedriger Blutdruck	Großer Kardamom (Samen).
Migräne	Atem- und Konzentrationsübungen; Heilgebete.
Schmerz	Massage, Bäder mit Sandelholzöl; leichte Speisen wie Gemüse- oder Hühnersuppe; viel Wasser trinken.
Zahnschmerzen	Gewürznelke (Öl bekämpft Bakterien, Pilze, Viren).

Ischias	Yoga; schmerzlindernde Öle und Salben; Wärme, gelegentliche Massagen, heißes Bad; regelmäßig: Ingwer, Knoblauch, Pfeffer und andere Gewürze. Keine Kartoffeln, kein Blumenkohl oder Reis, keine Frucht- und Gemüsesäfte, die nicht frisch gepreßt sind, keine konservierten Produkte.
Arthritis Vorbeugung	Niemals Bäder oder Duschen nach morgendlichem Aufstehen oder nach körperlichen Anstrengungen, niemals zu heiß oder zu kalt; Luftzug vermeiden; Hände und Füße niemals hintereinander kalt und warm waschen; Wärme, Salben, Öle, Massagen, innere Reinigung.
Rücken-schmerzen	Bewegungsübungen; Kräuteröle und Salben.
Nacken-schmerzen	(Tiger Balm).
Nerven-schwäche, Gedächtnis-störungen	Süßholz (kauen); Koriander und Bockshornklee als Gewürz; Knoblauch.
Schlaflosigkeit	Atem- und Meditationsübungen (Mantra); kein Kaffee oder Tee; heiße gesüßte Milch oder Banane mit Milch, Lindenblütentee; Einlauf, Massage, Inhalieren von aromatischen Kräuterölen. Ernährung: Weizenbrei oder andere Weizengerichte mit Hühner- oder Gemüsesuppe; Fleischsuppe von Tieren, die in Höhlen leben; unpolierter weißer Rundreis, gekocht, mit heißer süßer Milch; süße, eher fette Speisen – keine salzige, grobe oder trockene Kost.
Gestörter Schlaf	Konzentrationsübungen; viel trinken; Suppen, Salate, Früchte.

Augenbrennen	Waschen der Augen mit einem Absud aus Süßholz oder Koriandersamen; Sandelholzpaste auf Augenlidern und Stirn.
Schwächung der Sehkraft	Süßholz-Wurzel, Knoblauch (ein bis zwei Zehen täglich), Karotten- Milchbrei mit Mandeln und Kardamom.
Entzündungen der Nebenhölen (Sinusitis)	Kräuteröle aus Eukalyptus-Zitronellaöl und Mentholkristalle (je fünf Teile) sowie Anis- und Kampferöl (zwei Teile) und Lavendelöl (ein Teil); Kardamom-Samen (kauen).
Halsentzündungen	Gurgeln mit heißem Salzwasser oder Kamillentee; Tee aus Granatapfel und Kachnar-Rinde, Absud aus Makoe; Basilikum.
Husten	Lutschpastillen (Rezepte siehe V. Verma[74]) Absud von Süßholz; Ingwersaft mit Pfeffer und Honig; Feigenfrüchte (Pulver).
Chronischer Husten Asthma	Yoga, Atemübungen; künstliches Erbrechen; keine Nüsse oder Kekse oder trockene Nahrung, keine Bananen, kalte Milchprodukte, Eiscremes, Shakes; leichte, flüssigkeitsreiche Speisen und Suppen, Haferschleim, gut gekochter Reis, Thymian- und Ajwa-Tee; Ephedrin.
Allergische Reaktionen Heuschnupfen	Ein halber Teelöffel Gelbwurz (antibiotisch, entzündungshemmend!) in einem Löffel Ghee (Butterfett) rösten, in einer Tasse Milch mit Zucker aufkochen, heiß trinken (jeden Tag ein Glas, ein Jahr lang).
Allgemeine Infektionen	Zimt-Tee (wirkt gegen Bakterien, Pilze, Viren, stärkt das Immunsystem); Knoblauch.

Magenübersäuerung, Magengeschwür	Ein Glas kalte, gesüßte Milch; Gewürznelken (kauen); keine sauren oder stark gewürzten Speisen; künstliches Erbrechen; Yoghurt-Reis (frischer Yoghurt!); gekochte Karotten, Zucchinis, weiße Rüben, Kartoffeln, Kürbis; Schleimsuppe aus Reis, Weizen, Gemüse oder Gerste; Banane, Papaya und Bilva.
Übersäuerung und Gasbildung	Thymiantee; warmes Wasser und Zitronensaft; zwei Knoblauch-Zehen und fünf Rosinen; Gartenkresse (gegen Blähungen)
Übelkeit, Appetitlosigkeit	Dill.
Magenschmerzen Verstopfung	Morgens einen halben Liter über Nacht abgestandenes Wasser trinken; Bewegung; Einläufe; nicht zu trockene Nahrung wie Brot, Fleisch, Käse; keine konservierten Fruchtsäfte; keine Produkte aus weißem Mehl; Früchte zum Nachtisch anstelle von Backwaren. Ein bis zwei Teelöffel Rosenblütenmarmelade in einer Tasse heißer Milch vor dem Schlafengehen.
Verdauung	Basilikum, Dill, kleines Kardamom; Anis (Samen nach dem Essen kauen, regt Verdauung an); Kreuzkümmel als Gewürz.
Leberleiden (Vorbeugung)	Kreuzkümmel, Kümmel, Zitrone, Granatapfel, Ingwer, Lorbeerblatt, Pflaume, Feige, Thymiantee.
Hämorrhoiden	Yoga; Flüssigkeit; Gemüse und frisches Obst; keine gebratenen, harten und trockenen Speisen; ein Glas Rettichsaft täglich.
Menstruationsbeschwerden	Yogaübungen, Bauchmassagen; täglich vor dem Frühstück einen Monat lang acht bis zehn Mandeln, die geschält über Nacht in frischem Wasser lagen; Gartenkresse-Samen, gemahlen, in einem Glas warmen Wassers; Dill.

(Quelle Verma:[80])

Ayurveda – Ein Glaubensbekenntnis

Die Ayurveda-Medizin durchzieht das tägliche Leben, hat intensive soziale und religiöse Komponenten. Erziehung zur Hygiene (als Prävention), Einhalten eines bestimmten Tagesablaufs, Berücksichtigung jahreszeitlicher Faktoren (Chronobiologie), Massagen, Bäder, Packungen, Waschungen (Physikalische Therapie), Nahrung als Heilmittel, Nahrungsumstellung und Reinigung (Diätetik), eine ausgeklügelte Pflanzenheilkunde (Phytotherapie), dazu kollektive Gesundheitsmaßnahmen wie Kunst, Tanz, Gesang und Gebet sowie individuelle Bewußtseinsentfaltung durch Yoga und Meditation – das sind ineinandergreifende Therapiekonzepte für Gesunde *und* Kranke. Rund 120 000 an Universitäten ausgebildete »Ayurveda-Ärzte« praktizieren heute in Indien, rund 1700 Krankenhäuser und 14 000 Außenstationen folgen den Richtlinien der Wissenschaft vom Leben.
Neun Jahre Studium sind notwendig, um den »Doctor of Ayurveda« zu erhalten, um ein »*Vaidya*« zu werden. Viele dieser Ärzte sehen in dem Ayurveda ein schier unerschöpfliches Potential zur Befruchtung der naturwissenschaftlichen Medizin, sehen eine Ganzheitsmedizin heranwachsen, in denen westliche und östliche Medizinsysteme miteinander verflochten sind. Doch das hat seine Probleme: Eine konsequente Ayurveda-Medizin ist nicht denkbar ohne die dazu gehörenden geistigen Ideen des Hinduismus, und diese lassen sich derzeit nicht mit den Glaubensgrundsätzen der christlichen Kirche verknüpfen.
Der Kosmos des Hindu ist an sich ewig, befindet sich aber in einem ständigen Zustand der Veränderung; die Elemente, aus denen die Welt – und wir – bestehen, sind aus Gott – der Urmaterie – hervorgegangen. Das *Bewußtsein Gottes* ist die grundlegende Qualität der Natur, das Bewußtsein Gottes bringt die gesamte manifeste Welt der Erscheinungen hervor und durchdringt sie. Wir sind alles von Einem und eines von Allem. Durch die Versenkung in das eigene Innere ist das Absolute, das *Brahma*, die Kraft zu erfassen, die im Einzelwesen wie im Weltall wirkt. Entsprechend den guten oder bösen Taten (*Karma*) geht die Seele nach dem Tode in göttliche, menschliche, tierische oder höllische Körper ein – eine Wanderung ohne Anfang und normalerweise ohne Ende. Diese automatische *Vergeltung* aller Taten (Karma) findet durch ständig neue Wiedergeburt ihren Ausdruck.[81]

Viele Autoren und Propagandisten fernöstlicher Heilslehren mühen sich zwar, diese Vergeltungskausalität des Karma moderat darzustellen. Die Tatsache, ob ich plötzlich als Straßenkehrer oder als Maharadscha wiedergeboren werde, bedeutet

keinesfalls, daß mein Leben vorbestimmt sei – meinen sie. Ich könne und müsse immer das Beste daraus machen, da ich ja durch meine guten Taten meiner Seele nach meinem Tode ein Plus mit auf die Reise nähme. Das klingt schön, und dennoch ist die Wiedergeburt als Maharadscha die schönere Sache. Da sich in ihm ja die gute Seele offenbart – sonst wäre er ja nicht mit Reichtum und Macht belohnt worden – werde ich niemals wagen, gegen ihn vorzugehen – auch wenn er ein brutaler Tyrann ist.
Kurz: Die Vergeltungskausalität des Karma ist ein überaus geschickter Trick, die Menschen von Aufruhr und Revolution abzuhalten und eine Kastengesellschaft zu zementieren!

Der Buddhismus – der die Annahme eines göttlichen Weltschöpfers und Weltregierers ablehnt aufgrund des durchaus schlüssigen Gedankens, unsere leidvolle und moralisch weitgehend verderbte Welt sei mit der Vorstellung eines allmächtigen, allwissenden, allgütigen Wesens nicht zu vereinbaren – setzt noch schärfer auf die Strafe und Belohnung guter und schlechter Taten, auf die Vergeltung nach ewigen Gesetzen vor dem Hintergrund des leeren Raumes, des Nirvana.
Wie nun kann die Erlösung vom Rad der ewigen Wiedergeburten gelingen? Die Bedingungen sind – so Huxley[82] – in wunderbarer Kürze und Klarheit im *Edlen, Achtteiligen Pfad des Buddha* zusammengefaßt – in acht Leitsätzen, die sagen, was von uns verlangt wird:

Erstens: Rechter Glauben an die nur zu offensichtliche Wahrheit, daß die Ursache des Leidens und des Bösen im Verlangen nach einer absondernden, egozentrischen Existenz liegt, und umgekehrt, daß es keine Erlösung vom Bösen geben kann ohne Beseitigung dieses Verlangens und der ständigen Beschäftigung mit »ich«, »mich«, »mein«.

Zweitens: Rechtes Wollen, der Wille, sich selbst und andere zu erlösen.

Drittens: Rechtes Reden, das aus Mitleid und Barmherzigkeit an alle empfindenden Wesen gerichtet wird.

Viertens: Rechtes Tun, dessen Ziel es ist, den Frieden und das Wohlwollen zu stiften und zu bewahren.

Fünftens: Rechtes Leben, oder die Wahl nur solcher Berufe, die in der Ausübung keinem menschlichen, oder wenn möglich, keinem lebenden Wesen schaden.

Sechstens: Rechtes Streben nach Selbstbeherrschung.

Siebtens: Rechtes Gedenken, das unter allen Lebensumständen auszuüben ist, damit wir nie Böses verrichten aus bloßer Gedankenlosigkeit, weil »wir nicht wissen, was wir tun«.

Achtens: Rechtes Sichtversenken, d.h. die einigende Erkenntnis des Urgrunds, zu dem das rechte Gedenken und die in den ersten sechs Stufen des Pfades beschriebene, ethische Selbstvernichtung den Zugang bildet.

Nennen wir es Urgrund, Allseele oder Gott – in moderne Worte gekleidet folgen Hinduismus und Buddhismus dem Gedanken: Körper und Geist sind Teil eines großen kosmischen Ganzen, sind ein dynamischer Prozeß, der in Form eines offenen Fließgleichgewichts in einem ständigen Austausch mit der Umwelt steht.

Der Sprung in eine neue Medizin – Quantenheilung

Der amerikanische Arzt und Endokrionologe Deepak Chopra,[83] ein gefragter Redner, der sowohl vor der WHO, der Weltgesundheitsorganisation, als auch den Vereinten Nationen Vorträge hielt, ist davon überzeugt, daß die traditionellen Schriften und das überlieferte Wissen der alten Hochkulturen Wahrheiten bergen, die heute von der aktuellen Quantenphysik, der Physik der Energieteilchen, bestätigt werden. Der Urgrund der Schöpfung des Hindu ist nichts anderes als das von der Quantenphysik beschriebene »vereinheitlichte Feld«; auf quantenmechanischer Ebene gibt es keine exakten Körpergrenzen: Unser Körper ist veränderliches, pulsierendes Muster, Teil eines Gesamtprozesses, Teil des kosmischen Körpers, und unser Geist Teil des kosmischen Geistes – Geist und Materie sind *dasselbe*, so wie Teilchen und Welle dasselbe sind. Chopra und sein Lehrer Maharishi, Begründer der *Transzendentalen Meditation* meinen nun, daß es möglich sein muß, mit Hilfe der Ayurveda-Medizin und ihrer besonderen Technik der Meditation sich mit der *Frequenz des kosmischen Geistes zu synchronisieren*. Das heißt: es gilt, aus der materiell begriffenen Welt hervorzutreten, einen Sprung zu tun, einen Quantensprung auf ein höheres Energieniveau – eine für unsere westlichen Ohren abenteuerliche Behauptung, die aber in alten Yogi-Traditionen wurzelt, und die auch so mancher christliche Mystiker unterschreiben würde. Wenn die Ganzheit des Bewußtseins in ihrer Harmonie gestört ist und als Krankheit hervortritt, ist nach dieser Betrachtungsweise der Bewußtseins*sprung* der Schlüssel zur Heilung. Verkürzt nennen Ayurveda-Ärzte dies *Quantenheilung*, wobei natürlich nicht die Quanten, die kleinsten Mengeneinheiten einer Energieart geheilt werden, sondern der Energiefluß in Ordnung gebracht wird und über die Energie die Ausformungen dieser Energien, nämlich wir selbst, geheilt werden.

Das Wissen um reines Bewußtsein ist das wichtigste Erbe der alten ayurvedischen Ärzte.[84] Gesundheit beruht auf Integration der äußeren Welt der Ereignisse in die innere Welt der Stille und Ganzheit, die im eigenen Bewußtsein erfahrbar ist. Wenn der Geist in tiefer Meditation die Alltagserfahrung überschreitet, das Dingliche auflöst – dann treten wir in die »Bereiche der Glückseligkeit« ein. Diese Glückseligkeit reinigt die Seele von krank machenden Faktoren und läßt die Kräfte der Selbstheilung wirksam werden. Selbstheilungskraft schöpft somit aus dem Bewußtsein der allumfassenden Energie, dessen Teil ich bin und die in mich und durch mich strömt (siehe auch Teil 4: Heilende Energien).

Außer den bereits genannten Ayurveda-Therapien seien deshalb im folgenden noch drei Ansätze notiert, die *Bewußtwerdung und Heilung* miteinander verkoppeln:

- Klangtherapie
- Marmatherapie
- Yoga und Transzendentale Meditation.

Klang, Körper, Geist und Bewußtsein

Die *Klangtherapie*, deren Heilwirkung – wie wir gesehen haben – auch in der anthroposophischen Medizin genutzt wird, sagt: »Alles, was in der Natur existiert, entstammt denselben Urklängen. Klang erschafft die Materie durch Schwingungen.« Das Symbol des Hinduismus ist der Urklang OM: Das Absolute versinnbildlicht sich in den drei kontrierenden Lauten A und U (= O) und M. AAAA-AAUUUUUMMMMMMM ist der Laut der Stille, des Berggipfels, des Weihrauchs und Lotus, der Zirbeldrüse, des Amethysts und des Bergkristalls, der Farbschwingung Violett-Weiß- Gold und des reinen Sein. Störungen im Organismus sind Störungen im Klangmuster, Brüche von Resonanzen. Indische Götter tanzten und musizierten, und tun das auch heute noch, und noch heute gibt es viele Familien, deren Hauptaufgabe es ist, das Wissen vom *Urklang* über Generationen weiterzugeben. Die sogenannte *primordiale* – das Ur-Ich betreffende – Klangtherapie wird nur von speziellen Ärzten gelehrt und harmonisiert den biologischen Rhythmus im Organismus. Diese Ärzte folgen der alten Erkenntnis, daß in der Musikwissenschaft eine geheime Kraft steckt, daß »dasjenige, das alles erschaffen hat und alles am Sein erhält, die ganze Manifestation und den ganzen Kosmos, eine Kraft ist: Vibration, was soviel heißt wie Schwingung... und daß die Musikwissenschaft in engem Zusammenhang steht mit dem Einfluß der Planeten.« Wir werden die alten Weisheit, daß unser Universum von Klängen, sprich Schwingungen durchflutet ist, später noch einmal aufnehmen (siehe das Kapitel: »Die Kosmische Oktave« in Teil 4).

Die *Marmatherapie* (siehe auch das Kapitel: »Shiatsu« in Teil 4) ist die Urform aller Druckpunkt-Behandlungen. Marma heißt vitaler oder verletzlicher Punkt. Der Ayurveda kennt 107 Marmas, die den drei Doshas Vata, Pitta und Kapha und ihren Untergruppen zugeordnet sind. Diese liegen jedoch nicht wie in der *Akupunktur* (siehe Teil 4: Heilende Energien) auf Meridianen, sondern auf einem Netzwerk von Energiekanälen (Nadis).
Marma-*Punkte* sind Verbindungspunkte von Körper und Bewußtsein, genauer: hier verbinden sich Materie und Bewußtsein zu einer fragilen Energiestruktur. Ähnlich einer Lampe, die bei geöffneter Tür sowohl nach innen als auch nach außen leuchtet, so sind diese Punkte Licht- und Energiequellen. Wir können sie uns auch als energetische Fühler unseres Immunsystems (Grundsystem) vorstellen: Der Ayurveda nennt sie *Ojas*.
Genaugenommen gibt es solche Punkte an jeder Stelle unseres Körpers. Einige sind jedoch so wirksam, daß sie alle anderen mit anregen. Die Therapie über die Marma-Punkte besteht in zarten Berührungen und Massagen mit verschiedenen Ölen; manchmal stellt sich die oben beschriebene heilende Glückseligkeit ein.[85]

Das eigentliche Ziel des *Yoga* ist es, durch Erleuchtung Unsterblichkeit zu erlangen, also aus dem Kreislauf der Wiedergeburt zu entkommen. Dieses wird möglich, sobald sich unsere individuelle Seele (atman) mit der Universalseele, dem Absoluten (purusha) vereinigt (yoga). Dazu bedarf es freilich der gewaltigen Anstrengung des schon skizzierten achtfachen Weges.

Als Essenz des Yoga wird die von Maharishi Mahesi Yogi aus der Ayurveda-Medizin geschöpfte *Transzendentale Meditation* gesehen, die, wie der Name schon sagt, über die Grenzen dieser Wirklichkeit hinausgeht.
In einem Zustand körperlicher Tiefenentspannung werden Streß, Erregung und Angst reduziert. Mit der »religiösen Erweckungslehre«, die sich hinter der Transzendentalen Meditation verbirgt, will der weiter oben zitierte Prof. Gerhard Ott nichts zu tun haben. Er hält es mehr mit der »alten, ehrwürdigen Ayurveda-Medizin« und will besonders die Bäder- und Massage-Therapien nach Deutschland verpflanzen. »Esoterik im Verein mit Geschäftemacherei« bringe die Ayurveda-Medizin ins Zwielicht, auch die kritiklose Übernahme *aller* Therapien hält er für riskant ... Dennoch hat gerade diese fernöstliche Heils- und Gesundheitslehre ihn – den naturwissenschaftlichen Mediziner – mit ihrer Erfolgsquote in Erstaunen versetzt (siehe INFO 37).

Mit der Ayurveda-Medizin begegnen wir einer Heilmethode, die etwas für unsere Begriffe Gewagtes macht: sie verbindet rationale, psychische mit *spirituellen Therapieformen* (siehe auch Teil 5: Seelenheil). Die Seele als Ursache des *Bewußtseins, des Hierseins, des Soseins, des Daseins* muß geweckt werden, weil wir in dieser materiellen Welt so verführt und gefesselt sind, daß wir das wahre Selbst, die Kraft und das Licht in uns vergessen. So wie es neben dem sichtbaren Licht mit seinen Farben ein Spektrum von Strahlungen vielerlei Art gibt, so ist das *Spektrum unseres Bewußtseins* (Ken Wilber) ungleich umfassender als der Tisch und der Stuhl und die Badewanne und das Auto, das man uns als Lebensinhalt verkauft.
Konzentrieren Sie sich, sagt die Neurobiologin Vinod Verma, nur einmal am Tag für fünf Minuten. Machen Sie Ihren Geist leer, singen Sie OM oder ein anderes Wort vor sich hin, richten sie Ihre Aufmerksamkeit auf Ihren Solarplexus, suchen Sie den Augenblick der Stille und das innere Licht wird Sie durchdringen ... führen Sie dieses Licht zu ihrer Krankheit und das Licht wird die Krankheit auslöschen ...
Die Beschäftigung mit der Ayurveda-Medizin zeigt uns einmal mehr, wie wichtig für uns alle eine Veränderung der naturwissenschaftlichen Medizin durch die Erfahrungsheilkunde ist. Je mehr Gebiete der ganzheitlichen Heilkunst wir betre-

INFO 37: Erfolge der Ayurveda-Medizin

Immunsystem:	Die vielfältigen Körper-Geist-bezogenen Therapien stärken das Immunsystem nachhaltig; der Zustand von AIDS-Patienten besserte sich.
Krebs:	Ausgezeichnete Erfahrungen in Rekonvaleszenz und Rehabilitation; in Tierversuchen Erfolge mit Präparaten aus Kräutern und Mineralien; das bei uns verschriebene, zellzerstörende Krebsmittel *Vinkristin* entstammt der ayurvedischen Hausapotheke; Spontanheilungen nach Meditation wurden beobachtet.
Herz-Kreislauf:	Gute Ergebnisse in der Prävention; Absinken der Cholesterinwerte, Verhinderung von Thrombosen, Senkung des Bluthochdrucks.
Binde- und Stützgewebe:	Außergewöhnliche Therapieeffekte, insbesondere bei rheumatischen Erkrankungen.
Nervengewebe:	Erstaunliche Genesungen bei Lähmungen, Schlaganfällen etc.
Psychosomatische Erkrankungen:	Eine wichtige Krankheitsgruppe, bei der Ayurveda als Körper- Geist-Regulationstherapie große Heilerfolge hat.
Verjüngungstherapien:	Ein Bündel von Behandlungen geht gezielt gegen das Altern an bzw. fördert die Fruchtbarkeit. Es zeigt sich, daß *Alterungsprozesse umgekehrt werden können.*

(Quelle:[86])

ten, desto deutlicher wird: Unsere nach kapitalistischen Regelmustern funktionierende Konsumgesellschaft mit ihrer Flut von seelischem Leid ist auf dem Irrweg. Die christlichen Kirchen spüren die tiefen Wünsche nach Sinn und Sinnhaftigkeit, beten jedoch Jahrhunderte das gleiche Vaterunser. Ihre schrillen Ideen von Himmel und Hölle und jüngstem Gericht, ihr ausbeuterischer Begriff der Erbsünde, ihre Minimalisierung des Mythos Jesus auf das Trio Vater, Sohn und Heiliger Geist, ihr arroganter Anspruch, die alleinseligmachende Religion zu sein, hat sie in ihren Thesen und Dogmen erstarren lassen und aus dem Zeitenstrom geworfen. Die christlichen Kirchen sitzen (leider) nicht mehr an der spirituellen Quelle, sondern scharren an einer verdorrten Küste, die mehr und mehr Menschen rasch verlassen.

Die begierige Aufnahme fernöstlicher Medizin beweist, daß die damit einhergehende Religion ankommt. Dies ist um so bemerkenswerter, da sie nichts Pseudohaftes mitbringt. Sie hat einige tausende Jahre immerwährender Veränderung überlebt und etwas im Gepäck, das dem ängstlichen und sinnsuchenden Menschen von heute Trost bietet: Ich komme wieder, ich bin nicht verloren. Kritisch müssen wir zwar konstatieren, daß weder Buddhismus noch Hinduismus die Armut abgeschafft haben, die Hierarchie oder die Herrschaft – im Gegenteil. Doch die Verkoppelung des Grundgedankens vom Urgrund der Schöpfung mit dem vereinheitlichten Feld der Quantenphysik macht diese Religionen plötzlich hochaktuell – und glaubhaft.

Lassen wir noch einmal Prof. Ott zu Wort kommen, der schon längst erkannt hat: »Ayurveda-Madizin in die abendländische Medizin einzubringen … sollten wir verstehen … als Erweiterung unseres Wissens, aber sicher auch als Erweiterung der zu eng gewordenen Medizin des Materialismus … mit einem anderen Welt- und Menschenbild.«

TEIL 4
Heilende Energien

Der Uhu, der Gott war

Dieses Buch folgt einer Intention zu zeigen, daß der gesunde und der kranke Mensch, daß der heilende Arzt unauflösbar mit der Ideologie der Gesellschaft verbunden ist, in der er lebt und leidet. Von James Thurber stammt die Geschichte des blinden Uhu, der Gott war.[1] Der Uhu saß in tiefer Nacht auf einem Baum, als die Tiere des Waldes vorkamen. Da sagte der Uhu: Du und du! – Er kann im Dunkeln sehn, schrien die Tiere. Halt ich meine Hand auf oder zu, fragte der Kranichgeier. – Zu, sagte der Uhu – und das war richtig. Er ist allwissend, riefen die Tiere. Wie heißt *wem* auf lateinisch? fragte nun der Kranichgeier. – Cui, sagte der Uhu. – Er ist Gott, schrien die Tiere. Er soll uns führen. So geschah es. Der Uhu setzte sich an die Spitze, die Tiere folgten ihm. Als der Morgen dämmerte, kamen sie zu einer belebten Autostraße, der Uhu, der im Hellen überhaupt nichts sehen konnte, starrte mit seinen Glotzaugen um sich und schritt gravitätisch voran – und alle wurden schrecklich überfahren.

Die heute herrschende naturwissenschaftliche Medizin ist direkter Ausfluß dieser Denkungsart, ist eine *Als-ob-Medizin*. Der naturwissenschaftliche Mediziner und Kliniker heilt nicht – es scheint nur so. Er doktert an Symptomen herum, vermag Symptome zum Verschwinden zu bringen – die aber anderswo im Organismus verstärkt wieder auferstehen. Der Grund: Er *behandelt Krankheiten, nicht den kranken Menschen*. Fragen wir einen konventionellen Mediziner nach den *Ursachen* einer Erkrankung, so wird er vieles zu sagen haben, z.B.:

- Risikofaktoren für den Herzinfarkt, bzw. für die vorangegangene Koronarsklerose, die Verkalkung der Herzkranzgefäße, sind z.B. Streß, Bewegungsmangel, Nikotin, Fettsucht, zuviel Harnsäure und Cholesterin, Bluthochdruck, Zucker …
  Die Krankheit entsteht diesem Verständnis nach *von außen*.
- Ursachen für Infektionen sind z.B. Viren, Bakterien und andere Kleinstlebewesen… Diese Krankheit kommt ebenfalls von außen, ist *exogen*.

Dies läßt sich beliebig fortsetzen, denn konventionelle Kliniker folgen der Ursache-Wirkungs-Philosophie der klassischen Physik. Lasse ich einen Stein vom schiefen Turm von Pisa fallen, so fällt er zu Boden (Wirkung). Halte ich ein Netz in die Fall-Linie, so fällt er in das Netz (Therapie). Habe ich ein rezidivierendes, immer wiederkehrendes Magengeschwür (Wirkung), so operiere ich es (Therapie). Was nicht mehr da ist, kann keine Wirkung mehr zeigen. Doch schon kurze Zeit nach der Operation erkranke ich an Lymphdrüsenkrebs. Zufall? Vielleicht habe ich die eigentliche, wahre Natur der Erkrankung weder diagnostiziert noch therapiert?

Vielleicht war der Patient längst krank, bevor ich diese Erkrankung (Magengeschwür) lokalisiert habe? Ärzte, die auf Grund der Effekte einer Krankheit auf die Krankheit selbst schließen, unterliegen einer »déformation professionelle«, sind auf dem Irrweg und folgen einer verrückten Utopie der Medizin – so der kämpferische, berühmte, amerikanische Homöopath James T. Kent.[2]

Wie kann jemand beispielsweise mit frecher Stirn in Forschungsergebnissen und (zum Teil von der chemischen Industrie bezahlten) klinischen Studien verkünden, *ein* bestimmtes Medikament sei wirksam bei *allen* Menschen? Die gesammelte westliche Ärztebürokratie kann dies, weil sie uns seit Jahr und Tag täuscht. Dr. J. Abele bringt in diesem Zusammenhang ein süffisantes Beispiel[3]: Eine Patientin kommt mit Kopfschmerzen – Migräne – zum Arzt. Dieser verschreibt – um den Schmerzmechanismus irgendwo im Regelkreis zu blockieren – hochmodern *Serotoninantagonisten* (Gegenspieler des Serotonin, z.B. zur Bekämpfung von Migräne). Er weiß aber im Grunde nicht, *warum* dieses Medikament den Schmerz lindert bzw. woran diese Frau wirklich leidet. Er gibt pragmatisch seine Medizin – erzielt vielleicht auch eine kurzfristige Besserung – und ist auf der sicheren Seite der Gesellschaft. Seine Vorgehensweise ist wissenschaftlich als kausal und objektiv anerkannt, läßt sich randomisieren und statistisch bei weißen, schwarzen und gelben Menschen erfassen. Nur zweierlei stört:

1. Die Mittel greifen nicht bei allen Behandelten.
2. Wo die Mittel greifen, kommt es zu Nebenwirkungen.
   Das klingt nicht unbedingt dramatisch, ist es aber.
   a) Trotz des Einsatzes »objektiv« wirksamer Chemotherapeutika steigt die Zahl der Kranken unaufhörlich – und damit der gewinnbringende Umsatz.
   b) Ein Desaster zeichnet sich beim Einsatz der Antibiotika ab. Immer mehr Bakterien wehren Antibiotika ab, sind resistent. Die Folge: Alte längst totgeglaubte Infektionskrankheiten sind auf dem Vormarsch. Und neue drohen.
3. 41 Prozent aller Krankheiten sind Folge ärztlichen Wirkens und der Nebenwirkungen der von Ärzten verschriebenen Medikamente (iatrogen); in Deutschland werden rund 200 000 *schwere* Arzneimittelnebenwirkungen pro Jahr gezählt.

4. Viele Arzneimittel machen »süchtig«, binden einen Menschen ein Leben lang. Eine Rückkehr zu natürlichen Heilweisen kann den Organismus zunächst zusammenbrechen lassen.

Kein Mensch ist einem anderen gleich, Chromosomen, Lebensnarben, Konstitution, äußere Umstände haben ein höchst individuelles Wesen geformt – und damit auch individuelle Krankheitsanlagen. Fehlernährung, toxische Schwermetalle und andere Umweltgifte, Streß, Impfschäden, psychische Zwänge, Störfrequenzen – treffen immer auf ein schon vorbereitetes Terrain. Die *Ursache* der Erkrankung liegt im Menschen selbst, in der harmonischen oder disharmonischen Vernetzung seiner Innenwelt mit der Außenwelt, in seiner energetisch ausgeglichenen oder gestörten Ganzheit. Krankheiten sind »geistartige, dynamische Verstimmungen des Lebens« (Hahnemann). Ein Therapeut, der dies beherzigt, ist – so der Naturheilarzt J. Abele – kein Waschmaschinen-Mechaniker – er ist in der Erforschung der wahren Erkrankung und in der Anwendung der richtigen Mittel ein *Heilkünstler.* Wir müssen uns von dem Trugbild befreien, daß es streng wissenschaftliche, naturwissenschaftlich objektive Medizin gibt – diese sogenannte objektive Medizin ist nichts anderes als die Reparaturabteilung der uns sehr subjektiv beherrschenden und deformierenden Ideologie des kapitalen Kalbes.
Wir sollten dieses Weltbild verlassen und einsehen, daß das ganze Gebäude, welches wir westlichen Menschen seit 2000 Jahren hegen, falsch ist – so Abele. Besonders die Ärzte sind gefordert, die falschverstandene Objektivität aufzugeben und zu den unmanipulierten Naturgesetzen zurückzukehren. Erst wenn wir wieder richtig sehen können, werden wir erkennen, daß unsere Rücken verkrümmt und unsere Blicke verstellt sind, und erst dann werden wir den Kopf wieder zu den Sternen heben.

Das eben Genannte öffnet uns für eine Therapie, die wie keine zweite heftig umstritten ist – die Homöopathie (gr. = Leiden am Ähnlichen, im Gegensatz zur Allopathie: Leiden am Anderen). Die Homöopathie war und ist umstritten, weil sie zu einem anderen, zu einem menschenzentrierten Denken zwingt, weil sie in letzter Konsequenz politisch ist. Der Allopath – dies sei wiederholt – richtet sein Augenmerk, wenn er vom kranken Menschen spricht, auf die materielle Beschaffenheit eines Körpers, eines Gewebes, einer Zelle. Die geweblichen und zellulären Veränderungen drücken, so meint er, alles aus, was den kranken Menschen ausmacht. Aufgrund dieses Krankheits*befundes* stellt er die Diagnose.

Er ähnelt einem Politiker, der durchaus engagiert die Wohlstandskrankheiten wie Gefühlskälte, Vereinsamung, soziale Entbindung mit den Rezepten heile Familie, humane Schule, Mitbestimmung am Arbeitsplatz bekämpft – aber dessen Maßnahmen innerhalb des Systems, *systemimmanent*, bleiben.
Dem Homöopathen genügt dies nicht. Für ihn beschreibt und bekämpft der Allopath nur die *Resultate* der Krankheit. Für ihn, den Homöopathen, ist eine Krankheit Folge der eigentlichen Erkrankung des Inneren, der *Störung der Lebenskraft*, und der Patient und die Patientin sind schon lange krank, *bevor* sich diese oder jene vom Allopathen diagnostizierte Krankheit bemerkbar gemacht hat. Vereinsamung, Verrohung, Entwurzelung usw. sind für einen homöopathischen Politiker, so es ihn denn gäbe, die Stigmata einer defekten Gesellschaftsordnung, und Heilung ist nur möglich, wenn wir das uns herrschende System total verändern, *systemtranszendent*, handeln.
Totale Veränderung aber verlangt, den demokratisch-kapitalistischen Herrschaftskomplex in sich selbst zu spiegeln – als Fratze des Bösen –, um dann, erschrocken und mutig, die Hierarchien dieser Wirklichkeit zu zerbrechen und auf einer höheren spirituellen Ebene wieder zusammenzusetzen – zu einem harmonischen Ganzen.

Homöopathie – Ähnliches heilt Ähnliches

Christian Friedrich Samuel Hahnemann hatte schon 13 Jahre als Arzt, Pharmazeut, Chemiker und Übersetzer medizinischer Literatur in Sachsen gearbeitet, war unbefriedigt mit den eigenen medizinischen Erkenntnissen und Erfahrungen, mit der »Heilwissenschaft« überhaupt, als er in Leipzig 1790 ein Schlüsselerlebnis hatte.[4]
Bei der Übersetzung des Textes eines schottischen Arzneimittellehrers kamen ihm Zweifel über die Ursachen der Wirkung der dort beschriebenen *Chinarinde* – Wirkstoff *Chinin*. Er unternahm einen Selbstversuch mit täglich jedesmal vier Quentchen guter China und beobachtete zu seiner Überraschung *ähnliche Krankheitssymptome* wie er sie schon mehrfach bei *Malariaanfällen* erlebt hatte: »Stumpfheit der Sinne, Steifheit in allen Gelenken, taube widrige Empfindungen« – nur das Wechselfieber blieb aus. Die Chinarinde, heilsam bei Malaria, brachte also beim Gesunden Symptome ähnlich denen der Malaria hervor! Mit diesem ersten »reinen« Versuch, – so schreibt Hahnemann sehr poetisch, »ging mir zuerst

die Morgenröte zu der bis zum hellsten Tag sich aufklärenden Heillehre auf«. Die Heillehre nämlich, daß Arzneien mittels ihrer den *gesunden* Menschen krank machenden Kraft *Erkrankungen heilen* können, die aus *ähnlichen Symptomen* zusammengesetzt sind. Diese, Hahnemann's Erkenntnis, führte zu dem berühmten Satz *Similia Similibus Curentur: Ähnliches vermöge Ähnliches zu heilen.*

Hahnemann, ein Empiriker, ein Erfahrungswissenschaftler höchster Präzision, prüfte an sich, seiner Familie und anderen gesunden Menschen im Lauf seines Lebens mindestens 100 Arzneien aus dem Mineralreich, Tierreich und Pflanzenreich, beschrieb detailliert die dabei auftretenden Symptome und heilte dann mit diesen Arzneien die entsprechenden Krankheiten. Er erlitt viele Rückschläge, doch seine Erfolge bei epidemischem Fieber und Infektionsepidemien machten ihn bald europaweit bekannt und zogen Nachahmer und Schüler an.
Hahnemann blieb trotz aller Berühmtheit selbstkritisch: So bemerkte er, daß zwar seine Ähnlichkeits-Medizin heilte, daß aber auch nach geraumer Zeit »neue Erkrankungen« auftauchten oder sich das alte Krankheitsbild veränderte. Er schloß daraus, daß solche Krankheitsepisoden schwer zu heilender Menschen irgendwie zusammenhängen müßten, so als durchlaufe der Organismus zeitlich rückwärts seine Krankheiten noch einmal. Folgte er diesen *chronischen Krankheiten* in der Biographie eines Patienten, so kam er erst dann dem wirklichen Leiden auf die Spur. Warum aber heilte Ähnliches Ähnliches? Hahnemann's Antwort damals: Jedes wirksame Arzneimittel erregt im menschlichen Körper eine eigene Art von Krankheit, um so heftiger, je wirksamer die Arznei ist. Es ist ein Naturgesetz, und immer wieder zu beobachten, daß eine alte Krankheit durch eine neue, hinzukommende geheilt wird. Gebe ich einer Krankheit eine ähnliche hinzu, so verstärke ich kurzzeitig die Symptome und lösche sie dann aus. Heute würden wir mit den Worten der energetischen Medizin sagen: Die Störschwingungen des Körpers (1. Krankheit) werden durch ähnliche, spiegelbildliche Schwingungen (2. Krankheit) aufgehoben.
Bei seinen Forschungen und Therapien machte Hahnemann zwangsläufig eine zweite Entdeckung. Er konnte seine Mittel natürlich nicht in normalen Dosen geben, sondern nur in homöopathischen Mengen.
Belladonna z.B., das beim gesunden Menschen Vergiftungen auslöst, deren Symptome dem *Scharlach* ähnlich sind, gab er zum Beispiel an Scharlach erkrankten Kindern in einer Lösung von 1:1000. Dieses homöopathische Verdünnen wird oft mißverstanden: Hahnemann begann zunächst damit, einen Arzneistoff pflanzli-

chen, mineralischen oder tierischen Urspungs im Verhältnis 1:99 mit Alkohol zu vermischen, also einen »Tropfen« in 99 Tropfen zu »lösen«. Diese Lösung schüttelte er kräftig, nahm davon wiederum nur einen »Tropfen« und verdünnte und schüttelte, »dynamisierte« ihn weiter. Zu Hahnemann's Überraschung waren die so bearbeiteten Arzneistoffe *viel wirksamer als die unverdünnten* und – die Symptombilder an Gesunden viel differenzierter. So entdeckte Hahnemann das scheinbar paradoxe Prinzip: Je höher verdünnt und verschüttelt, desto heilkräftiger! Wegen dieser Heilpotenz nannte er die dynamisierten Präparate *Potenzen* (lat. potentia = Macht, das Vermögen). Hahnemann erprobte verschiedene Mischungsverhältnisse; er fand das Verhältnis 1:100 als ganz besonders wirksam und erklärte für dieses die C 30 zur Standardpotenz – das entspricht einer Verdünnung des Ausgangsstoffes 30 mal in einem Verhältnis von 1:100, was dann rechnerisch einer 1 mit 60 Nullen entspricht. C 30 bedeutet also die immense Verdünnung von 1:1000000000000000000000000000000000000000000000000000000000000.

Hatte Hahnemann schon mit seinem Ähnlichkeitsgesetz Ärger und Neider erworben – seine Methode war zudem weitaus kostengünstiger als die allgemein praktizierte, und ist es auch heute noch –, so erntete er mit der Technik des Verschüttelns und Dynamisierens, mit seinen expliziten Anweisungen, die Hand mit der Flasche und mit der Substanz jeweils hundertmal auf einen elastischen Körper, z.B. auf ein in Leder gebundenes Buch zu schlagen, Spott und Hohn. Dem begegnete der schon zitierte berühmte amerikanische Homöopath James T. Kent um die Jahrhundertwende mit einer für den damaligen Wissensstand hellsichtigen Erklärung: Die Krankheitsursachen sind so feinen Charakters, schrieb er, so subtiler Natur, daß sie von dem neurovegetativen Zentrum aus wirken können, vom Innersten des »inneren Menschen« aus bis zu den äußersten und abgelegenen Grenzbezirken. Um auf derart subtile Ursachen einwirken zu können, braucht es notwendigerweise Produkte hoch dynamisierter Arzneiverteilung. »Das Hahnemannsche Vorgehen der Verdünnung gekoppelt mit repetierten (wiederholten) Schüttelschlägen erlaubt einen weitgehenden Abbau der Materie bis zu einem oligomolekularen (molekül-verminderten) Zustand, der offenbar pyhsiologischen Proportionen angepaßt ist. Das Entfernen der Moleküle voneinander ist unabdingbar und grundlegend wichtig…«

Kurz: Die homöopathischen Medikamente können in das menschliche Zentralnervensystem eintreten, ohne anklopfen zu müssen.

Für die Medizin des 19. Jahrhunderts waren diese Formulierungen bereits starker Tobak, und die siegreiche synthetische Pharmazie verbannte die Homöopathie dann endgültig in das Reich der Scharlatanerie und der Wunderheilerei. Was Hahnemann damals nicht wissen konnte, weil es erst 20 Jahre nach seinem Tode entdeckt wurde, ist die unbestreitbare Tatsache: In einem Mol – der relativen Molekülmasse eines Stoffes – befinden sich genau 6,023 x 10^{23} Moleküle *Loschmidtsche Zahl*).

Bei den von Hahnemann empfohlenen Lösungen wie seine C 30 ist nach heutigen Erkenntnissen *kein einziges Molekül der Ausgangssubstanz vorhanden.* Die homöopathischen Kügelchen waren also im wahrsten Sinne des Wortes Nullen. Allenfalls gestand man den Homöopathen noch zu, daß ihre Heilkunst eine suggestive sei, daß die von ihnen gegegebenen Mittel wie *Placebos* wirkten, also wie Stoffe, die nichts enthalten, aber wegen des Glaubens daran dennoch wirken. Denn daß sie wirkten, konnte in verschiedenen Studien immer wieder nachgewiesen werden. In einem vom Verein *Natur und Medizin* angeregten und finanzierten Forschungsprojekt zu den *biochemischen Grundlagen der Homöopathie*[5,6] fand z.B. der Hannoveraner Biochemiker Dr. G. Harisch:

- daß Ratten nach Einnahme eines Homöopathikums signifikant veränderte Enzymaktivitäten in der Leber zeigten,
- die Wirkung auch kleinster Dosen nachgewiesen werden konnten,
- die Aktivität der *Histamine* (Freisetzung aus Zellen des Bauchfells) beeinflußt wurde, usw.

Das heißt: Homöopathika wirken doch im *zell-molekularen* Bereich! Und die Tatsache, daß diese Harischschen Erkenntnisse aus Forschungen mit *Versuchstieren* gewonnen wurden, wischt auch die Behauptung hinweg, es handele sich hier nur um Placebo-Effekte.

Heilung durch Information – Zukunft der Medizin

Die schlüssige Erklärung, warum homöopathische Winzmengen wirksam sind, kommt aus der *aktuellen Teilchenphysik* und *Informationstheorie.*

Eine Gruppe deutscher Physiker und eine französische Gruppe legten Hinweise dafür vor, daß das atomar-molekulare Gefüge des Lösungsmittels nach dem Dynamisieren *eine andere Struktur* aufweist als vorher, auch wenn kein einziges Molekül der Heilsubstanz zu finden war, d.h. das Lösungsmittel hat die *Informa-*

tion der Heilsubstanz *übernommen.* Information ist aber nichts anderes als *Schwingung.* Die Information *Arsenicum* ist z.B. der jeweiligen verschüttelten, dynamisierten Flüssigkeit in *Form einer Schwingung* aufgeprägt. Diese feine, impulsartige Schwingung nun verhält sich der *Störschwingung* (Krankheit) ähnlich, genauer gesagt spiegelbildlich ähnlich – und spiegelbildliche Schwingungen heben einander auf.[7]

Samuel Hahnemann hatte also vor 200 Jahren eine Medizin mit Zukunft entdeckt, eine *energetische* Medizin.

Die Deutung der homöopathischen Wirkungsweise ist umstritten, genauso umstritten wie die gesamte heute aufkommende energetische Medizin, weil sie voraussetzt, daß wir zunächst einen Wandel in unserem physikalischen Weltbild vollziehen müssen. Wir müßten erst einmal annehmen, daß es in uns einen »Sinn« gibt, der Informationen in Form von Schwingungen empfängt und weitersendet und daß alle unsere bekannten Sinne auf höherer Ebene in diesem energetischen Sinn verschaltet sind. Dann gilt es nachzuvollziehen, daß es nicht die Menge einer Substanz ist, das Gewicht der Moleküle, auf die es ankommt, sondern die Frequenz einer Energiequelle, die zählt. Der menschliche Organismus versteht sich in diesem Sinne als Sender und Empfänger von Wellen aller Art, harmonischen Wellen bei Gesundheit, disharmonischen bei Krankheit. Krankheit heißt aus dieser Sicht nichts anderes als Wellensalat oder Schwingungsbruch; und Arzneien sind Frequenzsignale, welche disharmonische und zerhackte Schwingungen überlagern können, umkehren und auslöschen. Haben wir einen solchen Gedanken bis zu diesem Punkt mitvollzogen, so brauchen wir nur noch einen kleinen Anstoß, um eine altbekannte Tatsache in völlig neuem Licht zu sehen.

Unser Körper besteht zu 70 Prozent aus Wasser, zum einen aus zellgebundenem (intrazellulärem), zum anderen aus dem Wasser zwischen den Geweben (extrazellulär). Und dieses extrazelluläre Wasser bildet zusammen mit dem Bindegewebe und den feinen Blut- und Nervenendigungen das Grundsystem oder die Grundregulation (Pischinger). Wasser ist nicht nur einfach Wasser – wie wir aus dem Kapitel »Die Erstarrung der Grundregulation« in Teil 2 wissen.

Das Wasser in unserem Organismus bildet zusammen mit einem dynamischen Gitterwerk aus Eiweißen eine hochgeordnete *fließende* Struktur, die alle Zellen miteinander vernetzt und zu globalen Zustandsänderungen in der Lage ist.[8] Ein Heilmittel, eine Pflanzendroge, operiert in unserem Grundsystem gleichzeitig als Teilchen und als Energie (Schwingung). Die Schwingung breitet sich in uns aus

wie in einen Teich geworfene Steine, und unser Grundsystem ist der Resonanzboden, der diese Schwingungen empfängt und übersetzt. Schwingung ist Sprache und Mitschwingen, ist nichts anderes als Verstehen und Verständnis.
Wir bewegen uns mitnichten auf dem Gebiet der reinen Spekulation. Unser Hirn (90 Prozent Wasser) ist nicht aufgeteilt in Schubladen und Fächer, in denen in einem Fach *Rosmarin* abgelegt wird und in dem anderen *Blau* oder *Blut* oder *Salz*. Schall, Licht, Geruch, Geschmacks- und Tastreize strömen in uns hinein und werden zerlegt im Muster von Farben, Formen, Bewegungen, Schwingungen – in elektrische Potentiale, in *Schwingungsmuster*, die unser Geist in ein für uns erlebbares, verstehbares Ganzes zusammensetzt (»übersetzt«). Es ist die Tragik der modernen Wissenschaft, daß sie stets versucht, die Teile eines Bildes wie ein gegenständliches Puzzle zusammenzufügen, um einen objektiven Eindruck zu gewinnen – und dabei die Übersetzung vergißt.
Singen wir das Wort OM, so schwingt unser Leib in einem Gefühl des Allseins, höre ich das Wort *Komm*, so erfahre ich die deutliche Information, zu dir zu kommen, heißt es nun *Komm nach Hause*, so verknüpfen sich die Vokale mit den Konsonanten zu zahlreichen Bildern von Haus, Garten, Wohnung, Mutter, Vater, Frau, Kind, Essen … begleitet von den unterschiedlichsten Gefühlen! Doch das OM ist deutlich noch zu spüren. Spätestens hier würde ein sezierender Chemiker, ein Analytiker, ein Daten-Verarbeitungs-Linguist, der sauber seine Buchstaben und Moleküle ordnet und die Anzahl der Atome auswiegt, verzweifeln. Er weiß in seiner Welt nichts mehr von OM, nichts von seinen Wurzeln, er kann den Urklang nicht mehr heraushören – kennt sich selbst nicht mehr.
Dies sollten wir uns zu Herzen nehmen: Es ist nicht das A, was zählt, und nicht das B, es ist das Miteinander von A und B, es ist das Medium, das Mittel, die Kraft. Erst aus A und B entsteht das kräftige Wort AB. Es ist auch nicht die Eins, die zählt, und nicht die Zwei, es ist das Miteinander von Eins *und* Zwei; erst aus Eins *und* Zwei entsteht das Yin-Yang. Es ist auch nicht der Mensch X, der zählt, oder der Mensch Y, sondern es ist das Miteinander der beiden – die Liebe. Liebe ist Kraft, Yin-Yang ist Kraft, das UND ist Kraft. Hinter allem, durch alles, über alles wirkt diese verbindende Kraft des göttlichen Geistes. Sprache ist Mitteilung, die Welle, die Schwingung dieses Geistes. Unser Organismus ist Gestalt gewordener Geist, geformte Sprache. Wenn ich mir gut zurede (Suggestion), wenn ich mich tief entspanne (autogenes Training, Yoga), wenn ich bete (Meditation), spreche ich mit mir *unverstellt*. Auch ein Medikament spricht zu mir, eine Pflanze, ein Tier, eine

Meereswelle, ein Fels – doch mein abgelenkter und vielbeschäftigter Verstand vermag dies nicht (mehr) zu übersetzen. Aber mein Geist, mein Bewußtstein, mein Urgrund, mein Selbst versteht es. Hahnemann charakterisiert homöopathische Arznei als »geistartig«; ein homöopathisches Mittel heilt – so verstanden – von Geist zu Geist.

Klassische Homöopathie heute

Samuel Hahnemann, der noch als 80jähriger von einer jungen Französin nach Paris »entführt« wurde und sie heiratete, mit ihr ein großes Haus führte und bis zu seinem Tode im Alter von 88 Jahren praktizierte, hinterließ als Lebenswerk das von ihm mehrfach redigierte *Organon der Heilkunst* sowie eine reiche geistige Nachkommenschaft[9]: Heute gibt es weltweit Zehntausende homöopathisch wirkender Ärzte; in einigen Ländern wie Großbritannien ist die Homöopathie staatlich anerkannt, in Deutschland soll sie – zum Ärger altbackener Hochschullehrer – an den Universitäten Studienfach werden. Hahnemanns Forschungen wurden zum Teil weiterentwickelt, zum Teil verdreht, zum Teil zur schnelleren Handhabung vereinfacht. Unter den Homöopathen selbst strittig sind die *Komplexmittel-Homöopathie*, die mit einem Gemisch aus zwei bis zehn Drogen arbeitet und die *Isopathie*, die nicht nur Ähnliches mit Ähnlichem, sondern Gleiches mit Gleichem heilen will. Grundsätzlich folgt die klassische Homöopathie heute bestimmten Regeln, in die alle oben geschilderten Gedanken eingeflossen sind.[10]

1. *Menschenbild*

Der Mensch ist eine untrennbare geistig-seelisch-körperliche Einheit. Er ist durch seinen Geist und sein Herz, durch das, was er denkt und was er liebt, gekennzeichnet. Im gesunden Zustand des Menschen waltet die geistartige, als *Dynamis* den materiellen Körper (Organism) belebende Lebenskraft unumschränkt (Hahnemann). Diese immaterielle Lebenssubstanz wirkt von innen nach außen, findet sich in jeder Zelle des Körpers wieder. Die immaterielle Lebenssubstanz ist *Essenz plus Existenz*, nicht raumlos, sondern räumlich energetisch. Die erste aller Substanzen, die Elementarsubstanz, ist Gott: Um ihn herum und durch ihn hindurch bildet sich in ununterbrochener Kette, in ewig strömendem Fluß (influx) die Welt bis zum differenziertesten Lebewesen ab.

2. *Krankheitsbegriff*

Nichts existiert ohne vorangehende Ursache. Die Organe sind nicht der Mensch. »Es gibt keine Krankheiten, es gibt nur kranke Menschen« (Hahnemann). Ein Patient kann längst krank sein, bevor sich die Krankheit in ihm lokalisiert hat. Die schon lange in uns wühlenden, stummen Erkrankungen sind »geistartige Verstimmungen des Lebens« (Hahnemann), Ordnungsstörungen im menschlichen Organismus (Kent).

»Krankheit ist jedwede Veränderung, Blockierung oder Hemmung im freien harmonischen Kreislauf der Lebensenergie, die sich in Körper und Geist niederschlägt«. (Paschero)

Erst das Herausfallen aus der harmonischen Ordnung, aus der instinktiven Übereinstimmung mit der Natur verursacht die Entfremdung des Menschen vom So-Sein, führt zur Störung der Lebenskraft und zur Kette der Krankheiten. Dauert die Zerstörung länger an, so wird sie chronisch oder/und durch Vererbung weitergegeben. »Der Mensch handelt seit Jahrhunderten wie ein Verbrecher, weil er den Naturgesetzen zuwider handelt… Weil sein Inneres krankt, so krankt Kunst, Kultur, Zeitgeist.« (Ortega) »Zerwürfnis mit dem inneren Seinsgrund, ein Zustand ständiger Spannung und Frustriertheit, ein bitteres Gemisch aus Schuldgefühlen, Phobien, fixen Ideen, Angst; ein Alltag voller Abwehrkämpfe, ein ständiger Schutzwall gegen das Außen (*Panzerung*); *Charaktermaske* – das alles sperrt die Lebenskraft ein und aus, macht krank.« (Paschero)

Lassen wir einen Augenblick los, halten inne, atmen ein und aus und ein … Haben wir in dieser Beschreibung nicht eine sehr kenntnisreiche Aufzählung der Krankheitssymptome unserer Gesellschaft vor uns?

3. *Symptome, Symptomverschiebung*

Ähnliches vermag Ähnliches zu heilen – Erkrankungen kommen von innen heraus – Symptome sind möglichst umfangreich aufgrund eines gesammelten Erfahrungswissens zu erfassen: Dies sind die drei Leitsätze, die alle Homöopathen unterschreiben. Lehrsatz Nummer vier ist das sogenannte *Heringsche Gesetz*. Der Homöopath Dr. Stefan Preis schildert dies praxisnah:[11] Er behandelte ein Kind homöopathisch nacheinander wegen eines akut fieberhaften Infektes, einer Seitenstrang-Angina, einer Verstopfung, einer Hauterkrankung und schließlich wegen Entzündung der Augenlider. Nach heutigem Medizinverständnis handelt es sich dabei um Krankheitszustände, die nichts miteinander zu tun haben. Der Homöopath spricht hier aber von *Symptomverschiebungen.*

– Wenn bestimmte Krankheitssymptome so erfolgreich behandelt werden, daß sie nicht mehr nachweisbar sind, muß der Mensch *nicht* gesund sein. Eine künstlich durch Medikamente hervorgerufene »*Heilung*« kann *suppressiv* unterdrücken, die Symptome in ein anderes Krankheitsbild verschieben. Der Allopath verschiebt Krankkeiten oft nur *von außen nach innen*. Beispiel: Das Asthma – suppressiv behandelt – verschwindet zwar, auf emotionaler Ebene jedoch treten Reizbarkeit, Ängste, Depressionen auf.
– Auch der Homöopath erlebt an seinen Patienten eine Symptomverschiebung. Die Verschiebung erfolgt jedoch umgekehrt, *von innen nach außen*. Behandle ich eine seelische, emotionale Erkrankung, so rufe ich Asthma hervor, lösche ich Asthma, entsteht Heuschnupfen, vertreibe ich mit homöopathischen Gaben den Heuschnupfen, so habe ich schließlich Hautausschlag vor mir, der – homöopathisch behandelt – dann auch verschwindet: Somit ist die Grunderkrankung in allen ihren Glieder geheilt.

Dies ist das von dem Homöopathen Hering formulierte Gesetz. Eine echte Heilung erfolgt nur dann, wenn die Symptome
– von oben nach unten,
– von innen nach außen,
– in umgekehrter Reihenfolge ihres Auftretens verschwinden.

Wie in einem rückwärtslaufenden Film lassen sich also im Patienten die pathologischen Vorgänge seines Lebens ablesen. Der Kranke nähert sich in demselben Maße seiner Gesundheit, wie seine Krankheit an die Oberfläche zurückkehrt. Dies ist der Grund für die Verschlimmerungen, die Patienten mit chronischen Erkrankungen erleben. James T. Kent kritisiert hier die konventionellen Mediziner, die gegen das Heringsche Gesetz verstoßen:
Ein Arzt, der *Rheuma* nach »bewährter Art« mit Einreibungen behandelt, schafft vielleicht einen aktuellen Heilerfolg: Doch weiß er, daß er nach dem Verschwinden des Rheumas bei einem Patienten mit Herz*symptomen* rechnen muß?
Kent geißelt auch die Haltung der Ärzteschaft zum Thema *Mikroben*, ein Thema, das heute wegen des zunehmenden Versagens der *Antibiotika* an Aktualität gewinnt:[12]
»Die Allopathen verwechseln Ursache und Wirkung, nehmen den Effekt für die Ursache und verfallen so einer falschen Theorie, der Theorie der bakteriellen Erreger. Man kann Mikroben zerstören, ohne daß indessen die Krankheit vernich-

tet wird. Die Krankheitsempfänglichkeit bleibt dieselbe, und allein diejenigen, welche empfänglich sind, können die Krankheit bekommen ... Weder Mikrobe noch Virus sind auf diese Erde versetzt mit der ausdrücklichen Bestimmung, das menschliche Wesen zu zerstören ... Die Bakterientheorie will uns glauben machen, die göttliche Vorsehung hätte diese unendlich kleinen Wesen geschaffen, den Menschen krank zu machen...«

In einer Fußnote fügt der Kent-Übersetzer Pierre Schmidt hinzu:

»Jedermann schreit, wenn es gelänge, die Bakterien zu zerstören, heile der Patient. Aber nichts ist weniger wahr als dies. Erinnern wir uns, daß diese sogenannten Infektionserreger Leben spenden – und die ganze physiologische Chemie ohne sie nichts wäre; sie wirken mit dem gesunden Menschen in perfekter Harmonie und Symbiose zusammen und halten Gleichgewicht und Gesundheit aufrecht.«

4. *Anamnese (Vorgeschichte der Krankheit)*

Der oben geschilderte Krankheitsbegriff und die Vorstellung der Symptomverschiebung hat zur Folge, daß der homöopathische Arzt eine detaillierte Erfassung aller nur denkbaren Daten seiner Patientin und seines Patienten als Herzstück seiner Arbeit ansieht. Denn das Aussehen, der Typus, die Konstitution, die erlebten Krankheiten, die seelische Verfassung früher und heute, die Grundfunktionen Schlaf, Hunger, Durst, Ausscheidungen – all das signalisiert Krankheit oder Gesundheit. Diese Daten werden daher in einem oft tausend Fragen umfassenden Journal eingetragen. Erst das mit großer Geduld und Genauigkeit gezeichnete Porträt eines Kranken, präzise Information über den ganzen Menschen, ermöglicht es dem Homöopathen, das richtige Heilmittel zu finden. Nur, wenn ich die feinsten Nuancen eines Menschen erkenne, bin ich ein *Heilkünstler.*

5. *Heilmittel*

Die Arzneimittelherstellung – wie sie Hahnemann lehrte – ist oben schon kurz beschrieben worden. Ausgangsstoffe für homöopathische Arzneien sind Pflanzen, Salze, Minerale, reine Metalle, tierische Produkte und natürlich auch Gifte. Ein Arzneistoff, der durch Verdünnen und Verschütteln (Dynamisieren) gewonnen wurde, ist für den Homöopathen eine unverwechselbare Einheit, ein Individuum. Da jeder Kranke seine individuelle Charakteristika hat, paßt ein richtig gewähltes Heilmittel wie der Schlüssel ins Schloß. Hier finden wir aber auch den wunden Punkt der Homöopathie: Ein Homöopath ist nur so gut wie seine Beobachtungen, seine Vorstellungswelt, seine Phantasie und seine Einbildungskraft. Seit Hahne-

mann sind zwar bis zu 900 verschiedene Heilmittel an Gesunden getestet und in ihrem Symptomen in sogenannten Repertorien beschrieben worden – d.h. sie stehen für die Behandlung eines Kranken zur Verfügung – doch nicht immer vermag der Arzt die Krankheitssymptome der Arznei mit den Krankheitssymptomen des Patienten deckungsgleich zu bringen.[13]
Ein homöopathischer Arzt sollte deswegen im Idealfall die Eigenschaften eines Landarztes mit denen eines Psychotherapeuten vereinigen.
Aber sollte dies nicht jeder praktizierende Arzt?

In der Summe hat die Homöopathie ihre Erfolge bei Krankheiten, die auf die Schwäche oder Fehlregulation des Immunsystems, des Stoffwechsels oder Störungen anderer Regelsysteme des Körpers zurückzuführen sind:
Erkältungsanfälligkeit, wiederkehrende *Infekte*, *Assimilationsstörungen*, Krankheiten des *rheumatischen Formenkreises*, *Hautkrankheiten*, *Asthma*, *chronische Schmerzen*. Homöopathisch behandelte Kinder, deren Immunsystem zu Anfang nicht geschwächt wird, erhalten sich ihre »gute Abwehrlage« ein Leben lang. An Grenzen stößt die Homöopathie, wenn die körpereigenen Selbstheilungskräfte schon zu schlecht sind, also bei akuten lebensbedrohlichen Leiden und bei *chronischen* Erkrankungen wie *Krebs*. Hier ist wahrscheinlich – im Sinne der Homöopathie gedacht – der Weg vom Krebs über die zahlreichen stummen Vorerkrankungen bis hin zur Seele des Patienten *zu weit*. Trotz der stets wieder aufflammenden Kritik gehört die Homöopathie mittlerweile zu den klassischen Ganzheitstherapien der sanften Art – und ist zudem kostengünstig (für manche ein Grund mehr, sie anzuprangern).
Da große Veränderungen einer Weltidee nie vom Zentrum, also von den Machtzentralen einer Hochschule, eines Klinikums, einer Ärzte- oder Krankenversicherungsbehörde ausgehen, sondern von außen, vom Rand kommen, ist die Homöopathie zwar zur Zeit noch eine Randerscheinung – aber mit der ihrem Menschenbild innewohnenden Chance, unser abgewirtschaftetes Medizinsystem mit zu reformieren.
»Wir leben in einer Zeit, in der die Menschheit einzusehen beginnt, wieviele Katastrophen gerade durch die Industrie heraufbeschworen worden sind und noch werden«, schreibt engagiert der Homöopath Dr. Manfred Freiherr von Ungern-Sternberg[14], »...und mutige Organisationen wie Green Peace und Robin Hood machen ständig darauf aufmerksam, daß die ökologischen Interessen der Erde berücksichtigt werden müssen. Hier werden zukünftige Formen zu entwickeln

sein, die eine Wiedereinschaltung der Natur ermöglichen. Warum sollte gerade eine Therapieform, die die Natur des Menschen wieder einschaltet, also wahrhaft ökologisch ist, den Menschen nicht zur Verfügung stehen können, wenn sie gerade am dringendsten gebraucht wird?«

Die Polarität des Seins: Yin-Yang

Mit der Homöopathie haben wir die Welt der alltäglichen Medizin verlassen und sind in die Felder der energetischen Medizin, ja, der Quantenphysik vorgestoßen. Die folgenden Kapitel über Akupunktur, Bachblüten, Kinesiologie, Bioresonanztherapie, aber auch über Bioenergie usw. – führen Sie in das Reich der Schwingungen und Resonanzen, der Energie und der Information, der Kommunikation mit dem Kosmos. Das Universelle, Göttliche ist diesen Behandlungsweisen immer nahe, denn verstehe ich die Welt als ein geistiges Schwingungsmuster, das ein großer sinnvoller Gedanke trägt, dann

- weiß ich, wer ich bin, woher ich komme und wohin ich gehe,
- kann ich Heilung in der Sinngebung finden oder – praktischer ausgedrückt – kann heilende Energie aus meiner Verbundenheit mit dem göttlichen Urfeld schöpfen.

Energetische Mediziner sind keinesfalls Illusionisten, die aus irgendeiner magischen Kiste Zaubertricks hervorholen: Sie nutzen altes fernöstliches sowie überliefertes westliches Heilwissen – und die Grundlagen der modernen Atom- und Quantenphysik (siehe auch das Kapitel »Ayurveda-Medizin« in Teil 3). Die Synthese aus diesen beiden auf den ersten Blick weit von einander entlegenen Gebieten bringt manchmal zwar absonderliche Gedanken, immer aber schöne, weil wir uns hier in einem harmonisch klingenden Universum leuchtender Energie befinden. Das geballte klassisch-klinisch-pharmazeutische Unverständnis, das ihnen immer wieder entgegenschlägt, ist das vorurteilshafte Mißverstehen von Unwissenden.
Beginnen wir in der Vergangenheit der altchinesischen Philosophie mit der Idee des *Tao*, als die Menschen als ihre Natur die Wirkung der polaren und doch harmonischen Kräfte des Yin und Yang erkannten (siehe die INFO-Übersichten 20 und 21). Von Anfang an ist in der Einheit der Natur (*Tao*)

das Spannungsfeld des Yin und Yang. Yin ist die weibliche, empfangende Kraft, Yang die männliche, befruchtende. Beides sind gegensätzliche Pole, doch keines kann ohne das andere sein, und in dem einen ist ein Teil des anderen schon enthalten. Das Tao, Urgrund und Logos zugleich, können wir weder besitzen noch können wir darin verloren gehen. Der chinesische Mystiker Chuang Tzu faßt dies in einen Dialog:[15]

Shun fragte Ch'eng: »Kann man das Tao für sich selbst erwerben?«
»Sogar dein Körper«, erwiderte Ch'eng, »ist nicht dein eigen. Wie sollte es das Tao sein?«
»Wenn mein Körper«, sagte Shun, »nicht mein eigen ist, bitte, wem gehört er?«
»Er ist das übertragene Ebenbild Gottes«, antwortete Ch'eng. »Dein Leben ist nicht dein. Es ist der übertragene Einklang Gottes. Deine Individualität ist nicht dein. Es ist die übertragene Anpassungsfähigkeit Gottes. Deine Nachkommenschaft ist nicht dein. Sie ist die übertragene Schale Gottes. Du bewegst dich, weißt aber nicht wie. Du ruhst, weißt aber nicht warum. Du schmeckst, kennst die Ursache nicht. Hierin offenbaren sich die Auswirkungen von Gottes Gesetzen. Wie dann vermöchtest du das Tao als dein eigen zu erwerben?«

Die Kraft des Yin-Yang äußert sich im gesamten Universum als Polarität. Ohne Pol kein Gegenpol, aber ohne Gegenpol auch kein Pol. Die Kraft des einen ist in der Kraft des anderen begründet. Das Innere birgt das Äußere, der Tag die Nacht, das Licht den Schatten, keines kann ohne das andere existieren. Plus-Minus. Elektron-Positron, Elektrizität-Magnetismus, Materie-Antimaterie, Ein-Aus, Null-Eins, Chaos-Ordnung.
Inmitten des Chaos muß schon die Ordnung durchscheinen (»beschreibbares Chaos«), im Herzen der Ordnung der Keim des Chaos sich zeigen (»Freiheit in die individuelle Selbstverantwortung«).[16]
Wir erkennen leicht, daß unsere gesamte Welt auf dieses durchgängige *Wechselwirkung* des Yin-Yang aufbaut. Alle dynamischen Prozesse, alle rhythmischen Abläufe, alle Ströme von Energie sind die Folge der sich durchdringenden weiblichen und männlichen Polarität. Kluge Molekularbiologen werfen die feine Frage auf: »Wie war es möglich, daß ein Organismus, der durch sexuelle Fortpflanzung nur die Hälfte aller Gene an seine Nachkommen weitergibt, mit einem (asexuellen) Organismus, der sie alle weitergibt, erfolgreich konkurrieren konnte?« (Norton Zinder)

Vom Kosten-Nutzen-Denken her wäre ein asexueller Organismus weitaus effizienter, da er sich *identisch* reproduzieren kann, also – ohne Streuverluste. Warum dieses risikoreiche Verfahren des Yin-Yang?
Ich überlasse Ihnen die Antwort auf diese Frage.

»Der Weg schuf die Einheit,
Einheit schuf Zweiheit,
Zweiheit schuf Dreiheit,
Dreiheit schuf Zehntausend Wesen.
Die Zehntausend Wesen
tragen das dunkle Yin auf dem Rücken,
das lichte Yang in den Armen,
der Atem des Leeren macht ihnen Einklang.«
(Laotse[17])

Das Wechselspiel der sich ergänzenden Yin-Yang-Kräfte bringt nach chinesischer Vorstellung die *Lebensenergie*, die Lebenskraft der Natur hervor – das *Qi (Ch'i)*. Im menschlichen Organismus fließt das Qi in gewissen »Leitbahnen« (Meridianen). Sind die Energieströme gestört, ist der Organismus krank, können die Störungen über bestimmte Punkte der Leitbahnen behoben werden (siehe auch weiter unten das Kapitel »Akupunktur«).
Im altindischen Medizinsystem heißen diese Leitbahnen *Energiekanäle (Nadis)*, die über Energieräder *(Chakren* – insbesondere über die sieben Hauptchakren) miteinander verbunden sind. Wenn wir auch einräumen müssen, daß chinesische Begriffe wie Qi nicht exakt unserer westlichen Definition der Energie (»Energie ist die Fähigkeit, Arbeit zu leisten«) entsprechen, sondern Qi ein Atmen ist, ein Pulsieren, eine *Bioenergie*, so gibt es doch keinen Zweifel, daß dieses nur durch Empirie gewonnene Weltbild in der modernen Physik seine Entsprechung findet. Wir müssen uns dazu den Menschen auf der Ebene einer anderen Wirklichkeit anschauen, einer Wirklichkeit, die hinter der sichtbaren und greifbaren liegt. Nehmen wir Abschied von der anatomischen Musterung mit Makroskop und Mikroskop, gehen von den Organsystemen über die Organe, die Gewebe, die Zellen in den molekularen Aufbau und weiter noch in die atomare Struktur, so entdecken wir:
Der Mensch ist ein elektrodynamisches, magnetisches, Energie auf verschiedenen Frequenzen empfangendes und abstrahlendes Resonanzwesen.

(Wessen Resonanz sind wir? – fragte Rilke). Schon die alte Physik, die seinerzeit damit anfing, das Zucken von Froschschenkeln zu messen, und sich heute in omnipotentem Kraftwerksbau und alle Welt erleuchtender Elektrizitätsversorgung präsentiert, hat detalliert beschrieben, daß wir von *elektromagnetischen Wellen* durchströmt sind.

Der Elektromagnetische Mensch und das Yin-Yang

Wir leben in einer Welt der Wellen und verschließen die Augen davor, daß wir ein Teil dieser Wellen sind und unser Wohl- und Wehesein davon abhängt, ob wir in Disharmonie oder Harmonie schwingen. Wellen sind Schwingungen, die sich im Raum zeitlich und periodisch, also in wiederkehrendem Rhythmus ausbreiten. Bei Meereswellen schwingen die Wassermoleküle und geben ihre Schwingungen an die Nachbarmoleküle ab. Wellen sind demnach ausgesprochen anregend! Bei Schallwellen schwingen die Luftmoleküle, bei Erdbebenwellen die Moleküle der Erdrinde. Wellen sind wie Hüpfseile von Kindern: Je langsamer eine Welle schwingt, desto länger ist sie, je schneller sie schwingt, desto kürzer. Wir können vereinfacht sagen: Wellen unterscheiden sich nur darin, wie *oft* sie in einer Sekunde schwingen. (Eine Schwingung in einer Sekunde ist gleich 1 Hertz.)

Da jede Schwingung sich auf die anscheinend unverrückbare Größe der Lichtgeschwindigkeit von 300 000 Kilometern in der Sekunde bezieht, läßt sich bei der Angabe von 7,8 Hertz zum Beispiel leicht ausrechnen, daß diese Welle eine Länge von 40 000 Kilometern hat, also die Länge des Erdumfangs, und 7,8 mal in der Sekunde schwingt. Ich habe diese 7,8 Hertz-Frequenz nicht von ungefähr ausgewählt, denn dies ist die nach ihrem Entdecker benannte *Schumann-Frequenz*, die wesentliche Lebensvorgänge auf unserer Erde beeinflußt. Berühmtheit erlangte jene Welle, als Astronauten in der Erdumlaufbahn über unerklärliche Ermüdung und Unwohlsein klagten. Ihnen fehlte die *Resonanz* der heimatlichen Schumann-Welle; erst als man Schumann-Generatoren, die 7,8 Hertz abgaben, in den Raumkapseln einbaute, ging es den Astronauten besser.

Die Schumann-Welle gehört zu den natürlichen Wechselfeldern der Erde (*Atmospherics*=Sferics), die aus Blitzentladungen entstehen, d.h. die Blitze regen den Zwischenraum zwischen Erde und Ionosphäre zu Schwingungen an, die ähnlich wie eine Flöte Resonanzschwingungen ausbilden. Die Grundfrequenz

– 7,8 Hertz – liegt im Frequenzbereich der *menschlichen Hirnpotentiale und hat deswegen für uns große biologische Bedeutung.* (Diese Schumann-Welle wird auch Hippocampus-Frequenz genannt, da sie im Hippocampus, dem für Konzentration und Aufmerksamkeit maßgeblichen Gebiet im Vorderhirn genau eingehalten wird – und bei allen Säugern und Menschen übereinstimmt). Unsere Reaktion auf das Wetter zum Beispiel (*Wetterfühligkeit*) ist nichts anderes als unsere Antwort, unsere Resonanz auf unsere Atmosphäre, den Erdkosmos. Jetzt macht auch die Behauptung Sinn, daß wir auf Sonne, Mond und Planeten, ja auf Fixsterne reagieren, *wir* sind ein Kosmos von Schwingungen und Antworten auf einen Kosmos von Schwingungen. Kurz: Resonanz heißt Harmonie, Dissonanz heißt Zerstörung.

Wir sind Bestandteil eines Spektrums *elektromagnetischer Wellen*, genauso wie die Farben eines Regenbogens Bänder im Spektrum des sichtbaren Lichtes sind. Auch unser Bewußtsein ist ein Spektrum, von dem wir nur Ausschnitte erfassen und das weit über die uns im Alltag zugänglichen Dimensionen in Zeit und Raum hinausreicht. Vergessen wir auch nicht, daß eine Violinsaite, die schwingt und das Elektron, das schwingt, analog sind, wir also auch Violinsaite und Atom zugleich verkörpern. Haben wir diesen gedanklichen Schritt vollzogen und können uns den *Zusammenhang alles Seienden* in der Ausprägung von Schwingungen vorstellen, so werden uns die folgenden Gedanken eines inspirierten Autors nicht fremd sein, die Gedanken eines Mannes, der sich Cousto nannte, der im Spektrum des Universums *das Prinzip der Oktave* walten sieht und Astronomie, Mathematik, Musik und Farben auf einen gemeinsamen Nenner zu bringen sucht.[18]

Die Kosmische Oktave

Frequenz ist, wie oben geschildert, die Anzahl der Wiederholungen eines wiederkehrenden Phänomens innerhalb einer Zeiteinheit (eine Schwingung pro Sekunde = ein Hertz). Frequenz ist im übertragenen Sinne die *Bewegung*, die *Lebensenergie*, die *Veränderlichkeit*, der *Geist*. Bei der *Oktave* nun handelt es sich um den achten Ton unseres Dur-Moll-Tonleitersystems vom Grundton aus gesehen, der mit demselben Tonbuchstaben bezeichnet wird wie der Ausgangston; c,d,e,f,g,a,h,*c*. Das Zusammenklingen von Grundtönen mit Oktaven empfinden wir als harmonisch.

Physikalisch gesehen hat die aufsteigende Oktave die doppelte Frequenz als der Grundton, die absteigende Oktave die halbe Frequenz,

»Octavus sanctos omnes docet esse beatos«,

die Oktave lehrt alle Heiligen, glückselig zu sein, – so lautet eine Inschrift an den Kapitellen der Abteikirche von Cluny.

Der tiefste hörbare Ton hat etwa 16 Hertz (ein c), die darunter liegenden Frequenzen werden nicht als Ton, sondern als Rhythmen empfunden (Unsere Heimatwelle ist gut acht Hertz). Verdopple ich die 16 Hertz (das *c*) zehnmal (also 16x2x2x2 usw.), so lande ich bei einer Frequenz von 16 384 Hertz – einem sehr hohen c. Verdopple ich nun die Frequenz immer wieder und wieder (etwa 35 mal) – so wird sie *sichtbar*! So wie unser Trommelfell in einem bestimmten Frequenzbereich mitschwingt und die Resonanz uns als »Hören« bewußt wird (*Wer hört?*), so schwingen die Zäpfchen in unseren Augen in einem viel höheren Frequenzbereich, empfangen dort die Frequenzen des Lichtes – und wir sehen. (*Wer sieht?*) Das Spektrum des menschlichen Auges umfaßt eine Oktave – von 380 bis 760 Billionen Hertz. Die tiefen Frequenzbereiche werden als *Rot* empfangen, die hohen dagegen als *Blau* bis *Blauviolett*. Dazwischen liegen *Orange*, *Gelb* und *Grün*. Die Wellen*längen* des sichtbaren Lichtes liegen zwischen 700 Nanometern (Rot) und 410 Nanometern (Blauviolett).

Farben sind also Wellen bestimmter Frequenzen (Energien). Da die Farben innerhalb einer Oktave liegen, kann ich sie auch den Tönen innerhalb einer Oktave zuordnen (siehe weiter unten). Cousto ging zunächst einen anderen Weg: Er suchte den *Klang der Erde*! Dazu berechnete er aus den 86 400 Sekunden eines Erdentages die Schwingung (0,000011574074 Hertz), multiplizierte mit zwei, d.h. *oktavierte*, tat dies 25mal und kam in den Tonbereich von 388,36 Hertz – dem Ton g! Der Klang der Erde ist folglich ein g'. Dann multiplizierte, oktavierte er weiter bis in den Lichtbereich und kam bei 427 Billionen Hertz = 702 Nanometern wieder heraus, einem kräftigen Rot vom Auge als Orangerot empfunden – die Mönchskleidung buddhistischer und hinduistischer Orden. Cousto eröffneten sich plötzlich Geheimnisse des Universums: der Oberton des g' (702 Nanometer) knapp jenseits vom Ultraviolett bei 351 Nanometern ist die *Resonanzschwingung unserer DNS, unserer genetischen Bibliothek*! In einem Satz:
– die 25. Oktave unserer Erdschwingung ist der Ton g',

- die 65. Oktave unserer Erdschwingung ist ein Orangerot,
- die 66. Oktave unserer Erdschwingung ist der genetische Code.

Cousto stellte noch weitere faszinierende Berechnungen an – über den Rhythmus des Mondes, der Sonne und der Planeten – und kam zu dem uralten aber von uns lange verdrängten Ergebnis: Unser Universum ist ein Universum von Tönen, die miteinander in Harmonie schwingen (siehe auch Teil 5: Seelenheil)

> *Der Ton ist die Quelle aller Offenbarung...*
> *Wer das Geheimnis des Tones kennt,*
> *kennt das Mysterium des Weltalls.*
>
> (Sufi Hazrat Inayat Khan)

Der Mensch – Schwingung in Ton und Farbe

Der Freiburger Arzt Dr. Bodo Köhler, den wir später bei der *Bioresonanztherapie* näher kennenlernen werden, hat diese Gedanken aufgenommen und in Anlehnung an den indischen Mediziner Prof. Vemu Mukunda die Oktave mit ihren insgesamt 12 Einzeltönen (Halbtöne mitgerechnet) dem Farbkreis Goethes und seinen 12 Farbqualitäten zugeordnet. Je nach Ihrer Vorliebe für einen bestimmten Ton und eine bestimmte Farbe können Sie sich jetzt charakterisieren (INFO 38). Schlagen Sie die Töne an, betrachten Sie die Farbe: Entscheiden Sie *spontan*, und Sie haben die Farbe und den Ton gefunden, die *im Augenblick* wichtig für Ihre Heilung ist. Wiederholen Sie den Vorgang und nennen Sie Ihre *zweite* Lieblingsfarbe. Dies ist die Farbe, die Sie *Ihr Leben lang* begleitet hat.

Wenn wir uns nun noch einmal daran erinnern, daß es nicht so sehr darauf ankommt, welche Qualität das Objekt A oder das Objekt B hat, sondern auf die Qualität dessen, was zwischen und in ihnen schwingt, kommen wir unweigerlich auf das Symbol des *Yin-Yang* zurück (siehe S. 162 u. 273) – diesem durch eine Wellenlinie geteilten Kreis, in dem ein Stückchen Yang im Yin und ein Stückchen Yin im Yang keimt. *Entfalten wir nun diesen Kreis, so bemerken wir, daß er eine Welle ist.* Betrachtet man das Yin im Yang als negativ geladenes Teilchen und das Yang im Yin als positives Teilchen – so ergibt dies eine sehr schöne Figur für die Wellen-Teilchen-Dualität unserer Natur.

INFO 38: Ton, Farbe und Charakter

g = *Grün*
spirituelle Neigung; Konflikt zwischen sentimental und spirituell; Mitgefühl für die Welt; verdrängt die Realität; leidet; gut; liebend; hilfsbereit; leicht auszunutzen; Therapeut; Masochist; Märtyrer.

cis = *Blaugrün*
Künstler; spirituell; romantisch; herzorientiert; impulsiv; temperamentvoll; Kreativität mit spirituellem Zweck.

d = *Blau*
spirituell mit Verantwortlichkeit; beide Füße auf der Erde; Helfer; bedingungslose Liebe; ausgeglichen; intuitiver Beobachter; mütterlich; nondogmat. Prediger; optimale PR-Leute.

dis = *Indigo*
Projektplaner; sehr praktisch; hinterfragend; bei Einfluß von anderen Tönen: kann sehr cool sein; Forscher; Geschäftsmann; Sinn für Ökonomie.

e = *Violett*
emotionslos; gemein; Spion; Intrigant; Grundton kann 1/2 Note verändert werden. Gut: wenn transformiert in Selbstbeherrschung und ohne Machtanspruch.

f = *Rotviolett*
starke Persönlichkeit; Interesse an Mystik; Therapeut; Astrologe; Hypnotiseur; bei e-Einfluß: Vorsicht Okkultismus; bei fis- Einfluß: spiritueller Sucher; Heiler; schützen; reinigen; Vorsicht: Ego.

fis = *Purpur*
Aktivität in Kunst; Autoren; Dichter; braucht und erhält Anerkennung; Architekten; Dekorateure; gute Therapeuten mit höherem Bewußtsein; Logik; Phantasie; positiv.

g = *Rot*
hoch spirituell; flexibel; harmonisch; gottergeben; akzeptierend; charismatisch; können Führer und Gurus werden; in jedem Beruf zu finden.

gis = *Orangerot*
sicher in Routinejob; Problem durch Ehrgeiz; bei Kontakt mit g- Leuten Eifersucht auf Führungsqualitäten; Konflikt zwischen Spiritualität und Materialismus.

a = *Rotorange*
unabhängig; businesslike-Einstellung; korrekt; präzise; in richtiger Ordnung; Organisationstalent; analytischer Profi; sehr guter Charakter; Manager; Programmierer.

ais = *Gelb*
intellektuell; Spezialist; Professor, Doktor; Musikwissenschaftler; Kreativität in der Musik; reserviert; distanziert; Flucht bei Angst vor intellektueller Unsicherheit.

h = *Gelbgrün*
Intrigant; Rebell; Untergrundwühler; nicht ehrlich; strahlt Unbehagen aus; Detektiv; Politiker; Polizist; Offizier; Spion; negativer Einfluß durch h kann geändert werden.

(Quelle: [19])

Aus all diesem wird deutlich, daß Handauflegen möglicherweise keine Scharlatanerie ist, sondern Wellenphysik! – und daß energetische Medizin und energetische Therapien Vorstöße in Welten sind, die wir erforschen sollten. Es bedeutet gigantische Verschwendung des Könnens und der Kreativität von Ingenieuren und anderer »Studierter«, sie mit der Berechnung von Plastiktüten zu beschäftigen oder mit der Digitalisierung von Yoghurtbechern. Wir sind intensiver Teil eines schwingenden und leuchtenden Universums. Das Schwingungsfeld unseres Organismus reicht von einer tieffrequenten, langen Grundschwingung, die im wesentlichen aus unserem Grundsystem stammt, über die hochfrequenten Schwingungen der Muskelkontraktionen, des Stoffwechsels und der Steuerimpulse bis in den Lichtbereich hinauf. Sie können davon ausgehen, daß Sie jetzt, in diesem Augenblick des Lesens, nicht nur schwingende Elektronen *empfangen*, sondern auch selbst Biophotonen, also lebendes Licht *abstrahlen.* Wir sind hochsensible *Biosensoren* (C.W. Smith).[20]

Wir *wissen* heute, daß die Funktion der Nerven, der Muskeln und der Organe von elektrischen Impulsen gesteuert werden und daß im Grunde alle unsere Körperfunktionen elektrisch sind. Das Gehirn und das zentrale Nervensystem »funktionieren nur wegen ihrer elektrischen Felder (Potentiale) und dem Strom der Wanderungen von Elektronen.« (Alan F. Wolf)
Wo Strom fließt, entsteht ein magnetisches Feld und so sind wir eine Welt der Wechselwirkung von Elektro-Magnetischem. Wenn auch die Menschen der frühen Tage dies nicht erklären konnten, so war es ihnen dennoch bekannt und wurde als Therapie benutzt.

Yin-Yang als Regulationstherapie

Konsequent den Gedanken weiterverfolgend, daß wir ein Fließgleichgewicht der beiden polaren Kräfte Yin und Yang sind, entwickelte in den achtziger Jahren der Chirurg und Leiter der Ärzteforschung für Naturheilverfahren in Salzburg, Ivan Engler, eine »ganzheitsmedizinische, selbständige Regulationstherapie«.[21,22] Sind Yin und Yang im Gleichgewicht, so besteht Harmonie, sind sie im Ungleichgewicht, so entsteht Krankheit. Engler ordnete die Polaritäten wie folgt zu (siehe hierzu das folgende Kapitel »Akupunktur«):

Yin	*Yang*
Erde, Wasser, Mond	Himmel, Sonne
dunkel, kalt, feucht	hell, warm, trocken
Ruhe, Entspannung	Bewegung, Anspannung
alkalisch, süß, salzarm	sauer, bitter, salzig
Form, Teilchen	Energie, Wellen
weiblich, passiv, Intuition	männlich, aktiv, Verstand
negative Ladung	positive Ladung
elektromagnetisches Feld: Nordpol	elektromagnetisches Feld: Südpol
sedieren (beruhigen)	tonisieren (stärken)
Scavenger (Radikalenfänger)	Radikale

Da das Yin im Yang und das Yang im Yin enthalten ist, haben Sie hier – dies sei betont – keine Wertung des männlichen oder weiblichen Prinzips vor sich.
Yin läßt sich dieser Sichtweise nach auch dem *Parasympathikus* unseres vegetativen Nervensystems zuordnen. Yang wäre hier das Nervengeflecht des *Sympathikus*. Verschiebt sich das Yin-Yang-Gleichgewicht in Richtung Yin, kommt es zu gesteigerter Spannung (*Vagotonie*) mit Yin-Krankheiten wie *Krebs*, *Rheuma*, *Depression*. Bei Verschiebung des Gleichgewichts in Richtung Yang erleben wir erhöhte Erregbarkeit (*Sympathikotonie*) mit möglicherweise *Hypertonie*, *Asthma bronchiale* und *Manager-Syndrom*.
Die von Engler entwickelte *Ionisierte Sauerstoff-Intensiv-Therapie* (IO_2ITH) gibt nun je nach Yin-Yang-Lage dem Patienten eine definierte Mischung von wahlweise negativ- oder positiv geladenem Sauerstoff. Der ionisierte Sauerstoff wird inhaliert oder frisches mit ionisiertem Sauerstoff angereichtes Wasser wird kurmäßig getrunken. Andere Techniken sind das Besprühen der Haut, das Baden in ionisiertem Wasser oder Darmspülungen.
Der Salzburger Forscher registrierte, daß sich Sauerstoffwerte, Durchblutung, Mikrozirkulation und allgemeine Kondition der Patienten verbesserten, Potential der Zellmembrane, psychische Funktionen stabilisierten, Organfunktionen und biologischer Rhythmus wieder einpendelten.
Insgesamt kam es zu einer Regeneration des gesamten Organismus. Seine Behandlungsmethode versteht Engler als *Informationstherapie*. Denn:
In den Genen, Zellmembranen, Mitochondrien (Zell-Kraftwerken), Atemwegsepithelien, Bindegeweben usw. bildet das Wasser eine sensible, zwischen den Energiepotentialen innen/außen schwingende Struktur.
Der jeweils negativ oder positiv geladene Sauerstoff übermittelt mit Hilfe dieser Struktur dem Organismus auf atomarer und molekularer Ebene die energetische Botschaft, das Yin-Yang-Gleichgewicht wieder herzustellen.

Die Ionisierte Sauerstoff-Therapie – so Engler – wirkt besonders auch auf eine Spezies in uns, die den Forschern und Ärzten in den letzten Jahren mehr und mehr zu schaffen machte, weil sie von janusgesichtiger Doppelnatur ist: die *Freien Radikalen*. Freie Radikale sind unausgeglichene Moleküle und Atome (»Reste«), die mindestens ein einsames ungepaartes Elektron aufweisen. Freie Radikale verhalten sich meist magnetisch und biologisch sehr aktiv, *weil* sie begierig verschiedene Reaktionen eingehen, um die innere Spannung auszugleichen. Freie Radikale sind lebensnotwendig: Ohne sie könnten wir unsere

Nahrung nicht verdauen, könnten keinen Muskel anspannen, keinen Gedanken fassen. Bei der Teilung der Zellen, bei der Regeneration, bei der Reparatur der Gene – überall sind diese unausgefüllten Aktivisten rastlos tätig. Andererseits werden Freie Radikale aber auch zerstörerisch, sobald der Körper von ihnen überflutet wird (*oxidativer Streß*). Regulationsstörungen, Gewebsschädigungen, Infarkt, Rheuma, Allergien, Multiple Sklerose, Psoriasis (Schuppenflechte), auch Krebs sind die Folge. Bei Überflutung der Natur droht uns saurer Regen, saurer Boden, Humuszerstörung und Waldsterben. Radikale werden durch energetische Anreicherung (Strahlen) gebildet, aber auch durch Streß, Rauchen, Alkohol, Sauerstoffmangel oder Sauerstoffüberangebot, durch Chemotherapie und durch Luftverschmutzung. Grundsätzlich hat unser Organismus im Lauf von Millionen Jahren gelernt, Radikale einzufangen und zu bändigen mit Hilfe sogenannter *Scavenger* (Radikalenfänger) wie neutraler Sauerstoff, O_2+, Wasser, Vitamine, Enzyme –, auch andere Radikale können Radikale neutralisieren. Hier gilt ebenfalls, was wir schon bei der Betrachtung unseres Grundsystems gelernt haben: Gesundheit heißt: polares Gleichgewicht von Radikalen und Radikalenfängern. Krankheit heißt: Ungleichgewicht.
Die Traditionelle Chinesische Medizin, die nicht allzuviel von Radikalen und Radikalenfängern wußte, dafür aber sehr viel von der Natur der Natur hat die Störungen im Fluß der Lebensenergie schlicht *Schwäche* (Leere) und *Fülle* genannt.

Heilung auf den Punkt gebracht – Akupunktur

Die Begegnung von chinesischer und abendländischer Medizin ist etwa 300 Jahre alt und war noch nie so intensiv wie heute – so schreibt B. Rosslenbroich in seinem Überblick.[23]
Aus einem ganzen Spektrum fernöstlicher Therapieverfahren, in denen die Anwendung pflanzlicher Arzneimittel eine Hauptrolle spielt, erlangte die *Akupunktur* (lat. acus = Nadel, punctura = Stich) in der europäischen Medizin die größte Bedeutung. Die Idee war einleuchtend: Gab es tatsächlich Punkte an der Körperoberfläche des Menschen, über die ich sanft in die Lebensvorgänge seines Organismus eingreifen konnte, dann vermochte ich dies auf verschiedene Weise zu tun, durch leichten Druck, durch Nadelstiche, durch lokale Erwärmung (*Moxibustion*),

durch Lichtreize etc. – und ich erlebte ganzheitliche Heilungsprozesse. Die Erfolge – insbesondere in der *Schmerztherapie* – sprechen für sich: Heute wenden in Deutschland rund 8000 Ärzte die Akupunktur regelmäßig an; auch die konventionellen Mediziner nutzen vermehrt dieses Verfahren; eine *Klinik für Traditionelle Chinesische Medizin* ist in Kötzting im Bayerischen Wald eröffnet worden.

Die Traditionelle Chinesische Medizin verstand – ausgehend von der oben beschriebenen Yin-Yang-Polarität – unter Gesundheit den harmonischen Fluß der Lebensenergie (Ch'i). Eine *Schwäche* (Leere) von Ch'i oder Qi ist durch unzureichende Funktion der entsprechenden Organe gekennzeichnet und wird *Yin-Zustand* genannt. (Schwäche-Symptome sind z.B. *Blässe*, *kalte Hände und Füße*, *übermäßiges Frieren*, *niedriger Blutdruck*, *Müdigkeit*, *verminderte Aktivität*, *Depression*). Eine *Fülle* von Qi entspricht einem *Yang-Zustand* und führt zu überschießenden Funktionen (*Hitzeempfindlichkeit*, *Blutfülle*, *Rötung*, *akuter*, *stechender oder krampfartiger Schmerz*, *innere Unruhe*, *Nervosität*, *Übererregung*). Dementsprechend ordnen die chinesischen Mediziner die diagnostischen Kriterien folgendermaßen:

Yin	Yang
Innen	Außen
Schwäche	Fülle
Kälte	Hitze

Grundsätzlich wurde und wird Qi – die Lebenskraft – nicht statisch gesehen, sondern dynamisch. Sie durchfließt im 24-Stunden-Rhythmus den Körper. Die Körperorgane sind den Yin-Yang-Polaritäten zugeordnet, jeweils ein Speicher und ein Hohlorgan bilden ein Paar: *Niere/Blase*; *Leber/Gallenblase*; *Milz, Pankreas (Bauchspeicheldrüse)/Magen*; *Lunge/Dickdarm*; *Herz/Dünndarm.* Diese fünf Paare verkörpern in der Traditionellen Chinesischen Medizin die *fünf Elemente.*

Die Natur selbst baut sich ebenfalls aus fünf Elementen auf: aus Wasser, Holz, Feuer, Erde und Metall. Da alles mit allem zusammenhängt, sind die fünf Körperelemente auch den Jahreszeiten zugeordnet und den jeweiligen Naturzyklen (siehe INFO 39). Im *Samenstadium* ist alle Information in potentieller Energie geballt; im *Sprießstadium* entfaltet sich die Pflanze nach oben, treibt Wurzeln nach unten; im *Blütestadium* entfaltet die Pflanze ihre ganze Schönheit in Form, Farbe und

INFO 39: Die fünf Elemente der Traditionellen Chinesischen Medizin

Element	***Yin***	***Yang***	***Jahreszeiten***	***Natur-Zyklus***	***Sinnes-Organe***	***Gewebe***	***Psyche***
Wasser	Niere	Blase	Winter, Kälte	Keim	Ohr	Knochen, Skelett	Angst
Holz	Leber	Gallenblase	Frühjahr, Wind, Zugluft	Sproß, Wurzel	Auge	Muskeln, Sehnen	Zorn
Feuer	Herz	Dünndarm	Sommer, Hitze	Blüte	Zunge	Blutgefäße, Blut	Freude
Erde	Milz, Pankreas	Magen	Spätsommer, Feuchtigkeit	Befruchtung	Lippen	Bindegewebe, Fleisch	Grübeln
Metall	Lungen	Dickdarm	Herbst, Trockenheit	Reife	Nase	Haut, Haare	Traurigkeit

Quelle: Gleditsch[24]

Duft; im *Befruchtungsstadium* kommt es zum sich Begegnen und Einanderfinden; im *Reifestadium* hat sich das Samenkorn vervielfacht und beginnt als Keim einen neuen Zyklus. Psychische Entsprechungen in diesem Zyklus sind nacheinander Angst, Zorn, Freude, Grübeln, Traurigkeit. Außerdem öffnen sich die fünf Elemente in den Sinnesfunktionen Ohr, Auge, Zunge, Lippen, Nase (Hören, Sehen, Sprechen, Schmecken, Riechen). Nehmen wir noch die Analogien der Gewebe hinzu – Knochen/Skelett; Muskeln/Sehnen; Blutgefäße/Blut; Bindegewebe/Fleisch; Haut/Haare – so kommen wir zu sehr schönen »Funktionsbildern«, die erahnen lassen, wie komplex das Natur- und Gesundheitsverständnis der Traditionellen Chinesischen Medizin ist. Die Yin-Yang-Paare können wir natürlich noch weiter auflösen (siehe INFO 40).

Die fünf Elemente (Organpaare) bilden sich in 12 Leitbahnen ab. (Zwei Meridiane sind nicht organbezogen, sondern funktionsbezogen: Der »Dreifache Erwärmer« beeinflußt Atmung, Verdauung und Urogenitale; der Meridian »Kreislauf-Sexualität« ist, wie sein Name schon sagt, auf Genitalsystem und Kreislauf »geeicht«). Die Energie im Menschen strömt in Umläufen von je acht Stunden vom Ausgangspunkt am Brustkorb (Thorax) zu den Fingerspitzen, von dort zum Gesicht, dann den Körper hinab bis zu den Zehenspitzen und schließlich zurück zum Thorax. Auf den 12 Meridianen liegen die ca. 800 heißen Punkte – Alarmpunkte, Durchgangspunkte, Transportpunkte etc.
Welche Punkte nun gereizt werden, hängt von einer ausführlichen Aufnahme aller Krankheitsdaten des Patienten ab, von der sensiblen Registrierung seiner Befindlichkeit, von der genauen Aufschlüsselung seiner Biographie. Vordringlich gilt es festzustellen, *in welche Richtung* das Energie-Gleichgewicht des Menschen verschoben ist, ob ich den Yin- bzw. Yang-Meridian aktivieren oder drosseln muß. Zur Diagnostik gehören die dem westlichen Medizinverständnis merkwürdig vorkommenden Aktivitäten wie

- das Betrachten (vor allem des Gesichtes und der Zunge),
- das Hören und Riechen,
- das Betasten (insbesondere hier die Puls- und Bauchdecken- Diagnostik)
- das Fragen (!).

Die Grundregel der Therapie lautet: Die gestörte Funktion muß in den Zustand der Harmonie bzw. der Selbstregulation (Homöostase) zurückgeführt werden.

INFO 40: Funktionsbilder der Yin-Yang-Paare

Niere/Blase

Knochen, Skelett, Struktur, Form

Ohr, Hören

Erdenergie, Startenergie

Festigkeit, Vertrauen, Beständigkeit, Halt, Dauer

Wille, Trieb, Bestimmtheit, Auftrag

Leber/Gallenblase

Muskeln, Sehnen, Bewegung (Motorik)

Auge, Sehen

Vitalität, Spannkraft, Dynamik, Elastizität, Anpassungsfähigkeit

Wendigkeit

Entwicklung, Wachstum

Affekte, Emotionen, Entschlußkraft, Mut

Herz/Dünndarm

Blutgefäße, Blut

Zunge, Sprechen

Identität, Harmonie, Sein, Einssein, Freude

Kommunikation, Belebung, Ausstrahlung, Verbundenheit

Milz/Magen

Bindegewebe (Grundsystem), Interstitium (Zwischenraum zwischen Körperorganen und Geweben)

Mund, Lippen, Schmecken, Begreifen

Erkennen, Werten, Sinngeben

Integration, Assimilation

Kontakt, Analyse, Abstraktion, Vernunft

Lunge/Dickdarm

Haut, Haare

Nase, Riechen

Empfänglichkeit, Durchlässigkeit, Austausch, Intuition, Inspiration, Kreativität

Grenzerfahrung, Ausgeliefert-Sein, Prägung, Selektion,

Reinigung, Reifung, Reduktion, Umwandlung

(Quelle: Gleditsch, a.a.O.)

Der Patient erlebt die Punktur als Sensation sich ausbreitender Wärme, als ein Kribbelgefühl, ein dumpfes Ziehen, ein Schweregefühl, ja als *leichte elektrische Irritation.* Es wurde lange gerätselt, warum das so ist. Denn obwohl anscheinend von außen keine Energie zugeführt wird, reagiert dennoch der ganze Organismus. Die Mehrheit der konventionellen Mediziner hat eine rasche Antwort parat: Akupunktur sei Suggestivtherapie, es werde nichts harmonisiert oder geheilt und wenn doch, dann wegen der beeindruckenden Persönlichkeit des Arztes… Einer solchen Kritik werden Sie vermutlich überall begegnen können, aber da sich hinter der Kritik sehr häufig Unwissen über die energetisch-dynamischen Wechselwirkungen von Leib und Seele verbirgt, soll im folgenden eine in sich schlüssige Erklärung für das heilsame Wirken der Akupunktur gegeben werden:

Die heißen Punkte auf den Meridianen sind als *Signalpunkte* anzusehen, als Eintrittspforten zum *kybernetischen Regelkreis* Mensch. *Kybernetik* heißt soviel wie »die Kunst des Steuerns«; Vater der Kybernetik ist der amerikanische Mathematiker Norbert Wiener. Übertragen auf Lebensvorgänge heißt dies: Unser gesamter Organismus ist ineinander vernetzt.

Die Lebensvorgänge sind *nicht* linear-kausal, sondern in Kreisläufen *dynamisch* geregelt, miteinander rückgekoppelt – und im Idealfall in harmonischem Gleichgewicht. Der am Signalpunkt angesetzte Reiz stellt eine *Information* dar, die meldet, daß das System im Ungleichgewicht ist, und aufgrund dieser Meldung korrigieren die Regler das System so, daß der IST-Zustand (Gesundheit) wiederhergestellt wird.

Es verhält sich ähnlich wie bei einer Klimaanlage. Meist ist sie zu heiß oder zu kalt eingestellt. Ich muß also den Reglern der Anlage die für mich ideale Temperatur eingeben, fortan regelt das System sich in meinem Sinne selbst.

Es gibt zahlreiche Belege dafür, daß die Punkte real und nicht der Einbildung entsprungen sind:

Sie zeigen *nachweislich* ein *anderes elektrisches Verhalten* als ihre Umgebung. Sie sind *heißer.* Sie sind hochgradig *drucksensibler.* Der Anatomieprofessor Prof. Dr. Hartmut Heine, Universität Witten/Herdecke, entdeckte, daß in den Akupunkturpunkten (und zwar nur in diesen) schlauchartige Gebilde münden – Nerven, Arterien und Venen, die in lockeres, wasserreiches Bindegewebe gehüllt sind. Dies bedeutet: direkter Zugang zum Grundsystem.

Der Vorsitzende des Deutschen Forschungsinstitutes für Chinesische Medizin Prof. Dr. Claus C. Schnorrenberger hat die wichtigsten Forschungsergebnisse zur *Wirkung des Stichreizes* zusammengefaßt:[25]

1. Durch Einstich der Nadel werden örtlich nervale Rezeptoren angesprochen, also die Empfänger feinster Reize wie Muskelspindeln, Vater-Pacini-Körperchen, freie Nervenendigungen, Nervenumspinnungen der Gefäße etc.
2. Der empfangene Reiz läuft zentralwärts über das Rückenmark zum Gehirn.
3. Sofort nach Eintreffen der Erregung »feuern« verschiedene Neuronen (Nervenzellen) elektrische Impulse in die unterschiedlichsten Gehirnabschnitte bis hinauf in die Hirnrinde.
4. Die nervösen – elektrischen – Signale werden in chemische Botschaften umgesetzt. Im Rückenmark, im Mittelhirn und im Hypothalamus kommt es zur Ausschüttung von Neurotransmittern, die wie Morphine und Opiate wirken (z.B. Endorphine, Serotonin, Noradrenalin).

Kurz: Die Nadel aktiviert die körpereigene Schmerzabwehr. Akupunktur eignet sich deswegen hervorragend zur Schmerzbekämpfung.

Heilerfolge der Akupunktur

Den handfesten Untersuchungsergebnissen sollen noch einige Erklärungsmuster aus ganzheitlich energetischer Sicht hinzugefügt werden:

- In den ersten Lebenswochen des Fötus und Embryos liegen inneres und äußeres Keimblatt nah beieinander, schwingen auf derselben Wellenlänge. Diese energetische Verwandtschaft geht später, wenn sich Haut und Organe voneinander entfernen, niemals verloren.
- Yin- und Yang-Meridiane sind Kanäle feiner elektrischer Ladungen; Yin- und Yang-Ungleichgewichte (Leere/Fülle) entsprechen Ablenkungen der elektrisch geladenen Teilchen in den Magnetfeldern.
- Unser Grundsystem ist ein elektromagnetisches »Meer«, die Akupunkturpunkte sind Sensoren, die Informationen (Schwingungen) aufnehmen. Diese Schwingungen verstärken oder löschen die entsprechenden Frequenzen in den Zielorganen.

- Akupunkturpunkte sind manchmal als leuchtende Flecken wahrzunehmen. Das könnte bedeuten, daß die Meridiane die *Energiewege* der *Biophotonen* (Popp) sind – der »lebenden« Lichtteilchen.

Erscheint uns hier auch einiges spekulativ – zahlreiche, insbesonders aktuelle chinesische Forschungsergebnisse *beweisen*, daß eine Vielzahl von Leiden dank der heilsamen Punkte bekämpft werden können.
Die Akupunktur hilft bei *Infektionen*, auch bei *infektiöser Hepatitis*. Bei einer *Ruhrepidemie* in Peking erzielte die Akupunktur gegenüber den Antibiotika raschere und größere Heilerfolge. *Urogenitale Erkrankungen*, *Erkrankungen des rheumatischen Formenkreises*, *funktionelle Herzrhythmusstörungen*, *psychosomatische Leiden wie Asthma bronchiale* und *Magen-Darm-Geschwüre* sind mit Hilfe der Nadel geheilt worden. Besonders genannt seien nochmals die *aktuellen und chronischen Schmerzzustände (Neuralgien)*, die *schmerzhaften Erkrankungen des Bewegungsapparates, das Halswirbelsäulen-Syndrom*, *Lumbalgien (Kreuzschmerzen)*, *Ischias* und *Schmerzustände* bei *vegetativen Erkrankungen.*
Sogar bei *Entwicklungsstörungen* von Kindern (*Spastik*) half die Akupunktur im Osten wie im Westen (siehe auch weiter unten). Das Deutsche Forschungsinstitut für Chinesische Medizin hat die Anwendungsgebiete der Akupunktur zusammengestellt (INFO 41).
In der *Frauenheilkunde* setzte die leitende Oberärztin der Frauenklinik der Universität Heidelberg, Prof. Dr. Ingrid Gerhard mit ihren Kolleginnen und Kollegen Akupunktur erfolgreich ein bei *hormonellen Störungen* und *Unfruchtbarkeit.* Außerdem eignete sich Akupunktur für die Behandlung von *Allergien*, *Migräne*, *Bewegungsstörungen*, *übermäßigem Erbrechen*, *Menstruationsschmerzen* und *Regelstörungen.* Bei Männern konnte ein signifikanter Anstieg des *Geschlechtshormons* (Testosteron) im Blut erreicht werden.

INFO 41: Anwendungsgebiete der Akupunktur

1. *Notfälle*

Ertrinken
Hitzschlag
Krampfanfälle
Schock
Kreislaufkollaps

2. *Innere Medizin und Kinderkrankheiten*

Bronchitis
Bronchialasthma
Herzinsuffizienz
Angina Pectoris
Bluthochdruck (Hypertonie)
Blutunterdruck (Hypotonie)
Magenschleimhautentzündungen
Magengeschwüre
Zwölffingerdarmgeschwüre
Verstopfung
Kropf-Erkrankungen (einschl. Überfunktion der Schilddrüse)
Bestimmte Formen der Zuckerkrankheit (insbes. Altersdiabetes)
Chronische Lebererkrankungen (Hepatopathien)
Morbus Crohn (Darmwand-Entzündung)

bei Kindern:

Asthma
Brechdurchfälle
Infektanfälligkeit
Bettnässen
Keuchhusten
Mumps
Konzentrationsschwäche
Nervosität
Schlafstörungen
Migräne und Kopfschmerzen
Entwicklungsstörungen, Spastik

3. *Infektionskrankheiten*

Grippale Infekte
Schnupfen
Bronchitis
Keuchhusten
Mumps
Ruhr
Typhus
Leberentzündung (Hepatitis) und deren Folgen
Harnwegsinfekte
Folgen der Poliomyelitis, der Kinderlähmung
Wundrose (Erysipel)

4. *Neurologische Erkrankungen*

Gesichtsneuralgie
Gesichtslähmung
Fazialis-Tic (Gesichtszucken)
Ischiaserkrankungen
Polyneuritis
Querschnittlähmung (bestimmte Formen)
Zwischenrippenschmerz
Schluckauf
Schlaganfall und Folgen des Schlaganfalls
Krampfanfälle und Anfallsleiden
Kopfschmerzen, einschließlich Migräne

5. *Psychiatrische Erkrankungen*

Nervöse Erschöpfung
Schlafstörung
Reaktive Depression
Schizophrenie (einige Formen)
Potenzstörungen
Suchtkrankheiten (Alkohol-, Nikotin-, Drogensucht und Medikamentenabhängigkeit)

6. *Äußere bzw. chirurgische Erkrankungen*

Wundrose
Furunkel
Brustdrüsenentzündung
Tetanus
Blinddarmentzündung
Darmverschluß
Magengeschwür und Zwölffingerdarmgeschwür
Gallenblasenerkrankungen (z.B. Cholezystitis und Gallensteine)
Hämorrhoiden
Vorfall des Afters
Durchblutungsstörungen der Beine

7. *Urologische Erkrankungen*

Harnwegserkrankungen
Blasen- und Nierenerkrankungen
Nierensteinleiden
Prostataerkrankungen
Potenzstörungen
Harnverhalt und Harntröpfeln

8. *Orthopädische Erkrankungen*

Gelenksentzündungen
Kreuzschmerzen
Rückenschmerzen (BWS- und LWS-Syndrom)
Erkrankung des Schultergelenks
Tennisellbogen und Golfellbogen
Sehnenscheidenentzündung
Überbein
Erkrankungen und Verletzungen des Kniegelenks

Verletzung des Fußgelenks
Halswirbelsäulenerkrankungen (Zervikalsyndrom)
Karpaltunnel-Syndrom
Fußschmerzen
Bandscheibenleiden

9. *Rheumatologie*

Weichteilrheumatismus
Schulter-Nacken-Schmerz
Rückenschmerzen
Rheumatische Gelenkserkrankungen
Daumensattelgelenk-Erkrankungen
Schmerzen bei PCP (Primär chronische Polyarthritis)

10. *Hauterkrankungen*

Chronisches Ekzem
Nesselsucht
Neurodermitis
Allergische Hauterkrankungen
Erfrierungen
Furunkel
Wundrose

11. *Gynäkologie und Geburtshilfe*

Störungen der Periodenblutung
Ausbleiben der Periode
Schmerzhafte Periodenblutung
Unregelmäßige Periodenblutung
Gebärmuttervorfall
Ausfluß
Schwangerschaftserbrechen
Lageanomalien des Kindes in der Gebärmutter
Geburtserleichterung
Mangelnde Milchsekretion im Wochenbett
Abtreibung
Bestimmte Formen der Sterilität
Unfruchtbarkeit

12. *Augenkrankheiten*

Kurzsichtigkeit (nur bei Jugendlichen)
Farbenblindheit
Grüner Star
Bindehautentzündung
»Verblitzung«
Sehnerventzündung
Degeneration der Sehnerven
Schielen (bestimmte Formen)

13. *Hals-Nasen-Ohren-Krankheiten*

Ménièr'sche Erkrankung (u.a. Schwindel)
Taubstummheit (bestimmte Formen)
Ohrensausen und Schwerhörigkeit

akuter und chronischer Schnupfen, allergischer Schnupfen
Mandelentzündung
Heuschnupfen (Pollenallergie)
Entzündungen der Nasennebenhöhlen
Mittelohrentzündung
Abnahme des Geruchsinns

14. *Mund- und Zahnerkrankungen*

Schwellungen und Entzündungen des Zahnfleisches (Zahnfleischbluten)
Zahnschmerzen
Bitterer oder saurer Mundgeschmack
Zungenbrennen

15. *Analgesie*

mittels Akupunktur bei chirurgischen Eingriffen

(Quelle: Deutsches Forschungsinstitut für Chinesische Medizin[26])

Komplementäre Akupunktur – Heilerfolge bei Kindern

Weil das Denksystem der Traditionellen Chinesischen Medizin mit dem unseren (noch nicht) zu vergleichen ist, schien ein Zusammengehen von Akupunktur und westlicher Schulmedizin bislang ausgeschlossen. Ein vielversprechender Ansatz zur Gemeinsamkeit kommt aus Wien – unter dem Namen *komplementäre Akupunktur, ergänzende, vervollständigende Akupunktur.* Förderer des Gedankens sind der Leiter des *Bolzmann-Instituts* Wien, Prof. Dr. Johannes Bischko und seine Mitarbeiter und Schüler wie Frau Dr. Ghassemzadeh-Haddadi. Ihnen gelang es über Ausbildungsprogramme und Lehrveranstaltungen hinaus, die Akupunktur als Teil des Medizinstudiums an Universitäten zu etablieren. Das Klinikum der Medizinischen Universität Lübeck – schon seit Jahren erfolgreich mit seiner psychosomatischen Medizin (Prof. Feiereis) – und die Universitätskliniken Hamburg-Eppendorf sind hier Vorreiter.[27]
Besonders bei *Entwicklungsstörungen bei Kindern* – so erwies sich – »greift« die Akupunktur. Die Ärztin für Chirurgie, Lungen- und Bronchialheilkunde, Frau Dr.

Ghassemzadeh-Haddadi blickt auf eine große Zahl von Heilerfolgen – vom *kindlichen Asthma* bis hin zu *spastischen Lähmungen* bzw. *Bewegungshinderungen.* Sie erklärt dies so:

»Akupunktur wirkt von außen nach innen *analog* der Differenzierung und Gestaltwerdung in der embryonalen Entwicklung. Wächst ein junger Organismus disharmonisch, bleiben Zellen bei der Differenzierung des jungen Organs in ihrer Entwicklung zurück, so können sie durch den kleinen Reiz eines Lasers oder Nadelstichs energetisch aufgeladen und zur Weiterentwicklung angeregt werden. Anders ausgedrückt: Der Reiz läuft als kinetische Energie durch das Grundsystem und verändert die Spannung und Durchlässigkeit der Zellmembrane. *Der Reiz reguliert das System.*«

Kinder haben eine starke Abneigung gegenüber den Pieks einer Injektions- oder Akupunkturnadel,und so wenden Bischko und seine Mitarbeiter, aber auch andere Akupunkteure, häufig den *Laserstrahl* zur Reizung der heißen Punkte an. Das gebündelte Licht trifft schmerzfrei die Haut, löst eine erhöhte Molekularbewegung aus und erzeugt punktgenaue Wärmeenergie. Der Laserstrahl dringt zwar nur einige Zentimeter tief in die Haut ein und zerfällt dann (Rotlicht-Laser), aber die Photonen werden von den venösen Blutgefäßen abtransportiert und regulieren die komplexe Eigenschwingung der Zelle.

Der ursprüngliche Begriff für die Akupunktur lautet im Chinesischen *Chenn-Chiu* (Stechen-Brennen). Denn schon damals gab es nicht nur die Methode der Nadelung, sondern auch die Praxis des Abbrennens eines Krautes auf den Punkten der Haut. Heute begegnen der Patientin oder dem Patienten im wesentlichen folgende Praktiken:

1. Nadelung (dry needle technique)
2. Moxibustion (Wärmeanwendung)
3. Laser
4. Injektionsakupunktur
5. Phonopunktur
6. Farbbestrahlung (siehe das Kapitel »Die Farbe der Krankheit«)
7. Elektroakupunktur

Diese Liste ließe sich beliebig verlängern, denn – wie wir im folgenden sehen werden – es ist nicht so wichtig, *wie* ich den heilsamen Punkt reize, sondern daß ich auf den Punkt komme.

Zuvor soll jedoch im nächsten Kapitel auf die *Neuraltherapie* eingegangen werden.

Störfelder und Herde – Verborgene Ursachen von Krankheiten

Wir haben gesehen, daß die Reizung eines Hautpunktes an richtiger Stelle eine Fernwirkung im Organismus auslöst. Eine Aktion *hier* wird von einer *Reaktion* dort beantwortet. Diesem Muster folgt auch die *Neuraltherapie nach Huneke*.[28] Bestimmte Begriffe dieses Heilverfahrens sind schon in den allgemeinen Sprachgebrauch übergegangen – wie zum Beispiel »Störfelder« und »Krankheitsherde«. Die Neuraltherapie ist ohne die Entwicklung des *Novocains* (Procains) – eines Alkaloids des *Kokain* – und ohne den beharrlichen Außenseiter-Arzt Dr. Friedrich Huneke nicht denkbar. Entgegen der Lehrmeinung injizierte Huneke 1928 einer Patientin Procain intravenös und befreite sie von hartnäckiger Migräne. Schon damals vermutete Huneke, daß Procain das Nervengeflecht in der Umgebung von Lymph- und Blutgefäßen beeinflußte. Zwölf Jahre später fand er zufällig, als er einer Patientin rund um die alte schmerzende Unterschenkelnarbe eine betäubende Injektion setzte, daß im selben Augenblick ein anderer Schmerz verschwand – der langjährige Schmerz im Schultergelenk. Schmerzen, Bewegungseinschränkungen und andere Leiden können demnach augenblicklich aus der Ferne geheilt werden, vorausgesetzt, die Injektion erfolgt an einem Störfeld des Organismus! Oder anders herum: Viele hartnäckige Erkrankungen müssen ihre Ursache in fernliegenden Störfeldern haben.

Jeder Mensch ist ein potentieller »Störfeldträger« – postulierte denn auch Huneke. Es beginnt schon mit dem Narbengewebe des Nabels, das Nabelkoliken bzw. Asthma bronchiale beim Kleinkind hervorrufen kann. Schlecht verheilte Narben nach Unfällen, Operationen, Brüchen oder Eiterungen sind Störfelder erster Ordnung. Störfelder im *Zahnkieferbereich* oder an den *Mandeln* haben dramatische Fernwirkungen – so Huneke. Der Dauerstreß dieser Krankheitsherde erschöpft die Abwehrkräfte und läßt schlußendlich das Grundsystem »entgleisen«. Erklärtes Ziel der Behandlung ist es, die vermuteten Störfelder durch Injektion von Procain so anzugehen, daß die Fernbeschwerden *sofort* und *für mindestens 24 Stunden* verschwinden (*Huneke-Sekunden-Phänomen*). Setzen die Leiden wieder ein, so führt wiederholte Behandlung nach und nach zur Heilung.

Die Erfolge dieses Verfahrens gelten je nach Lesart als sensationell, widersprüchlich oder unwissenschaftlich (INFO 42). Aus der *Biologischen Krebsabwehr* (siehe Teil 2 dieses Buches) ist aber die Herd- und Störfeldsanierung beispielsweise nicht mehr wegzudenken. Die penible Auflistung aller bislang erlebten und erlit-

INFO 42: Wirksamkeit der Neuraltherapie

Kopf:
Kopfschmerzen, Migräne; Zustände nach Gehirnerschütterungen wie Schwindel, Gleichgewichtsstörungen; Epilepsie als Unfallfolge; Zerebralsklerose; Haarausfall; Trigeminusneuralgien; Gesichtslähmungen; Schlaflosigkeit.

Augen:
Glaukom, entzündliche Augenerkrankungen.

Ohren:
Akute und chronische Mittelohrentzündung, Ohrensausen, Ohrgeräusche, Schwerhörigkeit.

Nase:
Heuschnupfen, Nasenschleimhautentzündung, chronischer Schnupfen, Geruchsverlust, Nasennebenhöhlenentzündung.

Hals:
Schilddrüsenüber- und unterfunktion, Nervosität mit Heulzwang und Angstzuständen, Globusgefühl, akute virale Mandelentzündung, chronische Mandelentzündung, Schleudertrauma.

Brustraum:
Bronchialasthma, Angina pectoris, Zustände nach Herzinfarkt, gürtelförmige Schmerzen zwischen den Rippen.

Bauch:
Leber- und Gallenleiden, Zustände nach Leberentzündung, Magen- und Zwölffingerdarm-Geschwüre, Dickdarmentzündungen, chronischer Durchfall, chronische Entzündung der Bauchspeicheldrüse.

Unterleib:
Blasenentzündung, Eierstockentzündung, Periodenschmerzen, Unfruchtbarkeit, Entzündungen der Prostata, Prostata- Vergrößerung, Impotenz, verschiedene Nierenerkrankungen.

Gelenke, Wirbelsäule, Muskulatur:
Nackenschmerzen, Bandscheibenschäden, Morbus Bechterew, Hexenschuß, Verknorpelung, Arthrose des Knie- und Hüftgelenks, Arthritis, Weichteilrheuma, chronische Polyarthritis, Bänderzerrung, Tennisellenbogen, Phantomschmerzen.

Haut:
Narbenschmerzen, Neurodermitis, Scheiden- und Afterjucken, Hämorrhoiden, Gürtelrose, schlecht heilende Wunden, Unterschenkelgeschwür.

(Quelle: Huneke[29])

tenen Leiden eines Patienten, die genaue Datierung der Operationen, aber auch die Notierung von Bagatellerkrankungen sollte nicht nur zum »Handwerk« eines Neuraltherapeuten gehören, sondern für jeden praktischen Arzt unverzichtbare Diagnosehilfe sein.

Der Begriff *Störfeld* ist gut gewählt, denn hier ist wirklich ein Feld gestört, nämlich ein elektromagnetisches Feld. Moderne Technik ermöglichte es, aufgrund von Messungen der elektrischen Potentiale der Haut diese Störfelder zu erfassen. Wärmebilder (Thermographie) geben Aufschluß über versteckte Aktivitäten oder degenerative Veränderungen, überschießende Reaktionen oder thermische Starre.

Mit Verblüffung fand der Wiener Arzt für innere Medizin Dr. Felix Perger, Chefarzt i.R., daß die stummen chronischen Entzündungen – die Herde – fast aller seiner Patienten *keine* bakteriellen Streufelder waren, also keine direkten immunologischen Reaktionen zeigten. Der Grund: Eine stumme chronische Erkrankung wirkt als *dauernder Reiz* auf unsere Grundregulation und führt zu einer Vorschädigung unseres Fließgleichgewichts. Diese schleichende Vorschädigung führt dazu, daß später auch schwache Krankheitserreger nicht mehr abgewehrt werden können.

Wieder befinden wir uns auf dem Gebiet der Regulationstherapie und des Yin-Yang-Gleichgewichtes und der altchinesischen Vorstellung, daß ich über bestimmte Hautzonen in ein ganzheitliches Leib-Seele-Geschehen eingreifen kann. Das von Huneke injizierte Betäubungsmittel ist sowohl *nervale, biochemische* als auch *elektrische Information,* und diese Information eilt über das Grundsystem *und* das Zentrale Nervensystem als Heilimpuls in dasjenige Organ, das die Sprache dieser Information versteht.

Hunekesche Störzonen, altchinesische Akupunkturpunkte und die Tatsache, daß die Berührung bestimmter Hautzonen fernwirkende Reflexe auslöst – dies alles führt uns zu der Feststellung: *Die Haut ist das Textbuch des Körpers*. Mehr noch: Bestimmte Hautzonen unseres Körpers – wie Ohr oder Mund oder Hand oder Fußsohle – sind *karthographische Darstellungen* unseres Organismus: *Ein Teil* von uns ist Repräsentant und Ebenbild des *Ganzen*. Der Vorsitzende der Deutschen Ärztegesellschaft für Akupunktur, Dr. Jochen Gleditsch, hat schon 1983 in einem mittlerweile klassischen Werk (*Reflexzonen und Somatotopien*) das alternative Wissen auf diesem Gebiet spannend beschrieben (siehe auch Anm. [24]).

Die Geschichte der *europäischen* Reflexzonen beginnt 1883, als der russische Forscher I.P. Pawlow den »bedingten Reflex« erforschte. Seine berühmte Versuchsanordnung steht in allen Schulbüchern: Hund wartet, Glocke klingelt, Fressen kommt. Hund läuft Wasser (Magensäure) im Magen zusammen, Hund frißt. Dies geschieht viele Male. Dann: Hund wartet, Glocke klingelt, Fressen kommt nicht, Hund läuft trotzdem das Wasser im Magen zusammen, also: Hund reagiert nur auf die Glocke! Einen schöneren Beweis dafür, daß wir oft auf etwas reagieren, dem das Wesentliche fehlt, gibt es nicht (konditionierter Reflex). Pawlow erkannte, daß das Nervensystem sämtliche Bereiche und Funktionen des Organismus verbindet und zentral geregelt ist; er prägte als erster den Begriff *Ganzheitsmedizin.* Daß es die Nerven sind, die unseren elektrischen Organismus ganzheitlich zum Sirren bringen, ist mittlerweile unumstritten. Es waren folglich elektrische Reize, die dem Pawlowschen Hund die Magensäure zusammenlaufen ließen. Etwa zur gleichen Zeit wie der berühmte Russe, machten andere Forscher (Voltolini u.a.) die für uns heute banal klingende Entdeckung, daß Veränderungen der *Nasenschleimhaut* mit Prozessen im *urogenitalen Bereich* zusammenhängen – in einer merkwürdigen reflexartigen Wechselwirkung. Dann entdeckten der Neurologe Henry Head und unabhängig von ihm Mackenzie, daß *bestimmte Segmente* der Hautoberfläche mit bestimmten inneren Organen des Körpers Funktionseinheiten bildeten.

Außen und innen waren durch *in beide Richtungen* wirkende *Reflexe* miteinander verbunden (*Reflexzonen*), die sich im Rückenmark miteinander verschalteten. Miteinander verbunden sind Segmente, die in der Keimblatt-Entwicklung scheibchenweise hintereinander gesetzt waren und im Laufe der stammesgeschichtlichen Entwicklung auseinanderdrifteten. Wir können hieraus kühn folgern: Es sind Segmente, die Millionen Jahre lang bei der Entwicklung des Lebens auf dieser Erde kommuniziert haben und sich dessen noch bewußt sind! Auch Head und Mackenzie fanden dann, was die Traditionelle Chinesische Medizin lehrte: Daß Schmerzen nicht gleichmäßig innerhalb der Segmente streuten, sondern sich an *Maximalpunkten* verdichteten. Diese Maximal- oder »Trigger«punkte sind mit den Hot Spots der Akupunktur identisch.

Den nächsten Schritt in unserem historischen Ablauf tat der deutsche Arzt A. Weihe: Ihm war aufgefallen, daß als Folge bestimmter Erkrankungen innerer Organe bestimmte Hautpunkte druckempfindlich waren. Weihe, Homöopath, setzte analoge Einzelmittel ein und versuchte so die Schmerzhaftigkeit der Punkte und die Form der Erkrankung zu beseitigen.

140 seiner 195 Punkte stimmten, ohne daß er dies wußte, mit den chinesischen Akupunkturpunkten überein. Schließlich fand der Gynäkologe Fließ, daß bestimmte Regionen in der Nase bestimmte Organe reflektierten – und damit war er der Idee der *Holographie*, der Abbildung des Ganzen im Einzelnen, schon sehr nahe.

Halten wir noch einmal fest:

1. Ein an der Körperoberfläche gesetzter Reiz kann gezielt auf Organe im Körperinneren gelenkt werden.
2. Innere Funktionsstörungen bilden sich außen als Irritationen ab.
3. Innere Organe sind auf äußeren Organen (Nase, Ohr, Fußsohle) abgebildet – so, wie eine Landkarte das Land abbildet (*Somatotopie*).

Die *Osteopathie* (Lehre von der Knochenkrankheit) sowie die *Chiropraktik* (Praktizieren mit den Händen), die mittlerweile nach langen Kämpfen besonders in den USA etabliert sind, nutzen z.B. die Wirkpunkte entlang des »Blasen«-Kanals (Blasenmeridian beiderseits der Wirbelsäule) u.a. erfolgreich bei ihrer Behandlung. Alles in allem: Die Entdeckung der heißen Punkte, der Reflexzonen und der Somatotopie hat eine Flut von Therapien hervorgebracht.

Brennen – Stechen – Elektrisieren

Zurück in die Anfänge der Traditionellen Chinesischen Medizin führt uns die *Moxibustion.* Dabei handelt es sich um die klassische Methode des Abbrennens des Moxa-Krautes (getrocknete Blätter des *Beifuß*). Das Kraut liegt zu einem Kegel geformt auf dem Akupunkt und wird etwa bis zur Hälfte abgebrannt. Die dabei entstehende Hitze hat ähnliche Wirkung wie die westlichen Wärmetherapien (*Fango, Infrarot, Ultraschall*). Eine *Moxa-Zigarre* ist ein aus Moxakraut gedrehter Glimmstengel, der an einem Ende angezündet und einem Akupunktur-Punkt genähert wird. Empfohlen wird dies besonders bei *Kälte-* und *Feuchtigkeitsschmerz* des *Bewegungsapparates* sowie bei *inneren Erkrankungen*, die durch *Kälte* oder *feuchte Kälte* verursacht wurden (z.B.: *Chronische Bronchitis*, *chronisches Asthma bronchiale*, *chronisches Diarrhoe*, *Depressionen*, *Schwäche* und *Erschöpfung*).[30]

Elektroakupunktur nach Voll

In den fünfziger Jahren experimentierten mehrere deutsche Ärzte mit der *elektrischen Messung* von Akupunktur. Folgen wir dem Gedanken, daß Krankheitsherde Fernwirkungen haben, so versteht sich von selbst, daß es gilt, diese Herde aufzuspüren. Eine der bekanntesten Meßapparaturen ist das von Reinhold Voll 1971 entwickelte Gerät, das

- den Hautwiderstand mißt (Diagnose),
- niederfrequente Impulsströme abgibt (Therapie).

Dieses Verfahren – *Elektroakupunktur nach Voll* (EAV) – wurde auch als *Biometrische Funktionsdiagnostik* oder *Vega-Test-Methode* bekannt.[31] Ähnliche von Naturwissenschaftlern kritisch beäugte Verfahren sind u.a. die Impuls-Dermographie und das Segmentelektrogramm (SEG). Während der Messung hält der Patient einen Metallstab (negativ indifferente Elektrode) in der Hand, der mit der Meßapparatur verbunden ist. Der Arzt berührt nun mit einer Art von Griffel (positiv indifferente Punktelektrode) leicht die Schlüsselpunkte auf der Haut des Patienten. Die jeweiligen Reaktionen können am Zeigerausschlag oder als Computergrafik abgelesen werden.

- Höhere Werte (Ausschläge) zeigen überschießende Energie an (Entzündungen).
- Niedere Werte bedeuten Degeneration und Ermüdung.
- Allmähliches Abfallen signalisiert Herdbelastung.

Gegner der Methode meinen, all diese Ausschläge und Computerkurven zeigten nur an, wie stark oder weniger stark der Therapeut mit seinem Griffel auf die jeweilige Hautstelle drücke.[32] Ganz unbehaglich wird es dem naturwissenschaftlichen Beobachter bei dem nun folgenden Geschehen: Um auszutesten, ob der Patient negativ oder positiv auf bestimmte Stoffe reagiert, werden verschiedene Präparaten (Allergene, Medikamente) in einen Metallbehälter gegeben, der in dem Meßkreis eingebunden ist. Diese Präparate können auch homöopathisch aufbereitet Schadstoffe und Gifte sein (*Nosoden*). Tatsächlich reagiert der Organismus des Patienten in unterschiedlicher Stärke auf die Nosoden – obwohl er ja nicht direkt damit in Berührung kommt! Die energetische Medizin erklärt: Die *Schwingungen* des Präparates teilen sich den *Schwingungen* des Patienten mit. (Siehe weiter oben das Kapitel: »Der elektromagnetische

Mensch«). Negative Schwingungen sind Störfaktoren, adäquate Schwingungen sind Heilkräfte. So gesehen bedeuten diese elektrisch-energetischen Messungen Diagnose und Therapie zugleich.
Die bioelektrischen Regulationsverfahren

- erkennen Krankheiten vor dem Ausbruch,
- spüren Umweltgifte im Körper auf,
- notieren, welche Allergene welchen Patienten krank machen,
- messen Medikamentenrückstände und Medikamentenschwächen,
- untersuchen die Verträglichkeit zahnärztlicher Wirkstoffe,
- entdecken Krankheitsherde,
- kontrollieren Behandlungserfolge oder -mißerfolge.

Regulationstherapien der oben beschriebenen Art sind besonders geeignet bei *akuten* und *chronischen Erkrankungen*, die durch keine Diagnose geklärt werden können, bei *Befindlichkeitsstörungen*, *vegetativer Dystonie*, *Störungen der Darmtätigkeit*, *Allergien*, *Störungen des Immunsystems*, *nach operativen Eingriffen* usw. (siehe auch: Bioresonanz, Kinesiologie).
Verwandte Verfahren sind die *Elektroneuraltherapie* (ENTH), die bewußt Stromimpulse setzt, um energetische Störungen auszugleichen und die *Elektrostimulation*, die mit unterschiedlichen Stromstärken arbeitet.

Massieren, Saugen, Schröpfen, Sticheln

Auch die Massage folgte letztendlich der Idee, daß Punkte, bzw. Zonen unseres Leibes angeregt werden können und müssen, um Heilkräfte des Organismus zu wecken, die in weit entfernte Organe *ausstrahlen*. Die Massage ist eine der ältesten Heilmethoden der Menschheit, älter noch als die Kenntnis der Akupunkturpunkte. Auch das oben beschriebene im 19. Jahrhundert gewonnene Wissen um die Reflexzonen wurde wahrscheinlich schon in der späten Jungsteinzeit ausgeübt. Massagen gehören eindeutig zur energetischen Medizin, und es wäre verfehlt anzunehmen, daß die uns bekannten *Bindegewebsmassagen* oder *Lymphdrainagen* – das Streichen des Unterhautgewebes oder die Streichelmassage in Lymphbahnrichtung – nur örtliche Wirkung habe. Bei der Bindegewebsmassage wird das vegetative, das nicht unserer Kontrolle unterliegende Nervensystem umgeschaltet, mit

heilsamen Folgen für funktionelle Organerkrankungen. Bei der Lymphdrainage beginnt unser Körper im wahrsten Sinne des Wortes wieder zu *fließen*. Lymphdrainage brachte in jüngster Zeit bemerkenswerte Erfolge bei der Bekämpfung der *Migräne.*[33]
Damit sind wir erneut bei unserer Grundregulation, unserem Grundsystem angelangt – jenem den Körper ganzheitlich durchziehenden Organ aus Bindegewebe, Flüssigkeit und Nervenfasern, die sich *nicht* berühren.

Muskelhärten – Schwielen unserer Seele

Stellen wir uns *plastisch* vor, daß unsere Grundregulation, unser »Urmeer« in uns schwingt und seine Schwingungen sich allen Organen und unserem Nervensystem mitteilen – so sind *Verhärtungen*, die wir unter der Haut tasten, »Schwielen« unserer Seele, Energiepfropfen. Lange Jahre war es umstritten, was diese zu ertastenden Härten bedeuten können und welchen Funktionen welcher Gewebe sie zuzuordnen seien. Man nannte sie irrtümlich *»Myogelosen« – Muskelhärten* und hatte die Vorstellung, daß sich in dem unter der Haut liegenden Bindegewebe der flüssige Sol-Zustand in einen fasrigen Gel-Zustand verwandelt habe. (Sol ist die Bezeichnung für den flüssigen Zustand eines Kolloids (gr. = Leim), Gel ist der festere Zustand, fast gallertartig. Unsere Körpergewebe – auch das Protoplasma in den Zellen –, befinden sich in einem ständigen Schwingzustand zwischen Sol und Gel.)
Alle anatomisch-naturwissenschaftlichen Versuche, diese Muskelhärten genauer zu untersuchen, scheiterten, weil diese Härten verschwanden, sobald man sie stach oder schnitt. Eine Zeitlang diskutierte man sogar – wie der Rosenheimer Arzt Dr. W. Preusser anschaulich beschreibt[34], ob es diese Verhärtungen überhaupt gäbe, bis sich schließlich herausstellte, daß die Verdichtungen zum weichen Bindegewebe gehören und vielfältige Krankheitsbilder reflektieren.
Diese Härten oder Schwielen oder Gelosen sind so hochempfindliche reversible (umkehrbare) Gebilde, daß der Stich einer Metallnadel in die Haut über einer getasteten Härte den Knoten augenblicklich verschwinden läßt. Wir können also über die Knoten direkt in unser Grundsystem einwirken. Da jeder chronisch-degenerative Prozeß oder Schmerzzustand (wie z.B. Rheumatismus) sich in diesen

Härten in unserer Körperdecke ausformt, können wir mit Hilfe des Ertastens der Haut bestimmte Krankheitsbilder erspüren – und durch Reizung heilen lassen. Etwas poetischer ausgedrückt: Weichen wir die Schwielen unserer Seele auf, wird das Grundsystem wieder schwingen.
In der Praxis massiert man nach Auftragen eines pflanzlichen Massageöls die betreffende Hautstelle, und gleichzeitig erfolgt ein Stich in den Knoten – der sofort verschwindet. Dies klingt wie Zauberei, ist jedoch nichts anderes als energetische Medizin: Das elektrische Potential des verfestigten Gels fixiert die Energie, d.h. blockiert das energetische Strömen, der Stich wandelt das Gel in flüssiges Sol um – und leitet das elektrische Potential ab.
Ich beschreibe die »Muskelhärter« so ausführlich, weil sie ein prägnantes Beispiel dafür sind, in welche Richtung sich die moderne Medizin bewegen sollte, – und weil weitaus mehr Erkrankungen als wir annehmen *Reaktionen* auf ein *blockiertes Grundsystem* sind: *Arteriosklerose*, *rheumatische Erkrankungen* und die in den Lehrbüchern beschriebenen *chronischen Erkrankungen der Gefäße des Herzens*, der *Nieren*, der *Leber*, der *Bauchspeicheldrüse*, der *Gelenke* usw. – sie alle sind Folgen der Verhärtungen des Bindegewebes – sprich der Blockierung unseres Grundsystems. »Die reaktiven Mesenchymerkrankungen (Bindegewebserkrankungen stehen in den Industriestaaten an der Spitze der Morbidität und Mortalität.«[35]
Daraus folgt, daß eine frühzeitige Behandlung von Knoten im Bindegewebe unter der Haut den oben beschriebenen Krankheiten vorbeugt – und daß bei den meisten Erkrankungen in den Industriestaaten zunächst diese Knoten gesucht und behandelt werden sollten.

Saugen und Massieren

Das einfache, tröstende Handauflegen ist schon der Beginn einer Massage, genauso wie das Aussaugen blutender Hautwunden ein erster Beginn einer *Saugbehandlung*. Die Berichte von Missionaren, Naturforschern und Ärzten sind voll von Beschreibungen indianischer Mund-Saug-Behandlungen, bei denen der Heiler so lange an der über den Krankheitsherden liegenden Hautpartie saugte, bis Blut kam. In einer sogenannten *Petechialen Saugmassage* (petechial = punktförmig, flekkenförmig) hat der Arzt Dr. Hans Zöbelein Saugen und Massieren miteinander vereinigt.[36]

Mit einem Vakuum-Massagekopf streicht er über die Haut des Patienten und saugt so die roten Blutkörperchen durch die feinen Blutgefäße an. Es bilden sich – unter der Haut – viele kleine Blutpunkte.

Die Folge dieses »Blutsaugens«:

- dünnflüssigeres Blut,
- schnellerer Stoffwechsel,
- beschleunigte Mikrozirkulation,
- gesteigerte Sol-Gel-Dynamik,
- ausgeglicheneres elektrisches Potential,
- effektiverer Elektronenfluß,
- verstärkte Heilinformation zur Regenerierung der umgebenden Zellen und Gewebe.

Zusätzlich wirkt ein heller Schmerz wie ein Signal zum Neubeginn und zur Heilung. Zöbelein behandelte auf diese Weise vierzig Jahre lang erfolgreich *lokale Schmerzzustände* aller Art und durch die Fernwirkung seiner Saugmassage *funktionelle Organbeschwerden*.

Schröpfen und Sticheln

Gleichfalls zur Punkt- und Reflexzonen-Therapie gehört das *Schröpfen.* Auch hier werden über lokale Reize Blutzirkulation und Grundsystem angeregt und Fernwirkungen in den »angeschlossenen« Organen erzielt. Schröpfpunkte sind oft auch Akupunkturpunkte. Beim *blutigen Schröpfen* wird Kapiallarblut abgesaugt, beim *unblutigen Schröpfen* setzt man Saugglocken an.

Eine Besonderheit ist das *Baunscheidtieren.* Hier wird eine Reflexzone bis in die Lederhaut hinein *gestichelt.* Dieses Sticheln mit einer Art von Nadelstempel (»Lebenswecker«), das der Bonner Stellmacher Carl Baunscheidt Mitte des 19. Jahrhunderts entwickelte, gilt als Bindegewebsstimulanz. Schröpfen, dann *Blutegel, Aderlaß, Spanisch Fliegen-Pflaster, Fontanellentherapie mit dem Glüheisen* sowie das Baunscheidtieren gehören im weiteren Sinn zur *Humoraltherapie*, zur Therapie der Säfte unseres Organismus.

Alle diese Techniken unterstützen das in Milliarden von Jahren geschaffene Vernetzungssystem körpereigenen Wiederherstellungsmechanismen, indem sie Blockaden entfernen – so der Humoraltherapeut Dr. Johann Abele.[37]

Akupunktur-Massage nach Penzel
Hier wird weder gestochen, noch gebrannt. Der Arzt fährt mit einem einfachen Massagestäbchen aus Metall bestimmte Teile der Meridiane ab, gleicht so die Spannung aus und aktiviert die energetischen Selbstheilungskräft. Zusätzlich werden die Hot Spots durch gezielte Vibration angeregt.

Manuelle Medizin – Medizin von morgen

Eine manuelle Medizin, richtig verstanden, ist eine ganzheitliche Medizin, da sie mit oder ohne Hilfsgeräte die heißen Punkte des Körpers nutzt, um eine Umstimmung des Organismus zu erreichen. Die Vielzahl der verschiedenen Methoden, die auch unter Einsatz technischer Geräte arbeitet, verdeckt oft die Tatsache, daß es immer um den *Impuls* geht: Der Arzt setzt einen kurzen Impuls und löst damit in unserem Inneren eine Resonanzwelle aus, die uns wieder in Harmonie bringt. Sicherlich liegen zwischen Impuls und Heilung zahlreiche energetische Rückkoppelungen, doch die sensiblen Punkte (Akupunkturpunkte) wie auch die kritischen (Knotenpunkte) sind die Schlüsselpunkte zur Genesung.
Die Erkenntnis solcher Zusammenhänge, die Treffsicherheit der Diagnose und die Sanftheit der Therapie sind die Gründe dafür, daß die *manuelle Medizin* in Deutschland in den letzten Jahren einen enormen Aufschwung genommen hat. Manuelle Medizin ist das schonende Naturheilverfahren per se – summiert der Leiter der *Argentalklinik* in Isny-Neutrauchburg, Dr. H.P. Bischoff:[38]
»Die manuelle Medizin in ihrer klassischen Form ist heute eine allgemein anerkannte diagnostische und therapeutische Methode, die bei klarer Indikationsstellung, genauer Befunderhebung und exakter therapeutischer Technik in den indizierten Fällen fast immer zum Erfolg führt und eine Schädigung des Patienten vermeidet.«

Shiatsu – Mit Fingerdruck ins Gleichgewicht

Mehr und mehr erobert auch das *Shiatsu* unsere westlichen Heilpraxen. In Shiatsu mischen sich Traditionelle Chinesische Medizin mit alter japanischer Massage (*Anma*). Auch dieser Therapieansatz sieht uns von Lebensenergie (Ch'i, Ki, Qi) durchströmt und versucht gestörte Polarität wieder ins Gleichgewicht zu bringen. Möglich wird das durch Drücken und Dehnen der Körpermeridiane (jap. shi = Finger; atsu = Druck). Wesentliche Rolle bei der Beziehung zwischen Therapeuten und Patienten spielt hier das *Hara*. Das *Hara*, die Körperzone, die unterhalb des Bauchnabels liegt, also nicht einfach mit dem Bauch gleichzusetzen ist, hat grundlegende Bedeutung innerhalb der japanischen Künste und Kunstfertigkeiten wie *Teezeremonie*, *Bogenschießen*, *Aikido*, *Kalligraphie*.
Im Hara zu sein heißt in der Mitte sein – und auch der Therapeut sollte sich während seiner Behandlung dort befindent! »Erst der Kontakt zum Patienten, vollkommen absichtslos und damit ohne Wertung aus einer Zustimmung heraus« – so der praktische Arzt Th. Wernecke.[39] Der gezielte manuelle Druck auf die Muskulatur in Harmonie mit der Atmung des Patienten, das Ziehen, Drehen und Dehnen der Gelenke regt den Stoffwechsel an, durchblutet – und durchbricht die Kette der Verspannungs-Schmerz-Fehlhaltung. Für das Grundsystem bedeutet dies, daß sich kolloides Gel in Sol verwandelt und wieder fließt.
Da Muskeln Groll speichern können und Emotionen verkapseln (Muskelpanzer), bringt Shiatsu starke heilsame Gefühlsausausbrüche hervor. (Wir werden in Zusammenhang mit Wilhelm Reichs *Orgontherapie* noch einmal darauf zurückkommen.) Angezeigt ist der Fingerdruck daher bei

- *psychosomatischen Störungen* und *Erkrankungen* (*»Erschöpfungssyndrom«*),
- *Funktionsstörungen des Bewegungsapparates*,
- sowie als *Umstimmungstherapie* bei *chronischen Erkrankungen*.

Heilsam erwies sich Shiatsu auch im Bereich der Frauenheilkunde.

Akupressur ist, wie der Name schon verrät, dem Shiatsu verwandt. Auch hier werden bestimmte Akupunkturpunkte und Schmerzpunkte gedrückt und gepreßt. Im zeitgenössischen China empfiehlt man Akupressur zur Selbstbehandlung und Partnerbehandlung.

Kinesiologie – Gesund durch Berühren

Wie ein Zaubertrick mutet manchen Beobachter eine Therapieform an, die sich in den letzten Jahren rasch unter Naturheilärzten, Heilpraktikern, Masseuren, Heilgymnasten, Bewegungspädagogen und Gesundheitsberatern verbreitet hat – die *angewandte Kinesiologie* (angewandte Bewegungslehre). Die Kinesiologie ist eine Zusammenschau und Weiterentwicklung der Reflexzonen-Massage, Akupressur und Meridian-Medizin. Der amerikanische Chiropraktiker Dr. George Goodheart entdeckte in den frühen sechziger Jahren, daß

- sich bestimmte Vorgänge innerhalb des Organismus in den Muskeln abbilden, daß der Zustand bestimmter Muskeln also Rückschlüsse zuläßt auf den Zustand bestimmter Organfunktionen,
- ein starker Muskel sichtbar und fühlbar *schwach* reagierte, sobald die getestete Person eine Körperzone berührte, mit der etwas nicht in Ordnung war, also ein Narbenstörfeld, einen kranken Zahn, einen verrutschten Wirbel usw.

Es zeigte sich zudem, daß

- dieselben Effekte – also Schwächung eines getesteten Muskels – eintraten, wenn die getestete Person ein Nahrungsmittel oder eine andere Substanz in den Mund oder in die Hand nahm, die für den Körper ungünstig war – ein Allergen zum Beispiel,
- Schwächungsreaktionen auch auftraten, wenn die betreffende Person psychische Probleme hatte bzw. Negatives *dachte.*

Aus all dem folgt: Ein Muskel bildet wie ein Monitor die Informationen leiblich-seelischer Vorgänge ab: *Der Körper lügt nicht.* (John Diamond)[40]

Dies klingt wundersam, doch Sie können den kinesiologischen Muskeltest zusammen mit einem anderen Menschen ausprobieren. Hier der einfachste (von 114 Tests), der im Arbeitshandbuch *Gesund durch Berühren* (Touch for Health)[41] beschrieben wird:

Sie stellen sich einander gegenüber, lassen die Testperson den linken Arm seitlich ausstrecken, fassen deren Handgelenk und drücken den Arm an den Körper zurück. Dabei verlangen Sie, daß der/die Betreffende fest dagegen *halten* soll. Normalerweise ist der Obergrätenmuskel (Supra-spinatus) der hier beansprucht wird, stark genug, dem Druck Ihrer Hand zu widerstehen. Wiederholen Sie nun den

Vorgang und bitten die Testperson, an einen tragischen Vorfall zu denken oder eine Substanz in die Hand zu nehmen, auf die sie allergisch reagiert: Der Muskel ist nun so schwach, daß Sie den Arm mühelos herunterdrücken können! Eine verblüffende Tatsache, die mehr über die Ganzheit unseres Organismus aussagt, als so manche gelehrte Philosophie.

Die Behandlung geschwächter Muskeln, die ja nicht eigentlich geschwächt, sondern nur Indikatoren für eine andernorts liegende Schwäche sind, erfolgt deshalb ganzheitlich:

1. Neuro-lymphatische Punkte, die auf der Haut liegen und »Eingangspforten« für das Lymphsystem sind, werden gehalten oder gerieben.
2. Neurovaskuläre Punkte, die auf das Blutgefäßsystem wirken, werden berührt.
3. Die Meridiane werden in Richtung oder Gegenrichtung des Energieflusses stimuliert.
4. Die Akupressurpunkte werden aktiviert.
5. Der Ansatz und Ursprung eines Muskels wird massiert.

Die gezielten Berührungen, Bewegungen und Massagen sind hilfreich bei *Streßsituationen, emotional-geistigen Problemen, Kopf- und Rückenschmerzen.* Parallel zur Therapie werden die einzelnen Muskeln immer wieder aufs Neue getestet, um festzustellen, ob sie nun stark reagieren, also heilsame Effekte eingetreten sind.

Die Methode, den kinesiologischen Test auch zum Austesten von negativen und positiven Substanzen zu nutzen, hat mittlerweile auch Eingang in die Praxen von Allgemeinärzten und Kinderärzten gefunden. Die Zahl der Umweltstoffe, die die Schwächsten unserer Gesellschaft krank machen, ist in den letzten Jahren steil angestiegen und mit ihnen die Zahl der Jugendlichen, die an Allergien, Konzentrationsstörungen und Überregbarkeit leiden. *Welche* Substanzen nun ein Kind individuell schädigen, kann mit kinesiologischen Tests rasch diagnostiziert werden – hier hat die Zukunft der energetischen Medizin schon begonnen (Dr. Hartmut Kühl, Reutlingen). Die angewandte Kinesiologie gehört zu den ganzheitlichen Behandlungsmethoden, weil sie den psychischen Bereich (Gedanken, Emotionen) mit dem strukturellen Bereich (Muskeln, Bänder, Sehnen, Knochen, Gelenke) und dem Stoffwechselbereich (alle biochemischen Vorgänge) verbindet. Jede Substanz ist – wie wir bei der Homöopathie gesehen haben – sowohl Materie als auch Schwingungsmuster (Information). Das Schwingungsmuster unseres Organismus antwortet auf das Schwingungsmuster einer Substanz: Mein Muskel ist der Bildschirm, der die Information in die Körpersprache überträgt (siehe auch das spätere Kapitel »Die Entdeckung des Orgons«). Ihre bislang größten Erfolge notieren die Kinesiologen bei

- *allergischen Leiden,*
- *Lern- und Konzentrationsstörungen von Kindern, Hyperkinese (Überregbarkeit),*
- *Phobien, Angstzuständen, Prüfungsängsten,*
- *Neuralgien, Muskelspasmen und Schmerzzuständen wie Ischias (»Hexenschuß«),*
- *Schädigungen und Verformungen des Skeletts, Haltungsschäden.*

Die heilsame Wirkung der kinesiologischen Therapie auf das *überaktive*, das *hyperkinetische* Kind sei an dieser Stelle besonders hervorgehoben. Mehr und mehr Eltern haben in den letzten Jahren in der Bundesrepublik und auch in anderen Industrienationen erfahren müssen, daß ihre Kinder überregbar, übernervös, ständig zappelig, unkonzentriert, unaufmerksam und schnell frustriert sind, daß sie unter Lernblockaden stehen und zu explosiven Wutausbrüchen neigen. Zu den Ursachen zählen eine Vielfalt von Faktoren: Vom psychosozialen Streß über Umweltschadstoffe und krank machende Nahrungsmittel bis hin zur genetischen Disposition. Das Erscheinungsbild des hyperaktiven Kindes (wie natürlich auch das des unteraktiven Kindes, dem viel weniger Aufmerksamkeit geschenkt wird, weil es ja so still ist!) läßt sich unter dem Blickwinkel der energetischen Medizin eindeutig als *schwere Störung des Yin-Yang-Gleichgewichtes* klassifizieren: Der Energiefluß eines hpyer- oder hypoaktiven Kindes ist durcheinander, das Gleichgewicht des energetischen Grundsystems gestört. Da die Kinesiologie zu den Regulationstherapien gehört, die den Energiefluß ausgleichen will, kann sie hier helfend eingreifen.[42]
Mit der Kinesiologie haben wir nicht nur eine – umstrittene – Spielart der energetischen Medizin kennengelernt, sondern sind einen Schritt in Richtung *Holistische Medizin* gegangen. Denn so, wie uns ein Muskel seismographisch eine Organschwäche mitteilt, ein neuralgischer Punkt ein Störfeld meldet, eine bestimmte Hautzone eine weit entfernte Organfunktion reflektiert – genauso bildet sich die Ganzheit unseres Organismus in seinen Einzelteilen beispielsweise auch im Ohr ab, im Gebiß, in der Hand oder in der Fußsohle.

Mensch im Hirn, Mensch im Ohr

Irgendwo in unserem Hirn sind wir selbst abgebildet als Geist, Seele, Wahrnehmung, Bewegung, Körper. Da die aktuelle Hirnforschung immer wieder einräumen muß, daß Sprache, Emotionen, Motorik nicht genau zu lokalisieren sind, sondern allenfalls als *Zusammenhänge*, als *Wechselwirkungen*, gedacht werden können, müssen wir vage bleiben: Irgendwo in den Hirnrindenarealen ist unser Homunculus abgebildet, unser kleiner Mensch im großen Menschen. Irgendwo? Überall! Sicherlich werden wir bald beweisen können, was wir jetzt schon zu wissen glauben, daß Alles in Einem ist und Eines in Allem und daß sich in *jeder Zelle* unser Homunculus abbildet. *Holographie*, die Abbildung der Gesamtheit in jedem Teil des Ganzen, ist mittlerweile schon ein Modewort, doch es vermittelt uns eine neue Sichtweise, die zum neuen Weltbild des ganzheitlichen Menschen und zur Zukunft der natürlichen, sanften, energetischen, ganzheitlichen Medizin gehört.

Das schönste und auch bekannteste Beispiel für holographische Medizin ist der »Mann« im Ohr (INFO 43). Mit einem gewissen Talent zur Entschlüsselung von Signaturen können wir erkennen, daß unser Ohr einem Embryo in Kopflage vor der Geburt gleicht. Wirbelsäule und knöchernes Skelett des Embryo sind auf die Ohrmuschel projiziert, die inneren Organe auf der Concha, der inneren Muschel, Kopfbereich und Sinnesorgane auf dem Lobulus, dem Ohrläppchen.

Der Lyoner Arzt Dr. P. Nogier entdeckte den Embryo im Ohr, als er Patienten mit Ohrnarben behandelte, deren Ischialgie in Indochina durch Ohr-Kauterisation (Durchbohren des Ohres) behandelt worden war. Nun galt es nur noch gedanklich zweierlei zusammenzufügen:

1. Bestimmte Organe sind mit bestimmten Hautpunkten verbunden.
2. Bildet sich mein Körper im Ohr *somatotopisch*, also hier im Verhältnis 1:24 ab, so finde ich dort alle wesentlichen Akupunkturpunkte vereint.

   Dies tat Nogier und die *Aurikulotherapie*, die *Ohrakupunktur*, war geboren.

Sie verbreitete sich rasch in Europa, wurde auch in China akzeptiert und hat den Vorteil, daß die Reflexwege vom Ohr zum Zentralen Nervensystem kurz sind und die Orte im Ohr rasch und exakt bestimmt werden können. Die Ohrakupunktur, die heute auch mit Laser, Farbfilter, Magnetfeldern und Frequenzmodulatoren arbeitet, ist angezeigt bei denselben Krankheitsbildern wie die Körperakupunktur: Besonders gut sprechen *akute* und *chronische Schmerz-*

INFO 43: Embryo im Ohr – Die Projektion der inneren Organe

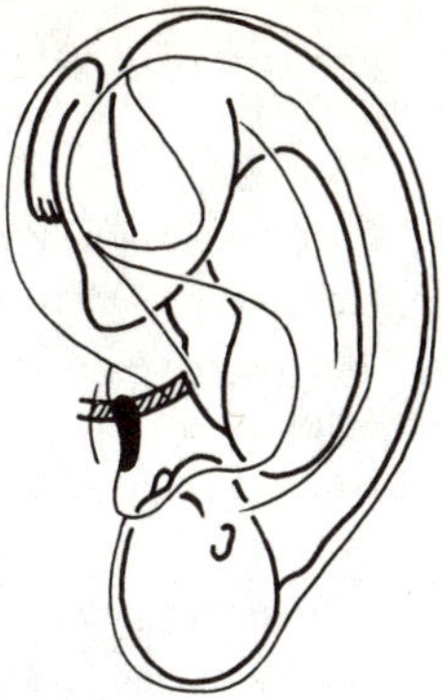

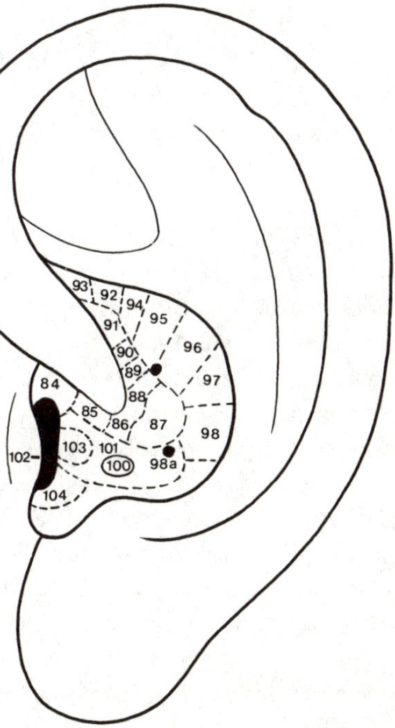

84 Mund
85 Oesophagus
86 Cardia
87 Magen
88 Duodenum
89 Dünndarm
90 Appendix 4
91 Colon
92 Blase
93 Prostata
94 Ureter
95 Niere
96 Pankreas
Gallenblase
97 Leber
98 Milz
98 Muskel-
a entspannung
99 Ascites
100 Herz
101 Lunge
102 Bronchus
103 Trachea
104 3 Erwärmer

(Quelle: Gleditsch[43])

zustände im Bereich des *rheumatischen Formenkreises* an, sehr gut sind die Erfolge bei *Erkrankungen* des *Magen-Darm-Traktes*, des *Atmungstraktes*, der *Nasenhöhle* und des *Mittelohres*, der *Rhinitis* (Nasenschleimhautentzündung), *Sinusitis* (Nasennebenhöhlenentzündung), *Laryngitis* (Kehlkopfentzündung), *Bronchitis* und des *Asthma*.
Ebenfalls bei *Gürtelrose* und *Trigeminusneuralgie. Asthmakranke* Jugendliche werden rasch geheilt! Eine Komposition aus Ohr und Körperakupunktur bewährte sich bei der Suchtbehandlung – speziell bei *Nikotinsucht*.
Auch die Aurikolotherapie versteht sich als eine Behandlungsmethode, die konventionelle Medizin ergänzt und somit ganzheitlich wirkt.

In Notfällen kann der Reiz von Ohrpunkten kurzzeitige Hilfe bringen. Bei Anfällen oder Unfällen auf Reisen leistet die schon erwähnte *Akupressur* – der Druck des Fingernagels in den bekannten Zonen des Ohres – gute Dienste.
Nicht nur im Ohr bildet sich unser gesamter Organismus ab – Reflexzonen bzw. Mikrosysteme des Organismus finden sich (fast) überall. Die bekanntesten sind:
- innere und äußere *Nase*,
- die *Zunge* (daher wichtig für den diagnostischen Blick),
- die *Fußsohlen*.

Die Fußsohlen gelten nach dem Ohr als die bekanntesten Reflexzonen. Füße scheinen für manche unverarbeitete und verdrängte Eindrücke eine Art psychisches Depot zu sein. Mit den Füßen die Seele massieren! Der englische Fußtherapeut R.St. John entdeckte an der Fußinnenkante, der Reflexzone der Wirbelsäule, Projektionszonen besonderer Art:[44] Hier liegen verschlüsselte Informationen unserer Lebensgeschichte bis in unser vorgeburtliches Stadium hinein. Die Therapie der Punkte in dieser Zone kann folglich psychische und geistige Entwicklungsstörungen aufheben. Die Wiener Kinderärztin H. Tenk hatte, indem sie diese Reflexpunkte *massierte*, auf einfache Weise »gestörten« Kindern helfen können.
Auch die Hände sind Abbildungen unseres Ganzen (Somatotopien). Die Handreflexzonen weisen auffällige Parallelen zu den Fußpunkten auf. Plausibel wird nun, warum wir in manchem Händedruck den ganzen Menschen spüren können. Zur Therapie werden diese Zonen jedoch seltener herangezogen.
Relativ neu ist die von dem Japaner Toshikatu Yamamoto eingeführte
- *Schädelakupunktur*, die den menschlichen Organismus auf dem vorderen und hinteren Schädel abgebildet sieht. Daß auch

– der *Mund*, genauer gesagt die Mundschleimhaut, unseren Organismus abbildet, entdeckte der Vorsitzende der Deutschen Akupunktur-Gesellschaft, Dr. Jochen Gleditsch.

Gleditsch's Entdeckung hängt eng zusammen mit der Erkenntnis, daß auch die *Zähne* und die gesamte Region des *Gebisses* ein Mikrosystem unserer Ganzheit darstellen.

Jeder Zahn ein Organ

»Ich bin verzehrt vom Fieber, das in meinen Gliedern glüht«, schrieb der Assyrerkönig Asaarhaddon ca. 700 v.Chr. Sein Arzt empfahl: »Er, dessen Kopf, Hände und Füße entzündet sind, verdankt diese Krankheit dem schlechten Zustand seiner Zähne. Die Zähne meines Herren müssen entfernt werden, durch sie ist sein Inneres entzündet.«

Ein kranker Zahn macht krank, diese alte Weisheit läßt sich auch umkehren: Ein krankes Organ macht einen kranken Zahn. Bei der Akupunktur-Gebißkunde mischen sich die Beobachtungen Hunekes über Störfelder mit der Erkenntnis Gleditschs über Gebiß-Hand-Reflexzonen und den Arbeiten Volls zur Elektroakupunktur.[45,46] Kranke Zähne weisen auf kranke Organe hin und umgekehrt, kranke Zähne und umschließendes Gewebe (Kieferknochen) sind Störfelder erster Ordnung.

Die Medizin des 3. Jahrtausends

Die Erkenntnis, daß unser Organismus ein offen schwingendes Regelsystem ist, daß alles Seiende in Wechselbeziehung zueinander sich dreht, daß Gesundheit das harmonische Gleichgewicht von Körper, Seele und Kosmos bedeutet und Krankheit die Folge von Dissonanzen und Störschwingungen ist, daß Heilmittel wie Pflanzen und Homöopathika Energie in Form von Informationen sind, daß sensible und belastete Punkte uns Energiekanäle öffnen, daß Schmerz ein Schrei des Gewebes nach fließender Energie ist, – dies alles sind die Gründe für die Wirksamkeit der Homöopathie, der Akupunktur und der Massagetechniken – aber auch für die Erfolge der anthroposophischen Medizin und der Ayurveda-Medizin, die den Menschen ganzheitlich sehen und somit Geist *und* Seele zur heilsamen Entfaltung bringen (siehe Teil 3: Heiland Natur).

Nehmen Sie sich jetzt einen Moment Zeit und lassen Sie Ihren Blick schweifen zum schweren Rot der Geranie und weiter noch in den Park zum frischen Grün der Blätter. Riechen Sie die unvergleichliche Würze aus Baum, Blatt und Erde, hören Vogelgezwitscher, nah und fern das Rauschen eines Stauwehrs. Sehen Sie die Sonnenstrahlen vom Winde bewegt aufblitzen und Myriaden Staubteilchen tanzen. Heben Sie jetzt Ihre Hand und schauen Sie sie an, spüren Sie das leichte Pulsieren, fassen den Lichtstrahl ... Da draußen außerhalb des Umrisses Ihrer Hand gibt es weder Licht noch Farbe, sondern lediglich elektromagnetische Wellen, es gibt weder Schall noch Musik, sondern nur periodische Schwingungen des Luftdrucks, es gibt weder Wärme noch Kälte, sondern nur Moleküle, die sich mehr oder minder schnell bewegen, und auch Sie selber sind ein riesiges Frequenzspektrum von weniger als einem Hertz bis hinauf zu 10^{18} Hertz, das mit diesem »äußeren« Frequenzspektrum kommuniziert. Stimme ich mich auf diese atomare Ganzheit allen Seins ein, so reise ich nicht nur in den engen Grenzen meiner Blutbahn innerhalb der Strukturen von Molekülen, sondern weit darüber hinaus. Eindrucksvoll hat dies der amerikanische Delphinforscher und Psychiater John C. Lilly beschrieben:[47]

»...dann geriet ich in kleine und kleinere Dimensionen, bis hinauf zu den Quantenebenen, und beobachtete das Spiel der Atome in ihren eigenen unermeßlichen Universen, in ihren weiten, leeren Räumen, mit den phantastischen Kräften, die jedem der entfernten Kerne innewohnten, mit ihren orbitalen Wolken von Kraftelektronen und den Primärteilchen, die von äußeren Räumen in dieses System eindrangen... Man schwingt tatsächlich im Kosmos mit all seinen unendlichen Erscheinungsformen mit. Als ich die grundlegende Überzeugung erlangt hatte, daß die Möglichkeit bestand, mich in jede der unendlichen Variationen im Universum einzustimmen, entstand in mir ein außerordentliches Hochgefühl, ich wurde extrem heiter und stürzte mich in weitere Forschungen...«

Wir werden in den kommenden Kapiteln dieses Hochgefühl wiederfinden, ein Gefühl, über Grenzen hinausgestoßen, von der Energie des Universums durchflossen zu sein – und diese Energie (Schwingung) zur Heilung nutzen zu können. Einige der im folgenden beschriebenen Therapien sind fast Apparatemedizin (z.B. *Mora-* und *Bioresonanztherapie*), andere wieder kommen esoterisch daher (z.B. *Bachblüten-*, *Chakratherapie*), einige klingen fast banal (wie *Farb-* und *Klangtherapie*), andere bergen ungewöhnliche Forschungsergebnisse (wie z.B. die *Magnetfeldtherapie*), und einige schließlich verlangen von uns einen mutigen Sprung in ein neues humanistisches Weltbild (*Bioenergie*, *Vegetotherapie*). Alle aber sind den älteren Naturwissenschaftlern unter uns (nicht den modernen Atomphysikern und Biochemikern!) suspekt, alle aber können erstaunliche Heilerfolge vorweisen und alle erscheinen – da sie sich immer in Harmonie mit dem Kosmos sehen – sanft und schön.

Bioresonanz – Heilende Schwingungen

Ein Vortragsreisender in Sachen Medizin des 3. Jahrtausends ist der Freiburger Arzt Dr. Bodo Köhler. Er versucht, quantenphysikalische Forschungen mit dem altchinesischen Yin-Yang zu vereinen und vertritt konsequent die Idee, daß *kranke Menschen elektromagnetische Felder abstrahlen, die ein Frequenzgemisch* von Störwellen *enthalten.* Diese krank machenden Frequenzen lassen sich – laut Köhler mit Hilfe eines Gerätes

- empfangen, umdrehen, zurückschicken und löschen (*Bicom*),
- aufheben, wenn der Patient von außen Heilwellen in sich strömen läßt, die in ihm Energieblockaden lösen und geschwächte Energiefelder wieder aufbauen (*Multicom*).

Die Grundlagen dieser Therapie entwickelte der Arzt Franz Morell und der Elektronik-Ingenieur Erich Rasche (*Mora-Therapie*). Morell ging von einer einfachen Überlegung aus: Wenn homöopathische Heilmittel in Form elektromagnetischer Wellen wirken, indem sie in Resonanz zu unserem Organismus schwingen (Geist zu Geist), so müßte es möglich sein, ohne Umwege Körperschwingungen *direkt* zur Therapie zu nutzen. Der Arzt registriert zum Beispiel in einem Gerät die »kranke« Schwingung des Patienten, »dreht« sie um, d.h. verschiebt die Phase um 180 Grad, schickt die Welle wieder in den Organismus zurück – und dort interferiert sie mit der Störung und löscht sie wieder aus.
Der Gedanke schien schlüssig zu sein, doch Schwierigkeiten gab es bei der Trennung der normalen von den gestörten Wellen: Hier dachte sich Morell spezielle Filter aus und experimentierte mit verschiedenen Frequenzen. Zusätzlich wurde eine Apparatur entwickelt, die Heilfrequenzen von außen zuführte. *Heilfrequenzen* wie z.B. die schon erwähnte *Schumann-Welle*, unsere

INFO 44: Der Mensch im Dauerstreß

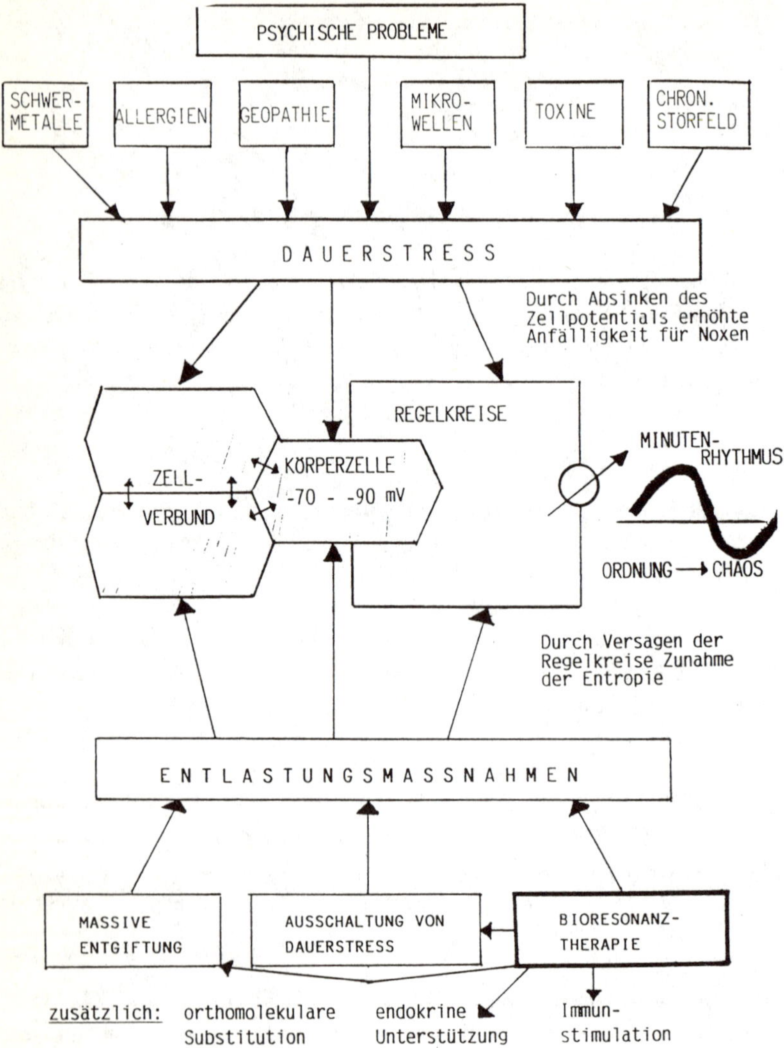

(Quelle: [48])

7,8 Hertz-Heimatwelle oder Schwingungen von bestimmten *Metallen*, *Edelsteinen* und *Farben*. Das Gerät sieht zwar auf den ersten Blick eher bieder aus, beinahe wie ein Spielautomat – doch rund 3000 Therapeuten in Deutschland notieren Erfolge bei

- *Psychostreß*, *Allergien*, *Toxinen (Giften)*, *akuten Infektionen*, *krank machenden Erdzonen (Geopathien)*, *krank machenden Mikrowellen*, *Schwerhörigkeit* und *Sehstörungen*,
- *Schwäche* und *Versagen der körpereigenen Abwehr*.[49]

Wie die Bioresonanztherapie sich in einem ganzheitlichen Heilungskonzept einordnet, hat Köhler in einem Diagramm dargelegt (INFO 44).

Mit Köhler sind wir auf ein Gebiet geraten, das schon seit Jahr und Tag zu den bevorzugten Gesellschaftsspielen in Magazinen und Illustrierten gehört: *Der Mensch und seine Farbe*. (Siehe auch das Kapitel: »Die Kosmische Oktave«.) Beliebt ist in diesem Zusammenhang der berühmte *Lüscher-Farbtest*, der sich seit 40 Jahren in der Psychologie bewährt hat und der Idee folgt: Jeder Mensch bevorzugt ganz bestimmte Farben und lehnt bestimmte andere ab. Lüscher: »Diese unbewußte Wahlentscheidung für und gegen eine Farbe sind Ausdruck des psychisch-somatischen Zustandes – der Konstitution des Patienten.«[50]

Die Farbe der Krankheit

Die Zuordnung zur Konstitution eines Patienten in einer Farbe, das Erkennen der Farbe einer Krankheit, ist eine Wissenschaft für sich. Uns soll hier nur interessieren, daß der *erste Farbeindruck* den diagnostischen Hinweis auf die Belastung eines bestimmen Organs bringen kann:

Hellrot	–	Herz/Kreislauf
Dunkelrot	–	Vorstadium von Krebs
Blau	–	Lunge/Dickdarm
Grün	–	Leber/Galle
Gelb	–	Magen/Bauchspeicheldrüse
Violett	–	Psyche

Dazwischen liegende Farbwerte geben Hinweise auf komplizierte Begleiterkrankungen. In der sogenannten *Mora-Color-Therapie*[51] würde man nun mit der jeweiligen *Komplementärfarbe* zu heilen versuchen, also

Intuitivfarbe	Rot mit Grün
Intuitivfarbe	Blau mit Gelb
Intuitivfarbe	Orange mit Gelborange
Intuitivfarbe	Violett mit Gelb
Intuitivfarbe	Gelb mit Rot.

Farben gehören zu den modernsten, energetisch wie holistisch wirksamen Therapieverfahren. *Farbimpulse* sind am erfolgreichsten, wenn sie auf die jeweiligen Akupunkturpunkte oder Energiezentren gegeben werden. Die *Farbtherapie* geht davon aus, daß die Frequenzen von Zellen gestört, »verschmutzt« sind, und daß diese Zelle im Zellverbund keine klaren Signale mehr senden kann. *Die Farbinformation von außen ordnet den Wellensalat.*[52] Seit alters her gilt: *Rot, Orange* und *Gelb* sind anregend (tonisierend), *Grün, Blau, Violett* beruhigend (sedierend), *Grüngelb, Grün, Grünblau* harmonisierend.
Ein Außenseiter der Medizin, der mittlerweile Insider mit einer respektablen Praxis wurde, ist der Bruchsaler Heilpraktiker Peter Mandel. Er hat schon sehr früh Krankheiten aufgrund von Energiebildern (*Kirlian-Fotografie*) diagnostiziert[53], mit elektrischen Impulsen akupunktiert[54] und schon Ende der siebziger Jahre die *Farbpunktur* entwickelt.[55] Die Farben *Rot, Gelb, Grün* und *Blau* setzte er mit den Temperamenten Choleriker, Sanguiniker, Phlegmatiker und Melancholiker gleich und fand in der Farbpunktur folgende Heilkräfte verborgen: Es half:

- Rotlicht bei allen *chronischen Erkrankungen* und *Durchblutungsstörungen*,
- Blaulicht bei *hitzigen* und *eitrigen Prozessen*, *Nervosität* und *Schlaflosigkeit*, *Koliken*, *Blutungen*, *Entzündungen*, *Schmerzen*,
- Gelblicht bei *körperlich/geistiger Müdigkeit*, bei *Schwäche des Drüsensystems*, bei *Erkrankungen des Magen-Darm-Traktes*, *Leber*, der *Blase* und der *Niere*,
- Grünlicht bei *Augenleiden*, *Bronchialkatarrh*, *Keuchhusten*, *Gelenkentzündungen*, *Gicht* und *Diabetes*, *Schwellungen* und *Knotenbildung*.

Fassen wir zusammen: Eine gezielt eingesetzte Farbtherapie ist vitalisierend, harmonisierend und heilend. Farbschwingungen erreichen die Ganzheit unseres Wesens über die Nahrung – (dabei sei an die Heilkraft bestimmter Pflanzenfarbstoffe erinnert) – mit der Sonneneinstrahlung, mit künstlichem Licht, beim *Farb-Baden*,

bei der *Farb-Visualisation*, beim *Farb-Atmen*, bei der *Farb-Meditation*. Farben fördern die Aktivität von Enzymen, Spurenelementen und Vitaminen, ohne die Stoffwechsel nicht möglich wäre. Farben erweitern oder verengen Blutgefäße, erhöhen oder senken den Blutdruck, unterstützen die Bildung von weißen Blutkörperchen, helfen dem Immunsystem, erhöhen die Aktivität des Gewebes oder beruhigen es, regulieren den Austausch zwischen Gewebe und Knochen. Farben binden den Sauerstoff, und mit Farbschwingungen kann man die Zell- und Organatmung des Körpers verbessern.
All dies zeigt uns erneut, wie inniglich Licht (Kosmos) und menschlicher Organismus (Leben) ineinander wirken und voneinander durchdrungen sind. Folgt man dem weiter oben beschriebenen Ansatz, daß die energetische Schwingung dissonante Energiefelder unseres Organismus wieder in Harmonie bringen könne, so wird verständlich, warum Lichttherapie auch bei psychischen Erkrankungen wie z.B. einer *saisonal abhängigen Depression* Wunder wirkt. Vor allem bei der Winterdepression bringen sogenannte True-like-Tageslicht-Röhren Erleuchtung fürs Gemüt. Die antidepressive Wirkung des Lichts geht über die Augen – so der Direktor der Psychiatrischen Klinik und Poliklinik der Freien Universität Berlin, Prof. Manfred Helmchen. Möglich, daß die Lichttherapie auch die Tätigkeit der Zirbeldrüse anregt, die nach heutigen Erkenntnissen das krebshemmende Melatonin herstellt und einströmende Strahlungsreize niedriger Frequenzen in Hormone umwandelt. Lichttherapie kann – unter ärztlicher Kontrolle – auch zu Hause angewandt werden.

Während die Farb- bzw. Lichttherapie zumeist das sichtbare Licht als Heilungsfaktor einsetzt, nutzt die *Phototherapie* sichtbares *und* nicht sichtbares Licht zur Behandlung.

- *Tumorpatienten*, deren Immunsystem darniederliegt, werden mit UV-Licht oberhalb 340 nm (UV-Al) bestrahlt. Erfolg: Die Zahl der T-Helfer-Zellen steigt, das Immunsystem reagiert rascher.[56]

Die *Photodynamische Therapie* (PDT) geht noch einen Schritt weiter. Den Kranken werden sogenannte *photosensibilisierende* Substanzen gegeben, das sind Stoffe, die auf Licht reagieren. (*Methylenblau*, *Eosin*, *Tetracylin*, *Chlorophyll*, *8-Methoxypsoralen* etc.). Sobald Licht diese Stoffe im Gewebe trifft, wirken sie zellzerstörend. Einige haben außerdem die Fähigkeit, sich besonders im Tumorgewebe anzureichern und bei Bestrahlung zu fluoriszieren (wie z.B. das *Hämatopor-*

phyrinderivat HpD). Deswegen werden photosensibilisierende Stoffe sowohl für die Diagnose wie für die Therapie benutzt.

- PDT erwies sich als brauchbar zur Behandlung verschiedener *Malignome* der Tiere und des Menschen, z.B. der *Lunge*, der *Speiseröhre*, der *Blase*, des *Gebärmutterhalses*, im *HNO-Bereich*, dem des *Gehirns*, der *Haut* sowie bei oberflächlichen Metastasen. (Hager)[57]

Wird die Photodynamische Lichttherapie mit dem Einsatz von ionisierendem Sauerstoff kombiniert, so ließen sich die gefährlichen reaktiven Sauerstoffreste (Radikale) neutralisieren.[58]

Das Licht, das aus dem Körper kommt

In Abwandlung des Goethe-Wortes: Wär nicht das Auge sonnenhaft, könnt' es die Sonne nicht erblicken, sagt die moderne energetische Medizin: Wär nicht der Körper Licht, könnt Licht ihn nicht erquicken. Unser inneres Licht kommuniziert mit dem äußeren Licht – und das Bibelwort *Es werde Licht* gewinnt eine neue, tiefere Bedeutung.

Werfen wir den Irrglauben über Bord, wir seien eine Fleisch- und Knochenmasse mit einzelnen Organen und Nervensträngen! Das, was wir als stofflich, als Material bezeichnen, dieses scheinbar dauernde, feste materielle So-Sein des Seins (Ohlenschläger)[59], ist nur ein kurzfristigiger Aggregatzustand von Energiefeldern im Strom der Zeit – genauso wie die Grundsubstanz *Wasser* sich unter bestimmten Bedingungen zur Erscheinungsform *Eis* wandelt – und dennoch das dynamische Energiesystem Wasser bleibt. Wir sind aus Licht gemacht, aus einer Vielzahl elektromagnetischer Wellen, sind ein riesiges Frequenzspektrum molekularer Schwingungen, die weit in Raum und Zeit reichen. Doch ist unser Leben aus Licht gemacht, so müßten wir dieses lebende Licht auch *sehen* können.

Hier treffen wir auf einen Mann, der umstritten wie alle unkonventionellen Denker ist – auf den Physiker Dr. Fritz-Albert Popp. Popp liebt es, in seinem Institut in Kaiserslautern seine Gäste in einen kleinen lichtlosen Raum zu führen, in dem in einer abgeschlossenen Apparatur Organismen (Bakterien, Blätter, Samen) an Fotosensoren angeschlossen sind, die Lichtemissionen messen. Popp's Leistung: Er fand, daß lebende Zellen eine ultraschwache Strahlung aussenden und daß diese

Strahlung vom Zellkern ausgeht, von der Zentralbibliothek der Erbanlagen, von den DNA-Ketten. Da in der modernen Physik die kleinsten Energieeinheiten (Quanten) *Photonen* genannt werden, nannte Popp die von Organismus ausgehende Strahlung *Biophotone.* »Alle Menschen leuchten!« (Popp). Popp fand weiter, daß es sich bei den Energiequellen der Biophotonen um *kohärente* Strahlung handelt, also um miteinander übereinstimmende und harmonisierende Frequenzen. Dies legt den Gedanken nahe, daß alle Biophotonen gemeinsam ein kohärentes Biophotonenfeld bilden. Ist dieses Biophotonenfeld der langgesuchte kybernetische Regelkreis des Organismus?

Popp eröffneten sich neue Horizonte der Medizin:[60]

- Biophotonen könnten in Zukunft als Gradmesser für Gesundheit und Krankheit genommen werden. Tumorgewebe zum Beispiel verrät sich in Frequenzbrüchen.
- Das in diesem Buch immer wieder beschriebene *Grundsystem* (Pischinger), dieses regulative Netzwerk von Organzelle, Grundsubstanz, Kreislauf, vegetativem Nervensystem *und* Wasser ist unter dem Aspekt der Biophotonen-Theorie ein dynamisches, kohärentes Ganzes: Das Wasser in uns (Urmeer) kann in Wechselwirkung mit dem Biophotonenfeld schwache elektromagnetische Signale speichern, verstärken und Lichtimpulse weiterleiten – so die Theorie. Das lebende Wasser in uns fungiert also als Gedächtnis und Informationsvermittler zugleich.
- Krankheit ist demnach *Informationsverschmutzung, Heilung* ist *Informationsklärung.* Die Therapie: Mit Hilfe elektromagnetischer Impulse und/oder Laserlicht werden gestörte Schwingmuster (Desinformationen) wieder miteinander in Resonanz und zu sinnvoller Kommunikation gebracht.

Damit sind wir erneut bei der *Bioresonanz* angelangt und beim *lebenden und toten Wasser* (siehe auch: Das Wasser des Lebens in Teil 2). Gibt es elektromagnetische Wirkung im Wasser, kann Wasser Informationen speichern, hat es ein Gedächtnis, so ist es auch in der Lage, *therapeutische Wirksamkeit von Pflanzen, von Licht und von potenzierten Tinkturen und von jeglicher chemischen Substanz anzunehmen (Cyril W. Smith).*

Das bedeutet, daß die von uns praktizierte Umweltverschmutzung weitaus dramatischere Folgen hat, als bislang angenommen: Auch nach gründlicher Reinigung von den Abwasseranlagen bleibt im Wasser die *Information* der Chemikalien, der elektromagnetischen Felder und der Radioaktivität zurück.

Das von den Wasserwerken aufbereitete heutige Trinkwasser ist also allenfalls *hygienisches Brauchwasser* (Wilfried Hacheney), das unseren Organismus mit Desinformationen verwirrt und vergiftet. Der Heilpraktiker von morgen wird folglich ein *Dr. energ.info* sein, ein *Informationsenergetiker*, der individuell Getränke, Wasser und Gewässer energetisch »reinigt« und auf körpereigene Schwingungen programmiert – ähnlich wie es jetzt schon der Meersburger Roland Plocher mit umgekippten Teichen macht (Roland Plocher Energiesystem).

Biologische Wirkung von Edelsteinen

Mineralien, Gesteine, Fossilien, Steine biologischer Herkunft wie Korallen werden schon seit Jahrtausenden als *Zaubersteine* genutzt – als Amulett, Talisman, Kraftobjekte und magische Waffen, als Fetische, Kultgegenstände sowie zur Meditation. (C. Rätsch, A. Guhr: [61]). Es scheint, wir bewegen uns nun im Bereich magischer Welten – und doch nicht. Edelsteine können Disharmonien im menschlichen Organismus ausgleichen, stellte der Wuppertaler Arzt Dr. Dieter Aschoff in seiner Praxis fest. Aschoff, der mit Hilfe eines Bluttropfens in einem elektrischen Meßkreis diagnostiziert und dies ausführlich zu begründen vermag, greift tief in die Quantenphysik, um das Phänomen *Heilende Steine* zu erklären:
Die *Drehung* der Elementarteilchen ist ein *Spin*, ist verantwortlich für den Charakter einer Welle, d.h. für ihre Frequenz, mit der sie schwingt. Dieser Spin ist rechts oder links herum – analog benimmt sich ein Lichtstrahl, der durch ein Medium (z.B. eine Zuckerlösung) geht, und dort *polarisiert*, rechts oder links abgelenkt wird. Rechtspulsierende Energie ist in einem biologischen System leichter integrierbar (Yang), linksdrehende Energie (Yin) führt dagegen zu einer Belastung des Grundsystems.
Wir begegnen hier der uns schon bekannten Definition des Yin und Yang aus der Traditionellen Chinesischen Medizin: Vor jeder Heilung steht die Anamnese, ob die Lebensenergie schwach (Yin) oder überschießend (Yang) ausgeprägt ist. Daraus leitet sich die Philosophie ab, daß rechtsdrehende Milchsäure gesund, linksdrehende Nahrungsmittel denaturiert sind, ein Mikrowellenherd die Moleküle eines zuvor rechtsdrehenden Nahrungsmittel linkspolarisiert, Blut vom Krebskranken links dreht usw. Um diesen Unterschied zwischen rechts- und linksdrehendem Wasser wußten schon die Römer beim Bau ihrer Aquädukte und die Erbauer von

Kirchen und Klöstern: Das geweihte Wasser ihrer Quellen und Brunnen war und ist rechtsdrehend!
Übertragen auf die Fähigkeit von Edelsteinen oder »Zaubersteinen« heißt dies: Diese Steine vermögen einen negativen Spin positiv auszurichten, also von links nach rechts zu drehen. Im folgenden einige Beispiele (INFO 45).

INFO 45: Schwingungen von Edelsteinen

Stein	**Wirkung (energetische Medizin)**	**zugeschriebene Wirkung von alters her**
Amethyst	bringt Energie, stillt Schmerzen aller Art, reinigt das Blut, beseitigt Furunkel, hilft bei Kopfschmerzen und Schlaflosigkeit;	stellt Verbindung zum Kosmos her, hilft bei Kopfschmerzen, Migräne und Neuralgien, vertreibt böse Gedanken und Nachtgespinste;
Bergkristall	festigt das Bindegewebe;	Licht verwandelt sich durch den Kristall in heilsame Strahlung;
Bernstein	dient zur Reinigung, gleicht Hormonstörungen aus, hilft bei Verdauungsbeschwerden, Asthma, Infektionen und Erkältung;	allgemeiner Schutz, hilft bei Harnbeschwerden, besitzt »Tiger-Seele«;
Jade	heilsam bei Grippe, Neuralgien, Migräne;	als Symbol des Lebens der Bote von Gesundheit;
Koralle	hilft bei Anämie, Mangelernährung, Koliken, ist heilsam während der Periode;	stoppt Wucherungen, hilft bei Sehstörungen, ist kräftigend bei Blutauswurf und wirksam bei Harnverhaltung;

Lapislazuli	löst Blockaden an der Kehle, Stauungen im Kehlkopfbereich, hilft bei Entzündungen, Fieber, Ekzemen, nervösem Kopfschmerz, Regelbeschwerden;	verkörpert die Schutzmacht der Sonne und des Himmels;
Malachit	gleicht Energien aus, hilft bei Asthma, Vergiftung, Rheuma, Augenleiden, Menstruationsbeschwerden;	schützt vor Unheil, bringt Freude, sorgt für komplikationslose Geburt – »Hebammenstein«;
Perle	gute Heilkräfte auf verschiedenen Ebenen, beseitigt Kalzium-Mangel;	Liebeszauber, Symbol himmlischer Weisheit;
Rubin	regt den Blutkreislauf an, aktiviert den ganzen Organismus;	verkörpert das Energiezentrum Wurzelchakra;
Topas	stimuliert, gleicht Energien aus, stärkt den Geschmackssinn, festigt Wirbelsäule, fördert Verdauung, gibt Nervenstärke;	Energiezentrum Nabel (Solar-Plexus-Chakra);
Saphir	regelt Funktion der Schilddrüse, senkt Blutdruck und Fieber, lindert Schmerzen, hilft gegen Nervosität und bei Schlafstörungen;	ist zugeordnet dem fünften Chakra (Schilddrüse);
Smaragd	regeneriert, belebt, normalisiert den Blutdruck, hilft bei Augenkrankheiten;	wirkt auf das Herz-Chakra;

(Quelle:[61, 62])

Auch bei der Heilwirkung von Edelsteinen gilt, was wir schon bei Pflanzen, Farben und Düften beschrieben: Jeder Mensch hat seine ganz persönliche Vorliebe, d.h. hat ein ganz persönliches Schwingmuster. Dr. Aschoff empfiehlt deshalb, die Steine vor Anwendung individuell auszutesten.

Krankheit – Ein musikalisches Problem

Die Kosmische Oktave – wie wir sie in diesem Buch bereits kennenlernten – hat uns mit einem Grundgesetz der Natur vertraut gemacht: Alles Geschehen ist symmetrisch und baut sich auf in harmonischen Schritten. Schon Pythagoras formulierte: Die in der Natur, in der Musik und in der Seele des Menschen wirkenden Gesetze sind identisch. Es lag und liegt nahe, diese *Harmonik* als Therapie zu nutzen, als ganzheitliche Behandlung von Dissonanzen. Auf diesem Gebiet hat sich die »Akademie (heute: Hochschule) für Musik und darstellende Kunst« in Wien verdient gemacht, indem sie den Musikprofessoren Hans Kayser und seinem Schüler Rudolf Haase Grundlagenforschung ermöglichte. *Daß Musiktherapie* heilsam ist, gehört zu den tief verwurzelten Erkenntnissen der Menschen (siehe auch: Anthroposophische Medizin, Ayurveda-Medizin in Teil 3) – doch wie sie wirkt, war lange Zeit unklar. Heute können wir sagen: Wenn es in unserem Universum eine harmonikale Rahmenstruktur gibt, so existiert diese auch im menschlichen Organismus. Die harmonikale Struktur des Kosmos und des Menschen schwingen »normalerweise« in Resonanz. Sind die Strukturen des Organismus »verstimmt«, wirken die Harmonie-Gesetze regulierend. »Einem aus dem Gleichgewicht geratenen organischen System wird durch zwei in einem Gleichgewicht schwingenden Wellen eine neue Gleichgewichtslage induziert« – so der Arzt und Künstler Dr. Hans Weiers.[63] Wenn Krankheit Dissonanz von Wellen ist, dann müssen harmonische *Frequenzproportionen* wohltuend wirken.
Wenn Krankheit ein musikalisches Problem ist, dann ist Heilung die musikalische Auflösung (Novalis).

Hinter dem Wortungetüm *Frequenzproportionen* verbirgt sich die Auffassung, daß diese Welt gestaltet wird von dem *Verhältnis* zweier Gegebenheiten zueinander, von den Proportionen. Berühmtestes Beispiel ist der *Goldene Schnitt* (Leonardo da Vinci): Eine Strecke wird so geteilt, daß sich die Länge der ganzen Strecke zum größten Teilstück verhält wie dieses größere Teilstück zum restlichen kleinen. Auf die harmonikale Musiktheorie übertragen bedeutet dies: Ein einzelner Ton bleibt» beziehungslos« und im wahrsten Sinne des Wortes »eintönig«, solange er allein ist, mindestens zwei Töne müssen es sein, um eine Harmonie zu schaffen. Weiers fand als besonders bedeutsam die Beziehung, die Harmonie, den Wohlklang zwischen den Tönen c und g – die *Quinte.* In Anlehnung an die Yin-Yang-Philosophie führt er aus:

- das Verhältnis von 1 zu 1 (1:1) ist das Höchstmaß an Selbem (tautón), ist das Prinzip der Identität – das *Tao*,
- 1:2 ist die ständige Wiederkehr und Wirksamkeit des Selben als *Oktave* – der Mensch,
- 2:3 ist die Polarität von Selbst und Anderem, von Frau und Mann, Ich und Du, Yin und Yang.

Weiers entwarf verschiedene Geräte, die es möglich machen, die Quinte zur Therapie einzusetzen:[64]

- Ein *Bioresonator* will mit Schallwellen im Frequenzverhältnis 2:3 den kranken Organismus wieder ins Gleichgewicht bringen,
- ein *Hydrovibrator* schickt Unterwasserdruckwellen mit Pulsfrequenzen im Verhältnis 2:3 auf den leidenden Organismus,
- ein *Rot-Blau-Farbgeber* bestrahlt den Patienten mit harmonischem 2:3 Schwingungsverhältnis,
- ein *Bioscillator* sendet hochfrequente elektromagnetische Felder im Kurzwellen- und Ultrakurzwellenbereich: Frequenzproportionen 2:3.

Der Erfolg: Die Quinte stellte den ausgewogenen Spannungszustand von Muskeln und Gefäßen wieder her und beeinflußte das gesamte seelische Terrain. Krankheitserregern wurde der Nährboden entzogen, sanfte Genesungsprozesse eingeleitet. (Siehe INFO 46)

Schwingen wir in Quinte oder Oktave harmonisch mit unseren Mitmenschen, mit Pflanzen und Erde, Wind, Sand und Sternen, so sind wir Teil einer harmonisch schwingenden Lebensenergie, im Ein-Klang. Der Ton g entspricht – wie wir sahen – dem feurigen Orangerot buddhistischer und hinduistischer Mönche, aber auch der genetischen Bibliothek (DNS); der Ton c kommt – nach unten oktaviert – der Schumann-Welle gleich, unserer Heimatwelle. Heimatwelle und DNS formen demnach miteinander den Wohlklang einer Quinte – aber haben wir dies nicht

INFO 46: Heilanzeigen Harmonik als Therapie

Gute bis außergewöhnlich gute Behandlungsergebnisse:

*Abszesse, Akro*zyanose (Blaurot-Verfärbung), Angina pectoris (»Herzenge«), Angina tonsillaris (Mandelentzündung), Apoplexie (plötzliche Blutungen) und Folgeerscheinungen, Arthritis, Arthrosis, Arthralgien (Gelenkschmerzen), Asthma bronchiale, Augenverletzungen.

- Blutergüsse, Blutungen, aktuelle und chronische Bronchitis.
- Coronarinsuffizien (Herzschwäche), Cystitis (Harnblasen- Entzündung).
- Distorsionen (Zerrungen), Dysmenorrhöe (Menstruationsbeschwerden), arterielle und venöse Durchblutungsstörungen.
- Endangitis obliterans (Gefäßverschluß), Ekzeme, Entzündungen der Haut und der Schleimhäute.
- Facialisparese (Gesichtslähmung).
- Gelenkrheuma, Gicht, Glaukom (grüner Star), Glottisödem (Kehlkopfschwellung), Grippaleffekt.
- Hautschäden verschiedener Art, Hepatopathien (Lebererkrankungen) Herpes zoster (Gürtelrose), Hyperthyreose (Schilddrüsen- Überfunktion).
- Impotenz, Ischias.
- Lichen ruber planus (Hautjucken), Lymphangitis (Lymphgefäß- Entzündung), Lymphadenitis (Lymphknoten-Schwellung), Lymphstauungen.
- Migräne, Muskelrheumatismus, Myogelosen (Muskelverhärtungen).
- Narben (kosmet. Resultat), Neuralgien, Neuritiden (Nervenentzündung).
- Ödeme verschiedener Art, Otitis media (Mittelohrentzündung).
- Schlaffe und spastische Paresen (Lähmungen), Periarthritits humeroscapularis (Schultersteife), Pleuritis (Rippenfellentzündung), Pneumonie (Lungenentzündung), posttraumatische Schwellungen (Schwellungen nach dem Unfall), Prostatitis (Prostata-Entzündung).
- Retinopathien (Netzhautentzündungen).
- Sinusitis (Nasennebenhöhlenentzündung), Spondyolisis (Wirbelsäulenerkrankung).
- Thrombophlebitis (Gefäßentzündung), Tränengangsentzündungen, Trigenimusneuralgien.
- Ulcus cruris (Unterschenkelgeschwür), Urticaria (Nesselausschlag).
- Verbrennungen, schlecht heilende Wunden.
- Zahnschmerzen, Zustände nach Zahnextraktionen.

(Quelle: Weiers[65])

schon immer gewußt? Der Mensch erinnert sich der Paradiese, die er ersehnt, heißt es. Der Mensch erinnert sich aber auch der Paradiese, die er kannte und die noch immer in ihm sind.
Natürlich könnten Sie diese heilsamen Erinnerungen auch direkt wachrufen wie schon in Teil 3 unter Klangtherapien beschrieben; einige Künstler wie der Komponist Peter Hübner haben bewußt Musik geschaffen, die auf eine Harmonisierung unserer Leibseele hinzielt. *Meditationen*, die auf einen Ton, wie z.B. den Ton g der Sonne (126,22 Hertz) eingestimmt sind, »sprengen« alle Vorstellungen und führen in neue Dimensionen ... in Bereiche, wo das Wesen keinen Namen hat, wo das All-Eine und das All-Viele sich nicht mehr unterscheiden und in ihrem Ursprung zusammenkommen und man selbst zu diesem Ursprung wird.[66]

Bachblüten – Schwingungsmuster der Seele

Auf den ersten Blick mag es verwunderlich erscheinen, die Therapie mit *Bachblüten* in diesem Teil des Buches unter »Heilende Energien« zu finden. Doch Bachblüten sind homöopathische Aufbereitungen, *Potenzierungen* von 38 Blüten verschiedener wildwachsender Pflanzen und Bäume – sind energetische Schwingungen. Der englische Bakteriologe Edward Bach war an Krebs erkrankt (Milz), hatte eine Überlebenschance von drei Monaten, gesundete trotzdem, weil er seine bakteriologischen Forschungen fortsetzen wollte. Dieser bemerkenswerte Mann verkaufte im Alter von 41 Jahren seine Praxis und sein Labor, um sich von 1931 an in Wales dem Studium menschlicher Persönlichkeitstypen und spezifisch heilender Pflanzen zu widmen – diesen »Lichtwesen« (C.G. Jung) mit ihren Blüten als Symbol geistiger Kraft. Bachs Credo:
»Krankheit ist weder Grausamkeit noch Strafe, sondern einzig und allein ein Korrektiv, ein Werkzeug, dessen sich unsere Seele (das Höhere Selbst) bedient, um uns auf unsere eigenen Fehler hinzuweisen, um uns vor größeren Irrtümern zurückzuhalten, um uns daran zu hindern, mehr Schaden anzurichten und uns auf dem Weg der Wahrheit und des Lichts zurückzubringen, von dem wir nie hätten abkommen sollen.«[67]
Bach folgte beim Sammeln der Pflanzen weitgehend seinen Eingebungen und tat dies mit wachsender Sensitivität. Bevor er eine bestimmte Blüte entdeckte, begann er unter genau dem Gemütszustand zu leiden, den später diese Pflanze heilte. Auch

Krankheiten von Patienten übertrugen sich auf ihn. Einmal, so notierten Zeitzeugen, war sein ganzer Körper von großen nässenden Wunden bedeckt, aber sie verschwanden, sobald er die richtige Pflanze gefunden hatte.[68] Auch bei der Zubereitung der Blüten folgte er seiner Intuition. So fühlte er, daß es richtig war, an einem heißen sonnigen Tag die eben gefundene Water Violet (Sumpfwasserfeder) in ein Glas klares Quellwassers zu legen und drei Stunden der Sonne auszusetzen, bis die Blüten welkten. Das so eingedampfte Blütenwasser – die Essenz – konservierte er mit Alkohol und verdünnte (potenzierte) es dann im Verhältnis 1:24. Frühjahrsblüten von Bäumen und Sträuchern, bei denen die Sonnenkraft nicht ausreichte, sie einzudampfen, kochte er an Ort und Stelle ein und potenzierte sie dann. Seine Erklärung für die Heilungserfolge der so gewonnenen Essenzen: »Bestimmte wildwachsende Blumen, Büsche und Bäume höherer Ordnung haben durch ihre hohe Schwingung die Kraft, unsere menschliche Schwingung zu erhöhen und unsere Kanäle für die Botschaften unseres spirituellen Selbst zu öffnen und unsere Persönlichkeit mit den Tugenden, die wir nötig haben, zu überfluten und dadurch die Charaktermängel auszuwaschen, die unsere Leiden verursachen.« »Wie schöne Musik oder andere großartige, inspirierende Dinge sind sie in der Lage, unsere ganze Persönlichkeit zu erheben und uns unserer Seele näherzubringen. Dadurch schenken sie uns Frieden und entbinden uns von unserem Leid. Sie heilen nicht dadurch, daß sie die Krankheit direkt angreifen, sondern dadurch, daß sie *unseren Körper mit den schönen Schwingungen unseres Höheren Selbst durchfluten,* in deren Gegenwart Krankheit wegschmilzt wie Schnee an der Sonne.«[69]

Bach fand sieben Hauptgruppen archetypisch negativer Seelenzustände, die er mit seinen Blüten durchflutete:
Angst, *Unsicherheit*, *ungenügendes Interesse an der Gegenwartssituation*, *Einsamkeit*, *Überempfindlichkeit gegen Einflüsse und Ideen*, *Mutlosigkeit* und *Verzweiflung*, *übergroße Sorge* um das Wohl anderer (INFO 47).
Seine Therapie ist aus heutiger Sicht immunstimulierend und streßabbauend und greift in unser energetisches Regelsystem ein. Blüten-Essenzen à la Bach sind *bioenergetische Medizin*. Die bioenergetische Strahlung kann mit der *Kirlian-Fotografie* oder dem *Color-Plate-Verfahren* des Nürnberger Physikers Dieter Knapp sichtbar gemacht werden. Bachblüten strahlen wie Mandala; Fotografien des menschlichen Blutserums nach mehrmaliger Behandlung mit Blütenessenzen zeigen ein harmonisches Strahlenmuster. So gesehen sind Bachblüten Informationsenergie reinsten Wassers.

INFO 47: Bachblüten und ihre Wirkung

1. Agrimony (Odermennig)
Man versucht, quälende Gedanken und innere Unruhe hinter einer Fassade von Fröhlichkeit und Sorglosigkeit zu verbergen.

2. Aspen (Zitterpappel)
Unerklärliche, vage Ängstlichkeiten, Vorahnungen, geheime Furcht vor irgendeinem drohenden Unheil.

3. Beech (Rotbuche)
Kritiksucht, Arroganz, Intoleranz, Man verurteilt andere ohne jedes Einfühlungsvermögen.

4. Centaury (Tausendgüldenkraut)
Schwäche des eigenen Willens, Überreaktion auf die Wünsche anderer, Gutmütigkeit wird ausgenutzt, Unfähigkeit Nein zu sagen.

5. Cerato (Bleiwurz)
Mangelndes Vertrauen in die eigene Meinung.

6. Cherry Plum (Kirschpflaume)
Angst davor, innerlich loszulassen; Angst vor seelischen Kurzschlußhandlungen; wilde Temperamentsausbrüche.

7. Chestnut Bud
(Knospe der Roßkastanie)
Man macht immer wieder die gleichen Fehler, weil man Erfahrungen nicht wirklich verarbeitet, nicht daraus lernt.

8. Chicory (Wegwarte)
Besitzergreifende Persönlichkeit, die sich übermäßig einmischt und kritisiert. Man erwartet von seiner Umgebung volle Zuwendung.

9. Clematis (Weiße Waldrebe)
Tagträumer; mit den Gedanken immer ganz woanders; zeigt wenig Aufmerksamkeit für das, was um ihn herum vorgeht.

10. Crab Apple (Holzapfel)
Man fühlt sich innerlich oder äußerlich beschmutzt, unrein oder infiziert. Detailkrämer. Die Reinigungsblüte.

11. Elm (Ulme)
Das vorübergehende Gefühl, seiner Aufgabe oder Verantwortung nicht gewachsen zu sein.

12. Gentian (Herbstenzian)
Skeptisch, zweifelnd, pessimistisch, leicht entmutigt.

13. Gorse (Stechginster)
Ohne Hoffnung, völlig verzweifelt. Jeder Ausweg aus der Krise scheint verbaut.

14. Heather (Schottisches Heidekraut)
Selbstbezogen, völlig mit sich beschäftigt, braucht ständig Publikum, »das bedürftige Kleinkind«.

15. Holly (Stechpalme)
Eifersucht, Migräne, Haß und Neidgefühle auf allen Ebenen.

16. Honeysuckle (Jelängerjelieber)
Sehnsucht nach Vergangenem; Bedauern über Vergangenes: lebt nicht in der Gegenwart.

17. Hornbeam (Weißbuche)
Man glaubt, man wäre zu schwach, um die täglichen Pflichten zu bewältigen, schafft es dann aber doch.

18. Impatients (Drüsentragendes Springkraut)
Ungeduldig, leicht gereizt, überschießende Reaktionen.

19. Larch (Lärche)
Erwartung von Fehlschlägen durch Mangel an Selbstvertrauen. Minderwertigkeitskomplexe.

20. Mimulus (Gefleckte Gauklerblume)
Scheu, Furchtsamkeit, »Angst vor der Welt«, spezifische Ängste, die man benennen kann.

21. Mustard (Wilder Senf)
Perioden tiefer Traurigkeit kommen und gehen plötzlich ohne erkennbare Ursache.

22. Oak (Eiche)
Der niedergeschlagene und erschöpfte Kämpfer, der trotzdem tapfer weitermacht und nie aufgibt.

23. Olive (Olive)
Man fühlt sich ausgelaugt und erschöpft. »Alles ist zuviel«.

24. Pine (Schottische Kiefer)
Selbstvorwürfe, Schuldgefühle. Mutlosigkeit.

25. Red Chestnut (Rote Kastanie)
Übertriebene Sorge und Angst um andere.

26. Rock Rose (Gelbes Sonnenröschen)
Innere Panik, Terror, extremes Angstgefühl.

27. Rock Water (Wasser aus heilkräftigen Quellen)
In der zähen Verfolgung bestimmter Ideale und Prinzipien werden andere persönliche Bedürfnisse unterdrückt.

28. Seleranthus (Einjähriger Knäuel)
Unschlüssig, sprunghaft; innerlich unausgeglichen. Meinung und Spannung wechseln von einem Moment zum anderen.

29. Star of Bethlemen (Doldiger Milchstern)
Nachwirkungen von körperlichen oder seelischen Erschütterungen, egal, ob weit zurückliegend oder erst kürzlich geschehen. »Der Seelentröster«.

30. Sweet Chestnut (Edelkastanie)
Tiefste Verzweiflung. Man glaubt, die Grenze dessen, was ein Mensch ertragen kann, sei nun erreicht.

31. Vervain (Eisenkraut)
Im Übereifer, sich für eine gute Sache einzusetzen, treibt man Raubbau mit seinen Kräften; reizbar bis fanatisch.

32. Vine (Weinrebe)
Dominierend, rücksichtslos, machthungrig, »der kleine Tyrann«.

33. Walnut (Walnuß)
Vorübergehendes Verunsicherungsgefühl, Beeinflußbarkeit und Wankelmut während entscheidender Neubeginn-Phasen im Leben. »Die Blüte, die den Durchbruch schafft«.

34. Water Violet (Sumpfwasserfeder)
Zeitweise innere Reserviertheit, stolze Zurückhaltung, isoliertes Überlegenheitsgefühl.

35. White Chestnut (Weiße Kastanie)
Bestimmte Gedanken kreisen unaufhörlich im Kopf, man wird sie nicht wieder los, innere Selbstgespräche und Dialoge.

36. Wild Oat (Waldrespe)
Unbestimmtheit der Ambitionen. Unzufriedenheit, weil man seine Lebensaufgabe nicht findet.

37. Wild Rose (Heckenrose)
Teilnahmslosigkeit, Apathie, Resignation, innere Kapitulation.

38. Willow (Gelbe Weide)
Innerer Groll, Verbitterung »Das Opfer des Schicksals«.

39. Rescue (Mischung) 1. Hilfe-Tropfen
Eine Mischung aus Nr. 6, 9, 18, 26 und 29. Nach Schreck und schokkierenden Erlebnissen. Vor Aufregungen und spannungsreichen Situationen.

(Quelle:[70])

Energiefluß und Chakra-Therapie

Alle Religionen, Denk- und Medizinsysteme der vergangenen Jahrtausende haben den Menschen als ein von göttlichen Energien durchdrungenen Wesen gesehen, – nur die Definitionen waren unterschiedlich. Mal sind es Energiemeridiane, die den Körper durchziehen, mal Energiekanäle. Mal ist Gott *Tao* – das Eine von Anfang an –, mal die absolute Energie *Prana*, mal das *Urfeld* des *klaren Lichtes*, das *Nirwana*. Nur Moses, Saulus und Mohamed war es vorbehalten, Gott als einen Stammmesführer zu deuten – mit all den schrecklichen Folgen der Missionierung und Niedermetzelung Andersgläubiger. Das Sanskrit-Wort *Prana* kann mit *absoluter Energie* übersetzt werden – im chinesischen Ch'i oder Qi genannt. Das Wort *Chakra*, ebenfalls aus dem Sanskrit abgeleitet, bedeutet *Rad*. Chakren sind der altindischen Vorstellung nach *Energieräder*, Kraftzentren, Öffnungen, in denen sich Energie bündelt (INFO 48).

Chakren können – modern ausgedrückt – als Empfangsstationen, Transformatoren und Verteiler der verschiedenen Primärfrequenzen gesehen werden. Lebensenergien fließen durch energetische Drehtüren in die Energiekanäle (*Nadis*) des Menschen, halten alle Lebensvorgänge in Gang – und geben rückgekoppelte Energie wieder in ihre Umgebung ab. Wir schwingen.

Da unser Selbst (Energiemuster) nicht an der Körperoberfläche endet, liegt es nahe zu fragen, *wie weit wir schwingen*. Hier bieten tibetanische und altindische Philosophen folgende Vorstellung an.

Aus unserer Gestalt heraus und um unsere Gestalt herum schwingen

- der Ätherleib,
- der Emotional- oder Astralkörper,
- der Mentalkörper,
- der spirituelle Leib.

Alle energetischen Schwingungen des Menschen sind auch ineinander fließend verwoben. Und alle zusammen bilden die *Aura*.[71]

Der *Ätherleib*, der etwa fünf bis sechs Zentimeter über unsere Haut hinausreicht, ist die vitale und schöpferische Lebenskraft, die unseren physischen Körper gestaltet und sich in seinen Empfindungen offenbart.

Negative Gedanken und Emotionen, Unterdrückungen von Kindheit an, seelische Malträtierungen, Angst, Verlust und Resignation können den Ätherleib schwächen und im wahrsten Sinne des Wortes durchlöchern. Ist der energetische Schutz-

schirm des Ätherleibes aber erst einmal durchlöchert, so dringen Krankheitskeime und negative Schwingungen ein. Die Folge: Mehr und mehr erlischt der Ätherleib, läuft die Lebensenergie aus. Nach dem physischen Tod eines Menschen löst sich – so die Vorstellung – der Ätherleib innerhalb von vier oder fünf Tagen auf und wird bei jeder Wiederverkörperung neu gebildet.
Der zweite Teilbereich der Aura ist die Projektion der Gemütsbewegungen, ein »unbeschreibliches Spiel von ständig wechselnden, in allen Nuancen schillernden Farben« – der *Emotional- oder Astralkörper.* Der überwiegende Teil der Gefühlsenergie lokalisiert sich im Bereich des Solar-Plexus und umstrahlt den Menschen bis zu mehreren Metern in unablässiger Bewegung und ovaler Form.

Der *Mentalleib* dann ist weniger dicht, schwingt auf höherer Oktave und durchwebt die Strukturen von Äther- und Astralleib. Der Mentalkörper (*Geistkörper*) ist Mittler zu den *Spirituellen Energien.* Er »denkt« assoziativ in Bildern und Klängen, plötzlichen Einsichten, läßt universelle Wahrheiten einfließen, verbindet Stirnchakra und Kronenchakra.

Höchste Schwingungsfrequenz zeichnet den *Spirituellen Körper* aus, der bei begnadeten und sich ihres Spektrums bewußten Menschen bis zu mehreren Kilometern ausstrahlen kann – so die Vorstellung. Die ursprüngliche Eiform verwandelt sich dabei in einen gleichmäßigen Kreis oder in eine Spirale. Der spirituelle Körper leuchtet in den zartesten und intensivsten Farben und verbindet uns mit dem Energiestrom des Universums.
Chakren entspringen wie Lotosblüten (Padmas) an verschiedenen Punkten des Rückgrats und öffnen ihre Kelche außerhalb des Körpers im Ätherleib. Es gibt sieben beim Mann sich rechts- und bei der Frau sich linksdrehende Energiefelder. Sie werden von unten nach oben numeriert (INFO 48):

1. Wurzel-Chakra
2. Sakral-Chakra
3. Nabel- oder Solarplexus-Chakra
4. Herz-Chakra
5. Hals-Chakra
6. Stirn-Chakra (Drittes Auge)
7. Kronen-Chakra oder Scheitel-Chakra

INFO 48: Die Chakren des Menschen

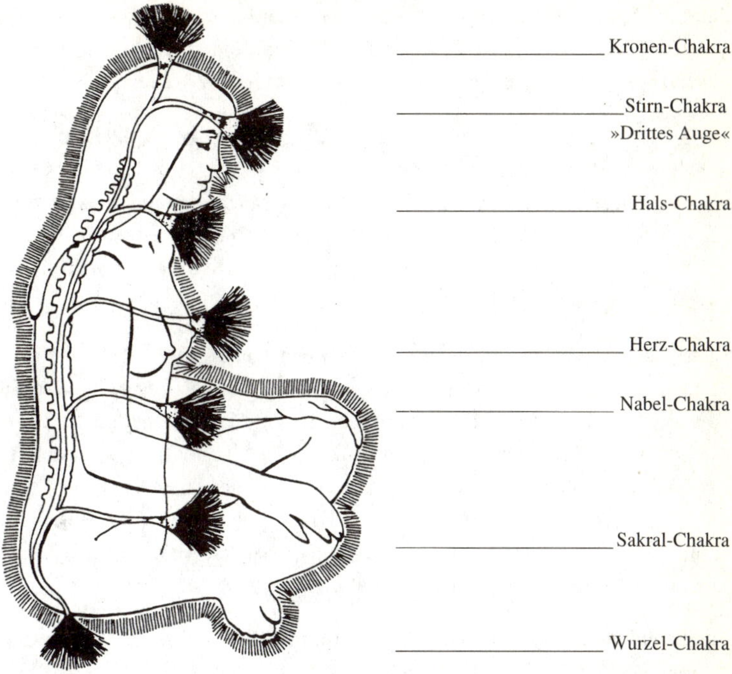

(Quelle: Kinateder[72])

Eindrucksvoll beschreibt Joseph Campbell, einer der bedeutendsten Mythenforscher unseres Jahrhunderts, den Symbolgehalt dieser Energiefelder:[73]
Das erste Chakra (*Muladhara*) am unteren Ende der Wirbelsäule zwischen Anus und Geschlechtsorgan, das oft auch als Rechteck dargestellt wird, steht für die Erde, das grobstoffliche Element. Weibliche und männliche Energie – *Yoni*, der Schoß der kosmischen Mutter, und *Lingam*, das Zeugungsorgan des männlichen Gottes – sind noch miteinander vereint. Hier in diesem Chakra ruht die dreieinhalbfach gerollte Schlange, die *Kundalini*-Kraft (siehe auch Teil 5: Seelenheil). Sobald die Schlange erwacht, steigt sie auf durch alle sieben Chakren und durchflutet uns mit reiner Energie.

Das zweite Chakra, das *Svadishthana*-Chakra wird durch die Mondsichel symbolisiert. Der Mond herrscht über die Gezeiten des Lebens, über die Sexualität. Die Gottheit des zweiten Chakras ist *Vishnu* und seine Inkarnation *Krishna*, die immer wiederkehrende Liebe, die Gott für die Welt empfindet. Auch Jesus Christus ist aus indischer Sicht eine Art Inkarnation Vishnus, ist diese Liebe.

In der Höhe des Nabels liegt das dritte Chakra *Manipura*, die Stadt des leuchtenden Juwels. Hier erscheint die Energie aggressiv, will erobern, alles verzehren, alles in sich selbst verwandeln, hier geht es um Macht. In den indischen Darstellungen des Manipura haben Blütenblätter die Farbe von Gewitterwolken. Die Göttin *Durga* erscheint in ihrem zerstörerischen Aspekt als *Kali* mit ihren Attributen Krieg, Schlachtfeld, Opfer.

Steigen wir weiter empor, so erreichen wir das vierte Chakra, das *Anahata* in der Höhe des Herzens, das Chakra der Umwandlung, der geistig-spirituellen Geburt. Das Symbol für dieses Chakra ist der sechszackige Stern, der aus zwei Dreiecken gebildet wird. Das nach oben weisende Dreieck ist Sinnbild des spirituellen Strebens, das nach unten weisende drückt die Trägheit des Physischen aus.
Das Anahata ist die Mitte zwischen Woher und Wohin. Stellen wir uns alle sieben Chakren als die Flammen eines alttestamentarischen siebenarmigen Leuchters vor, so ist das Herzchakra die Mittelflamme.

Dem Chakra der Umwandlung folgt als fünftes Chakra das Energiefeld der Läuterung, das *Vishudda*-Chakra oder auch Kehlkopfchakra. Geläutert wird das Tierische, das Physische, das Materielle in uns. Wir öffnen unser Ohr und lauschen auf die offenen und verborgenen Stimmen der Schöpfung. Alle unsere Energie, die bislang nach außen gerichtet war, wird nach innen genommen. Wir nehmen unsere inneren Stimmen wahr, das Transzendente erscheint, wir empfangen Inspiration.

Im sechsten Chakra, dem Ajña (Autorität, Macht) öffnet sich das dritte Auge auf unserer Stirn und wir schauen Gott. Die Seele erblickt ihr Ziel (Campbell). Wir werden uns unserer selbst bewußt und Gott sieht sich in uns an. Wir erblicken die Schönheit und die Liebe der Schöpfung.

Die letzte Stufe ist das siebte Chakra *Sahasrara*. Hatte die Seele im sechsten Chakra ihr Ziel, das Göttliche, geschaut, so sehnt sie sich jetzt nach Einswerdung: Das Ziel aller Mystiker ist die Einswerdung mit dem Geliebten. »Ich und der Vater sind eins.« (Johannes 10,30). Im siebten Chakra stößt die entfaltete Kundalini-Kraft der dreieinhalbfach gerollten Schlange durch unser Schädeldecke, strömen die Energien aller Chakren universal zusammen, schmelzen die Gegensatzpaare, die wir durchlebt haben, kehren wir zurück zum reinen Sein, zum Urfeld, zur Urenergie, zum Tao.

Ausgehend von dieser Deutung der Chakren können wir auch Zuordnungen der Energieräder zu Nervengeflecht, Drüsen, Organe, Farben, Düften und Tönen vornehmen.[74,75] Töne in Verbindung mit Chakren entfalten eine gewaltige Kraft, wie Sie leicht feststellen können, indem Sie ein eigenes Experiment vornehmen und die Töne laut singen:

- Das Wurzelchakra wird durch monotone, stark betonte Rhythmen aktiviert, ihm ist der Vokal *U* zugeordnet. Die archaische Musik vieler Naturvölker stimuliert das Wurzelchakra.
- Zum zweiten oder auch Sakralchakra gehört das *geschlossene O*. Singen Sie ausatmend dieses *O*, so neigt es sich von selbst zum *U*, weckt tiefe Gefühle und läßt Yin- und Yang-Energien zusammenfließen.
- Dem Solar-Plexus-Chakra ist das *offene O* zugeordnet. Beim langgezogenen *offenen O* strömen die Energien nach außen.
- Der Klang des vierten Chakras, des Herzchakras, ist ein *offenes A*. Der oben zitierte Mythenforscher Joseph Campbell hört hier das *OM*. *OM* kann in unserem Alphabet als *O-M* oder *A-M* geschrieben werden und ist der heilige Laut per se. *OM* ist der Klang der Energie des Universums, einer Energie, die alle Dinge manifestiert (Campbell). Wenn wir das *OM* singen, beginnt es hinten in der Mundhöhle als *A*, füllt den Mund mit *UU* und schließt die Lippen mit *MMM*. Das *A* entspricht dem Wachbewußtsein, kommt von außen, das *U* gehört dem Traumbewußtsein an, strömt aus unserem Innern: In *A* und *U* verwandeln sich Innen und Außen zur Ganzheit. Das *MMM* schließlich bindet Inneres und Äußeres in »traumlosem Tiefschlaf« Campbell), im »Feld der Stille«, im reinen Sein.
- Das fünfte Chakra, das Chakra der Reinigung, ist dem Vokal *E* zugeordnet. Es ist ein *E* zwischen *A* und *I*. Geben wir uns dem *E* hin, so spüren wir Herz und Verstand ineinander schwingen.
- Das langgezogene *I* aktiviert unser Stirnchakra. Es löst eine nach oben gerichtete Bewegung aus; es scheint, als wollten innere Energien wie gebündelte Lichtstrahlen nach außen brechen.
- Der Laut des Kronenchakra schließlich ist das *M*. Das *M*, das in Indien als Vokal angesehen wird, öffnet das Kronenchakra.

Das *M* ist immerwährendes Summen ohne Grenzen und ohne Struktur und repräsentiert so das unbegrenzte Bewußtsein.

Die Atembewegung des *M* läßt alle Zellen vibrieren, bestätigt aus therapeutischer Sicht die Atemlehrerin Ilse Middendorf (siehe auch Teil 1: Der Atem als Therapie). Das *M* regt den Kreislauf an und regt die Nerven und das Gehirn auf. Die Tätigkeit der Organe wird gefördert. Wenn das *M* maßvoll geübt wird, macht es hellwach; wird es zu lange geübt, macht es benommen. Ilse Middendorf sieht Heilkräfte sich entfalten, wenn wir die Vokale und Konsonanten *schweigend* singen und so die Atembewegung still und intensiv erspüren. Doch wie auch immer Sie sich entscheiden, ob Sie schweigend singen oder in lang sich ausdehnenden Lauten, allein, zu zweit oder in der Gruppe – beginnen Sie Ihre Reise immer im Wurzelchakra beim *U*, um dann über das *geschlossene O* und *offene O* zu *A* und *A-U-M* und *O-M* zu gelangen, um schließlich vom *E* zum *I* und zum *M* zu kommen – dem grenzenlosen Feld des Kronen-Chakras.
Die sieben Energieräder lassen sich auch den jeweiligen Lebensabschnitten des Menschen zuordnen – vorausgesetzt, wir vertrauen uns der magischen Zahl 7 an. Beispiel: In unserem ersten Lebensjahr bestimmt das 1. Chakra unser Dasein, d.h. ursprüngliche Lebensenergie, Urvertrauen, Beziehung zur Erde und zur materiellen Welt, Stabilität, Durchsetzungskraft. Dieses Chakra bestimmt auch die ersten sieben Jahre unseres Lebens. Dann geht es weiter mit Sinnlichkeit, Erotik, Kreativität (2. Chakra = 2. Lebensjahr und Alter 8-14 etc.), Entfaltung der Persönlichkeit, Gestaltung des Seins, Kraft und Fülle (3. Chakra), Herzensqualitäten, Liebe, Selbstlosigkeit (4. Chakra), Kommunikation, Unabhängigkeit, Inspiration (5. Chakra), Erkenntnisfunktion, Intuition, Entwicklung der inneren Sinne (6. Chakra), Vollendung, höchste Erkenntnisse, Universelles Bewußtsein (7. Chakra).

Versuchen wir eine Zuordnung der Chakren auf die 18 Milliarden Jahre Entwicklung des Kosmos, so könnten wir sagen:

1. Chakra: körperlicher Wille zum Sein, Urknall, Urfeld, Urenergie, Eins, Tao.
2. Chakra: schöpferische Fortpflanzung des Seins, Yin und Yang, Raum und Zeit, Teilchen und Welle, Plus und Minus, Zwei und Drei.
3. Chakra: Gestaltung des Seins: Eins, zwei und drei, acht, neun und zehn, Rechts- und Links-Spin, Atome, Moleküle.
4. Chakra: Seinshingabe: Leben, Bakterien, Pflanzen, Tiere, Mensch.
5. Chakra: Seinsresonanz: Glauben, Bewußtsein, Liebe.

6. Chakra: Seinserkenntnis: Erleuchtung, Paradigmenwechsel, Bewußtseinssprung.
7. Chakra: reines Sein.

So, wie die Chakren die energetische Kraft des gesamten Lebewesens sammeln und verteilen, so sind sie Sammelbecken von krank machenden Informationen, Störungen und Blockaden. Hier setzt die *Chakra-Therapie* an. Sie ist in erster Linie eine *Regulationstherapie*, will Disharmonien beseitigen, Ungleichgewichte austarieren, Energieblockaden aufheben und den gesamten bioenergetischen Haushalt des Menschen stärken. Sie nutzt verschiedene Methoden, die uns zum Teil schon bekannt sind.

1. *Chakra-Bioresonanz*
Das Schwingbild wird aus dem Chakra mit einer Sonde direkt abgenommen, in einem *Bicom*-Gerät (siehe weiter oben) umgewandelt und mit einer zweiten Sonde dem Chakra wieder zugeführt.

2. *Chakra-Meridian-Therapie*
Das Chakra wird indirekt behandelt, indem die zugehörigen Meridiane bzw. Energiekanäle beeinflußt werden. Durch Therapie der im Körper »kreisenden« pathologischen Informationen läßt sich auch die entsprechende Information im Chakra eliminieren.

3. *Chakra-Impulstherapie*
Wenn wir dem Gedanken folgen, daß es Chakren-Energiezentren gibt, und daß ihre Störungen unseren gesamten Organismus krank machen, so fällt es uns leicht, die Chakra-Impuls-Therapie anzuerkennen. Hier wirkt kein Apparat, der Schwingungen umwandelt und Resonanzen hervorbringt, sondern ein *Heiler, der seine Hände auflegt* und die Störschwingungen ausschaltet. Der über neunzigjährige Homburger Prof. Dr. Otto Neunhöffer, der sich ein Leben lang mit *Impuls- und Lithotherapie* (Euro-Verlag, Nieby) beschäftigte, sagt, daß die *Impulsheilung* keine Fernheilung oder Geistheilung sei, sondern eine seit alters her im religiösen Bereich übliche Handlung; auch Jesus Christus und Buddha vermochten mit ihren Händen zu heilen. Heilung durch Handauflegen ist wohl die älteste, die menschlichste und stärkste Form der Heilung – sofern sie gelingt.
Nur vier Prozent aller Menschen haben die Gabe der heilenden Hände.

Chakra-Therapie versteht sich nicht nur als medizinische Methode, energetische Blockaden zu lösen und Energieräder wieder in Schwung zu bringen. Sie will eine ganzheitliche Umstellung unseres spirituell-energetischen Wesens, eine Entfaltung unserer Vitalität und Schöpfungskraft, die auch wir »Gesunde« zumeist verloren haben. Sich auf seine Chakren einzulassen, heißt auf die Reise gehen zu sich selbst, zum Leben, zu Gott.
Diese Reisen können wir unternehmen, indem wir uns meditativ auf unsere Chakren besinnen. Öffnen und harmonisieren wir das Herz-Chakra, so öffnen wir uns zum Leben und zur Liebe. Beleben wir die unteren Chakren, so kommen wir zu neuem Naturverstehen und zu neuer Naturerfahrung. Starke, intensive Beschäftigung mit der Natur wiederum stärkt unsere Wurzel-, Sakral- und Nabel-Chakren. Der Himmel, Lichter und Gestirne aktivieren Kronen-Chakra und Drittes Auge. Meditative Chakren-Reisen können von Klängen und dem Singen von Vokalen begleitet sein. Ebenso stimulieren Farben, Edelsteine, Aromen die Chakren. Allein, zu zweit oder in Gruppen ausgeübt, bringt die Chakra-Meditation für den westlichen Industriemenschen Erfahrungen von ungeahnter Intensität.

Ta'i Chi und Qi Gong – Heilender Tanz und heilende Laute

Ob wir die in uns wirkende Kraft in Energierädern gebündelt sehen oder als *Chi (Qi)* oder *Reiki* unser Wesen durchströmen fühlen – wir haben es immer mit derselben Idee zu tun: In uns und durch uns wirkt das Universum. Der altchinesischen Vorstellung von den gleichzeitig polaren wie harmonischen Kräften des Yin und des Yang folgt das *Ta'i Chi* – ein System von Körperübungen und Meditationen, das gleichzeitig den Körper mit Energie laden und die Seele beruhigen soll. Ziel des Ta'i Chi ist die perfekte Koordination von Geist und Körper durch einen *Tanz* fließender und kreisender Bewegungen, bei dem die Kräfte des Yin und Yang miteinander vereinigt werden.

Das *Qi Gong* (Qi = chi) ist der Oberbegriff für alle Übungen, mit denen der Mensch seinen Energiefluß selbst beeinflussen kann.[76]
Aus der Vielfalt der Qi Gong-Übungen ist die »Übung der sechs Laute« eine der wirksamsten. In gezielter Konzentration und mit ganzkörperlichen Bewegungen

werden sechsmal hintereinander bestimmte Laute (in angegebener Reihenfolge) ausgestoßen, die den jeweiligen Funktionskreisen zugeordnet sind (siehe auch noch einmal die INFO-Übersichten 39 und 40):

- das *xu* für den Leberfunktionskreis,
- das *ke* für den Herzfunktionskreis,
- das *hu* für den Milzfunktionskreis,
- das *si* oder *xie* für den Lungenfunktionskreis,
- das *chui* für den Nierenfunktionskreis,
- das *xi* für den »Dreifachen Erwärmer«, der die Atmung, Verdauung und Urogenitale beeinflußt.

Wurde vorher eine bestimmte Störung diagnostiziert wie z.B. eine Blockade des Leberfunktionskreises, so wird der dazugehörende Laut *xu* noch einige Male öfter geübt. Da es in der Traditionellen Chinesischen Medizin um die Ausgewogenheit des Yin-Yang geht, gehören zu den Qi Gong-Übungen auch Akupressur (»Waschen des Knochenmarks«) sowie harmonisierende Bewegungen (Belasten und Entlasten des Fußes, öffnende und senkende Handbewegungen etc.). Die Energie-Leitbahnen durchziehen uns wie Flüsse und Seen, und so bewirkt Qi Gong ein Wegschwemmen von Blockaden, ein Erweitern der peripheren Blutgefäße, eine Verbesserung der Mikrozirkulation, eine Erwärmung bestimmter Körperpartien, eine Wiederherstellung des inneren Gleichgewichts und das Zurückpendeln in ein harmonisches Schwingungsmuster. Spektakuläre Erfolge wurden bei der Behandlung von *chronischen Magen-Darm-Erkrankungen* erzielt. Immer wieder versuchten Wissenschaftler der Volksrepublik China in den siebziger Jahren diese Energie Qi experimentell nachzuweisen: Mit Sensoren maß man z.B. die Energie, die ein Qi Gong-Meister vom Mittelpunkt seiner Handfläche aussendet. Erste Ergebnisse: Das Qi hat Ähnlichkeit mit der Infrarot-Strahlung, mit elektromagnetischen Wellen, mit statischer Elektrizität und mit Magnetismus (siehe das übernächste Kapitel).

Reiki – Die Universelle Lebensenergie

Reiki ist der japanische Begriff für »Universale Lebensenergie« oder göttliche Kraft, ist eine alte in Vergessenheit geratene Heilkunst, die der christliche Mönch Dr. Mikao Usuis in einer Vision wiederentdeckte.
Reiki-Kraft fließt in kraftvoller und konzentrierter Form durch die Hände des Reiki-Gebenden entweder in den eigenen Körper oder in einen anderen Organismus. Diese Kraft zu nutzen, können wir lernen.[77]
Grundsätzlich werden die Hände ruhig und mit geschlossenen Fingern auf die verschiedenen Körperzonen gelegt. Jede Position wird nach Gefühl und Wärmeempfindung drei bis fünf Minuten oder länger beibehalten.

- Bei der Eigenbehandlung beginnt man mit verschiedenen Kopfpositionen und »läßt Reiki fließen«. Dann geht man mit den Händen über Herz, Leber, Milz, Magen, Solar-Plexus und Unterbauch sowie Nieren – und dorthin, wo Schmerzen sind.
- Bei der »Schnellbehandlung« sitzt der Patient und die Hände werden nacheinander in folgender Reihenfolge aufgelegt:
  1. beide Hände auf die Schulter des Patienten oder Partners,
  2. beide Hände sanft auf die Schädeldecke,
  3. eine Hand auf den Übergang von Hinterkopf zu Wirbelsäule, die andere auf die Stirn,
  4. eine Hand auf den siebten, herausstehenden Halswirbel, die andere vorne über der Halsgrube,
  5. eine Hand auf das Brustbein, die andere in gleicher Höhe auf den Rücken,
  6. eine Hand auf den Solar-Plexus, die andere in gleicher Höhe auf den Rükken,
  7. eine Hand auf den Unterbauch, die andere in gleicher Höhe auf den verlängerten Rücken.

Reiki, das »höchste Geheimnis der Energiewissenschaft« – so die Anhänger der Bewegung – versteht sich als unspezifische Heilweise, als *Kanal*, als *Katalysator.* Fließende Reiki-Energie vitalisiert Körper und Geist, löst Blockaden, reinigt von energetischen Giften – und greift so heilend in Krankheitsprozesse ein. Kurz: Der Lebensenergie wird geholfen, ihre »innere Heilungsarbeit wieder aufzunehmen«.

Elektromedizin – Die Heilmethode der Zukunft

Seit Jahrmillionen prasselt auf unseren Planeten ein Trommelfeuer elektromagnetischer Wellen nieder. Als unsichtbare natürliche Kraft umgibt uns das Magnetfeld der Erde, nur beeinflußt vom »Sonnenwind«, der von der Sonne »wehenden« elektromagnetischen Strahlung. Polarlichter sind sichtbare Erscheinungen des Zusammenwirkens von Sonnenstrahlung und Erdmagnetfeld. *Föhn* und *Wetterfühligkeit* haben mit den Resonanzen oder Dissonanzen menschlicher und sphärischer Schwingungen zu tun, Wünschelruten reagieren auf unsichtbare »Erdstrahlen« bzw. biomagnetische Schwingungsmuster, Zugvögel orientieren sich am Magnetfeld der Erde, Delphine verständigen sich elektromagnetisch, Fledermäuse orientieren sich aufgrund abgestrahlter Ultraschallwellen – und auch der Mensch ist ein durch und durch elektrisch/magnetisches Wesen.

Elektronen tragen die Energie, die unser Körper zum Leben braucht. Nervenimpulse sind Feuerstürme.

Auf der Innenseite eines Zellmembrans herrscht – dessen können wir sicher sein – eine Spannung von -70 mV (einem Siebzigstel Millivolt; das Minuszeichen steht für negative Ladung) Schaltzentrale für alle Nervenimpulse ist unser Hirn. Dort verarbeiten hundert Milliarden Nerven- und Gehirnzellen – etwa soviel Zellen wie unsere Galaxis Sonnen hat – unablässig Informationen durch Umpolung von Stromimpulsen, Quantensprüngen der Elektronen, durch Befeuerung der Nerven. Aus dem Physikunterricht wissen wir: Wo immer Strom durch einen Leiter fließt, bildet sich ein elektro-*magnetisches* Feld, d.h. auch ein Nerv, der an seiner Faser (Axon) einen Impuls weiterleitet, erzeugt *magnetische Felder.* Magnetische Felder sind Kraftlinien zwischen Polen.

Ein Magnetfeld kann homogen oder inhomogen sein – im homogenen Feld sind die Feldstärken gleichmäßig verteilt, im inhomogenen ungleichmäßig. Alle Magnetkörper treten nur als Di-Pole auf, d.h. Nord- oder Südpol präsentieren sich niemals allein. Auch wenn Sie einen Magneten zwischen den Polen durchtrennen, stellen die Teile wieder je einen Di-Pol her. Yin-Yang ist ein Di-Pol!

Magnetismus, d.h. die Wirkung von Magnetfeldern auf Lebewesen war – nach der Verteufelung des *Mesmerischen Magnetismus* – lange Jahre kein Gesprächsthema mehr. Der »Wunderarzt« und Theologe Franz Anton Mesmer heilte in Wien und Prag mit Hilfe eines kleinen Permanentmagneten. Da Mesmer aber auch erstaunliche Heilerfolge erzielte ohne Magneten, nur durch Streichen, Streicheln seiner

Hände, geriet er in den Ruf des Scharlatans, und Magnettherapie in den Dunstkreis des Hokuspokus. Noch 1888 publizierte ein gewisser Physiologe namens L. Hermann Untersuchungen, die behaupteten, daß es *keine* Magneteinwirkung auf den Menschen gäbe. Erst 1902 und 1905 berichteten F. Frankenhäuser und P. Krefft über *schmerzlindernde* Effekte nach Anwendung eines Magnetwechselfeldes: Viele Jahre später wird bekannt, daß unter Magnetfeldern Wunden besser heilen. Im Jahr 1975 aber kommt Bewegung in die Szene. Da konnte das Magnetfeld gemessen werden, das *beim Denken im menschlichen Kopf entsteht* (Magnetenzephalogramm = MEG). Heute vermögen wir aufgrund der vom Computer erfaßten, umgerechneten und abgebildeten Daten mit Hilfe der Magnetfelder in den menschlichen Körper *hineinzublicken*, die Geschwindigkeit des Blutes, die Verletzungen innerer Gewebe, die krankhaften Veränderungen der Knochen, ja sogar Krebs diagnostizieren.

Dies alles ist nur möglich wegen der *magnetischen Resonanz* und zweier *elektromagnetischer Fenster*.[78] Das erste Fenster ist das seit langem bekannte *Röntgenfenster*: Mit Wellen (Strahlen) extremer Kürze und hoher Energie (und den damit verbundenen möglichen Gesundheitsschädigungen) vermögen wir die Haut zu durchdringen und unser Inneres abzubilden. Das *zweite Fenster* tut sich auf bei extrem langen Wellen (10 Meter bis 100 Kilometer) und niedriger Energie. In diesem Bereich können wir durch Radiowellen bestimmter Frequenzen die *Kerne von Atomen* (Protonen) zu einer Reaktion (Resonanz) anregen. Das so angeregte Magnetfeld in einer Körperschicht sendet Signale, die wir aufzeichnen:

Wir bekommen Informationen über die Funktionsweise lebender Zellen, über den Aufbau des Gewebes und beispielsweise über Krebs im Entstehungsstadium. Kurz: Unser Organismus ist für elektromagnetische Impulse empfänglich und reagiert mit *Kernresonanz* in langwelligem Bereich (Fenster). Dies bedeutet, daß alle von der Elektroindustrie und Elektrophysik bislang verteidigten Richtwerte für elektrisch magnetische Felder und deren Schädigungen *zu hoch* oder zu *undifferenziert* angesetzt sind. Die Auswirkungen des *Elekrosmog* sind demnach weitaus dramatischer als bisher angenommen:

Kopfschmerzen, Unruhezustände, Schlafstörungen, Konzentrationsschwäche, Verhaltensänderung, Denkblockaden, Schwindelgefühl, innere Erregung, das Gefühl »unter Spannung zu stehen«, Ohrenpfeifen (Tinnitus), Hörsturz, Hormonstörungen, Depressivität, Gereiztheit können Folgen des chronischen Einwirkens elektromagnetischer Schwingungen sein!

Elektrosmog – Das Übel unserer Zeit

Elektrosmog umgibt uns immer und überall in zunehmendem Ausmaß. Mehr als 30 000 Kilometer Hochspannungsleitungen durchziehen Deutschland, 12 000 Kilometer Oberleitungs-Trassen der Bahn. 10 000 Rundfunk- und Fernsehsender strahlen ins Land. Dazu 3000 Mobilfunk- und 12 000 Richtfunksender. Hunderte von Elektrogeräten – von der Halogenlampe bis zum Mikrowellenherd – »schmücken« unsere Heime. Und am Arbeitsplatz sind wir umstellt von Datensichtgeräten, Computern und elektronischen Apparaturen jeder Art.

Wie riskant ist unser Leben unter Strom? Hierzu gab und gibt es zwei konträre Meinungen[79] – die Meinung von nachdenklichen Forschern, und die Meinung der Vertreter der Energieversorger, Rundfunk- und Fernsehindustrie sowie der Betreiber von Mobilfunksendern.

Die ersteren warnen aufgrund von Forschungsergebnissen:

- Kinder, die in der Nähe von Hochspannungsleitungen leben, erkrankten doppelt so häufig an Leukämie wie die Kinder einer Vergleichsgruppe, die keine Strommasten vor der Haustüre hatten.
- Elektrotechniker, die länger als zehn Jahre an ihrem Arbeitsplatz elektromagnetischen Feldern ausgesetzt waren, gehen ein höheres Krebsrisiko ein als andere Arbeitnehmer.
- Die Zellstruktur von Pflanzen und Tieren, insbesondere das Erbgut in den Zellen, wurde unter Einwirkung auch von *schwachen, langwelligen* Sendern geschädigt (Günter Käs). Elektrosmog ist möglicherweise auch eine wesentliche Ursache für die »neuartigen« Waldschäden (W. Volkrodt).
- Mit Mikrowellen bestrahlte Hühnereier führten zum Tod der Embryos bzw. zu Erbschäden in den darauffolgenden Generationen (A. Varga).
- Die zerhackten Mikrowellen des Digitalen D-Netzes, das bald flächendeckend Deutschland überzieht, veränderten im Labor die Hirnströme von Versuchspersonen. Höchstwahrscheinlich greifen diese gepulsten Wellen in die interzelluläre Kommunikation ein (Leberecht von Klitzing).
- Elektrisch Kochen, Backen und Braten, elektrisches Kühlen und radioaktive Bestrahlung zur Lebensmittelkonservierung *denaturiert* unsere Nahrung durch *Entmagnetisierung* (Peter Rothdach).
- Nahrung aus dem Mikrowellenherd bewirkte im menschlichen Organismus im Blut eine Abnahme der Hämoglobin-Werte sowie Veränderungen, die auf »eine krankhafte Störung« hinwiesen (U. Hertel). Diese Untersuchung ist umstritten.

Solchen und anderen Arbeiten folgend warnen *baubiologische Berater*[80]:

- Einem Kind sollte keinesfalls mehr als 500 Volt/Meter *elektrische* Feldstärke zugemutet werden.
- Am Schlafplatz darf die *magnetische* Feldstärke keinesfalls 50 Nanotesla übersteigen.

In den INFO-Übersichten 49 und 50 wurden die Erfahrungen von Baubiologen zusammengetragen. Die abgedruckten Indikationen und Ratschläge werden jedoch kontrovers diskutiert. Denn wir befinden uns inmitten eines Streites, der seit Jahrzehnten die Umweltdebatte durchzieht. Auf der einen Seite steht die Industrie mit ihren Lobbyisten in Politik, Ämtern und Industrie, auf der anderen Seite der geplagte Bürger vor Ort. Auf der einen Seite erleben wir die geballte Macht kapitaler Interessen, auf der anderen Seite die zersplitterte Ohnmacht geschädigter, kranker Menschen. Immer argumentiert die Industrie, daß die geltenden Grenzwerte sicher seien, und immer *hat sie mit der Zeit diese Grenzwerte zurücknehmen müssen* – bei Schwefeldioxid, Ozon, krebserregenden Stoffen, Asbest, Staub, Röntgenstrahlen usw. Und immer geschah dies erst auf Druck von Bürger- und Elterninitiativen, Verbraucherschutzorganisationen oder Umweltgruppen. Und immer geschah erst etwas, wenn immer mehr Menschen, insbesondere Kinder, die Schwächsten unserer Gesellschaft, krank geworden waren.[81]

»Grenzwerte sind *politische* Werte« – so der Strahlenbiologe der Universität München, Prof. Edmund Lengfelder. »Sie sollen nicht den Menschen vor Gesundheitsschäden bewahren, sondern die Industrie vor Umsatzeinbußen.« Sogenannte objektive Studien, Statistiken und Forschungsergebnisse sind deswegen und zu oft manipuliert und gefälscht, um der Lobby der Industrie und den ihr gehorchenden Politikern zu dienen.« »Wissenschaft ist käuflich« – so der Kieler Toxikologe Prof. Otmar Wassermann.[82]

In der Debatte um die Grenzwerte elektromagnetischer Felder befinden wir uns in einer ähnlichen Situation: bislang galt, daß langwellige »Strahlen« mit geringer Energie von außen den Menschen nicht schädigen können. Doch inzwischen stehen wir vor der beängstigenden Frage: Haben die vielen neuen Seuchen, Herz-Kreislauf-Leiden, Krebs und Autoaggressions-Krankheiten mit dem um sich greifenden Elektrosmog zu tun – mit einer subtilen, aber allgegenwärtigen Störung unserer inneren Kommunikation? Plötzlich forscht auch die traditionsreiche deutsche Elektroindustrie: Wie wirken schwache (!) magnetische Felder auf Nervenzellen, Tumorzellen, Lymphozyten, Immunsystem, auf den Informationsaustausch der Zellen untereinander? Erkranken Kinder in der Nachbarschaft von Hochspannungsleitungen häufiger an Krebs?

Eines ist schon heute sicher: Immer mehr Menschen der High-Tech-Zivilisation *leiden* unter Elektrosmog, immer mehr Menschen schließen sich in Selbsthilfegruppen zusammen (Adressen im Anhang), immer mehr Menschen schalten ihre Wohnung stromfrei, immer mehr Umweltmediziner nehmen in ihre Diagnose *Elektrosmog* oder *Elektrosensibilität* auf.

So hat z.B. das *Emstaler Institut für Umweltkrankheiten* für den elektrosensiblen Patienten ein elektrofreies Raumklima geschaffen.[83] Und der leitende Arzt Dr. Klaus-Dietrich Runow, der sich der *klinischen Ökologie* verschrieben hat, läßt Arbeits- und Wohnbereich seiner Patienten nicht nur von Baubiologen, sondern auch Elektroingenieuren untersuchen. Auch hier zeichnet sich das Berufsbild des Arztes von morgen ab: Mediziner/Elektroingenieur, Baubiologe, Psychologe und Ökologe zugleich!

INFO 49: Krankheiten durch Elektrosmog

Erfahrungen baubiologischer Berater

Gefahr	**Störungen**
Heizdecke	Kopfschmerzen, Schlafstörungen, Herzfunktionsstörungen, Angst, Depressionen, Risiko für Schwangere und Ungeborene.
Leuchtstofflampe	Kopfschmerzen, erhöhtes Gehirntumor-Risiko, ständige Müdigkeit, Gereiztheit, Impotenz.
Radiowecker	Schlafstörungen, Herzrhythmusstörungen, Gehirntumor-Risiko, morgendliche Kopfschmerzen.
Mikrowellenherd	Risiko für Schwangere und Ungeborene, Gehirnfunktionsstörungen, Krebsrisiko, Schwächung des Immunsystems, Sehstörungen.

Hoch-, Mittel- und Niederspannungsleitungen	Schlafstörungen, Kopfschmerzen, Überreizung des Nervensystems, Angstzustände, Krebsrisiko, Herzrhythmusstörungen, Kribbeln in den Gliedmaßen, Depressionen, Risiko für Schwangere und Ungeborene.
Fernsehgerät	Überreizung des Nervensystems, Sehbeschwerden, Kopfschmerzen.
Funk, Telefon, Walkie-Talkie, Computer, elektrische Schreibmaschine	Gehirnfunktionsstörungen, Grauer Star, Sehstörungen. Kopfschmerzen, Verhaltens- und Stoffwechselstörungen. Kopfschmerzen, nervöse Magenbeschwerden, Risiko für Schwangere und Ungeborene, Konzentrationsschwierigkeiten, Depressionen, Allergien, Hormonstörungen, Sehbeschwerden.
Beheizbares Wasserbett	Sehstörungen, morgendliche Kopfschmerzen, Herzfunktionsstörungen, Überreizung des Nervensystems, ständige Müdigkeit, Angstzustände, Depressionen.
Küchenmaschinen, Bügeleisen	Nervosität, Rückenschmerzen, Herzfunktionsstörungen, Schwindelgefühl, Angst, Depressionen.
Halogen-Lampen	Höheres Risiko, an Leukämie bzw. Gehirntumor zu erkranken; Schwächung des Immunsystems, Sehstörungen.
Elektrisch verstellbares Bett	Schlafstörungen, morgendliche Kopfschmerzen, Herzfunktionsstörungen, rheumatische Beschwerden, Kribbeln in den Gliedmaßen, Angstzustände, Depressionen, ständige Müdigkeit.
Boiler, Heizungen (Nachtstrom)	Schlafstörungen, Nervosität, Herzrhythmusstörungen, Angstzustände, Depressionen.

Stromleitungen und Sicherheitskasten im Schlafbereich	Schlafstörungen, Kopfschmerzen, Kribbeln in den Gliedmaßen, Herzfunktionsstörungen, ständige Müdigkeit, Verhaltens- und Stoffwechselstörungen, Konzentrationsschwierigkeiten.
Babyphon	Krebsrisiko, Schlafstörungen, Schwächung des Immunsystems, Sehstörungen, Lebensgefahr!
Schreibtisch- bzw. Nachttischlampe	Kopfschmerzen, Nervosität, Konzentrationsschwierigkeiten.

Beachten Sie auch, daß Krankheiten aus ganzheitlicher Sicht immer multifaktoriell sind.

(Quelle: Rose[84])

INFO 50: Ausgewählte Ratschläge zur Baubiologie

Vermeidung bzw. Reduzierung von Elektrosmog und magnetischen Störungen

Abstand zu Trafohäuschen, Hochspannungsleitungen und Bahnstromleitungen.

Abstand zu Sende-Anlage von Telekom und anderen Betreibern (Mobil-Funk-Türme, D-Netz!).

Netzanschluß bei Dachständer nicht über Schlafzimmer, bei Erdkabel nicht unter dem Schlafzimmer.

Stromverteilungskasten nicht in der Schlafzimmerwand.

Keine 230 V-Geräte in den Zimmern unter- oder oberhalb des Schlafzimmers.

Kopfseite der Schlafzimmerwand von Leitungen freihalten.

An der Rückseite der Schlafzimmerwand keine Leitungen oder Elektrogeräte.

Keine langen, waagerechten Leitungen um das Zimmer herum.

Netzfreischalter für den Stromkreis des Schlaf- und Kinderzimmers.

Kabel, soweit es geht, abschirmen; Stecker aus Geräten ziehen, die nicht in Betrieb sind. (In vielen elektrischen Geräten sind Trafos versteckt!)

Kein Kabelsalat rund ums Bett.

Die richtige Steckerposition in der Steckdose prüfen; beim Kauf dreipolig geerdete Zuleitung mit Schukostecker wählen.

Auf indirekte Bettbeleuchtung im Kopfbereich verzichten.

Abstand halten von Dimmern, Leuchtstoff-Lampen und Niedervolt- Lampen.

Keine TV-Geräte, Nachtspeicheröfen, Heizdecken, Radio-/ Elektrowecker im Kopf-Nahbereich.

Telefon nicht in unmittelbarer Nähe der Kopfseite des Bettes.

Elektrische Fußbodenheizung überprüfen.

Elektrisch verstellbare Betten sowie Wasserbetten individuell ausmessen.

Metallbetten und Federkernmatratzen eventuell austauschen.

Vorsicht bei Auto- und Funktelefonen, Walkie-Talkies und Handfunkgeräten, insbesondere bei gepulsten Mobil-Netz-Geräten; mobile Funk-Babysitter (Babyphon) gehören auf keinen Fall in die unmittelbare Nähe des Kinderbettchens.

Große, reflektierende Flächen im Schlafzimmer vermeiden (z.B. Spiegel, die ins Bett»blicken«.)

Nur strahlungsarme Computer-Bildschirme benutzen (schwedische Norm MPR 2 und TCO).

Vorsicht bei möglicher Leckstrahlung des Mikrowellenherdes; mögliche Langzeitfolgen der mit Mikrowellen behandelten Nahrung berücksichtigen.

Zündanlage im Auto eventuell ummontieren bzw. elektronische Steuerungssysteme abschirmen.

Schaffen Sie stromfreie Zonen!
Überprüfen Sie auch Ihre Belastung durch andere Wohngifte!
Verwenden Sie natürliche Stoffe – keine Kunststoffe!
Schlafen Sie mit dem Kopf zum geographischen Nordpol hin.

Diese Ratschläge gelten ganz besonders für Personen mit Herzschrittmachern, Metallteilen im Körper (Gelenkprothesen) sowie bestimmten Krankheitsformen (Bluthochdruck, Blutgerinnungsstörung, Nervenleiden, Herzrhythmusstörungen).

Grundsätzlich gilt: Seien Sie kritisch gegenüber den auf dem Markt angebotenen Abschirmgeräten und -vorrichtungen!

(Quellen: Rose, Maes[84, 85])

Zellgeflüster – Elektromagnetische Felder gegen Krebs

Wenn elektromagnetische Stör-Schwingungen von außen unseren Organismus beeinflussen, so liegt es nahe, zu fragen:
Wie kommunizieren die elektromagnetischen Felder der Zellen untereinander? Wir entdecken: Die Zellen unseres Körpers *sprechen miteinander, halten Konferenzen über Tod und Leben ab, und sind zum Teil lichtschnell miteinander vernetzt.* Ein ungewöhnliches, von der Bahlsen-Stiftung, Hannover, unterstütztes Forschungsprojekt (Ulrich Randoll, Universität Erlangen; Kurt S. Zänker, Universität Witten/Herdecke; Kurt Olbrich, Institut für Interdisziplinäre Grundlagenforschung, Mossautal) ergab:[86] Membransysteme (*Vesikel*) in einem elektromagnetischen Feld, die sich einander annähern, nehmen schon *aus der Ferne* miteinander Beziehung auf, d.h. sie bilden an ihrem Rand Muster *an denjenigen Stellen*, an *denen sie später aufeinandertreffen und verschmelzen werden.* Das klingt nicht unbedingt umwerfend, ist es aber; denn es zeigt: Zellen senden sich in elektromagnetischen Feldern vorab Botschaften zu! Sie informieren sich gegenseitig, wo

sich ihre Poren öffnen werden und der Austausch von Molekülen leichter sein wird.
Dies löst eine Flut zukunftsweisender Überlegungen aus: Ein elektromagnetisches Feld könnte demnach auch die Beziehung zwischen gesunden und kranken Zellen verändern, dergestalt, daß die gesunde Zelle heilsam auf die kranke einwirkt! Eine gesunde Zelle könnte z.B. einer Krebszelle die Botschaft übermitteln, ihre schrankenlose asoziale Vervielfältigung einzustellen und sich wieder in die Disziplin körperharmonischer Arbeit zu begeben (Ross Adey).
Der Physiker Fred Alan Wolf formuliert sogar:[87]
»Moleküle der DNS, die sich gewissermaßen in Rufweite voneinander befinden, senden einander Quantennachrichten zu, und dadurch entsteht zwischen benachbarten Molekülen eine Resonanz… Auf dieser Resonanz von Wellen in verschiedenen Zellen könnte die Heilung von Zellen beruhen…
Es ist denkbar, daß die Krankheit durch einen gegenteiligen Effekt entsteht. Moleküle, die sich nicht in Resonanz miteinander befinden, können nicht miteinander kommunizieren. Die fehlende Resonanz könnte auf atomaren Veränderungen in den Molekülen oder auf geringfügigen Veränderungen in den Wahrscheinlichkeitsmustern der Quiffs (Wahrscheinlichkeitswellen) beruhen, die möglicherweise durch negatives Denken ausgelöst werden … Krankheit und negatives Denken könnten also in unseren Zellen molekulare Inseln der Trennung entstehen lassen. Heilungsenergie wirkt dieser Trennungstendenz entgegen, indem sie Korrelationen zwischen den Molekülen fördert: Ein Molekül heilt das andere.«
In der Tat sind *erstaunliche Rückbildungen von Krebs* in elektromagnetischen Feldern beobachtet worden (siehe weiter unten). Die oben genannten Forscher Randoll, Zänker und Olbrich verglichen deshalb gesunde Zellen und Krebszellen:
- gesunde Zellen *suchten* den Kontakt mit anderen Zellen, legten Membran an Membran, bildeten dreidimensionale Verflechtungen (»Brücken«) und schließlich sogar »kommunikative, strukturelle Netzwerke«, einheitliche isoelektrische Felder.
- Krebszellen dagegen hatten die Fähigkeit zur Kommunikation verloren, trieben »einsam«, undifferenziert, ohne Sinn und Zweck in der Nährflüssigkeit – und hatten ihre eigentliche Aufgabe vergessen.

Warum, so fragte der Vater der *Elektromedizin*, der amerikanische Orthopäde Robert Becker, sollte es nicht möglich sein, Krebszellen wieder dazu zu bringen, sich an ihre Aufgabe zu erinnern und zu differenzieren? Liegt die Fähigkeit und die Un-

fähigkeit zur Erinnerung am Magnetfeld? Können von außen induzierte Magnetfelder die Selbstorganisation (Selbstheilung) des Organismus unterstützen?
Auf der Basis solcher Fragen läßt sich absehen, daß die *Elektromedizin* zu einer der wichtigsten Zweige der energetischen Medizin heranwächst! Die ersten Antworten:

- Unter dem Einfluß schwacher Magnetfelder zur Unterstützung anderer Therapien bildete sich *Zungenkrebs* zurück (Randoll).
- Unter schwachem Gleichstrom von 10 Volt (Verfahren entwickelt vom schwedischen Radiologen Björn Nordenström) konnten bei 2156 Patienten Tumore und Metastasen zu 50 Prozent reduziert werden oder verschwanden ganz – so chinesische Forscher in Peking. Die größten Erfolgsquoten notierten sie bei *Hautkrebs* (92 Prozent), *Lungenkrebs* (78 Prozent), *Leberkrebs* (76 Prozent) und *Brustkrebs* (70 Prozent).
- Schwache elektromagnetische Felder niedriger Frequenz stärkten das *Immunsystem* (Jan Walleczek).
- Tumorzellen in bestimmten elektromagnetischen Feldern wurden »empfänglicher« für zellzerstörende Mittel. Mit Hilfe elektromagnetischer Felder können so Zytostatika zielgenauer eingesetzt werden (K.H. Thiel, Heilbronn).

Weitere Daten zur Wirkung von Magnetfeldern notierte der Bremer Mediziner Dr. D. Hachenberg:[88]

- In einem 6-Tesla-Feld wurde die *Fließeigenschaft* des Blutes verändert.
- Pulsierende Magnetfelder heilten *Brüche* und *Pseudoarthrosen.* (Langjährige Erfahrungen auf diesem Sektor sammelte z.B. das Kreiskrankenhaus Garmisch-Partenkirchen).
- Dipole Felder hatten ausgeprägte *schmerzstillende* Wirkung bei *Knochenhautentzündungen*, *Arthrose*, *chronischer Arthritis*, *Bindegewebserkrankungen*, *Neuralgien* und anderen *Schmerzzuständen.*

Am wirksamsten zeigten sich *pulsierende* Magnetfelder mit definiertem Nord- und Südpol, wenn sie sehr rasch anschwellen und langsam abklingen. Es kommt auf die *zeitliche Änderung* der Flußdichte an, nicht auf die Dichte selbst. Das rasch ansteigende Feld hat ein pulsförmiges Zeitprofil mit harmonischen Oberwellen. Je höher der Oberwellengehalt, desto besser die therapeutische Wirkung.[89] Dies hat sich – so der Naturwissenschaftler Dr. Wolfgang Ludwig – besonders in der inneren Medizin bewährt. *Vegetative Beschwerden* und *Schmerzzustände* verschiedener Art, vor allem *Migräne* und *Rheuma*, konnten erfolgreich bekämpft werden. In Kombination mit der Ozontherapie und der Lymphdrainage kam es zu überraschenden heilsamen Effekten. Auch die Lernfähigkeit von Schülern und Studenten verbesserte sich unter Magnetfluß eklatant.

Die Magnetfeld-Therapie führt dem Organismus Signale zu, aber keine Stoffe. Sie lenkt positive oder negative Partikel in entgegengesetzte Richtungen ab, verändert z.B. die Ladung der im Blut- und Lymphstrom schwimmenden Ionen. Die pulsierende Magnettherapie beeinflußt zudem das Nervensystem: Sobald die Signale der Impulsfolge in das Muster der *Nervenimpulse passen*, horcht der Organismus auf diese spezielle Information von außen – und die Zellen sprechen sich untereinander die Nachrichten zu. Heute arbeiten mehr als 23 Universitätsklinken und 350 Wissenschaftler auf dem Gebiet der Magnetfeld-Therapie.
Auch die anthroposophische Medizin von heute hat sich der Magnetfeld-Therapie angenommen – unter ganzheitlich-kosmologischen Gesichtspunkten. Magnetische Felder werden so eingesetzt, *daß sie unser rhythmisches System nicht überrumpeln, sondern es an seine ihm innewohnenden kosmischen Rhythmen erinnern.* Der Patient wird also nicht unter dauernde Magnetfeld-Einwirkung gesetzt, sondern sein elektrisches System wird mit einem Permanentmagneten (Weleda-Medizin-Magnet) bestrichen und aktiviert (*Reaktive Magnet-Therapie*).
Der Arzt Dr. Günter Weißenborn[90] erzielte Heilerfolge:
- bei Störungen im Verdauungssystem (*Durchfall/Verstopfung*),
- bei Störungen im innersekretorischen Bereich (*kolikartige Menstruationsschmerzen/Regelblutungen mit verkürztem Zyklus*),
- Störungen im Schlaf- und Wachverhalten (*Schlaflosigkeit*), *Tagesmüdigkeit*),
- Störungen der Seelenlage (*Depressionen/Manie*),
- Störungen des Gewebegleichgewichts (*Tumorgefährdete/Tumorträger*).

Die Magnetfeld-Therapie, so zeichnet sich ab, ist einer der ganz großen Schlüssel zur ganzheitlichen Heilung des Menschen.
Es ist ein Feld, das von der naturwissenschaftlich-physikalischen Seite her den gesamten *Energiekomplex Mensch* erschließt. Handauflegen, Energieräder, homöopathisch potenzierte Dosen, Biorsonanzen erscheinen plötzlich in neuem Licht – und auch unser geheimnisvolles Organ, die *Zirbeldrüse*, entdecken wir neu.

Die Zirbeldrüse – Das Organ der Harmonie

Die Zirbeldrüse – *Epiphyse = Pinealorgan* –, die ihren Namen bekam, weil sie an einen Pinienzapfen erinnert, ist uns schon einige Male in diesem Buch begegnet, als

- Zweiheit mit der Hirnanhangsdrüse (Hypophyse), dem »Dritten Auge«,
- dem 7. Chakra zugeordnet, also dem reinen Sein.

Über die Zirbeldrüse war bis vor kurzem fast nichts bekannt. Allenfalls ließ sich in medizinischen Büchern nachlesen, daß diese Drüse möglicherweise die Ausreifung der Genitalien bis zur Pubertät hemme und sich mit dem 7. Lebensjahr zurückbilde. Sie produziere das Gewebshormon Melatonin unbekannter Auswirkungen und sei bei niederen Wirbeltieren lichtempfindlich (!). Mittlerweile steht fest:

Die Zirbeldrüse ist unser *magnet-sensitives Organ!*

Es handelt sich dabei um eine übergeordnete Schaltstelle, in der einströmende Strahlungsreize niederer Frequenzen in Hormone umgewandelt werden.[91]
Die neuesten Studien zur Zirbeldrüse ergaben im einzelnen:

- Vornehmliche Aufgabe der Drüse ist die Herstellung des *krebshemmenden Melatonin.* (Die Produktion von Melantonin ist ihr aber nicht exklusiv vorbehalten.)
- Die Zirbeldrüse steuert unseren 24-Stunden-Rhythmus, also ist verantwortlich für den Rhythmus unserer biologischen Funktionen (*zirkadianer Rhythmus*). Dies geschieht in Abstimmung mit der Hirnanhangdrüse.
- Licht-, Wärme- und Magnetsignale von außen verwandelt die Zirbeldrüse in Informationen für das Grundsystem und hält so die neuroendokrine Balance im Zentralnervensystem aufreicht.
- Die Zirbeldrüse reguliert unser Immunsystem, hemmt Krebs. Tumore wuchsen stärker, wenn die Zirbeldrüse entfernt war.
- Die Zirbeldrüse als ein magnet-sensitives Gewebe antwortet auf die Stärke und Richtung des Erdmagnetfeldes. (Dies ist letztlich auch der Grund dafür, warum wir mit dem Kopf in Richtung geographischer Nordpol schlafen sollten.)

Zu diesen Erkenntnissen legte der Immunologe Prof. Branislav D. Jankovic mit Hilfe der *Biomed-Klinik* in Bad Bergzabern und des *Immunologischen Forschungsinstituts Belgrad* wegweisende Arbeiten vor.[92,93]

- Statische Magnetfelder von 60 Millitesla, eingepflanzt in Rattenhirnen steuerten die Immunreaktion.
- Wenn die Zirbeldrüse entfernt worden war und das Immunsystem »zusammenbrach«, übernahm das eingepflanzte Magnetfeld die Funktionen der Zirbeldrüse und stärkte die Abwehr.
- Extrem schwache Magnetfelder (7,5 – 9,5 Picotesla, 2 – 5 Hertz) an die Kopfhaut von Patienten mit *Multipler Sklerose* und *Parkinsonscher Erkrankung* angelegt, setzte Heilungsvorgänge in Gang.

Zwischen Zirbeldrüse, Ausschüttung von Melatonin und Krebs sowie auch anderen schweren Krankheitsformen besteht demnach ein enger Zusammenhang. Die Zirbeldrüse ist ein magnet-sensibles Organ, das unser Immunsystem stärkt und unser Grundsystem (Pischinger) in Harmonie hält. Magnetische Felder auch geringer Feldstärke beeinflussen die Zirbeldrüse – positiv wie negativ. Die Zirbeldrüse ist ein *Zeitorgan*: Es reicht weit in unsere stammesgeschichtliche Vergangenheit und weiß noch um den Rhythmus der Einheit von Körper und Seele, Erde und Universum, Geist und Gott.

Bioenergie – Das Feuer des Lebens, das in uns brennt

Wir leben in einem Energiemeer, das alles umschließt und alles durchdringt, das Feuer des Lebens brennt zwischen uns und in uns. Lebende Energie – *Bioenergie* – umhüllt und trägt alle Wesen und läßt sie Teil und Bild sein des göttlichen Ganzen. Durch alle Zeiten hindurch haben die wirklich großen Denker die Existenz dieser Bioenergie postuliert, wenn nicht sogar *gesehen* – es ist der *Äther* der alten Propheten, das *Prana* der Inder, das *Qi* der Chinesen, das *Orgon* des Wilhelm Reich, das *Od* des Baron von Reichenbach, die Quelle des *Animalmagnetismus* von Franz Anton Mesmer, die *Mumia* des Paracelsus. In der modernen Physik spricht man vom *Neurinomeer* (Paul Dirac) oder vom *Tachyionen-Feld* oder *Radiant-Energy* oder *G-Feld* oder *Ur-Symmetrie* (Bogdanov) – und meint damit doch nur den *Äther.*

»Unsere westliche Medizin kennt (leider) kein Prana, schreibt der Münchner Arzt Dr. Harald Kinadeter in seinem emphatischen Buch *Heilung.*[94] Nach Auffassung dieser, unserer Medizin hat ein Löffel weißen Zuckers mehr Energien als beispielsweise ein Glas kühlen, frischen Quellwassers. Zucker hat nämlich jede Menge Kalorien, Quellwasser überhaupt keine. Daß ein Glas Quellwasser aber mit Lebenskraft oder Prana aufgeladen ist, der raffinierte Zucker dagegen eine biologische Leiche darstellt – dies muß sich die herrschende Medizin erst noch klarmachen. Klarmachen müssen sich auch unsere westlichen Naturwissenschaften, daß sie ihre Geschichte neu schreiben und den mißverstandenen, geächteten, aber erleuchteten Forschern einen gebührenden Platz einräumen müssen.

Die wichtigste Frage, die diese Menschen umtrieb, war:

Wie entsteht Leben aus Materie? Durchfließt unseren Organismus eine geheimnisvolle Lebenskraft (*vis mediacatrix naturae*)?

Verbindet uns diese Lebenskraft (Bio-Energie) auf unendliche Weise mit Natur und Kosmos?

- Nach Paracelsus ist es die *Mumia*, die übertragbare Heilkraft der Natur, die jedem, der Zugang zu dieser Kraft hat, zum Heiler macht. Die universalste Mumia ist das Wasser. Sonne, Meer und Sterne und andere Himmelskörper beeinflussen den Menschen durch eine subtile Emanation (Ausstrahlung) oder ein subtiles Fluidum.
- Der schon zitierte Franz Anton Mesmer sprach vom *animalischen Magnetismus*, einem universalen kontinuierlichen Fluidum, das sich zwischen interstellaren und animalischen Körpern befindet. Dieses Fluidum fließt wie Ebbe und Flut, trägt alle Bewegungen, pflanzt sie fort und nimmt sie wieder auf. Der menschliche Körper hat Polarität wie Magneten und schwingt über weite Entfernungen hinweg in diesem animalischen Magnetismus mit.
- Der gleichzeitig angesehene und verhöhnte Chemiker und Entdecker des Paraffin und Kreosot, der Naturforscher Carl Ludwig Freiherr von Reichenbach (1788 – 1869) fand außerhalb der bekannten chemischen, elektrischen und magnetischen Kräfte eine Energie, die er *Odkraft* nannte. Od ist universal, durchdringt und füllt alles, besitzt Polarität, wirkt über Entfernungen, lädt Substanzen auf, leuchtet – Blau am negativen Pol, Gelbrot am positiven. Jeden Menschen durchflutet diese Odkraft und ein Leuchten geht von ihm aus – eine Aura, die während des Tages periodisch fluktuiert.
- Der Arzt Dr. Carl Huter (1861 – 1912) beschrieb diese Odkraft als Heli-oda in so guten Worten, daß diese Beschreibung hier abgedruckt sei:
  »Ich habe nachgewiesen, daß das Wesen der Lebens-, Empfindungs- und Strahlkraft die Liebe ist und daß sie als Schöpferin aller Dinge betrachtet werden muß, denn bei meinen Strahlenexperimenten verlängerten und verstärkten sich die Helioda strahl-Übertragungen mit liebenden Gedanken, sie verkürzten

sich bei Schwächung dieser und verschwanden bei Indifferenz und Lieblosigkeit. Es scheint also, als ob die Lebensstrahlen von einer großen verborgenen Allkraft ihre Nahrung ziehen, und zwar durch die Liebe, und als wenn diese Allkraft ohne Liebe keine Kraft abgeben will oder kann. Es ist bei mir zur Überzeugung geworden, daß diese verborgene Allkraft selbst die unerschöpfliche Liebe und Güte ist und als Träger aller Dinge, alles Lebens und Seins im letzten Grund von der Ewigkeit her war.«

Dies führt uns direkt zu einem anderen großen Erforscher der Vitalkraft – der *Energie und der Liebe*, – zu dem Psychoanalytiker, Neurologen und Naturforscher Dr. Wilhelm Reich.

Charakterpanzer – Die Blockade des Lebendigen

Wilhelm Reich, geboren 1897 in Galizien (damals Österreich- Ungarn), jüdischer Herkunft, wuchs auf einem Bauernhof auf, verlor schon früh Mutter (Selbstmord) und Vater (Tuberkulose), studierte Medizin in Wien, war klinischer Assistent bei Sigmund Freud an dessen Psychoanalytischer Poliklinik, erwarb umfassende Kenntnisse in Neurologie und Psychiatrie, studierte »nebenbei« Physiologie und Biologie, entwickelte die *Psychoanalyse* zur *Charakteranalyse* weiter, trennte sich 1928 von Freud, wirkte in Berlin als Analytiker und Therapeut, rief Informations- und Beratungsstellen ins Leben (SexPol), war Sozialist *und* Kommunist, wurde aus der sozialistischen *und* später auch der kommunistischen Partei ausgeschlossen – wegen seiner radikalen Ansichten.

Radikal an seinen Ansichten war, daß er schon sehr früh erkannte und lehrte, daß die Unterdrückung unserer natürlichen Bedürfnisse (Triebenergie, Sexualität, rhythmische Spannung und Entspannung, harmonisches Pulsieren) chronische Angst und sadistische Impulse erzeugt. Unterdrückte Triebenergie ist der Keim der menschlichen Zerstörungswut gegen sich und andere, der Keim für Furcht, Haß, Rassismus, Militarismus und Faschismus, der Keim für innere und äußere Selbstverstümmlung. Je mehr der heranwachsende Mensch emotional verbogen und unterdrückt wird, um so mehr vermögen Parteien, Institutionen, Führer jedweder Couleur sich des Menschen zu bemächtigen, ihn zu lenken und zu kontrollieren. Allen denjenigen von uns, die bestürzt die Wiederkehr der braunen Pest beobachten, sei deshalb nachhaltig die Lektüre von Reichs *Massenpsychologie des Faschismus* empfohlen[95], aber auch Klaus Theweleits *Männerphantasien.*[96]

Wilhelm Reichs Grundthese:
»Die patriarchalisch-autoritäre Ära der Menschheitsgeschichte hat versucht, die sekundären sozialen Triebe durch zwangsmoralische Verbote in Schach zu halten. So kam der fragwürdige Kulturmensch dazu, ein strukturell *dreifach geschichtetes Lebewesen* zu werden. An der Oberfläche trägt er die künstliche Maske der Selbstbeherrschung, der zwanghaft unechten Höflichkeit und der gemachten Sozialität. Damit verdeckte er die zweite Schicht darunter, das Freudsche ›Unbewußte‹, in dem Sadismus, Habgier, Lüsternheit, Neid, Perversionen aller Art etc., in Schach gehalten sind, ohne jedoch das geringste an Kraft einzubüßen. Diese zweite Schicht ist das Kunstprodukt der sexualverneinenden Kultur und wird bewußt meist nur als gähnende innere Leere und Öde empfunden. Hinter ihr, in der Tiefe leben und wirken die *natürliche* Sozialität und Sexualität, die *spontane* Arbeitsfreude, die *Liebesfähigkeit.* Diese letzte und dritte Schicht, die den *biologischen Kern* der menschlichen Struktur darstellt, ist unbewußt und gefürchtet. Sie widerspricht jedem Zug autoritärer Erziehung und Herrschaft. Sie ist gleichzeitig die einzige reale Hoffnung, die der Mensch hat, das gesellschaftliche Elend zu bewältigen.«
Da dieses spontane kreative Lebendige seit Jahrtausenden im Menschen vernichtet wurde und auch heute noch vernichtet wird, *Christus immer wieder und wieder in uns gemordet wird*, leidet die europäische Welt unter einer *Charakterneurose*, die sich in irrationalem Faschismus Bahn bricht:
»...in den Konzentrationslagern; in den Judenverfolgungen, in der Vernichtung aller menschlichen Sauberkeit; in der Niedermähung der Stadtbevölkerung durch sadistisch sportliche Unwesen, die das Lebendige nur noch im Stechschritt zu fühlen vermögen; in dem Riesenbetrug, der sich staatlich-autoritäre Interessenvertretung nennt; in der Versenkung Zehntausender junger Menschen, die treugläubig und hilflos einer Idee zu dienen glaubten; in der Vernichtung der Milliardenwerte menschlicher Arbeit, deren Bruchteil genügt hätte, die Armut in aller Welt aufzuheben; kurz in einem Veitstanz, der immer wiederkehren wird, solange es den Trägern des Wissens und der Arbeit nicht gelingen wird, die Massenneurose in sich und außer sich zu vernichten, die sich ›hohe Politik‹ nennt und von der charakterlichen Hilflosigkeit der Erdenbürger lebt.«[97]

Dieser Originalton Wilhelm Reich in *Die Funktion des Orgasmus* von 1942, ist von erschreckender Aktualität. Folgen wir Reichs Vorstellung, daß der Mensch, daß dieses ursprünglich fließende, energetisch harmonische Lebewesen zeit seines Lebens mehr oder minder unterdrückt wird, dann liegt der Gedanke nahe, daß sich *erlittene Demütigungen und Demontagen im Körper abbilden*. In der Tat: Seelische Verletzungen, die ein Mensch erfährt, aber auch die Angst vor dem Durchbruch von Emotionen wie Lust und Wut äußern sich in chronischen Muskelspannungen, in einem *Muskelpanzer*. Dies gilt für jeden von uns: Ein Muskel behält seinen Groll, Muskelpanzer sind Ausdruck gewonnener Gefühle – sind gebundene Energie. Diese gebundene Energie ist letztendlich verantwortlich für zahlreiche, wenn nicht sogar alle chronischen Krankheitsbilder. Vermag ich aber die Panzerung zu durchbrechen und die Energien zu lösen, vermag ich zu heilen. Reich fand diesen Weg zur Heilung: Er versuchte, die Muskel- oder *Charakterpanzerung* über den Körper direkt aufzudecken – und wurde so zum Urvater aller modernen Körpertherapien.

Heilung durch Pulsation und Harmonie

Reichs Methode, die unbewußten, unwillkürlichen Lebensvorgänge anzugehen (*Vegetotherapie*), wurden lange Jahre belächelt und verdrängt, da Reich durch ungewöhnliche wissenschaftliche Experimente zum total unverstandenen Außenseiter geworden war (siehe weiter unten). Erst heute geht die Saat seines ungewöhnlichen Denkens auf.
Ola Raknes, Alexander Lowen, David Boadella, John Pierrakos und auch Gerda Boyesen mit ihren Schulen der *Bioenergetik, Biodynamik* und *Biosynthese* sind direkt oder indirekt von Reich beeinflußt worden. Carl R. Rogers, Fritz Perls, Arthur Janov und Stanislav Grof gingen mit ihren *Gesprächs-* und *Gestalttherapien*, mit *Urschrei* und *Holotropem Atmen* Wege, die Reich einst vorzeichnete. Die Physiologin Ida Rolf entwickelte eine tief in Muskeln und Sehnen eingreifende Massagetechnik (*Rolfing*), die psychisches Material zutage fördert und so Erleichterung bei *psychosomatischen Erkrankungen* und *Angstzuständen* schafft, *Selbstbewußtsein* und *Selbstvertrauen* stärkt; die von Ron Kurtz entwickelte *Hakomi*-Methode, läßt bei Körperarbeit und »innerer Wachsamkeit« den Körperpanzer auf sanfte Art schmelzen; das pädagogische Konzept Moshé Feldenkrais'

vermittelt »Bewußtheit durch Bewegung« und verbessert so Funktionen von Geist und Körper; aufbauend auf Feldenkrais entwickelte der Körpertherapeut Thomas Hanna sanfte, Körper und Geist schulende Übungen, die heilsam sind bei *Ermüdung, Rückenproblemen, chronischen Schmerzen* und *Verspannungen* sowie *hohem Blutdruck.*

In der Bundesrepublik wurde Reichs Erbe in den *Wilhelm-Reich-Blättern* (Bernd Laska) bewahrt, es existiert heute ein *Zentrum für Orgonomie*, das die Zeitschrift *Lebensenergie* herausgibt (Dorothea und Manfred Fuckert), und es arbeiten Ärzte wie der Berliner Dr. Heiko Lassek und der Reich-Forscher Bernd Senf in der Nachfolge des außergewöhnlichen Mannes. Gesundheit, so erläutert Heiko Lassek, ist eine Funktion des Wechselspiels zwischen dem Organismus und der umgebenden Welt, eine Oszillation zwischen den Zuständen des Gerichtetseins auf die äußere Welt und der Aufnahme und Verarbeitung von Informationen nach innen, ist ein harmonisches Pulsieren zwischen *Expansion* und *Kontraktion.* Ist diese Expansions/Kontraktionsfunktion gestört, sind die Schwingungen des vegetativen Nervensystems blockiert, kann sich das in ganz unterschiedlichen Leiden äußern – von Herz-, Kreislauf-Erkrankungen über Asthma bis hin zum Krebs.[98] Alle diese Leiden, die mit der Störung der Spannungs- und Entladungsfunktion zu tun haben, werden unter dem Begriff *Biopathien* subsummiert (Biopathie = Erkrankung des Lebendigen).

Reich hat – so schreibt der Physiker Alan F. Wolf – vermutlich damals nicht gewußt, daß die bioenergetische Spannung, von der er sprach, eine reale elektrische Ladung ist, nämlich jene, die von den Kalzium-Ionen getragen wird. Wir wissen inzwischen, daß bei der Kontraktion eines Muskels Kalzium-Ionen die Sarkomere (Muskelstreifen) überschwemmen und die Kontraktion auslösen, und daß die bioenergetische Entladung gleichbedeutend ist mit dem Ausströmen von Kalzium-Ionen. Ein Muskel, der unter ständiger Kontraktions-Spannung steht, erzeugt mehr Wärme als im entspannten Zustand, d.h. er wird rascher ermüden und, um seine Spannung aufrechtzuerhalten, mehr Nahrung beanspruchen und dies anderen Muskeln entziehen, die die Energie für nützliche Tätigkeit bräuchten.

Das Bewußtsein kann also, indem es bestimmte Muskelzellen in einem »heißen« Zustand erhält, *Erinnerung im Sinne einer Abwehr im Körper festhalten.* Dauerkontraktion führt zur Panzerung, und ist dieser Panzerungseffekt erst einmal eingetreten, hat der Muskel also gelernt, Kalziumproduktion und Kalziumvorrat in seinen Zellen ständig aufrechtzuerhalten – dann ist dieser Muskel zu einer *isolier-*

ten Bewußtseinsinsel geworden und spricht auf keine Nervenbefehle zur Entspannung mehr an. Kurz: Jede Panzerung entzieht unserem Organismus permanent Lebensenergie – und wir beginnen zu *leiden.*[99]

Biopathien sind Erkrankungen unbekannter Herkunft, d.h. nach heutiger medizinischer Kenntnis gibt es keine oder mehrere konkurrierende, einander zum Teil sich widersprechende Erklärungen zur Ursache der Erkrankung, wie z.B. bei Erkrankungen des *rheumatischen Formenkreises* und der Mehrzahl der *Autoimmunkrankheiten.*

- Biopathien zeigen sich oft schon sehr früh in bestimmten Verhaltensformen – lange bevor die medizinisch diagnostizierbare Krankheit ausbricht.
- Biopathien haben – auch aus traditioneller Sichtweise – eine psychosomatische Komponente, die alle Symptome durchzieht.
- Biopathien treten plötzlich und für längere Zeit auf und verschwinden dann wieder, ohne daß es dafür eine Erläuterung gibt.
- Biopathien erfassen den gesamten Organismus wie z.B. *Arteriosklerose* oder *Hypertonie* (*Bluthochdruck*). Es gibt keine anatomisch definierbare Begründung für die Ursache der Erkrankung.

Biopathien sind demnach die Folge einer Grundstörung des Organismus, einer *Grunderkrankung des Lebendigen*, eines »Staus der Lebensenergie« (Bernd Senf).

Wird die Lebensenergie gestaut, und können die blockierten Bereiche des Organismus nicht mehr genügend durchströmt werden, dann führt dies letztendlich zu Erstarrung alles Lebendigen. (INFO 51)

Hier schließt sich der Kreis, der von Anfang an in diesem Buch beschrieben wurde. Der Atem, der uns trägt und mit dem Kosmos verbindet, die Welle, die das Urmeer in uns, unser Grundsystem durchströmt und uns aufschäumt zu den Sternen, der Pulsschlag unserer Energien im allumfassenden Ein und Aus, Yin und Yang – im Tao –, das sind wir, *das bist du.*

INFO 51: Biopathische Krankheitsbilder

Gesundheit
↓
Entzündliche Erkrankung
↓
Hochdruckbedingte Herz- und Kreislauferkrankungen
↓
Diabetes
↓
Leukämie
↓
Krebs

(nach Robert Dew[100])

Gesundheit = Pulsieren in Expansion und Kontraktion
↓
Störung der Spannungs-Ladungsfunktion
↓
Chronische Inspirationshaltung, Lustangst, Blockierung

↓	↓
»Psychische Erkrankungen«	*»Körperliche Erkrankungen«*
Impotenz, Frigidität	Krebs-Disposition
Symptomneurose	Hypertonie des Herz- und Gefäßsystems
Charakterneurose	Basedow
Perversion	Lungenemphysem (Lungenblähung)
Psychopathie	Muskelrheumatismus, Arthirtis
Psychose	Obstipation (Verstopfung), Hämorrhoiden
Neurotische Kriminalität	Allgemeine Störung des vegetativen Gleichgewichts, Chorea (»Veitstanz«), Epilepsie, Fettleibigkeit, Raynaudscher Gefäßkrampf, Chlorose (Bleichsucht), Magengeschwür, Fettleibigkeit1
Debilität	

(Quelle[101])

Die Entdeckung des Orgons

All die soeben geschilderten Erkenntnisse hatten Wilhelm Reich zum Außenseiter gemacht: Den Psychoanalytikern und Sozialisten war er zu radikal, den Kommunisten zu gefährlich und zu bürgerlich, und für die Nazis war er ein »Jude«. Nach der Machtergreifung Hitlers mußte Reich 1933 nach Dänemark und ein Jahr später nach Norwegen fliehen. Hier mühte er sich in Laborexperimenten, diese Lebensenergie, die Urkraft des Lebendigen naturwissenschaftlich zu beweisen – ein Mühen, daß ihm bis heute sowohl von den Psychoanalytikern wie den Naturwissenschaftlern übel angekreidet wird und ihn in den Augen seiner Feinde zum Wahnsinnigen stempelt.[102]

In der Tat machte Reich damals Entdeckungen, die sich erst heute – im Licht der energetischen Medizin und der Forschungen zum elektromagnetischen Menschen als bahnbrechend herausstellen.

- Er fand bei der mikroskopischen Beobachtung von Kleinstlebewesen die sogenannte orgiastische Plasmazuckung, die rhythmische Abfolge von Expansion und Kontraktion des Gesamtorganismus, als universales Kennzeichen aller tierischen Spezies – am deutlichsten zu beobachten auf dem Höhepunkt geschlechtlicher Vereinigung.
- Er sah, daß alle Materie – sowohl lebendes Gewebe als auch organische und mineralische Substanzen – beim Kochen in kleinste bewegliche blaue Bläschen zerfiel – in *Bione*, von denen eine merkwürdige Strahlung ausging.

Diese Bione interpretierte Reich als Übergangsformen zwischen toten und lebendigen Substanzen. Seinen Beobachtungen nach strukturieren sich Bione spontan – unter Verschmelzung ihrer Membrane – in größeren Einheiten, organisieren sich zu einzelligen Lebensformen und emittieren eine biologisch wirksame Energie.[103]

Die von ihm gefundene und bislang unbekannte Energieform nannte Reich *Orgonenergie* oder einfach *das Orgon.*

1939 muß Reich aus Norwegen emigrieren. Er nahm das Angebot einer Professur für Medizinische Psychologie in New York an und sein gesamtes Forschungslabor mit. Er lehrte in New York seine *Vegetotherapie* – und experimentierte weiter mit der Orgonenergie. Biologische, thermische, elektrostatische Versuche sowie physikalische Experimente bringen ihm den Nachweis, daß die Orgonenergie auch in

der Atmosphäre wirksam ist, von lebenden Organismen in wechselnden Konzentrationen akkumuliert und entladen wird und in Wechselwirkung zur Sonnenenergie und zu meteorologischen Prozessen steht.
Der Gedanke lag nun nahe, daß diese Lebensenergie vorzüglich zur Therapie all jener Krankheiten des Lebendigen – Biopathien – einzusetzen war, die durch Blockierung des Grundsystems, durch Schrumpfung und Versiegen der Pulsationsfähigkeit des Organismus gekennzeichnet waren – demzufolge auch zur Krebstherapie.
Die Grundlage der Orgontherapie ist also die Beeinflussung des orgasmischen Energiehaushaltes. Eine jede Körpertherapie wie sie in den vorangegangenen Kapiteln beschrieben wurde, ist so verstanden eine Orgontherapie! Der Therapeut, der an heißen oder neuralgischen Punkten, an Muskelverhärtungen und Panzerungen arbeitet, der energetische Blockaden löst und den Menschen im wahrsten Sinne des Wortes wieder zum Schwingen bringt, setzt Heilungsprozesse in Gang, die sich auf den ganzen Organismus auswirken, und die natürliche Fähigkeit des Menschen zur Selbstregulation wieder freilegen.

Reich setzte zudem die von ihm gefundene Orgontherapie direkt ein – in Form des sogenannten Orgonakkumulators. Dieser – ein mit Eisenblech und organischem Material ausgekleidete mannshohe Kasten »verdichtete« die Orgonenergie so sehr, daß sie positive biologische Wirkung auf den lebenden Organismus hat – ein bis heute höchst umstrittenes Verfahren.
Reich erzielte zwar Erfolge in der Krebsbehandlung, doch dieses alles – seine Kritik an der lebensvernichtenden Gesellschaft –, seine Veröffentlichungen zur Orgasmus- und Orgonenergie, sein angeblich heilender Kasten – dies alles machte ihn in den fünfziger Jahren in den USA zum allseits gehaßten Buhmann. Hinzu kam, daß Reich sich immer weiter weg von dem materialistischen offiziell anerkannten und geförderten Denksystem fortbewegte:

- Er fand neben der Orgontherapie eine negative, tödliche DOR- Energie (Deadly Orgone Energy) – eine stagnierende, nicht mehr pulsierende Energie, die sich wie ein tödlicher Mantel über Natur und Mensch legt! (Naturverbundene Menschen kennen dieses Gefühl einer lastenden, drohenden Atmosphäre, die alles Leben zu ersticken scheint.)
- Er entwickelte einen sogenannten Cloudbuster (Regenmacher), ein Gerät, mit dem das Wettergeschehen beeinflußt werden kann.
- Er beschäftigte sich ausgiebig mit dem Phänomen der Ufos, den fliegenden Untertassen.

- Er testete radioaktives Material in Verbindung mit Orgonenergie (Oranur Experiment) – mit gefährlichen Folgen für Leib und Leben.

All diese Forschungen waren in den Augen seiner Mitarbeiter und seiner herrschenden Wissenschaftler höchst bizarre Unternehmungen. Die Food and Drug Organisation (FAO) – das amerikanische Bundesgesundheitsamt – untersagte schließlich die Verteilung Reichscher Orgonakkumulatoren, zitierte Reich vor Gericht, doch Reich erschien nicht. Daraufhin verurteilte man ihn wegen Mißachtung des Gerichts zu einer Haftstrafe von zwei Jahren; seine Bücher und Apparate wurden verbrannt und zerstört. An einem Novembertag des Jahres 1957 fand man Reich tot in seiner Gefängniszelle.

Ja zum Leben, Ja zum Selbst

Die Heilung des einzelnen muß mit der Heilung der Gesellschaft Hand in Hand gehen. Das heißt: Wir müssen diese unsere Gesellschaft entscheidend verändern, um geheilt zu werden.
Neue wissenschaftliche Fachbereiche wie die Psychoimmunologie oder die elektro-magnetisch-energetische Feldforschung verdeutlichen uns in den letzten Jahren mehr und mehr die Einheit von Geist und Materie, Seele und Körper, Subjekt und Objekt, Welle und Teilchen. Das haben wir (fast) begriffen. Doch Wilhelm Reich folgend müssen wir in unserer Analyse noch weitergehen. So wie Seele und Körper untrennbar sind, so sind Mensch und Gesellschaft ineinander verwoben und verkoppelt, und die Krankheiten der Gesellschaft sind die Krankheiten des einzelnen. Diese unsere Gesellschaft aber ist krank, erstarrt, verkrebst, unsere Harmonie mit dem Göttlichen zersplittert, und Charaktermasken und *gepanzerte Menschentiere* (Reich) beherrschen uns. »Es ist ein grundsätzliches Kennzeichen der Ermordung des Lebendigen durch das gepanzerte Menschentier, daß diese auf verschiedenste Art getarnt ist. Der Überbau der gesellschaftlichen Existenz des Menschen – also Wirtschaft, Kriegsführung, irrationale politische Bewegungen und soziale Organisationen, die der Unterdrückung des Lebens dienen – überschwemmt mit einer wahren Flut von dem, was wir Rationalisierungen, Vertuschungen und Umgehungen des wahren Problems nennen können, die grundsätz-

liche Tragödie…« Die grundsätzliche Tragödie ist – wie Reich in seinem aufwühlenden Buch *Christusmord* schon 1953 beschrieb, daß wir in der Falle sitzen, im Gefängnis eines falschen Selbst. Dieses falsche Selbst macht uns gefügig, lenkbar, kontrollierbar.

Der entscheidende Punkt auf dem Weg zur Heilung ist, den Ausgang der Falle zu finden und wieder in das wahre, das eigene, das starke Selbst, in den Fluß des Lebens einzutauchen. Der Ausgang ist für alle in der Falle deutlich wahrnehmbar, und dennoch scheint niemand ihn zu sehen. Jedermann weiß, wo der Ausgang ist, und dennoch scheint niemand auf ihn zuzugehen…

Wilhelm Reich[104], der für viele Menschen zu den genialsten und bedeutsamsten Wissenschaftlern dieses Jahrtausends gehört, hat den Weg aus der Falle skizziert. Der erste Schritt ist die Erkenntnis der Falle, der wahren Ursache der eigenen Krankheit und des allgemeinen Siechtums. Es ist die herrschende Ideologie des Kapitalismus.

Der zweite Schritt ist der *Nein-Nein-Schrei*, ist das Durchstechen der Panzer und Dämme, die in uns aufgerichtet wurden, um uns gefügig zu machen.

Der dritte Schritt ist der Wiedergewinn der Fähigkeit unseres Organismus, JA zu sagen, JA zu positivem hingebenden Verhalten. JA zu den frei fließenden Strömen des Lebens und der Liebe.

> »Bis jetzt gab es weder Kultur noch Zivilisation. Beide sind gerade dabei, in die Gesellschaft einzudringen. Das ist der Anfang vom Ende des chronischen Christusmordes.«
>
> (Wilhelm Reich)

TEIL 5
Seelenheil

Der Atem Gottes

Seele ist Ursache, Körper ist Wirkung. Seele ist der Atem Gottes, ist Lebensenergie, Bioenergie, Od, Prana, Ch'i (Qi). Seele kann nicht verlorengehen. Der Mensch ist die Manifestation der ewigen, allumfassenden spirituellen Realität, identisch mit dem göttlichen Grund. Ein- und Ausatmen ist All-umfassend, ist die Urbewegung des Lebens, ist Yin und Yang, ist Kontraktion und Expansion, verbindet das Bewußtsein des Kosmos mit dem Unbewußtsein des Menschen: Jede einzelne unserer 60 Billionen Zellen weiß das. Sind wir eins mit unserem Atem, sind wir zentriert in unserer Mitte, schwingen harmonisch im Fließgleichgewicht, sind wir eines von Allem und alles von Einem, sind im Einklang mit der Natur, sind wir selbst, sind gesund.

Krankheiten entwickeln sich aus Störungen dieser rhythmischen Pulsation, sind Ausdruck der Blockade unseres Grundsystems, der Erstarrung des Urmeeres in uns, des Staus der Lebensenergie. Jeder lokalen Erkrankung geht eine stumme ganzheitliche voraus! Störfelder und Herde künden von der wachsenden Gefährdung unseres Organismus, Schmerz ist der Schrei nach Energie. Jeder Mensch hat seine ganz persönliche Atmung, seinen individuellen Abdruck seiner Seele; wer nicht einatmen kann, blockiert seine Mitte, läßt seine Mutter (Yin) nicht ein, steckt sein inneres Kind (Selbst) in ein Korsett, das Herz wird ihm eng. Wer nicht ausatmen, nicht loslassen kann, aus Angst vor Lust und Verlust, wer seine Energie nicht mehr hergibt, erstickt an Asthma und Allergien. In beiden Fällen ist der Atemmuskel chronisch mit Kalzium-Ionen überschwemmt, ohne daß eine Entspannung eintritt. Dauerkontraktion, Panzerung, Auszehrung, Schrumpfung und Fäulnis des Grundorganismus – Biopathien – sind die Folge. Störung der dynamisch energetischen Prozesse, Dissonanz des ineinander miteinander schwingenden Yin-Yang, des Tages und der Nacht, des Raumes und der Zeit, des Mondes und der Sonne, des Weiblichen und des Männlichen, des Elektrons und des Positrons, des Auf und Ab der Quarks, der Urteilchen, sind die Ursachen allen Übels (Sehen Sie dazu noch einmal INFO 21 in Teil 3).

Diese unsere Gesellschaft hat die Ganzheit zersplittert in Fragmente von Körper und Geist, tanzt um das Goldene Kalb des Mammon, verleugnet und zerstört den göttlichen Atem, zerstört das *So-hum*, das Ein- und Ausatmen des »Ich bin Er«.

Das Selbst-Bewußtsein des Individuum wird verstellt und unterdrückt, das falsche Selbst triumphiert, die lachende Charaktermaske verbirgt die Fratze der Panzerung. Eine erfolgreiche Therapie, eine Heilung von Siechtum, ein Schutz vor Fäulnis und Tod ist nur möglich durch radikale Abkehr von den Glaubenssätzen dieser Gesellschaft durch die Wiederkehr der unbewußten Heilenergien, der inneren Harmonie des wahren Selbst mit dem All-Selbst. Die in diesem Buch geschilderten Behandlungen und Handlungen wie Autogenes Training, konzentrierte Selbstentspannung, Selbstsuggestion, Heilhypnose und Meditation stehen konträr zum herrschenden Zeitgeist und sind *politische Therapien*: Ich entspanne, ich lasse sein und lasse zu, ich liebe, ich rede mit dir und mir, ich bespreche mich mit meinen Zellen, ich verschmelze mit dem Kosmos, fließe, ströme und erinnere mich des göttlichen Urfeldes – dies alles ist diametral entgegengesetzt dem herrschen Tanz um eine Mitte, in der betäubt der Wille steht. Der Wille zum Sinn und Sein.

Unsere Gestalt endet nicht an der Außenhaut, das ewig Beständige an uns ist der Wechsel. Innerhalb von zwei Jahren sind unsere Moleküle fast komplett ausgetauscht – und dennoch kommen wir nicht plötzlich als Dinosaurier daher. Die Erinnerung unserer Form, unserer Gestalt, ist im Gedächtnis unserer Zellen, im Gedächtnis der Natur eingestichelt. Die Materie, aus der wir sichtbar existieren, die Gewebe, Zellen, Atom- und Molekülverbände, existieren gleichzeitig analog als Welle, als Energie, als Information, als Aura. Das Grundsystem in uns, die Bindegewebszellen, Nerven- und Gefäßenden in der extrazellulären Flüssigkeit zwischen den Geweben, dieses unser Urmeer, ist gleichzeitig ein rhythmisch pulsierendes Schwingmuster, ein hochvernetztes offenes System der Informationszufuhr und Informationsverarbeitung. Wasser hat ein Gedächtnis und lebt, Zellen flüstern miteinander, senden sich elektromagnetische Botschaften zu, Leben ist Ladung und Entladung, ist Fluß von Energien zwischen Plus und Minus, Auf und Ab, Rechts-Spin und Links-Spin, rechter und linker Gehirnhälften, Yin und Yang, ist die Frequenz Gottes. Diese höhere Ordnung hinter der sichtbaren Realität ist uns verhüllt, unser Verstand erfaßt nur einen schmalen Spalt des Spektrums des Bewußtseins (Ken Wilber). In mystischen Erfahrungen öffnen sich die Pforten der Wahrnehmung und wir begreifen, wir fühlen und wir spüren, daß die Natur ein unteilbares Ganzes ist, in dem alles miteinander zusammenhängt[1], daß die Einzelseele mit dem göttlichen Urgrund allen Seins verwandt *und* identisch ist[2], daß jede Zelle unseres Körpers den gesamten Kosmos in sich birgt. *Das bist du.*

Der Arzt von morgen

Dem Arzt von morgen, den es hie und da schon gibt, fällt eine tiefe Verantwortung zu. Er muß die lineare Physik über Bord werfen, sich aus der Gehirnwäsche der Materialisten und Konsumisten befreien, muß umdenken.

»Unser Kopf ist rund, damit das Denken die Richtung wechseln kann« (Francis Picabia). Der Arzt von morgen sieht die Wiedererweckung menschlicher Werte als sein Hauptziel an. Er enthüllt die Muster und Ursachen der Krankheit im familiären, sozialen *und* gesellschaftlichen Bereich. Er erkennt die Kranken nicht als Maschine, sondern als Energiefelder innerhalb mehrerer Felder. Er verzichtet weitgehend auf Strahl, Stahl und Chemie. Er besinnt sich auf seine Qualität als Heiler, auf seine energetischen Potentiale, seine Schwingungen. Er hat diesen seinen Beruf gewählt, weil er Naturarzt, Seelenarzt und Priester zugleich ist. Uneingeschränkt vertritt er die ganzheitliche Therapie, öffnet dem Kranken die Türen zu körperlich-geistig-seelischen Heilerlebnissen, löst Energieblockaden, sorgt sich um das Yin-Yang-Gleichgewicht, ermuntert zu tiefgreifender Lebensänderung, zu Eigenverantwortung, zur Autonomie.

Krankheit ist für den Arzt von morgen der Schrei des Lebewesens, nicht länger äußeren Normen nachzueifern, sondern statt dessen die in ihm schlummernden Kräfte der Selbstverwirklichung zu wecken, auf seinen inneren Ratgeber zu hören, seine »Sternenstumpfheit« (Klages) zu überwinden und sich aus der Polarität in die Einheit, in Resonanz zur göttlichen Harmonie zu begeben, der kosmischen Oktave der DNS, der Erde und der Sonne zu lauschen, dem Klang der Saite nachzusinnen, auf die er gespannt ist. Die »Arbeit« mit Krankheit ist Katharsis, Reinigung, heißt Abreagieren und Ausagieren von bislang gefesselten Gefühlen, bedeutet Lösung chronischer Kontraktionen, Wegschwemmen von Verhärtungen und Verspannungen – Läuterung der Seele. Krankheit als Weg! (Thorwald Dethlefsen).[3]

Eine sanfte, ganzheitliche Therapie des Arztes von morgen will und wird den reinen Ton wiederfinden, die beglückende Quinte von Ich und Du. Liebe-Freude-Vertrauen-Geborgenheit-Respekt-Spaß-Lust-Ekstase-Wachsen-Schönheit-Herausforderung-Neugierde-Ehrlichkeit-Spirituelle Einheit: Diese Worte müssen nicht leer bleiben. Worte wollen sich verwirklichen, sind Informationen höherer Ordnung. Singen, Beten, Besprechen, Suggestivformeln, Klänge wie OM sind Medizin, Informationsmedizin.

»Alles, was in der Natur existiert, entstammt denselben Urklängen. Klang erschafft die Materie durch Schwingungen.« OM ist der Laut der Stille, des Berggipfels, des Weihrauchs und des Lotus, der Zirbeldrüse, des Amethysts und des Bergkristalls, der Farbschwingung Violett-Weiß-Gold, OM ist der Laut des reinen Seins. Störungen im Organismus sind Störungen im Klangmuster, sind Kakaphonien, sind Desinformationen und Seinsverwirrungen. Der Mensch und die Welt sind eins, und der Mediziner von morgen wird den holistischen Weg der Heilung gehen, den Weg der *Ganz-Werdung.*[4]

Sanfte Techniken der Heilmeditation, der Akupunktur, der Kinesiologie, der Bioresonanz, der Harmonik, der Musiktherapie usw. gehören zur Medizin der höheren Ordnung, zur Informations-Medizin. Homöopathische Mittel, Bachblüten, Mistelpräparate wirken auf energetischer, informativer Ebene und heilen von Geist zu Geist.

Am Anfang war das Wort und das Wort war bei Gott und Gott war das Wort. (Joh. 1,1) Und Gott sprach: Es werde Licht. (1 Mose 1,2). Erst das Wort = Gott, dann das Licht und dann der Himmel, das Wasser und die Erde – so lautet die Reihenfolge der Schöpfung. Geist – Kraft – Materie. Der Geist und die Kraft des Geistes und des Lichtes haben Jahrtausende lang in den menschlichen Kulturen über das Materielle triumphiert. In der Alchemie des Mittelalters noch war *»Sulfur«* der Inbegriff von Geist und Wort, *»Merkur«* der Inbegriff von Energie und Dynamik, *»Sal«* der Inbegriff des Materiellen. Im 19. Jahrhundert schaffte die Deutsche Akademie der Wissenschaft mit Mehrheitsbeschluß die *»vis vitalis«*, die *Lebenskraft* ab; seitdem leben wir medizinisch (und auch sonst) ohne Lebenskraft. Wir unterliegen einer linearen Physik, einer sezierenden Pathologie, einem zersetzenden Chemismus und den banktechnischen Gesetzen von Ursache und Wirkung, Angebot und Nachfrage, Gewinn und Verlust. Vom Sein haben wir uns zum Haben entwickelt (Erich Fromm), zum Immer-Mehr-Haben-Wollen, zur Hab-Gier. Die Pawlowsche Glocke des Konsums läutet unentwegt, das Wasser läuft uns in bedingtem Reflex in Mund und Magen zusammen, wir jagen hinter Dingen her, um unsere Gier zu stillen – doch was wir uns einverleiben hat keinen Wert, *keine Energie*, und so verätzen wir uns unsere eigenen, ungestillten Säfte, wir versauern, laufen schneller und schneller wie Ratten in einem Laufkäfig: Je schneller wir laufen, desto rascher dreht sich der Käfig (Galbraith). Halt an – stimm dich ein – steig aus!

Die moderne Physik hat die klassische Physik des vorigen Jahrhunderts längst überholt. »Die Mediziner glauben immer noch an die Physiker, während die Physiker schon längst wieder an Gott glauben.« (Thure von Üxküll). Alles nicht Erklärbare, alle Spontanheilungen, alle Wunder werden in das Reich des Placebos[5,] der Scheinarzneien ohne medizinische Wirkstoffe, verwiesen. Für hartbackene Kliniker und Naturwissenschaftler steckt der Geist immer noch in der Flasche. Daß der Geist durch das Glas der Flasche hindurch heilt, ist ihnen unbegreiflich. Gleichsam wie Toren, die zwei CDs aneinanderschlagen und den dabei entstehenden kümmerlichen Ton für die ganze Wahrheit halten.

»Die Wissenschaftler spielen gemeinsam falsch, um die gerade anerkannten Grundlagen der wissenschaftlichen Forschung gegen Wahrnehmungen ihrer Unzulänglichkeit zu verteidigen« (David Bohm). Ein Paradigmenwechsel tut Not, eine zweite medizinische Revolution, von der biochemischen Medizin zur Informationsmedizin (»from Biomedicine to Infomedicine«)! Die erkenntnistheoretischen Konsequenzen der neueren Physik müssen ins öffentliche Bewußtsein dringen (Hans-Peter Dürr). Doch neue wissenschaftliche Erkenntnisse pflegen sich – leider – nicht auf die Weise durchzusetzen, daß ihre Gegner überzeugt würden und sich als bekehrt erklären, sondern vielmehr dadurch, daß die Gegner allmählich aussterben (Max Planck).[6]

Wunder gibt es immer wieder

Ein Wunder liegt vor, wenn etwas geschieht, was nicht geschehen kann (James Hudson). Seit Jahr und Tag wiederholen Wissenschaftler ihre Litanei, daß die Natur erforscht werden kann, sie konstant ist, daß man experimentieren kann und vor allem, daß diese Experimente wiederholt werden können. Wunder sind nicht wiederholbar – und geschehen trotzdem. Wunder sind deshalb für jede Ideologie Sprengstoff: Sie deuten darauf hin, daß es mehr Dinge zwischen Himmel und Erde gibt, als die Naturwissenschaft sich träumen läßt. Bei totgeweihten Patienten, die unvermutet und auch noch plötzlich genesen, versagt der herrschenden Medizin die Stimme. Sie spricht von *»spontaner Remission«* (Wiederherstellung von selbst), von Placebo-Effekten (Schein- und Leer-Medikamenten), von Diagnosefehlern, Irrtümern und Täuschungen.[7] Da Wunder die herrschende Medizin ad absurdum führen, schlägt sie einen großen Bogen um die Erforschung dieser Phänomene, stellt sich dem »Flüstern der Natur« (Edward Levison) taub. In der Tat ist der Forscherdrang, was Wunder oder übersinnliche Phänomene angeht, begrenzt. Es gibt im Vergleich zu den Millionen wissenschaftlichen Arbeiten, die sich mit anatomisch-physiologischen Deformationen beschäftigen, nur eine ver-

schwindend geringe Zahl,die sich mit wundersamen *Regenerationen* auseinandersetzt. Ein, zwei Übersichten in den fünfziger Jahren, ein Kongreß in den siebzigern, der Versuch eines Remissions-Registers heute (Brendan O'Regan, Institute of Noetic Sciences, Kalifornien), dann einige kleinere Studien zu unerwarteten Krebsheilungen. Erwähnt sei noch die bemerkenswerte Bilanz des Dr. Alphoriso Olivieri über Wunderheilungen in Lourdes.[8]
Aus diesem Material lassen sich dennoch einige überraschende Erkenntnisse ziehen.

- Heilungsprozesse sogenannter unheilbar Kranker traten oft ein, sobald die Patienten ihre Existenz und ihre Lebensziele radikal geändert hatten. Sobald sie sich voller Hoffnung und Energie gegen das »Todesurteil« stemmten und den Kampf gegen Krebs »sinnkonzentriert« aufnahmen. (»Nein, ich wollte nicht sterben. Sterben wollte ich nicht.« »Ich sah diesen Regenbogen und wußte plötzlich: Das gibt es auch für mich!«)
- Spontanheilungen notierten die Mediziner (Tilton Everson und Warren Cole) merkwürdigerweise auch, wenn sie den Patienten Gewebsproben entnommen hatten (*Biopsien*). Dieses Abzwacken des Gewebes mit einer Zange war wie ein Wecksignal für die darniederliegende Immunabwehr.
- Mit normalem Medizinerverstand nicht erklärbare Heilungen gab es auch, wenn der von der Medizin aufgegebene (krebskranke) Patient sich plötzlich gegen eine zusätzliche Attacke von Krankheitserregern zur Wehr setzen mußte (bakterielle und virale Infekte) – und Fieber bekam. Die Erhöhung der Betriebstemperatur des Körpers ließ Tumore »schmelzen«.

Die amerikanische Biochemikerin Caryle Hirschberg sammelte 4000 »unerwartete Genesungen« und fand Gemeinsames: »Wundersam« geheilte Menschen hatten plötzlich Verhaltensweisen, Lebenseinstellungen und Praktiken entwickelt, die mit ihrem inneren Selbst übereinstimmten, glaubten fest an ihre Fähigkeit, die Krankheit zu besiegen, erlebten einen existentiellen Umschwung.
Spontanheilungen sind also Folge einer von innen oder außen induzierten starken Veränderung der Lebenssituation. Oder mit Thorwald Dethlefsen: Krankheit ist das Signal zur Änderung, Heilung ist die Beachtung dieses Signals, ist Änderung in Richtung Harmonie.

Die Wunder von Lourdes sind immer ein beliebter Diskussionsgegenstand zwischen Gläubigen und Ungläubigen gewesen. Für den einen existieren sie (Alpho-

riso Olivieri), für den anderen sind sie *Verifikationsphänomene*: Der Mensch neigt dazu, das für wahr zu nehmen, was er gerne wahrnehmen möchte! Zur Grotte von Lourdes, wo einst das Hirtenmädchen Bernadette 18 Erscheinungen der Mutter Gottes hatte, wallfahren jährlich Zehntausende von sterbenskranken, invaliden Pilgern – in Erwartung der ganz großen Heilung. Ihre innere Erregung steigert sich während der Lichterprozession, der Heiligen Messe im unterirdischen Dom, beim Besuch der Grotte, an deren Wänden die weggeworfenen Krücken von ehemaligen Leidensgenossen aufgehängt sind. Wohl nirgendwo ist das Wort Jesu Christi so präsent wie hier: »Steh auf, dein Glaube hat dir geholfen.« Das Eintauchen in das kalte, wundertätige Wasser der Piszinen ist dann wie der letzte Aufruf an den Organismus: Jetzt oder nie. Die meisten Kranken werden ohne dramatische Heilerfolge von dannen gefahren, fühlen sich aber seelisch gestärkt, ihre Leiden in Zukunft besser zu ertragen. Rund 2000 ungewöhnliche Heilungen sind dokumentiert – als Wunder gelten jedoch nur die von der Kanonischen Komission des Päpstlichen Stuhles nach Prüfung durch das Ärztebüro anerkannten Fälle. Bis Mitte der siebziger Jahre waren dies »nur« 62: Spontanheilungen von Multipler Sklerose, Querschnittlähmung, Blindheit, Taubheit, Gebärmutterkrebs, tuberkulösen Fisteln, Leberverhärtung mit Verschluß der Venennerven und so fort.
Was waren die Begleitumstände dieser Wunder?
Die erste Beobachtung, die wir machen, ist naheliegend:

- Bei allen Heilungen war das Gebet dabei, die Versenkung in das Wort Gottes, die Vorstellung einer allumfassenden heilenden Kraft, das Gefühl der Verbundenheit mit den Seelen anderer Menschen.

Die zweite Beobachtung ist nachdenkenswert:

- Die Geheilten berichten von einem äußerst heftigen, plötzlichen Schmerz, oftmals ein Todesgefühl, zuweilen mit langer Ohnmacht verbunden.
- Ein großer Teil der Geheilten erlebte das Wunder beim Baden in den Piszinen, bei Waschungen und Umschlägen. Das kalte Wasser (neun (!) bis 14 Grad), in das, je nach Zustand, die Kranken bis zu zwei Minuten getaucht werden, ist ein ungeahnter Intensivschock!

Der Schmerz, der Schock, die Beschwörung des Heilseins (Visualisierung), das Fieber der Erregung der Ganzheit, das Verschmelzen mit der Urnatur, mit Gott, hat den *ursprünglichen Bauplan des Körpers, der geschädigt war, wiederhergestellt.*[9]

Heilung ist Erinnerung an die heile Form.
Was heißt das? Akzeptieren wir zunächst den alten ewig jungen Gedanken, daß wir in allem ein Ebenbild Gottes sind, sehen Gott aber nicht als männlich oder weiblich, sondern als Es, als Tao, als Einheit des Yin und Yang, so sind wir sowohl ein Teil des Ganzen, in dem sich das Ganze holographisch abbildet, wie aber auch das Ganze selbst, *weil* es sich in uns abbildet: Wir sind eines von Allem und alles von Einem. Das heißt, daß die Information von Anfang an, vom heute so bezeichneten Urknall an, immer noch da ist und alle historischen Ereignisse der Schöpfung der Sternensysteme, der Planeten, des Wasserstoffs, der Urbakterien in uns eingegeben sind, *impliziert* – so wie die Raupe in einen Schmetterling.
Wenn wir die Gestalt eines Schmetterlings geistig durchdringen, erkennen wir, daß die Raupe in dem Schmetterling enthalten (implizit) ist, daß beide Ausformung archaischer Gene sind und diese wiederum die Verwirklichung von Molekülketten mit ähnlichen Schwingungsmustern wie Pflanzenfarbstoffe, d.h. aus Biophotonen bestehen. Und jedes dieser Lichtteilchen *weiß*, wie der Schmetterling auszusehen hat – sonst könnten sie ihn ja nicht auf der Ebene unserer Wirklichkeit abbilden. Aus dieser Überlegung rührt der Satz, daß jedes Quantenteilchen Bewußtsein, ja Geist hat. Der Geist bestimmt die Materie.
Wir – Menschen – haben die Fähigkeit verloren, vergessen, daß uns der Geist gestaltet. Und würden wir uns auf die geistigen, die spirituellen Ebenen unseres Seins begeben, könnte unser Verstand vielleicht in Angst und Schrecken zersplittern. Einige wenige Erleuchtete haben die Botschaft von ihren Reisen zurückgebracht: Wir alle sind ganz aus Geist geboren. Diese unsere Welt ist *nicht* das Abbild eines unmenschlich grausamen Schöpfers,sondern das Abbild einer allumfassenden Kraft, von der wir uns nur allzuweit entfernt haben. In jedem Kind wird Tag für Tag Jesus Christus geboren.

Nun könnten wir die sophistische Frage aufwerfen, warum, da wir doch von Anfang an heil und ganz sind, wir in einem so elendiglichen Zustand der Krankheit, des Krieges und des Hasses leben, in einem Zustand, den wir ja selbst zu verantworten haben. Diese Frage läßt sich beantworten, indem wir auf das Gesetz verweisen, nach dem wir angetreten sind. Sie erinnern sich: Kluge Molekularbiologen stellen sich die Frage, warum wir bisexuell organisiert sind, also unsere Gene zur Fortpflanzung teilen, denn eine *ein*geschlechtliche Fortpflanzung wäre in der Tat ökonomischer. Die Antwort könnte lauten: *Gott wollte nicht klonen.* Gott wollte keine identischen Abziehbilder, sondern in der Einheit die Freiheit der Zweiheit.

Wir sind grundsätzlich im Gleichgewicht, doch wir haben die Wahl: Wir können dieses Gleichgewicht verlassen, als fanatische Kämpfer für irgendeine religiöse oder politische Ideologie – mit allen schrecklichen Folgen. Wir können aber auch in diesem göttlichen Gleichgewicht bleiben, als selbstbestimmte harmonische Wesen – als Tao.
Kurz: Die Entscheidung des Anfangs dieser Welt zur Bipolarität ist die Entscheidung zur Freiheit und Selbstbestimmung, zu Mann und Frau, Spannung und Entspannung, Leben und Geburt. Krankheit bedeutet *nicht* Verlust der Einheit, Krankheit deformiert zwar unsere äußere Wirklichkeit und bringt Schmerz und Leid, ist aber im wesentlichen deutliches Signal zur Umkehr. Heilung ist Umkehr, ist Erinnern des eigenen Selbst.
Der Begriff Selbstheilung greift hier zu kurz, wenn wir meinen, unser aus irgendwelchen Gründen aktiviertes Immunsystem würde hier alle heilsamen Taten allein vollbringen. Selbstheilungskraft schöpft aus dem Bewußtsein der tiefen Verbundenheit meines Selbst mit dem All, dem Bewußtsein der allumfassenden Energie, dessen Teil ich bin und die in mich und durch mich strömt. Selbstheilungskraft ist am stärksten, wenn sie in der Schöpfung rückgebunden ist (religio). Das ist der Grund, warum die rituellen Handlungen alter Kulturen, die Trancetänze eingeborener Völker genauso viel Wunder hervorbringen wie die Gebete und Beschwörungen in Lourdes. Wunder geschehen nicht im Gegensatz zur Natur, sondern im Gegensatz zu dem, was wir von der Natur wissen (Augustinus).

Das Zeichen an der Wand

Wir haben vergessen, wer wir selbst sind, unsere göttliche Identität. Wir haben den Allgrund des Lebens verlassen, können die Schrift der Natur nicht mehr lesen, uns schreibt sich kein Zeichen mehr. Die Signatur der Natur zu entschlüsseln, war eine der ganz großen Begabungen inspirierter Menschen. Auch in den europäischen Kulturen gab es viele dieser Menschen, besonders Frauen. Nicht von ungefähr sprechen wir von Mutter Natur und Mutter Erde, denn hier, in der jungen Erdkruste dieses Planeten, entstanden vor vier Milliarden Jahren die Urzeller, also wir, die Tiere, die Pflanzen und die Pilze.
Wir zwei, Pflanze und Mensch, sind ineinander verwoben wie zwei sich überlappende Spiegelbilder. In der Symbiose von Pflanze und Mensch wirkt das

Yin-Yang absolut: Wir spielen dasselbe Stück, nutzen dieselben Requisiten, unterscheiden uns nur in der Farbe. Öffnen wir unsere Sinne, so erkennen wir, daß Pflanzen eine bestimmte Gestalt haben, *weil* sie uns sagen wollen, welche Heilkraft für welches Leiden sie besitzen. Unsere Ahnen wußten dies noch, doch dieses Wissen ging verloren oder wurde ausgerottet, – und so stehen wir heute mit glänzenden Augen vor der Pflanzenheilkunde fernöstlicher Völker. Auch Pflanzen und Bäume sind nicht nur Borke, Blüte, Blatt, genauso wie der Mensch nicht nur Hand, Kopf und Fuß ist. Hinter ihnen und uns verbirgt sich die geistige Gestalt, die weither vom Anfang des Lebens kommt. Eine Mistel ist die Analogie einer Aminosäure, von denen 20 das Rückgrat des Lebens, den genetischen Code bilden. All die wunderschönen Aminosäuren mit ihren ineinandergewickelten Perlschnüren, die alte Bücher lesen und Boten ausschicken, all diese langen Ketten der Kohlenhydrate, die in endlosen Reihen wie energiebepackte Sessellifte die Berge hinauf und hinunterschweben, all die phallusähnlichen Schwänze der Lipide, der Fette, die uns einhüllen, all diese kurzen, agilen Hormonmoleküle, die in Ameisenstraßen durch unseren Körper ziehen, all diese geknäuelten, kunstvoll miteinander jonglierenden Enzyme, ihren Taschen und Höhlen, Schlössern und Schlüsseln … sie alle befinden sich, jetzt, während Sie dies lesen, in unglaublicher, weit über unseren Organismus hinausreichender, weit über unsere Körperoberfläche in Natur und Kosmos hinauswirbelnder Bewegung.

Es gibt auf dieser fundamentalen Ebene *nichts* Statisches:

Alles verändert und verwandelt sich unaufhörlich im Verlauf jenes chaotischen, nicht beschreibbaren Balletts, das die Elementarteilchen herumwirbelt. Alle die Moleküle, die Protonen, die Quarks sind in ständigem Hin und Her, in Zickzacklinien, ungeordneten Windungen, Auflösungen oder Ausdehnungen.

Nichts von dem, was wir wissen oder zu wissen glauben, über Elemente, die ein Atom bilden, Atome, die sich zu Molekülen formen, Moleküle, die zu Aminosäuren wachsen, Aminosäuren, die Organismen gestalten, nichts von all unserem sogenannten Wissen kann uns die chemischen Vorgänge erklären, *warum* und *wie* solche Gleichgewichtssysteme existieren – und wer dirigiert und komponiert das? Die alten, braven Naturwissenschaften vermögen keine schlüssigen Antworten zu geben. Nachdenklich stimmende Antworten finden wir bei Vordenkern der modernen Biologie, Physik und Astronomie.

Die Bedingungen in unserem Universum waren von Anfang an so, *daß der Mensch entstehen mußte*. Unsere gesamte Realität beruht auf weniger als 15 kosmologischen Konstanten. Wären eine dieser Konstanten auch nur geringfügig verändert worden – wir wären nicht entstanden. Würde z.B. die Intensität der Kernkraft, die für den Zusammenhalt des Atoms sorgt, um knapp ein Prozent höher sein als sie ist, so gäbe es keinen Wasserstoff, der sich mit Sauerstoffatomen zu Wasser verbindet. Kein Wasser, kein Leben. Anders: Verringern wir diese Kernkraft, so wäre die Verschmelzung der Wasserstoffkerne unmöglich – folglich gäbe es keine Sonnen, keine Energiequelle, kein Leben.

Demnach hat das Universum ganz genau *diejenigen Eigenschaften*, die erforderlich sind, ein des Bewußtseins und der Intelligenz fähiges Wesen hervorzubringen (anthropisches Prinzip) – so der englische Astrophysiker Brandon Carter. Der französische Religionsphilosoph Jean Guitton beschreibt dies in seinem Gespräch mit den Physikern Grichka und Igor Bogdanov in trefflichen Worten:

»Wenn das Universum so existiert, wie wir es kennen, dann genau deshalb, um dem Bewußtsein die Möglichkeit zu geben, sich zu entwickeln. Unsere Existenz war gewissermaßen von *Anfang an*, zur Planckschen Zeit, aufs genaueste vorprogrammiert. Alles, was mich heute umgibt, vom Schauspiel der Sterne bis zu den Bäumen im Jardin du Luxembourg, das alles existierte *bereits* im Keim in dem winzigen Universum am Anfang: Das Universum *wußte*, daß der Mensch zu seiner Zeit kommen würde.«

Am Anfang der Schöpfung steht kein »Zufall, kein Würfelspiel, kein blinder Uhrmacher, sondern ein Grad von Ordnung, der unendlich höher ist als alles, was wir uns vorzustellen vermögen: eine höchste Ordnung, die die physikalischen Konstanten, die Anfangsbedingungen, das Verhalten der Atome und das Leben der Sterne reguliert. Mächtig, frei, unendlich existent, geheimnisvoll, implizit, unsichtbar, wahrnehmbar, *ist es da*, ewig und notwendig hinter den Phänomenen, weit über dem Universum, aber in jedem Teilchen präsent.«[10]

Ein Wald ist das Abbild von Millionen Molekülketten, wie sie so kein Elektronenmikroskop sieht. Pflanzen erinnern uns an das Paradies, als wir noch *Eins* waren. Auch heute noch bringt uns die Heilkraft der Pflanzen wieder zurück zu uns selbst. Es gibt keinen gottgewollten Sündenfall, keine Erbsünde oder Erbschuld – genausowenig wie es einen in unser Leben direkt hineinregierenden Erzvater gibt oder sein Pendant, den Satan. Uns macht zu schaffen und uns beschädigt das Herausfallen aus dem göttlichen Gleichgewicht der Schöpfung. Das ist das Menetekel, das Zeichen an der Wand: Unsere Welt ist falsch gewichtet: Stahl, Beton, Kahlschlag und Synthetik triumphieren – und wir lassen es zu.

Jede biologische, ganzheitliche Therapie, insbesondere die Phytotherapie, die Pflanzenheilkunde, hilft uns, die Pforten unserer inneren Wahrnehmung wieder zu öffnen. Unsere Schwestern, die Pflanzen, sind heilbringende Freundinnen für lange Zeit, haben eine Seele wie wir. Ihre Aromastoffe sind Zeitschleusen in die Vergangenheit, so daß wir uns an unsere Anfänge erinnern, als wir noch Innen und Außen zugleich waren, eins. Meditation und Aromatherapie und Klangtherapie und Chakratherapie sind heilsame Reisen zurück nach vorn. Pflanzen sind heilend, liebend und bewußtseinserweiternd!
Herr laß mich blühen! (Gottfried Benn). Die Welt des Künstlichen (Virtual Reality) will uns in Isolierhaft nehmen, um uns in jeder Sekunde in jeder Nervenfaser zu kontrollieren. Setzen wir dagegen: Der Mensch ist ganzheitlich mit Mineralreich, Pflanzen- und Tierreich sinnvoll verflochten, hat Seele und Geist, und das selbständig Wahre und Gute kehrt immer wieder.

Die anthroposophische Medizin hat beispielsweise ihre Heilerfolge, weil sie eine ganzheitliche Diagnose und Therapie verfolgt, die in einem revolutionären Natur- und Geistverständnis wurzelt, weil sie ein positives Menschenbild vorlebt und uns alle vor einem *Bewußtseinssprung* sieht, einem Sprung auf eine höhere Ebene des Seins.
Ordnung und Auftreten neuer Ordnungsformen sind die stärksten Kräfte in menschlichen Individuen und Gesellschaften. Nimmt die Unruhe und die innere Dynamik eines Systems wie dem unsrigen steil zu, so verfällt es nicht in Chaos, sondern springt in eine höhere Ordnung. Der belgische Chemiker und Nobelpreisträger Ilya Prigogine prägte hierfür den Begriff *dissipative Strukturen*, Strukturen, die *zerstreut* und *umgewandelt* werden. Wir können dies auch anders formulieren: Die in uns wohnende (implizite) Ordnung entfaltet sich ins Explizite (David Bohm).
Die christlichen Kirchen des Abendlandes haben diese Entwicklung, die Synthese alter Weisheiten und moderner Quantenphysik, dieses *Tao der Physik* (Capra) verschlafen, sie haben Gott zu einem Krämer gemacht und den Menschen zu einem angsterfüllten, freudlosen Lebenskrüppel. Nur langsam regen sich Einsicht und Umkehr:
Fürbitte und Handauflegen, Segnung und Salbung der Kranken – Glückseligkeit hält wieder Einzug in die Gemeindearbeit.[11,12] Autogenes Training, Yoga, Meditation sind nicht mehr suspekt, christliche Heilpraktiker auch für sogenannte Außenseitermethoden aufgeschlossen.

Unsere Verantwortung für unsere Schöpfung, *für* Gott, wird uns bewußt. Krankheit ist nicht Gottes ursprünglicher Wille – so der Hamburger Pastor Dr. Steffen. Wir legen nicht nicht nur die Hände in den Schoß und beten, wir sehen uns nicht mehr als Opfer einer Erbsünde, verstrickt in eine namenlose Schuld, sondern spüren uns als selbstbestimmtes, geistvolles, mitfühlendes, mitleidendes, mitdenkendes, mitvernetztes Wesen. Nein, der Geist Gottes muß nicht über uns kommen. Wir sind das Bild Gottes selbst (Jean Guitton).

Der Sinn des Lebens

Wer bin ich? – Woher komme ich? – Wohin gehe ich? – Diese Fragen werden in einer sinn-entleerten Welt immer häufiger gestellt. Bibliodrama und Tanzgottesdienste, Meditations- und Selbsterfahrungsgruppen, Reinkarnationstherapie – all dies sind nur die äußeren Erscheinungsformen für den tiefen Wunsch des modernen Menschen nach Rück-Bindung (religio). Religion ja, Kirche nein – unter diesem Motto gehen viele auf Suche, auf die Suche nach Sinn. Sinnfindung und seelisch-körperliche Gesundheit hängen eng zusammen – so der Wiener Psychiater und Neurologe Prof. Viktor E. Frankl, der die *Logotherapie*, die *Sinntherapie* entwickelte. Die geistige und physische Verfassung der Menschen – so lernte Frankl leidvoll in den Konzentrationslagern des »Dritten Reiches« – hängt hauptsächlich von ihrem Gefühl für Sinn-Erfüllung ab, das Streben nach Sinn ist die stärkste menschliche Motivation.
Wird der Mensch bei seiner Sinnsuche nicht fündig, fällt er in ein »existentielles Vakuum«; diese »existentielle Frustration« gefährdet seelische und körperliche Gesundheit und ist der Nährboden zahlreicher Störungen wie Depressionen, Sucht und Kriminalität.[13] Umgekehrt kann ein sinnerfülltes Leben helfen, Krankheit zu überwinden und Gesundheit wiederzugewinnen. Die Ärztin Dr. Elisabeth Schmitt hat sich im Sinne Frankls drei Fragen gestellt:

1. Was ist Leben?
Leben ist nicht nur Physik und Chemie, Leben ist aus sich selbst bewegt (Alkamaion), ist rhythmische Bewegung (Heraklit). Bewegung heißt *auf dem Weg sein*. Der Weg ist das Ziel. Wer auf dem Weg ist – sich bewegt – hat das Ziel schon gefunden. Wer sich nicht bewegt, wird nie die Wahrheit und das Leben erfahren.

Das Leben (Gott, Struktur des Bewußtseins, intelligente Matrix) stellt jeden Moment die Frage: Lebst du noch?

2. Was ist der Mensch?

Der Mensch ist ein Wesen auf der Suche nach Sinn (Tolstoi). Dabei geht es nicht unbedingt um das Erfassen eines allumfassenden letzten Sinns – obgleich es für Ärzte, Politiker, Manager und Fernsehredakteure eine gute Übung wäre, zu hinterfragen, was *sie* bewegt –, es geht um den schlichten Sinn des Augenblicks, den Sinn *ad personam et ad situationem* (Frankl), den Sinn-Anruf des Lebens an mich – hier und jetzt. Niemand kann für mich meinen Sinn erfinden, sich ausdenken, was für mich sinnvoll wäre: Sinn ist etwas höchst Individuelles, Einzigartiges, Sinn ist Seele.

Der Mensch ist ein geistiges Wesen, ein *entscheidendes Sein*. Er ist da, »um sich auszuliefern, sich preiszugeben, erkennend und liebend sich hinzugeben!« (Frankl) Nicht haben wollen, sondern Sein wollen: Sinn.

Liebe ist Handeln.
Handeln ist Wissen.
Wissen ist Wahrheit.
Wahrheit ist Licht.

(Rauf Masari Njasi)

3. Was ist Gesundheit?

Nur ein lebendiges Ganzes kann gesund sein (Mommsen). Nehme ich dem lebendigen Ganzen den Sinn, so wird der Mensch zum Automaten. Auch Automaten bewegen sich, heben die Arme, verdrehen die Augen, singen und spielen Schach – wir können diese »andere Schöpfung« in Museen bewundern. Sie lassen sich aber auch im Intercity, in der U-Bahn, im Bus oder in Kfz's entdecken: Hochmoderne Automaten, in die man Geld hineinwirft, die aus dem Haus gehen, zur Arbeit fahren und nach Hause zurückkehren. Das sind wir. Automaten, die ohne Sinn (und Verstand) dem Mehrwert nachjagen, weil wir so wertlos sind. Und die sich über den »blinden Uhrmacher« beklagen, der diese Welt gemacht hat! Krankheit stoppt uns, macht uns unseres Fleisches bewußt. Die Krankheit des Menschen ist kein Maschinendefekt (Victor von Weizsäcker).

Krankheit ist die Folge unseres existentiellen Vakuums: Langeweile, Null-Bock, Sucht, Aggression, Ausgebranntsein, Vandalismus, Selbstmord. Selbst-Mord auch in Form von Herzattacken und Zell-Wucherungen. Krankheit ist die »Bewährungsprobe der menschlichen Freiheit« – denn: »Der Mensch entscheidet, ob ein Ereignis ihn überwältigt, oder ob er das Ereignis bewältigt.« (Frankl)

Spirituelle Krisen

Sinn-Erfahrung ist dramatisch. Betrachten wir den Menschen als rhythmisch pulsierendes Energiewesen, dessen lokal sich abbildende Erkrankung ihre Ursache ganzheitlich im Versiegen der Lebenskraft, in der Erstarrung des Grundsystems, in existentieller Leere hat – so können wir uns leicht ausmalen, was geschieht, wenn sich die Leere plötzlich und abrupt auffüllt und die Dämme des erstarrten Systems brechen: Wahn-Sinn.

Ein Mensch kann auf Dauer *nicht ohne Sinn leben*: Immer mehr Bürger der westlichen Industrienationen geraten in plötzliche, außerordentliche Bewußtseinszustände: Sie spüren seltsame Energien in sich, haben göttliche Erscheinungen, das Gefühl des Schmelzens und sich Auflösens, sehen geisterhafte Lichter, glauben wahnsinnig zu werden. Es beginnt der Grenzgang zwischen Wahn und Wirklichkeit. Der Chefarzt der Klinik *Heiligenfeld* in Bad Kissingen, Dr. Joachim Galuska, beschreibt in inspirierten Worten, was bei diesen *spirituellen Krisen* vor sich geht:[14]

Spirituelle Krisen können wir verstehen als Schreie der Menschen auf ihrer Suche nach Wahrheit, oder besser noch auf ihrer Suche nach Ganzheit. Diese Ganzheit ist zwar da, ganz in uns, aber wir erleben sie nicht. Durch die Entwicklung unserer Fähigkeit zur Erkenntnis, durch den Akt der Bewußtwerdung, durch die Bildung eines eigenständigen Ich-Gefühls und damit der Möglichkeit der Unterscheidung von Ich und Anderem sind wir aus dem Erleben der Ganzheit herausgefallen. Wir befinden uns in der Halbzeit der Evolution (Ken Wilber).

Spirituelle Krisen sind – so Galuska – *Krisen der sensitiven Öffnung*, sind die Suche des Geistes nach höheren Bewußtseinszuständen, nach tieferem Sinn. Diese Suche beginnt zunächst mit einer Reise nach innen, einer Erforschung der eigenen Person. Durch Meditation wird mir Unerledigtes, Blockiertes, Verdrängtes, Abgespaltenes bewußt.

Meditation ist ein Spiegel, vor dem ich nicht ausweichen kann: Ich sehe meine Schattenseiten und nehme sie an. Ich erkenne, was ich mir habe antun lassen oder

mir selbst angetan habe. Starke Gefühle können aufbrechen: Wut, Traurigkeit, Angst. Dazu körperliche Symptome wie Anfälligkeit für Infekte, Schmerzen, Allergien. Dieses alles ist noch keine spirituelle Krise, sondern eine persönliche: Äußere Umstände wie Erlebnisse nah dem Tode, Verlust eines geliebten Wesens, Krankheit, aber auch Schwangerschaft können die Strukturen meiner Person auflockern, mobilisieren und neuorientieren.
Von dem Personalen schreiten wir – gewollt oder ungewollt – zum *Transpersonalen*: Gott taucht im Alltag auf. Sanft, oder, wie oben beschrieben, mit ungeahnter Gewalt. Drei Bereiche unterscheidet Dr. Galuska:

1. *Transzendenzerfahrungen im engeren Sinne*
Unser alltägliches eingeengtes Bewußtsein entspannt sich zum allumfassenden Gipfelerlebnis (Maslow), zu Glücklichsein und Ekstase. Ich fühle keine Begrenzungen mehr. Ich erlebe die Unendlichkeit des Universums und des Seins, die Tiefe und Größe seiner Existenz.

2. *Das Auftreten transpersonaler Fähigkeiten*
Wir sind Teil sogenannter paranormaler Begebenheiten, erleben zum Beispiel die von C.G. Jung beschriebenen Synchronizitäten: Ich gehe zum Telefon, um nach langer Zeit eine alte Freundin anzurufen – und in demselben Moment ruft sie an. Es gibt keine Zufälle mehr, alles paßt plötzlich sinnvoll zusammen. Ich träume zukünftige Ereignisse vorweg, ich habe déjà-vue-Erlebnisse, ich entdecke, daß ich an bestimmten Orten schon einmal war. Hinzu kommt die Erinnerung an frühere Leben, Gedankenübertragung und Beeinflussung von materiellen Gegebenheiten. Dies klingt alles schon mehr spiritistisch als spirituell – doch es soll nicht heißen, daß jeder Mensch auf der Suche nach Sinn all diese übersinnlichen Fähigkeiten erwirbt. Es reicht schon, den Zipfelchen des Stoffes zu fassen, der unser Universum faltet.

3. *Durchbruch archetypischer Energien*
Den Durchbruch archetypischer Energien begleiten ungewöhnliche Körpererlebnisse: Zuckungen, Vibrationen, abwechselndes Wärme- und Kältegefühl, Lichtblitze, Mandalas, Mosaike, Farb- und Figurenkombinationen, Singen und Sausen im Kopf. Nach ostindischer Vorstellung erwacht die *Kundalini-Kraft*, die dreieinhalbfach gerollte Schlange in unserem Wurzelchakra an der Basis der Wirbelsäule.
Kundalini bedeutet denn auch »*zusammengerollt*«, »die Kraft, die zu etwas fähig ist«, Kundalini hat Verwandtschaft mit der Wortwurzel *shak*: »Kraft haben«.[15] Die

Göttin *Shakti* verkörpert im Hinduismus die weibliche Kraft, die große Mutter, den kreativen Aspekt der zwei Pole des Universums. Demgegenüber verkörpert der Gott Shiva das *Potential* der Materie, den Himmel. Die Kundalini-Kraft ist demnach das Ineinanderschmelzen von Erde und Himmel, Plus und Minus auf höherer Energiestufe, ist die Vereinigung von Sein und Werden zu Bewußt-Sein. Ist Rückkehr ins Paradies, ist Erleuchtung. Stanislav Grof, der Psychiater, Psychoanalytiker und Erforscher außergewöhnlicher Erfahrungen, hält es für denkbar, »daß bestimmte ungewöhnliche Bewußtseinszustände eine direkte Erfahrung und eine Beeinflussung der impliziten Ordnung, der in uns eingerollten Ordnung, bewirken.«[16]
Kundalini signalisiert uns, daß sich unser Bewußtseinszustand ändert, daß unter starker emotionaler Aufladung »unbewußtes Material« an die Oberfläche kommt. Kundalini-Syndrome sind folglich keine Krankheit, sondern – ähnlich wie es die Homöopathie versteht – Manifestationen eines Heilungsprozesses.[17]
Die Kundalini-Symptome werden seit alters her methaphorisch so beschrieben: Die zusammengerollte Schlange *erwacht*, steigt die Wirbelsäule empor, löst Blockaden und Unreinheit, öffnet die Chakren, die Energiezentren und durchflutet schließlich das Kronenchakra auf dem Scheitel mit reiner Energie.

In einer Welt, die unter dem Betondeckel des Materialismus und Konsumismus begraben liegt, wird das dramatische Aufscheinen der Kundalini-Energie normalerweise für verrückt gehalten, als emotionale und/oder körperliche Störung eingestuft, als Psychose. Der kalifornische Arzt Lee Sannella formulierte hier um: Er deutete diese sogenannten psychophysischen Störungen als ganzheitliche Manifestation einer psychologischen *und* spirituellen Transformation. Und Christina und Stanislav Grof erkannten spirituelle Krisen als *»stürmische Suche nach dem Selbst«*[18] *und* als damit verbundene Umwandlung des Persönlichen in ein höheres Bewußtsein.
Menschen, die in einer solchen Krise stecken und besonders diejenigen, denen sich die Räume des Inneren *plötzlich* auftun, stoßen auf oft großes Unverständnis ihrer Freunde und Partner, geraten in lebensbedrohliche Panik mit allen dazu gehörenden Körpersymptomen, können sich manchmal nicht mehr selbst versorgen, – oder »vergessen« dies einfach, weil sie zu sehr mit sich beschäftigt sind –, verletzen vielleicht sich und andere, schlucken Tranquilizer und Neuroleptika oder werden von der herkömmlichen Psychiatrie ruhiggestellt. Anfang der achtziger Jahre entstand deshalb, initiiert von Christina Grof, in den USA ein *Spiritual Emergence Network (SEN)*, das Menschen in spirituellen Krisen Hilfe anbietet. Diesem nach-

folgend wurden »Netzwerke Spiritueller Krisen-Begleitung« in Deutschland und in der Schweiz gegründet mit dem Ziel, Patienten rund um die Uhr beizustehen (Adressen im Anhang).
Die Klinik *Heiligenfeld* in Bad Kissingen, eine Fachklinik für Psychotherapie, Psychosomatik und Psychiatrie, behandelt als erste Patienten in transpersonalen und spirituellen Krisen nach ganzheitlichem Konzept. Ganzheitlich heißt, wie in diesem Buch oft beschrieben: Der Patient ist nicht krank, sondern seine Krankheit, seine spirituelle Krise bedeutet die Umwandlung seiner Persönlichkeit vom Ich zum Selbst.
»Der Ego-Tod ist die Pforte des Menschen zu seiner eigenen Freiheit und Göttlichkeit. Dieser Durchgang ist bewacht von den Drachen Todesangst auf der einen Seite, Wahnsinn und Identitätsverlust auf der anderen. Zwischen den beiden Seiten steht der Sprung des *Glaube zuerst, dann wirst du erfahren!*, die existentielle Herausforderung des Leidens, deren Antwort die Überwindung aller Trennung und *unbedingte* (unconditioned) Liebe ist« (Ingo Jahrsetz).[19]
Wichtigstes Therapieziel ist zunächst, den Menschen in existentiellen und spirituellen Krisen die Erfahrung zu vermitteln, daß sie eben *nicht* verrückt sind, sondern daß Sinn im Wahnsinn steckt. Einzelgespräche, strukturbildende Gruppen, Gruppentherapie, aber auch autogenes Training, Atemtherapie, Bewegungstherapie, bioenergetische Übungen, künstlerische Therapien gehören mittlerweile zum Bestandteil einer jeden modernen west-östlichen Psychotherapie. Größte Bedeutung haben hier zusätzlich die *spirituellen Techniken* – denn die sensitive Öffnung des Menschen soll ja nicht geschlossen, sondern erweitert werden. Herzens-Meditation und Mahamoudra-Meditation, bei der Energien des All den Organismus durchströmen, Musik- und Rhythmus-Therapie wie Ur-Klang-Resonanz und TaKeTiNa, dazu Körpertherapien wie Shiatsu und Orgodynamik (nach Gerda Boyesen), Holotropes Atmen – alle diese »Techniken« dienen dazu, über sich selbst hinauszugehen und auf diesem Weg sich selbst zu finden. Besonders die Verknüpfung der Behandlungen – das Hineinstürzen aus energetischer Meditation in eruptive Körperkonvulsion sowie die anschließende gemeinsame Aufarbeitung des Erlebten in Gesprächen, das Malen der Bilder des Unbewußten (C.G. Jung), der *Mandalas* und die liebevolle Umarmung – löst ganzheitliche Heilungsprozesse aus, d.h. ergreifen den Menschen in seiner psychischen Totalität. Eine besondere Rolle spielt das *Holotrope Atmen* (siehe auch: »Atem als Droge« in Teil 1 dieses Buches).

Von Stanislav Grof anfänglich als LSD-Ersatz entwickelt, bietet das schnelle, hechelnde Atmen – die *Hyperventilation* – in Verbindung mit evokativer Musik einen raschen Einstieg in die Zustände veränderten Bewußtseins (states of altered consciousness), die – das sei ausdrücklich angemerkt – möglichst in einer Gruppe mit hilfreichen Partnern und unter Führung professioneller Therapeuten angestrebt werden sollten. Der Freiburger Psychotherapeut Dr. Ingo Jahrsetz unterscheidet mit Grof vier Ebenen, auf denen die Prozesse des Holotropen Atmens wirksam sind: die Ebene des *gegenwärtigen Alltags*, die *biographische Ebene*, die *perinatale* und die *transpersonale Ebene*.[20]

- Der gegenwärtige Alltag verändert sich in eine schlecht gemalte Theaterkulisse, die Gesichter von Freunden verzerren sich in scheinheiligem Ausdruck, wenn sie die Unwahrheit sagen, tiefsitzende Wünsche brechen sich Bahn, Unsagbares wird ausgesprochen, das *sogenannte Normale* (Laing) bekommt tiefe Risse.
- Die biographischen Inhalte, die aus der Kindheit aufsteigen, erschüttern den Körper, lassen ihn noch einmal erleben, was er und die Seele erlitten. Trommeln mit den Fäusten, Durchwühlen eines imaginären Tunnels, »tierische« Schreie ... Wir erinnern uns authentisch an extreme Gewalt, die gegen uns ausgeübt wurde, an Mißbrauch in familiärer Umgebung, an Verletzungen, Unfälle und Operationen.[21]
- Die perinatalen Erfahrungen, die Erinnerung an die Ereignisse kurz vor und nach der Geburt, wobei das »*kurz vor*« bis zur Empfängnis zurückreicht, sind von außerordentlicher Dramatik. Es sieht aus, als winden wir uns mit Körper und Seele irgendwo hin, bizarre Geräusche, Reden in fremder Sprache, teuflisches Lachen, Ringen nach Luft, Erbrechen, Todesangst ... Grof hat diesbezüglich seine eigene Philosophie entwickelt: Er sieht hier perinatale Matrizen, die den Menschen für sein Leben lang formen. Die im Holotropen Atmen aufsteigenden Erinnerungen an das embryonale Universum, an die Vertreibung aus dem Paradies, an den Beginn der Geburtswehen, den Geburtskampf, das Vorantreiben des Fötus im Geburtskanal, diese Erlebnisse von Tod und Wiedergeburt[22] öffnen den Blick auf das Vorher und das Danach. Archetypen und Symbole, Dämonen und Götter, kollektives Unbewußtes (C.G. Jung) – alles dies wird sichtbar.

Nach gutem Abschluß der perinatalen Erlebnisse ist der Weg frei für die eigentlichen transpersonalen Erfahrungen – Erfahrungen, wie sie von Schamanen und Mystikern aller Kulturen beschrieben wurden, die intensive Berührung mit dem Göttlichen.

Spirituelle Krisen sind transpersonale Reisen zurück ins Paradies. So macht auch die Geschichte Sinn, die in Swami Muktanandas Buch: *Kundalini: Das Geheimnis des Lebens* erzählt wird:
Als Gott, der Urschöpfer, bemerkte, daß die Menschen von ihm abfielen, schloß er die Pforten des Himmels – doch wo sollte er den Schlüssel verstecken? Nach langen Beratungen mit anderen Göttern kam ihm eine Idee und er sagte: »Es gibt einen Platz, wo der Mensch den Schlüssel zum Paradies nie finden wird – in sich selbst. Der Mensch wird Millionen Meilen im Weltall reisen, aber wird niemals diese zwei Schritte in sich hineingehen, um *sein Inneres* zu erforschen.«
Also versteckte er den Schlüssel zum Paradies in uns selbst – und dort liegt er immer noch.

Die Weisheit des anderen Ufers

Erinnern wir uns: Wir sind Welle, Muster, Schwingung, Frequenz. Die Erinnerung an unsere Heimat, unsere Gesundheit, unser Seelenheil ist in unsere Augenwinkel eingestichelt. Wir sind Gestalt gewordener, gestalteter und gestaltender Geist. In uns schaut sich Gott selbst an. Es ist ein freiheitsliebender Gott. Er läßt uns Zeit: Erst, wenn *wir* ihn anschauen, schaut *er* uns an. Erst wenn wir uns unseres Selbst bewußt sind, wird er unserem Selbst bewußt. Er, Es, das Tao, das Urfeld, das All.
Leben wir aber als Panzertiere (Wilhelm Reich), ummantelt vom fetten Stahl der Selbstgerechtigkeit, erstarrt im stählernen Gelee der Selbstzufriedenheit, leben wir mit einem *falschen* Selbst. Das Entsetzliche der »Banalität des Bösen« (Hanna Arendt) liegt darin, daß Menschen uns regieren, die daherkommen, als seien sie mit menschlichen Gefühlen ausgestattet, die aber im tiefsten Grunde amoralisch sind und trotz aller blendender sozialer Erscheinung ohne innere Identität (Arno Gruen), Menschen, die ihr eigenes Selbst verraten haben und nun mit einem blendenden falschen Selbst uns manipulieren und krank machen. Der »neue« Mensch, der unter den Nationalsozialisten emporstieg und mit »konstruktiven Visagen« und »widerlich mechanistischer Bubenseele« (Arno Gruen) die Vernichtung von Millionen von Menschen *organisierte*, sitzt auch heute noch an den Hebeln bürokratischer Macht in Ministerial-, Ausländer- und Abschiebungsbehörden und vollzieht wie damals taub, blind und brutal

den Ungeist von Buchstaben, herrscht auch heute noch in den Führungsetagen der Polit- und Medienindustrie.
Das macht uns krank: Die Herrschaft des falschen Selbst, das diejenigen von uns, die wir versuchen, wahr, ehrlich, liebevoll zu sein, *von außen* einzwängt, reglementiert, bevormundet. Ein falsches Selbst, das unseren Atem vergiftet, Energien absaugt, unsere Seele verstört. Krankheit ist Wundsein der Seele!
Und auch das macht uns krank: Das falsche Selbst *in uns*, eine Folge jahrelanger Fremd- und Fehlbestimmung, das sich aufgebaut hat aus Angst und Abwehr, ein unerschütterliches Bollwerk, das mich nicht nach außen und dich nicht nach drinnen läßt, ein erdrückender Stein, der unseren Atem flach werden läßt, unsere Energien verrinnen, unsere Seele verzagen. Tut Buße! sagte Jesus (Markus 1,15) – doch seine Worte sind falsch übersetzt. In Wirklichkeit heißt es: Ändert euer Bewußtsein! (C.F. von Weizsäcker) Öffnet euer Bewußtsein! Schwemmt das falsche Selbst davon. Fegt den Staub vom klaren Spiegel eurer Seele.
Wenn die Schlange, die Kundalini-Kraft erwacht, steigt sie auf als Blitz, erleuchtend, belebend, befruchtend, befreiend, heilend. Sie verwandelt das Sein zum Bewußt-Sein. Auch um den Stab des Aeskulap, des Gottes der Heilkunde, windet sich eine Schlange. Eine Schlange, die oft als Mistelzweig gesehen wird. Allen Ärzten, die unter diesem Zeichen angetreten sind, ist zu wünschen, daß ihre Kundalini-Kraft sich regt, göttliche Energie aufsteigt – und sie in Heiler verwandelt.

Die Wege der ganzheitlichen Medizin, wie sie in diesem Buch beschrieben wurden, führen weit über die organischen und anorganischen Grenzen des Lebewesens Mensch hinaus. Die Wege der ganzheitlichen sanften Medizin sind Wege zu sich selbst, zur Erkenntnis des wahren Selbst, zur Bewußtwerdung des Selbst – zum bewußten Sein. Die Medizin von morgen wird eine sakrale Medizin sein, die weiß: Die Kräfte der Selbst-Heilung sind unermeßlich. Sie verändern das starre Ego, verwandeln die Erstarrung des Grundsystems in auf- und absteigende Kaskaden von Energien, strömend und ruhend, Yin und Yang zugleich.
Das Ich wird durchlässig für die »Weisheit des anderen Ufers«, das Transpersonale hinter dem Personalen zeigt sich: das Firmament des Leibes (Paracelsus).
»Alle Dinge wollen in Gott gesucht werden, aus dem sie auch fließen; aus dieser Quelle kann uns alle Not gewendet werden.« Dieser tief im christlichen Glauben wurzelnde Satz des Paracelsus ist Herzschlag – nah dem Zen-Buddhismus:

Eine Natur, vollkommen und durchdringend, läuft in allen
Naturen um,
eine Wirklichkeit, allumfassend, enthält in sich selbst
alle Wirklichkeiten.
Der Mond spiegelt sich, wo es auch eine Wasserfläche gibt,
und alle Monde auf den Gewässern werden
von einem Monde umfaßt.
Der Dharmakörper (das Absolute) aller Buddhas tritt in
mein eigenes Wesen ein.
Und mein eigenes Wesen steht mit den ihrigen geeinigt...
Das innere Licht ist jenseits von Lob und Tadel;
wie der Raum kennt es keine Grenzen,
doch es ist sogar auch hier, in uns, stets seine Ruhe
und Fülle bewahrend.
Es ist nur, wenn du ihm nachjagst, daß du es verlierst.
Du kannst es nicht fassen, aber gleich kannst du es nicht
loswerden,
und während du keines von beiden tun kannst, geht es
seinen Weg.
Du schweigst und es redet; du redest, und es bleibt stumm.
Das große Tor der Barmherzigkeit ist weit geöffnet und
keine Hindernisse stehen davor.

Yung-chia Ta-Shih[23]

Tat tvam asi! Das bist du.

Anhang

Anmerkungen

Teil 1: Vom heilenden Atem zur Heilmeditation

1 R.V. Ranke-Graves: Griechische Mythologie, *Hamburg 1984, S. 23, 28.*

2 H. Schäfer: Leib, Geist, Gesellschaft, *München 1971, S. 151 f.*

3 I. Middendorf: »Atem und Bewußtsein«, in: Erfahrungsheilkunde, *10, 1993, S. 520 ff.*

4 G.R. Heyer: Der Organismus der Seele, *München 1937, S. 134 (zit. C. Schlaffhorst).*

5 F.A. Wolf: Körper, Geist und neue Physik, *Bern, München 1989, S. 119 ff.*

6 J. Guitton/G. u. I. Bogdanov: Gott und die Wissenschaft, *München 1993, S. 114.*

7 F.A. Wolf: a.a.O., S. 34.

8 G. Groddeck: Das Buch vom Es, *München 1978, S. 18.*

9 I. Middendorf: Der Erfahrbare Atem, *Paderborn 1991, S. 19 ff.*

10 I. Middendorf: a.a. O., S. 160.

11 A. Jores: Der Kranke mit psychovegetativen Störungen, *Göttingen 1973, S. 120.*

12 S. Grof: Das Abenteuer der Selbstentdekkung, *München 1987, S. 256 ff.*

13 K. Graf Dürckheim: Hara, die Erdmitte des Menschen, *Bern, München, Wien 1975.*

14 J.H. Schultz: Das autogene Training, *Stuttgart 1973.*

15 A. Huxley: *Gott ist*, Bern, München, Wien 1993, S. 63.

16 J. Derbolowsky: »Entspannungsübungen als Psychohygiene der Zukunft«, in: *Erfahrungsheilkunde*, 12, 1991, S. 894 ff.

17 Ch.P. Dogs: »Psychotherapie bei Schlafstörungen«, in: *Erfahrungsheilkunde*, 7, 1991, S. 452 ff.

18 W. Dogs: »Die psychosomatische Behandlung der Schlafstörungen«, in: *Erfahrungsheilkunde*, 7, 1991, S. 454 ff.

19 J. Selby: *Atem und Leben*, Reinbek 1992, S. 134.

20 G.R. Heyer: a.a.O., S. 55.

21 C. Baudouin: *Suggestion und Autosuggestion*, Basel 1972, S. 95.

22 W. Bürgin: »Konzentratives Bewußtseinstraining zur Anregung der Selbstheilungskräfte«, in: *Erfahrungsheilkunde* 4/91, S. 267.

23 C.H. Bick: »Hypnosetherapie«, in: *Dokumentation d. bes. Therapieeinrichtungen und nat. Heilwesen*, Lüneburg 1992, V, 2, S. 960 ff.

24 M. Bischof/F. Rohner: »Wasser«, in: *Dok. der bes. Therapien, Lüneburg 1992, II. S. 95 ff.*

25 A. Pischinger: *Das System der Grundregulation*, Heidelberg 1990.

26 C.H. Bick: »Mit der Kraft der Suggestion«, in: *esotera* 10, 92, S. 38 ff.

27 C.H. Bick: »Hypnotherapie«, in: *Dok. d. bes. Therapien*, Lüneburg, 1992, V, 2, S. 962 ff.

28 E.F. Freitag: *Kraftzentrale Unterbewußtsein*, München 1982, S. 129 f.

29 »Hypnose und autogenes Training in der psychosomatischen Medizin«, in: *Schriftreihe zur Theorie und Praxis d. Med. Psychologie*, Stuttgart 1971.

30 K.H. Schäfer: »Schmerzlinderung ohne Medikamente«, in: *Erfahrungsheilkunde* 1, 1992, S. 14 ff.

31 R. Melzack: *Das Rätsel des Schmerzes*, Stuttgart 1978, S. 28.

32 W. James, zitiert nach K. Wilber: *Das Spektrum des Bewußtseins*, Bern, München, Wien 1987, S. 83.

33 W. Howald: »Meditation«, in: *Dok. d. bes. Therapien*, Lüneburg 1992, V, 2, S. 983 ff.

34 A. Huxley: *Die ewige Philosophie*, Zürich 1949, S. 256.

35 A. Huxley: a.a.O., S. 52.

Teil 2: Den ganzen Menschen heilen

1 H. Schäfer: *Leib, Geist, Gesellschaft*, München 1971, S. 162 ff.
2 R. Sheldrake: *Das Gedächtnis der Natur*, Bern, München, Wien 1990.
3 zitiert nach *Ganymed*, Pressemitteilung 28, 1992, S. 2, Gesellschaft für Biologische Krebsabwehr.
4 A. Pischinger: *Das System der Grundregulation*, Heidelberg 1990.
5 W. Wöppel: zitiert nach B. Dost: FS Dokumentation *Hoffnung auf Heilung*, Bayerisches Fernsehen 1992.
6 G. Irmey: »Erfahrungsheilkunde und Ganzheitsmedizin«, in: *Erfahrungsheilkunde*, Heft 9, 1990, S. 523 ff.
7 D. Beyersdorff: *Biologische Wege zur Krebsabwehr*, Heidelberg 1991, S. 36 ff.
8 E.S. Golub: *Die Immunantwort*, Berlin, Heidelberg, New York, 1982, S. 7 ff.
9 J. Guitton: *Gott und die Wissenschaft*, München 1993, S. 57.
10 G. Trevelyan in J.v. Uexküll, B. Dost (Hrsg.): *Projekte der Hoffnung*, München 1990, S. 384 ff.
11 K.-H. Braun von Gladiss: *Ganzheitliche Medizin*, Südergellersen 1991, S. 241 ff.
12 D. Revenstorf: »Hypnotherapie bei Tumorpatienten«, in: *Erfahrungsheilkunde* 3, 1992, S. 184 ff.
13 S. Lermer: *Gesundheit und Psyche*, Düsseldorf 1990, S. 44 ff.
14 M. Kaufmann, zitiert nach Beyersdorff: a.a.O., S. 49 ff.
15 A. Mitscherlich: »Die psychosomatische und die konventionelle Medizin«, in: *Der Kranke in der modernen Gesellschaft*, Köln 1969, S. 143.
16 F.A. Wolf: *Körper, Geist und neue Physik*, Bern, München 1989, S. 119 ff.
17 E.D. Hager: »Irrtümer, Vorurteilsdenken und Dogmatismus in der Krebsmedizin«, in: *Onkologie*, 6, 93, S. 153.
18 U. Abel: »Die zytostatische Chemotherapie fortgeschrittener epithelialer Tumore«, in: *Hippokrates Copythek*, Stuttgart 1990.
19 K.H: Gunzelmann: »Psychoonkologie – Versuch einer Wegbegleitung«, in: *Erfahrungsheilkunde* 3, 1992, S. 179 ff.
20 W. Trautmann: zitiert nach Gunzelmann: a.a.O., S. 182.
21 M. Rossmann: »Krankheit als Heilungschance?«, in: *Was ist heilen?*, München 1992, S. 84 ff.
22 C. Bertich: *Angebot alternativmedizinischer Krebstherapie, Motive der Inanspruchnahme, Erwartungen und Erfahrungen der Patienten*, Dipl. Arbeit Freiburg 1991.
23 G. Kutschera: *NLP-Resonanz-Projekt, Dossenheim 1990.*
24 B. Reinhardt-Pallesche: *Therapieergebnisse bei der Behandlung von Mamma-Karzinom-Patienten*, Dipl. Arbeit Freiburg 1991.
25 A. Gruen: *Der Verrat am Selbst*, München 1986, S. 145 ff.
26 A. Gruen: a.a.O., S. 147 ff.
27 A. Gruen: a.a.O., S. 123.
28 H. Schäffler: »Die Psyche als Immunmodulation: »Das Ayurvedische Modell der Körper-Geist-Einheit«, in: *Erfahrungsheilkunde* 3a, 1992, S. 242 ff.
29 J.J. Kühn: »Die Bedeutung des Umweltfaktors für die Krebsentstehung«, in: *Erfahrungsheilkunde* 9, 93, S. 456.
30 Huxley: a.a.O., S. 247.
31 Kühn: a.a.O., S. 459.
32 *Gesellschaft für Biologische Krebsabwehr: Ratschläge*, Heidelberg 1991, S. 4.
33 Beyersdorff: a.a.O., S. 83.
34 J. Selawary: *Zur Wirkung erhöhter biokinetischer Temperatur auf maligne Tumore*, zitiert nach Karl Windstoßer, Manuskript 1991.

35 H. Nauts: »Immuntherapie des Krebses – Pionierarbeit von Coley«, in E.D. Hager/U. Abel (Hrsg.): *Biomodulation und Biotherapie des Krebses*, Heidelberg 1987, S. 132 ff.

36 W. Wöppel: »Die aktive Fiebertherapie«, in: *Dok. d. bes. Therapieeinrichtungen und natürl. Heilwesen in Europa*, V, 1, S. 439 ff.

37 E. Göhring: »Fiebertherapie bei onkologischen Erkrankungen«, in: E.D. Hager/U. Abel: *Biomodulation und Biotherapie des Krebses*, Heidelberg 1987, S. 151 ff.

38 L. Roth: *Krebserzeugende Stoffe*, Stuttgart 1983.

39 B. Dost: *Ein Land erstickt*, München 1985, S. 240 ff.

40 Beyersdorff: a.a.O., S. 29.

41 Schäfer: a.a. O., S. 182.

42 Wolf: a.a.O., S. 296.

43 M. Bischof/F. Rohner: »Wasser«, in *Dok. d. bes. Therapien*, Lüneburg 1992, II. S. 95 ff.

44 K. Windstoßer: »Die Säure-Basen-Bilanz – eine vergessene Dimension des Krebsgeschehens«, in: *Erfahrungsheilkunde* 11, 1993, S. 656 ff.

45 F. und P. Perger: »Die erste Ebene der Abwehrfunktionen …«, in: *Dok. d. bes. Therapien*, Lüneburg 1992, II, S. 449 ff.

46 M. v. Ardenne: *Gesund durch Sauerstoff-Mehrschritt-Therapie*, München 1989, S. 13 ff.

47 Ardenne: a.a.O., S. 22ff.

48 Stiftung Warentest: *Die andere Medizin*, Berlin 1992, S. 225.

49 G. Caspers: »9 Jahre verbesserter Energiestatus durch wiederholte Sauerstofftherapie«, in: *Erfahrungsheilkunde* 1, 1992, S. 41 ff.

50 R. Viebahn-Häuser: »Ozon-Sauerstoff-Therapie«, in: *Dok. der bes. Therapien*, Lüneburg 1992, V. 1, S. 653 ff.

51 I. Engler: »Ionisierte Sauerstoff-Intensiv-Therapie«, in: *Dok. d. bes. Therapien*, V, 1, S. 669 ff.

52 E.D. Hager: »Neue Entwicklungen in der Therapie von Krebserkrankungen«, in *natur-med* 5, 1989 Sonderdruck.

53 K. Zänker: »Passive Hyperthermie in der Krebsbehandlung: Von der Biologie zur klinischen Anwendung«, in: E.D. Hager/U. Abel (Hrsg.): *Biomodulation und Biotherapie des Krebses*, Heidelberg 1987, S. 191.

54 E.D. Hager: »Biotherapeutische Studien: Gegenwärtiger Status von Organtherapeutika, Mikrobiologika und Phytotherapeutika«, in: *Deutsche Zeitung f. Onkologie 1989*, 21, S. 1 ff.

55 G. Boyesen: *Über den Körper die Seele heilen*, München 1988.

56 Boyesen: a.a.O., S. 75.

57 E. Rauch: *Die Darmreinigung nach F.X. Mayr*, Heidelberg 1984.

58 I. Conradt/G. Neumayer: *Leitfaden zur biologischen Krebsbehandlung*, Heidelberg 1988.

59 E. Schütz: »Mikrobiologische Therapie in der gastroenterologischen Praxis«, in: *Erfahrungsheilkunde*, 3a, 1993, S. 225 ff.

60 H. Grunewald: »Gibt es ein einheitliches Schleimhautorgan?«, in: *Erfahrungsheilkunde* 9, 92, S. 555ff.

61 H. Kolb: »Mikrobiologische Therapie«, in: *Dok. der bes. Therapie*, Lüneburg 1992, V, 2, S. 775ff.

62 A. Jores: *Der Kranke mit psychovegetativen Störungen*, Göttingen 1973, S. 121 ff.

63 C.P. Dogs: »Die Psychopathologie des Magen-Darm-Kranken«, in: *Erfahrungsheilkunde* 5, 1991, S. 337 ff.

64 H. Schurgast: »Orthomolekulare Medizin«, in: *Erfahrungsheilkunde* 10, 1991, S. 628 ff.

65 Stiftung Warentest: *Die andere Medizin*, a.a.O., S. 108.

66 H.U. Hertel: »Hände weg vom Mikrowel-

lenherd«, in: *raum und zeit*, Nr. 60/92, S. 3 ff.

67 G. Ohlenschläger: »Orthomolekulare Medizin«, in: *Dok. d. bes. Therapien*, Lüneburg 1992, II, S. 291 ff.

68 H.H. Thalman/A.N. Sagredos/H.J. v. Leitner: »Zellmilieu-Medizin, Zellmilieu-Diagnostik und Zellmilieu-Therapie«, in: *Dok. d. bes. Therapien*, Lüneburg 1992, S. 69 ff.

69 J.K. Juchheim/J. Poschet: *Immun – das Ernährungsprogramm zur Stärkung des Immunsystems*, München 1989, S. 35.

70 W. Grüger: »Biochemie nach Dr. Schüssler«, in: *Dok d. bes. Therapien*, Lüneburg 1992, V, 1, S. 269 ff.

71 G. Rehner: »Wirkung essentieller Mineralstoffe, Spurenelemente und Vitamine auf das Abwehrsystem«, in: *Erfahrungsheilkunde* 10, 1992, S. 610 f.

72 H.H. Thalman: a.a.O., S. 82 f.

73 H. Schurgast: a.a.O., S. 633.

74 C. Steinhammer: »Vitamine und Mineralstoffe als Therapieprinzip«, in: *Dok. d. bes. Therapien*, Lüneburg 1992, V, 1, S. 289 f.

75 Stiftung Warentest: *Die andere Medizin*, a.a.O., S. 105.

76 K. Seelert: »Die präventive Bedeutung von B-Carotin bei Herz- und Kreislauferkrankungen und Krebs«, in: *Erfahrungsheilkunde* 10, 1992, S. 621.

77 D. Stockburger: *ABC der Naturheilkunde*, Teningen o.J., S. 294 f.

78 I. Elmadfa/D. Fritzsche/H.-D. Cremer: *Die große Vitamin- Mineralstoff-Tabelle*, München 1989.

79 H. Schurgast: a.a.O., S. 633.

80 H.H. Thalmann: a.a.O., S. 83.

81 H.H. Thalmann: »Ernährungstherapie des Zellmilieus«, in: *Dok. der bes. Therapien*, Lüneburg 1992, V., 1, S. 165.

82 W. Glenk/S. Neu: *Enzyme*, München 1992.

83 R. Inderst: »die Enzymtherapie«, in: *Dok. der bes. Therapien*, Lüneburg 1992, I, 1, S. 735 ff.

84 O. v. Rokitansky/G. Stauder/P. Streichan: »Enzymtherapie als prä- und postoperatives Adjuvans bei der Brustkrebsbehandlung«, in: *Onkologie*, 25. Jg., 10, 1993, S. 130 ff.

Teil 3: Heiland Natur

1 R. v. Ranke-Graves: *Griechische Mythologie*, Reinbek 1989, S. 154 ff.

2 J.G. Frazer: *Der goldene Zweig*, Reinbek 1989, S. 883 f, 956 ff, 1018 ff.

3 H. Schott: »Heilkraft der Natur: Zur Ideengeschichte der Naturheilverfahren«, in: M. Bühring/F.H. Kemper (Hrsg.): *Naturheilverfahren*, Berlin 1992, 01 02, S. 1 ff.

4 W. Brüggemann/W. Müller-Limroth/B. Uelke: »Kneipptherapie«, in: *Dok. der bes. Therapieeinrichtungen und natürlichen Heilweisen in Europa,* Lüneburg 1993 I, 1, S. 829 ff.

5 *Unkonventionelle Medizinische Richtungen*, Universität Witten/Herdecke, Bonn 1992, S. 106 f.

6 H. Merl: »Die Bedeutung der Subjektivität für die Naturheilverfahren«, in: *Erfahrungsheilkunde* 9/1993, S. 468.

7 W. Ulrich/F. Mechelke: »Reaktion der In-vitro-Kulturen von menschlichen Fibroplasten, He-La-Zellen und murinen L-Zellen bei Applikationen eines Präparates aus Viscum album L.«, in: *Arzneimittelforschung/Drug Research* 30, 1980, S. 1722 ff.

8 H. Hülsen/C. Doser/F. Mechelke: »Differences in the Vitro Effectivness of Prepa-

rations Produces from Mistle-toes of Various Host Trees«, in: Arzneimittelforschung/Drug Research 36, 1986, S. 433 ff.
9 H. Hülsen/F. Mechelke: »In Vitro Effectivness of Mistle-toe Preparations on Cytostatic-Drug-Resistant Leukemia Cells«, in: *Naturwissenschaften* 74, 1987, S. 144.
10 H. Hülsen/B. Kron/F. Mechelke: »Influence of Viscum album Preparations on the Natural Killer Cell-Mediated Cytotoxicity of Peripheral Blood«, in: *Naturwissenschaften* 76, 1989, S. 530 – 531.
11 D. Kissel: »Die Mistel aus der Sicht der anthroposophischen Medizin«, in: *Erfahrungsheilkunde* 3a, 1991, S. 228 ff.
12 D. Kissel: a.a.O., S. 232.
13 F. Mechelke: »Sex-Correlated Complex Heterocytoxicity«, in: *Naturwissenschaften* 8, 1976, S. 390.
14 G. Salzer: »70 Jahre Misteltherapie ohne gesicherten Wirkstoff?, in: *Onkologie* 8, 1993, S. 93 ff.
15 M. Schink: »Vergleichende Untersuchungen über das Proteinmuster der Europäischen Mistel«, in: *Dissertation* Universität Hohenheim 1990.
16 A. Scheffler/H.H. Fiebig/J. Kabelitz/H.R. Metelmann: »Zur direkten Zytotoxizität von Mistelpräparaten«, in: *Erfahrungsheilkunde* 6, 1993, S. 338 ff.
17 G. Salzer: a.a.O., S. 95.
18 O. Kandler: »Entstehung des Lebens und frühe Evolution der Organismen«, in: *Der Gang der Evolution*, München 1987, S. 25 ff.
19 O.F. Schäfer: »Systemtheoretische und physikalische Aspekte der Signaturlehre«, in: *Erfahrungsheilkunde* 11, 92, S. 830 ff.
20 D. Kissel: a.a.O., S. 230.
21 R. Dickerson/J. Geis: *Chemie – eine lebendige und anschauliche Einführung*, Weinheim 1983.
22 S. Sharamon/B.J. Baginski: *Das Chakra-Handbuch*, Aitrang 1988, S. 76.
23 R. v. Ranke-Graves: *Griechische Mythologie*, Reinbek 1988.
24 I. Hoffmann: »Die Anwendung von Olivenöl in der Naturheilkunde«, in: H. Schäfer-Schuchardt: *Die Olive*, Würzburg 1983.
25 »Heilung durch Sonnenblumenöl«, in: *Natur und Medizin* Jan./Feb.93, S. 8.
26 H. Kinadeter: *Heilung*, München 1992, S. 54.
27 L. Maiwald: »Wissenschaftstheoretische Grundlagen der Phytotherapie«, in: *Erfahrungsheilkunde* 11, 92, S. 844 ff.
28 H.-J. Scheurle: »Zur Therapie mit ›Phytotherapeutischen Kombinationspräparaten‹«, in: *Dok. der bes. Therapien*, Lüneburg 1993 I, 1, S. 632.
29 R.F. Weiss: *Lehrbuch der Phytotherapie*, Stuttgart 1991.
30 F. Perger: »Störungen der Abwehr und iatrogene Einflüsse«, in: *Dok. der bes. Therapien* III, S. 55.
31 R. Machens: »Iatrogene Therapiehindernisse in der Naturheilkunde«, in: *Dok. der bes. Therapien*, a.a.O., S. 40 ff.
32 H. Albrecht (Hrsg.): *10 Jahre Karl- und Veronika Carstens- Stiftung*, Essen 1992.
33 R.-D. Neth: »Der Lebensbaum des Immunsystems«, in: *Natur und Medizin* 5, 92, S. 3 ff.
34 S.H. Gohla/H.D.Haubeck/S.Schrum/H. Soltau/R.-D.Neth: »Immunmodulation am Beispiel der Cupressacee ›Thuja occidentalis L.‹«, in: H. Albrecht/G. Franz (Hrsg.): *Naturheilverfahren*, Berlin 1990, S. 59 ff.
35 Ch. Bauth/K.H. Bohuslaviziki/W. Hänsel/A. Kneip/E. Koppenhöfer/W.D. Möller: »Über neurogene Wirkung der ›Ruta Graveolens‹«, in: H. Albrecht (Hrsg.): *10 Jahre Karl und Veronika-Carstens-Stiftung*, Essen 1992, S. 37 ff.
36 E.W. Fünfgeld: »Klinische Studien zur Wirksamkeit von Ruta Graveolens bei MS«, in: H. Albrecht (Hrsg.): *10 Jahre*

Karl- und Veronika Carstens-Stiftung, Essen 1992, S. 37 ff.

37 I. Gerhard: »Homöopathische Therapie bei Unfruchtbarkeit«, in: *Natur und Medizin* Nov./Dez.90, S. 6 ff.

38 H.L. König/H.-D. Betz: *Der Wünschelruten-Report*, München 1989.

39 »Unkonventionelle Medizinische Richtungen im Auftrag des Bundesministeriums für Forschung und Technologie«, in: *Mat. zur Gesundheitsforschung*, Bd. 21, Bonn 1992.

40 Weiss: a.a.O., S. 238 f.

41 B. Rosslenbroich/R. Saller: »Phytotherapie im Überblick«, in: M. Bühring: *Naturheilverfahren*, Berlin 1992, 0801, 1, S. 19 (Sammelwerk).

42 Weiss: a.a.O., S. 298.

43 R. Bauer/H. Wagner: *Echinacea*, Stuttgart 1990.

44 Weiss: a.a.O., S. 366 ff.

45 W. Dorsch: *Schulmedizin und Erfahrungsmedizin ein Gegensatz?* Manuskript Mainz 1991.

46 J. Seymour's *Gartenbrevier*, München 1980, S. 60.

47 G. Hahn: »Bewährte Heilpflanzen in der Frauenheilkunde«, in: *Erfahrungsheilkunde* 9, 90, S. 484 ff.

48 Weiss: a.a.O., S. 58.

49 Weiss: a.a.O., S. 29.

50 P. Wolf: »Ganzheitliche Heilungsvorgänge durch Aromatherapie«, in: *Erfahrungsheilkunde* 12, 92, S. 867 ff.

51 D. Gümbel: »Die Heilkräuter-Essenz-Therapie und die Bedeutung der Sinnesorgane für die Ganzheit des Menschen«, in: *Erfahrungsheilkunde* 7, 991, S. 467.

52 M. Henglein: »Aromatherapie«, in: *Dok. der bes. Therapien*, Lüneburg 1993, V 2, S. 108 ff.

53 P. Wolf: a.a.O., S. 878.

54 Stiftung Warentest: *Die andere Medizin*, Berlin 1992, S. 196 ff.

55 M. Henglein: a.a.O., S. 879.

56 P. Wolf: a.a.O., S. 1089.

57 D. Gümbel: a.a.O., S. 469 ff.

58 S. Sharamon/B.J. Baginski: *Chakra-Handbuch*, a.a.O., S. 235.

59 C. Rätsch: *Pflanzen der Liebe*, Bern u. Stuttgart 1990.

60 A. Huxley: *Die Pforten der Wahrnehmung*, München 1964, S. 14 ff.

61 E. Jäckle: *Dichter und Droge*, Zürich 1973.

62 T. Leary: *Politik der Ekstase*, Hamburg 1968.

63 zitiert nach E. Jaeckle: a.a.O., S. 94.

64 B. Dost: *Hoffnung auf Heilung, Teil II: Auf dem Weg zur energetischen Medizin*, Dokumentation Bayerisches Fernsehen 1992.

65 J. Schürholz/M. Glöckler/M. Treicher: »Anthroposophische Medizin«, in: *Dok. der bes. Therapien*, I, 1, S. 21 ff.

66 R. Steiner: *Theosophie*, Dornach 1990, S. 28 ff.

67 J. Schürholz/M. Glöckler/M. Walker: *Anthroposophische Medizin*, Stuttgart 1993.

68 Steiner: a.a.O., S. 46.

69 A. Huxley: *Die ewige Philosophie*, Zürich 1949, S. 35.

70 Schürholz: a.a.O., S. 239 ff.

71 zitiert nach B. Dost: *Prof. Gerhard Ott: Auf der Suche nach der Seele*, Fernseh-Dokumentation ARD, 1992.

72 G.H. Ott: »Ayurveda«, in: *therapeutikon* 2, 89, S. 105 ff.

73 G.H. Ott/U. Ruscher: *Ayurveda zur Diskussion gestellt*, Manuskript 1991.

74 V. Verma: *Ayurveda*, Bern 1992, S. 28 ff.

75 H. Schäffler/R. Etzel: »Ayurveda«, in: *Alternative in der Medizin*, Stuttgart 1993, S. 221 – 240.

76 H. Schäffler/R. Etzel: a.a.O., S. 227.

77 G.H. Ott: *Ayurveda*, a.a.O., S. 106 f.

78 H. Schäffler/R. Etzel: a.a.O., S. 230 f.

79 H. Schäffler/R. Etzel: a.a.O., S. 232.

80 V. Verma: a.a.O., S. 232 ff.

81 H. v. Glaesenapp: *Die nichtchristlichen Religionen,* Frankfurt 1957, S. 147 f.
82 A. Huxley: a.a.O., S. 276.
83 C. Chopra: *Die heilende Kraft*, Bergisch-Gladbach 1990.
84 H. Schäffler: »Die Psyche als Immunmodulator: das Ayurveda-Modell der Körper-Geist-Seele-Einheit«, in: *Erfahrungsheilkunde* 3a, 92, S. 247 ff.
85 K. Pirc: »Die Marma-Therapie«, in: *Erfahrungsheilkunde* 1, 91, S. 18 ff.
86 G. Ott/U. Ruscher: a.a.O., S. 15 ff.

Teil 4: Heilende Energien

1 J. Thurber: *Die letzte Blume*, Hamburg 1983.
2 J.T. Kent: *Zur Theorie der Homöopathie*, Leer, 1986.
3 J. Abele: »Die Bedeutung der Subjektivität bei Naturheilverfahren« in: *Erfahrungsheilkunde* 9, 93, S. 466 ff.
4 G. Behnisch: »Die geschichtlichen Grundlagen der Homöopathie«, in: *Dok. der bes. Therapieeinrichtungen u. natürl. Heilweisen in Europa*, Essen 1992, I, 1, S. 351 f.
5 D. Schimpf: »Sieben Jahre erfolgreiche Homöopathie-Forschung«, in: *Natur und Medizin* 4, 92, S. 13.
6 G. Harisch: *Jenseits vom Milligramm*, Heidelberg 1990.
7 B. Köhler in: P.P. Talkenberger/A. Mehler: *Medizin im 3. Jahrtausend*, S. 17.
8 H. Wach: »Homöopathie: Heilung mit Nichts?«, in: *Psychologie heute* 9, 93, S. 40 ff.
9 G. Behnisch: a.a.O., S. 363 ff.
10 S. Preis: »Die Methodik der Homöopathie«, in: *Dok. der bes. Therapien* I, 1, S. 399 ff.
11 S. Preis: a.a.O., S. 400.
12 J.T. Kent: a.a.O., S. 53.
13 R. Gruner: »Zum Verständnis der klassischen Homöopathie als einer Medizin des Empfindens«, in: *Erfahrungsheilkunde* 12, 91, S. 898 ff.
14 M. v. Ungern-Sternberg: »Das homöopathische Medikament«, in: *Dok. der bes. Therapien* I, 1, S. 433.
15 zitiert nach A. Huxley: *Die ewige Philosophie*, Zürich 1949, S. 233 f.
16 J. Gleditsch: »Akupunktur«, in: *Dok. der bes. Therapien*, I, 2, S. 936.
17 zitiert nach H. Kinadeter: *Heilung*, München 1992, S. 51 f.
18 Cousto: *Die kosmische Oktave*, Essen 1984.
19 B. Köhler: »Umpolung als Therapieprinzip für chronische Umwelterkrankung?«, in: *Erfahrungsheilkunde* 11, 93, S. 646 f.
20 C.W. Smith: »Der elektromagnetische Mensch«, in: *Dok. der bes. Therapien*, II, S. 167 ff.
21 I. Engler: »Ionisierte Sauerstoff-Intensivtherapie«, in: *Dok. der bes. Therapien*, V, 1, S. 680 ff.
22 I. Engler: a.a.O.
23 B. Rosslenbroich: »Akupunktur im Überblick«, in: M. Bühring/F.H. Kemper: *Naturheilverfahren*, Berlin 1992, 15.01, S. 1 ff.
24 J.M. Gleditsch: *Reflexzonen und Somatotopien*, Schorndorf 1983.
25 C.C. Schnorrenberger: »Chinesische Medizin und Akupunktur«, in: *Dok. der bes. Therapien* I, 2, S. 963 ff.
26 C.C. Schnorrenberger: a.a.O., S. 1009.
27 T.N. Ghassemzadeh-Haddadi u.a.: »Komplementäre Akupunktur«, in: *Dok. der bes. Therapien* V, 1, S. 1 ff.
28 H. Huneke: »Darstellung der Neuraltherapie nach Huneke«, in: *Dok. der bes. Therapien* V, 1, S. 1 ff.

29 H. Huneke: a.a.O., S. 13 f.

30 J. Kleber: »Moxibustion«, in: *Dok. der bes. Therapien* V, i, S. 485 ff.

31 H. Rossmann/F. Binder: *Elektroakupunktur*, München 1994.

32 Stiftung Warentest: *Die andere Medizin*, Berlin 1992, S. 260 ff.

33 H. Atrettin: »Die manuelle Lymphdrainage in der Migränebehandlung«, in: *Erfahrungsheilkunde* 8, 93, S. 415 ff.

34 W. Preusser: »Myogelosen verleugnen die mesenchyme Grundregulation«, in: *Erfahrungsheilkunde* 8, 93, S. 704 ff.

35 W.H. Hauss: »Unspezifische Mesenchymreaktionen und reaktive Mesenchymerkrankungen«, in: *Dok. der bes. Therapien* III, S. 1 ff.

36 H. Zöbelein: »Petechiale Saugmassage«, in: *Dok. der bes. Therapien* V, 2, S. 821 ff.

37 J. Abele: »Technische Methoden der Humoraltherapie«, in: *Dok. der bes. Therapien* V, 1, S. 21 ff.

38 H.P. Bischoff: »Grundlagen und Indikationen der manuellen Therapie«, in: *Erfahrungsheilkunde* 8, 93, S. 411.

39 T. Wernecke: »Shiatsu« in *Erfahrungsheilkunde* 12, 92, S. 892 ff.

40 J. Diamond: *Der Körper lügt nicht*, Freiburg 1990.

41 J.F. Thie: *Gesund durch Berühren*, Basel 1990.

42 H.J. Märker: *Energieausgleich durch Kinesiologie*, Vortrag 2. Symposium des Arbeitskreises Überaktives Kind e.V., 25.9.93.

43 Gleditsch: a.a.O., S. 32, 36.

44 Gleditsch: a.a.O., S. 54 f.

45 Gleditsch: a.a.O., S. 67 ff.

46 J. Thomsen: a.a.O., S. 300.

47 Cousto: a.a.O., S. 108.

48 B. Köhler: *Einführung in die Quantenmedizin*, Freiburg 1991, Manuskript, S. 65.

49 B. Köhler: »Bioresonanz-Therapie«, in: *Dok. d. bes. Therapien* V, 2, S. 1267 ff.

50 M. Lüscher: »Die Lüscher-Diagnostik«, in: Erfahrungsheilkunde 7, 92, S. 456.

51 H.G. Mücke: »Mora-Color-Therapie«, in: *Dok. d. bes. Therapien* V, 2, S. 1073 ff.

52 U. Groß: »Colortherapie«, in: *Dok. der bes. Therapien* V, 2, S. 1121 ff.

53 P. Mandel: *Energetische Terminalpunkt-Diagnose*, Bruchsal 1990.

54 P. Mandel: *Die Akupunktur Impuls Therapie*, Bruchsal 1988.

55 P. Mandel: *Farbpunktur*, Bruchsal 1986.

56 E.D. Hager/B. Benninghoff/A. Pakdaman/H. Stickl/M.F. Mutzhas: »Verbesserung zellvermittelter Immunität bei Tumorpatienten durch hochdosierte Phototherapie mit langwelligen UV-A1«, in: *Deutsche Zeitschrift für Onkologie* 21, 1989, S. 42 ff.

57 E.D. Hager: »Photodynamische Therapie – lichtaktivierte Moleküle in der Krebsdiagnostik und Krebstherapie«, in: *Deutsche Zeitschrift für Onkologie* 21, 1989, S. 34 ff.

58 B. Krammer/M. Huber/I. Engler: »Der Einsatz von ionisertem Sauerstoff in der photodynamischen Lasertherapie (PDT)«, in: *Deutsche Zeitschrift für Onkologie* 22, 1990, S. 178 ff.

59 G. Ohlenschläger: »Die Wechselwirkung zwischen Licht und Biomolekülen«, in: *Erfahrungsheilkunde* 5, 1991, S. 365 ff.

60 F.A. Popp: *Neue Horizonte in der Medizin*, Heidelberg 1991.

61 C. Rätsch/A. Guhr: *Lexikon der Zaubersteine*, Graz 1989.

62 B. Köhler: *Einführung in die Quantenmedizin*, a.a.O., S. 164 ff.

63 H. Weiers/R. Haase/W. Schulze: »Harmonik als Therapiegrundlage«, in: *Dok. der bes. Therapien* II. S. 543 ff.

64 H. Weiers: »Bioscillatortherapie«, in: *Dok. der bes. Therapien* II. S. 569 ff.

65 Weiers: a.a.O., S. 578.

66 Cousto: a.a.O., S. 78.

67 M. Scheffer: »Die Bachblüten-Therapie«, in: *Erfahrungsheilkunde* 6, 91, S. 392 ff.

68 J.E.R. Petersen: *Heile dich selbst mit den Bachblüten*, München, 1988, S. 70 ff.

69 M. Scheffer: »Sonne, Wasser, Blüten – Die Bach-Potenzierung«, in: *Erfahrungsheilkunde* 6, 92, S. 422.

70 M. Scheffer: *Die Bachblüten-Therapie*, a.a.O., S. 397.

71 S. Sharamon/B. Baginski: *Das Chakra-Handbuch*, a.a.O., S. 9 ff.

72 H. Kinadeter: a.a.O., S. 292.

73 J. Campbell: *Mythen der Menschheit*, München 1990, S. 143 ff.

74 S. Sharamon/B. Baginski: a.a.O., S. 228 ff.

75 K.J. Blum: »Chakra-Diagnose und -Therapie«, in *Dok. der bes. Therapien* V, 2, S. 1127 ff.

76 U. Engelhardt: »Therapeutische Anwendungsmöglichkeiten des Qigong«, in: Erfahrungsheilkunde 1, 91, S. 35 ff.

77 B.J. Baginski/S. Sharamon: *Reiki*, Essen 1992.

78 A.F. Wolf: *Körper, Geist und Physik*, Bern, München 1989, S. 162 ff.

79 U. Weißbach/B. Dost: *Elektrosmog*, Dokumentation Bayerisches Fernsehen 1992, Telemanuskriptdienst, München 1993.

80 W.D. Rose: *Elektrosmog – Elektrostreß*, Köln 1990.

81 B. Dost: *Die Erben des Übels, Kranke Umwelt – kranke Kinder*, München 1983.

82 A. Bultmann/F. Schmidthals (Hrsg.): *Käufliche Wissenschaft, München 1994.*

83 K.-D. Runow: »Allergien – Folge nicht erkannter Umweltbelastung mit Ernährung«, in: *Dok. der bes. Therapien*, III. S. 157 ff.

84 W.D. Rose: a.a.O.

85 W. Maes: *Streß durch Strom und Strahlung*, Neubeuern 1993.

86 G. Randoll/R. Dehmlow/G. Regling/K. Olbrich: »Ultrastrukturtomographische Darstellung lebender Zellen und ihre Beeinflussung durch nicht thermische physikalische Felder«, in: *Dt. Zeitschrift für Onkologie* 26, 1, 1994, S. 7 ff.

87 F.A. Wolf: *Körper, Geist und neue Physik*, S. 271.

88 D. Hachenberg: »Therapie mit statischen Magnetfeldern«, in: *Erfahrungsheilkunde* 12, 90, S. 818 ff.

89 W. Ludwig: »Magnetfeldtherapie«, in: Dok. der bes. Therapien V, 1, S. 603 ff.

90 G. Weißenborn: »Die reaktive Magnetfeldtherapie«, in: *Dok. der bes. Therapien* V, 1, S. 611 ff.

91 A. Varga: *Expertise zur Anhörung im Bayerischen Landtag am 20.11.92 über Biologische Bedeutung von elektromagnetischen Feldern und Strahlen aus der Umwelt für den Menschen*, Manuskript DIE GRÜNEN; Bayerischer Landtag, München.

92 B.D. Jankovic/E.D. Hager/H. Raduklovic: *Magnetimmunologie: Effect of Magnetic Fields on the Brain-Pineal Gland – Immune System Network*, Manuskript Immunology Research Center, Belgrad und Biomed-Klinik, Bad Bergzabern.

93 B.D. Jankovic: »Neuroimmunmodulation: Basic Structural and Functional Correlates of the Neuroimmune Network«, in *Deutsche Zeitschrift für Onkologie*, 42, 5, 1992, S. 113 ff

94 H. Kinadeter: *Heilung*, München 1992.

95 Reich: *Massenpsychologie des Faschismus*, Köln 1989.

96 K. Theweleit: *Männerphantasien*, Frankfurt 1977.

97 W. Reich: *Die Funktion des Orgasmus*, Köln 1967, S. 176 f.

98 B. Dost: *Hoffnung auf Heilung*, Dokumentation Bayerisches Fernsehen 1993, Telemanuskriptdienst, S. 30 f.

99 A.F. Wolf: a.a.O., S. 62 f.

100 H. Lassek: »Eine biographische Einführung in die Krebstherapie Dr. Wilhelm Reichs«, in: *Krebsforum* 17, 90, S. 5 ff.

101 W. Reich: *Die Funktion des Orgasmus,* a.a.O., S. 276.

102 C. Rycroft: *Wilhelm Reich,* München 1972, S. 92 ff.

103 H. Lassek: a.a.O., S. 6.

104 W. Reich: *Christusmord,* Freiburg 1979, S. 391.

Teil 5: Seelenheil

1 A. Huxley: *Die ewige Philosophie*, Zürich 1949, S. 244.

2 J. Guitton: *Gott und die Wissenschaft*, München 1993, S. 142.

3 T. Dethlefsen: *Krankheit als Weg*, München 1993.

4 A. Rossaint: »Medizin im Umbruch«, in: *Erfahrungsheilkunde* 1/93, S. 24 ff.

5 F. Schmid: »Placebo – medizinisches Relikt der linearen Physik«, in: *Erfahrungsheilkunde* 9, 93 V, VI.

6 zitiert nach G.S. Hanzui: »Von der Morphologie zur Kybernetik – Plädoyer für die Erweiterung des wissenschaftlichen Spektrums in der Medizin«, in: *Erfahrungsheilkunde* 4, 91, S. 300 ff.

7 H. Ernst: *Die Weisheit des Körpers*, München 1993, S. 125 f.

8 A. Olivieri: *Gibt es noch Wunder in Lourdes?*, Aschaffenburg 1973.

9 H. Gerloff: *Die Heilungen von Lourdes im Lichte der Parapsychologie*, Büdingen-Gettenbach 1953.

10 J. Guitton: *Gott und die Wissenschaft*, München 1993.

11 W.J. Bittner: *Heilung im Zeichen der Herrschaft Gottes*, Neukirchen-Vluyn 1988.

12 M. Scheel: »Heilendes Handeln«, in: *Das missionarische Wort* 2, 90.

13 E. Schmitt: »Die Bedeutung der Logotherapie bzw. sinnzentrierten Psychotherapie nach Prof. V.E. Frankl für die Medizin«, in: *Erfahrungsheilkunde* 10, 92, S. 653 ff.

14 J. Galuska: *Spirituelle Krisen und Herausforderung zur Verwandlung der Persönlichkeit*, Manuskript 1993, Klinik Heiligenfeld, Bad Kissingen.

15 J. Prevatt: *An Angel Called My Name*, Manuskript, La Honda, Kalifornien 1993.

16 S. Grof: *Beyond the Brain*, New York 1985, S. 91.

17 S. Grof: *Die Welt der Psyche*, München 1992, S. 278 ff.

18 C. und S. Grof: *Die stürmische Suche nach dem Selbst*, München 1991.

19 I. Jahrsetz: *Sai Baba und Stan Grof*, Manuskript, Freiburg 1994.

20 I. Jahrsetz: a.a.O., S. 4.

21 B. Dost: *Sinn im Wahnsinn*, FS-Dokumentation Bayerisches Fernsehen 1993, Ausstrahlung verboten.

22 S. Grof: *Die Welt der Psyche*, München 1992, 53 ff.

23 A. Huxley: a.a.O., S. 26 f.

Adressen

1. Spezialkliniken mit biologischer Krebsnachbehandlung

Klinik Graal-Müritz (Fachklinik für biologische Krebstherapie), Lindenweg 16
18181 Graal-Müritz, Tel. 038206/750,
Fax 038206/751 75

Habichtswald-Klinik (Ganzheitsmedizin, auch Ayurveda), Wigandstr. 1
34131 Kassel-Wilhelmshöhe,
Tel. 0561/310 80, Fax 0561/310 88 58

Veramed-Klinik Tannenberg (Tumorleiden und chronische Erkrankungen)
59872 Meschede-Beringhausen,
Tel. 0291/20 90, Fax 0291/20 95 02

Wicker-Klinik Bad Nauheim (Klinik für Ganzheitsmedizin), Ludwigstr. 41
61231 Bad Nauheim, Tel. 06032/99 90,
Fax 06032/99 95 50

Vita-Natura-Klinik (Klinik für Ganzheitsmedizin), Altschloßstr. 1
66957 Eppenbrunn (Pfalz),
Tel. 06335/92 11 00, Fax 06335/92 11 50

BioMed-Klinik (Klinik für Onkologie und Immunologie), Tischbergerstr. 5-8
76887 Bad Bergzabern, Tel.06343/70 50,
Fax 06343/70 51 18

Klinik Friedenweiler (Fachklinik für biologische Krebstherapie), Kurhausweg 2
79877 Friedenweiler, Tel. 07651/20 80,
Fax 07651/20 81 16

Veramed-Klinik am Wendelstein (Tumorleiden, Innere Med., Reha), Postfach 1153
83094 Brannenburg, Tel. 08034/30 20,
Fax 08034/78 35

Hufeland-Klinik (Ganzheitliche immunbiol. Therapie), Löffelstelzer Str. 1-3
97980 Bad Mergentheim, Tel. 07931/53 60, Fax 07931/81 85

Schweiz

Aesculap Klinik Dr. Brander (Zentrum für biologische Medizin)
CH 6440 Brunnen, Tel. 0041/41/825 47 47,
Fax 0041/41/825 48 00

Lukas-Klinik (Spezialklinik mit besonderer Erfahrung in der Misteltherapie und der anthroposophischen Medizin), Brachmattstr. 19
CH 4144 Arlesheim, Tel. 0041/61/701 33 33,
Fax 0041/61/701 82 17

2. Sanatorien, Kurheime, Tageskliniken, Krankenhäuser mit biologischen, ganzheitlichen Therapien und Naturheilweisen

(Die im folgenden aufgeführten Häuser bieten u.a. an: Phytotherapie (Misteltherapie) und Homöopathie, Physikalische Entstauungstherapie und Manuelle Medizin, Neuraltherapie und Akupunktur, Ausleitungs- und Umstimmungsverfahren wie Überwärmung, Eigenblutbehandlung, Sauerstoff-Therapie, Stimulierung des Immunsystems, Orthomolekulare Medizin, Atemtherapie, Autogenes Training, Yoga, Meditation, Musiktherapie - dazu auch konventionelle Therapien. Es empfiehlt sich, vorher anzufragen, insbesondere, wenn Balneotherapie, Kneippkuren, Physikalische Medizin und Ernährungsmedizin gesucht werden).

Von Ardenne Klinik (für system. Krebs-Mehrschritt-Therapie), Schillerstr. 12 b
01326 Dresden, Tel. 0351/263 74 21,
Fax 0351/263 74 45

Krankenhaus Moabit (IV. Innere Abteilung: Naturheilweisen), Turmstr. 21
10559 Berlin, Tel. 030/39 76-34 01,
Fax 030/39 76-34 09

BioMed-Klinik (angewandte Immunologie und Biomed.), Paracelsusring 6 a
14547 Beelitz-Heilstätten, Tel. 033204/2-10

Ev. Krankenhaus Lutherstift, Abt. Naturheilverfahren, H.-Hildebrand-Str. 22
15232 Frankfurt/Oder, Tel. 0335/554 20,
Fax 0335/554 11 02

Reha-Zentrum Lübben (Orthopädie und Onkologie), Postbautenstr. 50
15907 Lübben, Tel. 03546/23 80,
Fax 03546/23 87 00

Therapeutikum Westfehmarn (Allerg.-atopische Erkrank.), Fährhausstr. 2 a
22085 Hamburg, Tel. 040/220 90 06

Allg. Krankenhaus Ochsenzoll (Abt. Naturheilverf.), Langenhorner Chaussee 560
22419 Hamburg, Tel. 040/52 71-24 01

Krankenhaus Rissen (Anthroposophisch ergänzte Medizin), Suurheid 20
22559 Hamburg, Tel. 040/81 84 85

Kurklinik Lütjensee (auch Misteltherapie) Großenseer Str. 18
22952 Lütjensee, Tel. 04154/792 70

Klinik Warnsdorf Dr. Scheele (Heilfasten, Ganzheitsmed.), Schloßstr.
23570 Lübeck-Travemünde,
Tel. 04502/84 00, Fax 04502/84 02 84

Kneipp-Sanatorium »Landhaus am Holzberg« (auch Neuraltherapie)
23714 Malente-Neversfelde,
Tel. 04523/40 90, Fax 04523/409 31

Rheuma-Klinik Bad Bramstedt
24576 Bad Bramstedt, Tel. 04192/900,
Fax 04192/90 23 90

Institut für Akupunktur und Regenereration
25980 Westerland, Tel. 04651/237 80,
Fax 04561/283 18

Sanatorium Jutta Fock (Ganzheitl. Methoden), Am Friedrichshain 33
25980 Westerland, Tel. 04651/50 21

Wasserschloß-Klinik (auch Quigong u. Umweltmedizin), Bettenwarfen 2-14
26427 Neuharlingersiel, Tel. 04974/160,
Fax 04974/161 60

Privatkrankenanstalt Bederkesa (auch Reittherapie), Seebeckstr. 12-14
27624 Bederkesa, Tel. 04745/291,
Fax 04745/77 70

Kurheim Haus am Walde (auch Neuraltherapie), Soltauer Str. 14-16
29683 Fallingbostel, Tel. 05162/60 11,
Fax 05162/60 14

Paracelsus-Klinik am Silbersee (auch Orthomolekulare Medizin) Oertzenweg 24
30851 Langenhagen, Tel. 0511/779 40,
Fax 0511/77 82 54

Kurklinik Weserbergland II (auch Atemtherapie), Bahnhofstr. 10-12
31707 Bad Eilsen, Tel. 05722/88 71 04,
Fax 05722/88 72 42

Schaumburg-Klinik (Fachklinik für präv. u. reh. Altersmedizin), Arensburger Str. 3
31707 Bad Eilsen, Tel. 05722/88 80,
Fax 05722/88 82 00

Burghof-Klinik (u.a. Hypnose-Therapie), Ritterstr. 19
31737 Rinteln, Tel. 05751/94 00,
Fax 05751/415 68

Klinik Dr. Buchinger (Naturheilverf., Stoffwechselkrankh.), Forstweg 39
31810 Bad Pyrmont, Tel. 05281/16 60,
Fax 05281/16 64 50

Institut für ganzh. Gesundheitsberatung u. Gesundheitsförderung, Parkstr. 48
32105 Bad Salzuflen, Tel. 05222/605 55

Maternus-Klinik (u.a. Multiple Sklerose-Beh.), Am Brinkkamp 16
32545 Bad Oeynhausen, Tel. 05731/850,
Fax 05731/85 81 03

Johanniter-Ordenshäuser Reha-Zentrum, Johanniterstr. 7
32545 Bad Oeynhausen, Tel. 05731/211 51

Klinik am Park, Westkorso 14
32545 Bad Oeynhausen, Tel. 05731/24 81, Fax 05731/24 82 48

Klinisches Sanatorium Bischoff (auch Homöopathie),Wilhelmstr. 26-28
32545 Bad Oeynhausen, Tel. 05731/200 55, Fax 05731/21 30 50

Werretal Klinik in der Kuranlage Löhne (auch Homöopathie), Bültestr. 21
32545 Bad Oeynhausen, Tel. 05731/78 30, Fax 05731/78 37 99

Klinik Bad Oexen (auch Reittherapie), Oexen 27
32549 Bad Oeynhausen, Tel. 05731/53 70, Fax 05731/53 77 36

Sanatorium Birkeneck (für naturgemäße Ganzheitstherapie), Birkenallee 57
32760 Detmold-Hiddesen,
Tel. 05231/985 80, Fax 05231/899 98

Kurhotel Parkblick (u.a. Neuraltherapie nach Huneke), Parkstr. 63
32805 Horn-Bad Meinberg,
Tel. 05234/90 90, Fax 05234/90 91 50

Klinik Salvaticum (auch Bioresonanztherapie), Wällenweg 42
32805 Horn-Bad Meinburg,
Tel. 05234/90 20, Fax 05234/90 28 75

Kinderklinik St. Vincenz Krankenhaus (auch Homöopathie), Husenerstr. 81
33098 Paderborn, Tel. 05251/86 40, Fax 05251/86 41 02

Sanatorium Schloß Hamborn (Homöopathie, anthroposoph. erweiterte Medizin)
33178 Borchern, Tel. 05251/388 60

Matejka-Diagnose-und Behandlungszentr. f. Naturheilverf. (auch Umweltmed.)
Atrium-Haus, Wilhelmshöher Allee 262
34131 Kassel, Tel. 0561/340 31, Fax 0561/340 33

Klinik im Kurpark (Umweltmedizin: Entgiftung; Allergiebehdl.), Im Kurpark 1
34308 Emstal, Tel. 05624/80 61, Fax 05624/86 95

Kurklinik Waldeck (u.a. Mikrobiol.- u. Phytotherap.), Langemarckstr. 15 -17
34537 Bad Wildungen,
Tel. 05621/80 46 00, Fax 05621/80 46 01

Parkland-Klinik (u.a. Bewegungstherap., Musiktherap.), Im Kreuzfeld 6
34537 Bad Wildungen-Reinhardshausen,
Tel. 05621/70 60, Fax 05621/70 67 05

Wald-Sanatorium (mit Onkologie u. Lymphologie), Quellenstr. 8-12
34537 Bad Wildungen, Tel. 05621/70 50, Fax 05621/70 51 01

Rehabilitations-Zentrum Urbachtal und Klinik Dr. Bartsch (internistische Tumortherapie), Im Erdmannshain 3
34626 Neukirchen/Knüll, Tel. 06694/170, Fax 06694/64 21

Klinik Dr. Walb (Krankenhaus für Ganzheitsmedizin), Am Hohen Berg 20
35315 Homberg/Ohm, Tel. 06633/18 20, Fax 06633/18 23 40

Kurzentrum für Biolog.-Homöopath. Heilweisen, Dianaweg 11
35638 Leun-Bissenberg, Tel. 06473/17 33

Schloßpark-Sanatorium (Naturgem. Ganzheitsbehdl.), Fritz-Stamer-Str. 11
36029 Gersfeld/Rhön, Tel. 06634/160, Fax 06634/16 63

Klinik Naturana (Immuntherapien), Bonifatiusstr. 7
36364 Bad Salzschlirf, Tel. 06648/580, Fax 06648/585 80

Kurklinik Badehof (auch Homöopathie), Lindenstr. 2
36364 Bad Salzschlirf, Tel. 06648/181 83, Fax 06648/181 79

Tomesa-Fachklinik für Hauterkrankungen und Rheuma, Riedstr. 19
36364 Bad Salzschlirf, Tel. 06648/550, Fax 06648/551 59

Klinik am Warteberg (Chronische Erkrankungen), Werner-Eisenberg-Weg 3

37213 Witzenhausen, Tel. 05542/50 60

Sonnenberg-Klinik (Fachklinik für Onkologie und Immunologie), Hardtstr. 13
37242 Bad Sooden-Allendorf,
Tel. 05652/541, Fax 05652/549 90

Kirchberg-Klinik (auch Atemtherap., Eutonie), Kirchberg 7-11
37431 Bad Lauterberg, Tel. 05524/85 90,
Fax 05524/85 91 10

Kurklinik Mühl (Immuntherapien),
Ritscherstr. 1-3
37431 Bad Lauterberg, Tel. 05524/850 80,
Fax 05524/85 08 34

Sanatorium Bernhardi (u.a. Atemtherapie),
Am Schoben 8-10
37431 Bad Lauterberg, Tel. 05524/850 30,
Fax 05524/85 03 10

Sanatorium Weber-Müller (u.a. Zelltherapie),
Promenade 33-35
37431 Bad Lauterberg, Tel. 05524/40 44,
Fax 05524/892 78

Kirchberg-Klinik Kur-Sanatorium Gollée,
Kirchberg 7-11
37431 Bad Lauterberg, Tel. 05524/85 90,
Fax 05524/85 91 10

Paracelsus-Osterberg-Klinik (Ganzheitl. Med.), Dr.-Heinrich-Jasper-Str. 4
37851 Bad Gandersheim, Tel. 05382/70 70, Fax 05382/12 44

Kurklinik Bad Gandersheim, Habichtsfang 5
37851 Bad Gandersheim, Tel. 05382/720,
Fax 05382/66 79

Paracelsus-Klinik am See, Dehnweg 6
37851 Bad Gandersheim, Tel. 05382/93 90, Fax 05382/93 92 00

Paracelsus-Roswitha-Klinik,
Hildesheimer Str. 6
37581 Bad Gandersheim, Tel. 05382/740,
Fax 05382/12 44

Sanatorium am Stadtpark (Aslan-Therap., Immuntherapien), Am Stadtpark 2
38667 Bad Harzburg, Tel. 05322/780 90,
Fax 05322/78 09 89

TELOS Therapiezentrum für Naturheilkunde u. Umweltmedizin, Lepoldstr. 10
44147 Dortmund, Tel. 0231/983 32 50,
Fax 0231/983 32 55

Charlottenburgklinik (auch Homöopathie),
Am Freibad 5
49152 Bad Essen, Tel. 05472/40 00,
Fax 05472/23 73

Blomberg-Klinik, Remseder Str. 3
49196 Bad Laer, Tel. 05424/80 80,
Fax 05424/80 87 99

Schüchtermann-Schillerschen-Klinik,
Ulmenallee 11
49214 Bad Rothenfelde, Tel. 05424/64 10,
Fax 05424/64 15 98

Privatklinik Schürhoff (auch Homöopathie),
Neudieringhauser Str. 64a
51645 Gummersbach, Tel. 02261/750 71

St.-Brigida-Krankenhaus (Immuntherapien),
Kammerbruchstr. 8
52152 Simmerath, Tel. 02473/891,
Fax 02473/892 82

Kurklinik Landeskrone, Ravensberger Str. 3-5
53474 Bad Neuenahr, Tel. 02641/89 10,
Fax 02641/793 56

Parkklinik/Kurhaus am Park (Biologische Heilmethoden), Kurhausstr. 27
53773 Hennef/Sieg, Tel. 02242/880 60,
Fax 02242/88 06 64

Klinik Silvana (Naturheilverf. und Ganzheitsmedizin), Talsperrenstr. 66a
53881 Euskirchen, Tel. 02255/940 20,
Fax 02255/94 02 40

Kurklinik Eifeler Hof (u.a. Reflexzonentherap.), Hochstr. 2
54655 Kyllburg, Tel. 06563/96 40,
Fax 06563/96 44 13

Katharina-Schroth-Klinik (Atmungs- u. Haltungstherap.), Leinenborner Weg 44
55566 Sobernheim, Tel. 06751/87 40,
Fax 06751/874 54

Felke-Kurhaus am Maasberg-Sanatorium für Naturheilverf., Am Maasberg

55566 Sobernheim, Tel 06751/87 60, Fax 06751/87 62 01

Krankenhaus Lahnhöhe (Überreg. Klinik f. ganzheitl. Heilk.), Am Kurpark 1 56112 Lahnstein, Tel. 02621/91 50

Deutsch-Ordens-Hospital, Römerstr. 46 56130 Bad Ems, Tel. 02603/752 02, Fax 02603/752 44

Kurklinik Am Römerkessel (auch Homöopathie), Am Römerkessel 1 56864 Bad Bertrich, Tel. 02674/18 20, Fax 02674/18 36 99

Sonnenberg-Klinik (Allergie- u. Umwelterkrank.), Sonnenstr. 6 56864 Bad Bertrich, Tel. 02674/93 10, Fax 02674/93 12 11

Baumrain-Klinik, Lerchenweg 8 57319 Berleburg, Tel. 02751/870, Fax 02751/457

Emmaburg-Klinik, (Abt. f. Naturheilverf.), Lahnstr. 28 57334 Bad Laasphe/Wittgenstein, Tel. 02752/10 20, Fax 03752/10 22 29

Schloßberg-Klinik Wittgenstein, Schloßstr. 40 57334 Bad Laasphe, Tel. 02752/10 10, Fax 02752/10 13 49

Gemeinschaftskrankenhaus Herdecke (Anthroposophische Medizin, Homöopathie, Kunsttherapien u.a.) Beckweg 4 58313 Herdecke/Ruhr, Tel. 02330/621

Klinik am Hellweg mit Haus Hellweg und Haus Rosenau, Kaiserstr. 14 59505 Bad Sassendorf, Tel. 02921/501 01, Fax 02921/501 45 99

Klinik Dr. Evers (Neurologie, auch Homöopathie), Lindenstr. 22 59846 Sundern, Tel. 02935/80 70, Fax 02935/80 72 00

Lebensgemeinschaft Bingenheim e.V. (auch Homöopathie), Schloß 61209 Echzell, Tel. 06035/810, Fax 06035/811 26

Migräne-Klinik Dr. Joachim Brand (u.a. Bioresonanztherap.), Ölmühlweg 31 61462 Königstein, Tel. 06174/290 40, Fax 06174/29 04 11

Asklepios-Klinik (u.a. Orthomolek. Med., Phytotherapie), Parkstr. 27 61476 Kronberg im Taunus, Tel. 06173/610 19, Fax 06173/686 96

Privatklink Dr. Frühauf (Homöopathisches Krankenhaus), Scheffelstr. 83 63071 Offenbach, Tel. 069/85 00 10

Sanatorium Regena (auch Homöopathie), Sauerbornstr. 16 63619 Bad Orb, Tel. 06052/30 41, Fax 06052/61 34

Fachklinik St.Georg (Biologische Krebstherapie), Frowin-v.-Hutten-Str. 18 63628 Bad Soden, Tel. 06056/73 20, Fax 06056/73 27 32

Klinik Rabenstein (auch Homöopathie), Kurstr. 38-42 63667 Nidda, Tel. 06043/80 60, Fax 06043/18 10

Klinik Goettmann (auch Krebsnachbehandlung) 64385 Reichelsheim/Odenwald, Tel. 06164/50 90, Fax 06164/50 92 99

AOK-Kurklinik Hirschpark (Ganzheitsmed., Naturheilverf.), Lindenstr. 12 64665 Alsbach-Hähnlein, Tel. 06257/50 10, Fax 06257/50 12 03

Odenwald-Klinik (Naturheilverf., auch Krebsnachbehandlung), Waldstr. 7 64732 Bad König, Tel. 06063/50 50, Fax 06063/50 59 25

Asklepios Schloßberg-Klinik, Frankfurter Str. 33 64732 Bad König, Tel. 06063/50 10, Fax 06063/53 93

Therapiezentrum für Biologische Medizin, Bahnhofstr. 39 65185 Wiesbaden, Tel. 0611/30 12 15

Rehabilitationsklinik Paracelsus, Merianstr. 9-11 65307 Bad Schwalbach, Tel. 06124/50 80, Fax 06124/50 81 11

Kneipp-Kurheim Brigitta (auch Homöopathie),

Prießnitzstr. 14
65520 Bad Camberg, Tel. 06434/89 66

Kneipp-Sanatorium Goldener Grund (u.a. Homöopathie), Maria-Schlenz-Str. 4
65520 Bad Camberg, Tel. 06434/89 66

Vita Natura Klinik (auch Homöopathie), Altschloßstr. 1
66957 Eppenbrunn, Tel. 06335/92 11 00, Fax 06335/92 11 50

Pfälzer Felsenland-Bick-Klinik (Hypnose- und Schmerztherapie)
66994 Dahn, Tel. 06391/91 30

Privatklinik Villa Medica (Regenerationskuren), Klosterstr. 179
67480 Edenkoben, Tel. 06323/80 20, Fax 06323/79 43

Universitäts-Frauenklinik, Ruprecht-Karls-Universität (Ambulanz f. Naturheilkunde, Abt. f. Gynäkologische Endokrinologie), Voßstr. 9
69115 Heidelberg, Tel. 06221/56 83 21, Fax 06221/56 54 33

Fachklinik Schloß Waldleiningen (Psychotherap., Psychosom., Naturheilverf.)
69427 Mudau, Tel. 06284/740, Fax 06284/741 40

Filderklinik (Antroposophische Medizin), Im Haberschlai 7
70794 Filderstadt, Tel. 0711/770 30, Fax 0711/770 34 84

Fachklinik Leonardis (Intern. Onkologie, Immunologie, Umweltmed.), Albstr. 9
70806 Kornwestheim, Tel. 07154/81 20, Fax 07154/81 22 90

Graether-Sanatorium (Atem- und Naturheiltherapien)
72175 Dornhan-Fürnsal (b. Freudenstadt), Tel. 07455/10 21, Fax 07455/801

Fach-und Kurklinik Sonnenhof, Am Wald 1
72178 Waldachtal, Tel. 07443/270, Fax 07443/277 14

Pfeiffers Kurklinik (Immuntherap., Homöopathie)
72178 Waldachtal, Tel. 07443/24 80, Fax 07443/24 84 99

Sanatorium Hohenfreudenstadt, Tripsenweg 17
72250 Freudenstadt, Tel. 07441/53 40, Fax 07441/827 76

Sanatorium Sonne am Kurpark (auch Homöopathie), Straßburger Str.43
72250 Freudenstadt, Tel. 07441/60 45

Kurheim Tannenburg Zentrum für Naturheilkunde, Ellbachstr.15
72270 Baiersbronn-Mitteltal, Tel. 07442/603 28

Schwarzwald-Sanatorium (Innere Med. u. Naturheilverf.) Rechtmurgstr. 27
72270 Baiersbronn-Obertal, Tel. 07449/840, Fax 07449/845 31

Klinik Reinerzau, Alte Reinerzauer Str. 16
72275 Alpirsbach, Tel. 07444/61 50, Fax 07444/61 51 09

Kurklinik Burghalde (u.a.Neural- u. Reflexzonen-Therap.), Sonnenweg 11
72275 Alpirsbach, Tel. 07444/30 16, Fax 07444/40 59

Kur- und Gesundheitszentrum Krähenbad (u.a. Bachblüten), Krähenbadberg 5
72275 Alpirsbach, Tel. 07444/950 20, Fax 07444/95 02 10

Sanatorium Stahlbad (homöopathische Kurklinik), Badstr. 64
72401 Haigerloch, Tel. 07474/69 90, Fax 07474/69 99 99

Sanatorium Sonnenhalde Kur- und Gesundheitszentrum, Kornbergweg 1
73087 Boll-Bad Boll, Tel. 07164/940 30, Fax 07164/94 03 99

Sanatorium Schloß Lindach (Kurhaus f. natürl. Heilverf.), Schloßstr. 1
73527 Schwäbisch-Gmünd-Lindach, Tel. 07171/712 01

Kurheim Strahnenberg (u.a. Dauerbrause), Finkenstr. 10
74259 Widdern/Jagst, Tel. 06298/50 06, 50 07, 50 08

Naturheilsanatorium Dr. Dorschner,

Obere Augartenstr. 36
74834 Elztal-Dallau, Tel. 06261/80 00, Fax 06261/50 40

Druschky-Klinik (Sauerstoff- u. Ozontherap.), Am Bild 2
74906 Bad Rappenau, Tel. 07264/10 88

Institut für Naturheilverfahren und Sauerstofftherapie, Salinenstr. 31
74906 Bad Rappenau, Tel. 07264/58 30

Klinik Öschelbronn (Anthroposoph. Med.), Am Eichhof
75223 Niefern-Öschelbronn, Tel. 07233/680, Fax 07233/681 10

Sanatorium Refugium, Alte Steige 50
75323 Wildbad, Tel. 07081/20 91, Fax 07081/20 93

Paracelsuskrankenhaus Unterlengenhard (Anthroposoph. Med.), Burghaldenweg 60
75378 Bad Liebenzell, Tel. 07062/92 50

Mayenberg-Sanatorium (Immuntherap.), Mayenbergstr. 17
76332 Bad Herrenalb, Tel. 07083/74 80, Fax 07083/748 88

Kurheim am Vogelstock (Priv. Kurheim f. Naturheilw.)
76857 Vogelstockerhof/Landau, Tel. 06345/953 50

Rehabilitationsklinik Klausenbach (für Hirnfunktionsst.), Hauptstr. 317
77787 Nordrach, Tel. 07838/820

Kliniken Dr. Wagner, Am Werth 15-19
77887 Sasbachwalden, Tel. 07841/64 30, Fax 07841/220 91

Klinik am Germanswald (für Naturheilverf.), Oberförster-Ganter-Str. 17
78048 Villingen-Schwenningen, Tel. 07721/87 90, 07721/590 59

Schwarzwaldklinik (für Ernährungsmed.), Farnweg 6
78048 Villingen-Schwenningen, Tel. 07721/80 90

Parkklinik Brenner, Gartenstr. 13
78073 Bad Dürrheim, Tel. 07726/659 00, Fax 07726/651 11

Luisen-Klinik (auch Musik- u. Tanztherapie), Luisenstr. 56
78073 Bad Dürrheim, Tel. 07726/66 84, Fax 07726/66 80 10

Tannenhof-Klinik für ganzheitliche Prävention und Reha, Gartenstr. 15
78073 Bad Dürrheim, Tel. 07726/93 00, Fax 07726/93 02 99

Oberberg-Klinik (Psychosom. Med.), Oberberg 1
78132 Hornberg, Tel. 07833/79 20

Klinik für Tumorbiologie (auch Homöopathie), Breisacher Str. 117
79106 Freiburg, Tel. 0761/206 01, Fax 0761/206 11 99

Rehabilitationsklinik Lazariterhof, Herbert-Hellmann-Allee 38
79189 Bad Krozingen, Tel. 07633/93 53, Fax 07633/93 79 60

Rehabilitationsklinik am Park, Herbert-Hellmann-Allee 30
79189 Bad Krozingen, Tel. 07633/90 00, Fax 07633/90 04 99

Rheintal-Klinik (auch Aurikolomed.), Thürachstr. 10
79189 Bad Krozingen, Tel. 07633/40 80, Fax 07633/40 82 33

Theresien-Klinik, Herbert-Hellmann-Allee 11
79189 Bad Krozingen, Tel. 07633/40 40, Fax 07633/40 45 55

Schloßberg-Klinik (Psych., Neurol.), Bützenstr. 60
79219 Staufen, Tel. 07633/90 50, Fax 07633/90 51 11

Friedrich-Husemann-Klinik (Psychiatrie, Neurologie u. Anthroposoph. Med.)
79255 Buchenbach, Tel. 07661/39 20, Fax 07661/39 24 00

Kursanatorium Markgräflerland (auch Aromatherap.), Am Rappen 17
79379 Müllheim-Vögisheim, Tel. 07631/369 00, Fax 07631/158 91

Kursanatorium Rheingold (u.a. Mikrobiol., Neuraltherap.), Markgrafenstr. 3

79410 Badenweiler, Tel. 07632/83 40,
Fax 07632/83 41 99

Kurpark-Sanatorium (auch Homöopathie u. Misteltherapie), Bismarckstr. 1
79410 Badenweiler, Tel. 07632/75 60,
Fax 07632/756 99

Kursanatorium Quellenhof (Immuntherap.), Bismarckstr. 2
79410 Badenweiler, Tel. 07632/79 80,
Fax 07632/79 81 00

Haus am Stalten (auch Mistel- und Fiebertherap., anthroposoph. erweit. Med.)
79585 Endenburg-Steinen, Tel. 07629/471,
Fax 07629/12 98

Waerland-Sanatorium Haus Friedborn, (auch Homöo- u. Phytoth.), Lehnhof 4
79736 Rickenbach, Tel. 07765/240,
Fax 07765/83 30

Klinik Dr. Wangemann (Ganzheitsmed. Konstitutionsth.), Erlenbrucker Str. 14
79856 Hinterzarten, Tel. 07652/120 90,
Fax 07652/12 09 77

St. Georg-Vorsorge- und Rehakliniken (auch Mistel- und Sauerstofftherap.)
79862 Höchenschwand, Tel. 07672/41 10

Kurklinik für Dynamische Therapie (Anthroposoph. Med.)
79875 Dachsberg-Urberg, Tel. 07672/739

Krankenhaus für Naturheilweisen (Homöopathie u. klassische Naturheilverf., Neural- u. Phytotherapie), Sanatoriumsplatz 2
81545 München, Tel. 089/62 50 50,
Fax 089/825 05-460

Naturmedizin Ammersee, Dr. Barbara Hendel, Bahnhofstr. 26
82211 Herrsching, Tel. 08152/30 15

Privatklinik für Herz- und Kreislauferkr., Lauterbacher Mühle, Osterseen
82402 Seeshaupt, Tel. 08801/180

Heim Sonnfried (auch Atemtherapie), Rothenbergsüdstr. 22
82431 Kochel am See, Tel. 08851/57 60

Sanatorium »Der Schillingshof« (Heilfasten, Sauerstofftherap.), Fallerstr. 11
82433 Kohlgrub, Tel. 08845/70 10,
Fax 08845/83 49

Kur- und Therapiezentr. »Bichlerhof« (u.a. Biochemie n. Schüssler), Alleestr. 28
82467 Garmisch-Partenkirchen,
Tel. 08821/530 21, Fax 08821/720 03

Privatklinik und Gesundheitszentrum Wiedemann, Simetsbergweg 11
82541 Münsing, Tel. 08177/820,
Fax 08177/823 51

Klinik St. Georg für Innere Med. u. Reha (anthroposoph.), Rosenheimer Str. 6-8
83043 Bad Aibling, Tel. 08061/300 55,
Fax 08061/373 48

Kurklinik Schmelmer Hof (Akupunktur, Chines. Med.), Schwimmbad 15
83043 Bad Aibling, Tel. 08061/49 23 80,
Fax 08061/49 23 83

Reithofpark-Klinik (Naturheilverf.), Reithof 1
83075 Bad Feilnbach, Tel. 08066/180,
Fax 08066/81 07

Klinik Bad Trissl (Onkolog. m. Schmerz-, Entspannungs-, Ernährungstherap.)
83080 Oberaudorf, Tel. 08033/200

Gesundheitszentrum Haus Margeritenhof (auch Zilgrei), Eichenweg 1
83226 Aschau, Tel. 08052/904 70,
Fax 08052/15 22

Paracelsus Kurzentrum (auch Aslan, Phyto-, Neuraltherap.), Im Wendelfeld 12
83246 Unterwössen, Tel. 08641/613 66,
Fax 08641/619 90

Kurhaus Seidl (auch Homöopathie)
83317 Teisendorf, Tel. 08666/80 10,
Fax 08666/80 11 02

Klinik für Herz- und Kreislauferkrankungen, Römerstr. 17-25
83358 Seebruck, Tel. 08667/88 60,
Fax 08667/202

Buchbergklinik (Naturheilverf.), Wengleinstr. 20
83646 Bad Tölz, Tel. 08041/80 30

Sanatorium Dr. Petra Block (Frischzellentherapie)

83657 Lenggries, Tel. 08042/20 11,
Fax 08042/44 15

Oberlandklinik (Naturheilverf.), Herderstr. 1
84646 Bad Tölz, Tel. 08041/50 10,
Fax 08041/50 15 67

Rehabilitationsklinik (Naturheilverf.),
Abt-Walter-Weg 14-16
83670 Bad Heilbrunn, Tel. 08046/89 90,
Fax 08046/899 90

Klinik am Oberachweg (Immuntherapien),
Oberachweg 6
83700 Rottach-Egern, Tel. 08022/762 62

Sanatorium »Die Vier Jahreszeiten« (auch Sauerstofftherap.), Färberweg 3
83700 Rottach-Egern, Tel. 08022/64 15,
Fax 08022/64 16

Privatklinik im Sonnenfeld, Sonnenfeldweg 10
83707 Bad Wiessee, Tel. 08022/844 01,
Fax 08022/844 11

Klinik St. Hubertus (Orthop., Innere Med., Naturheilverf.), Sonnenfeldweg 29
83707 Bad Wiessee, Tel. 08022/84 30,
Fax 08022/837 08

Privatklinik für Innere Medizin »Im Alpenpark«, Defreggerweg 2-10
83707 Bad Wiessee, Tel. 08022/84 60,
Fax 08022/84 62 07

Klinik Haus Bruneck (Psychosom., Homöopath.), Gräfin-Schlippenbach-W. 16
83708 Kreuth, Tel. 08029/80,
Fax 08029/83 78

Krankenhaus für Ganzheitsmedizin ,
Plinganser Str 10
84359 Simbach, Tel. 08571/98 00,
Fax 08751/98 01 42

Pro Sanitate (Förderung naturheilkundl. Verfahren), Pfarrkirchener Str. 16
84364 Bad Birnbach, Tel. 08563/13 52,
Fax 08563/13 92

Spezialklinik Höhenkirchen für Naturheilverfahren, Bahnhofstr. 16
85635 Höhenkirchen, Tel. 08102/89 30,
Fax 08102/893 84

Waldhausklinik Deuringen (Naturheilverf. u. Homöopathie), Sandbergstr. 4
86391 Stadtbergen, Tel. 0821/43 10 21

Allgäu-Klinik für Naturheilverfahren, Hahnenfeldstr. 24
86825 Bad Wörishofen, Tel. 08247/39 30,
Fax 08247/39 31 99

Privatklinik Dr. Spiske (u.a. Sauerst.- u. Ozontherap.), Bürgerm.-Ledermann-Str. 7
86825 Bad Wörishofen, Tel. 08247/39 80,
Fax 08247/39 81 18

Klinisches Sanatorium am Eichwald (Immuntherap.), Hahnenfeldstr.15
86825 Bad Wörishofen, Tel. 08247/30 20,
Fax 08247/30 21 11

Kneipp-Sanatorium Jakobshof (auch Eigenbluttherap.), Gammenrieder Str. 20
86825 Bad Wörishofen, Tel. 08247/30 30,
Fax 08247/31 65 13

Sanatorium Dr. Fehrenbach (Immun-, Zelltherap.), Kneippstr. 20b
86825 Bad Wörishofen, Tel. 08247/39 40,
Fax 08247/20 36

Psychosomatische Klinik Windach (spez. Migräne), Schützenstr. 16
86949 Windach, Tel. 08193/720

Waerlandhaus Daheim (auch Sauerstofftherap.), Enzianstr. 3
87466 Oy-Mittelberg, Tel. 08366/691

Kurpark-Sanatorium (auch Sauerstofftherap.),
Am Kurpark 6-8
87543 Oberstaufen, Tel. 08386/49 90,
Fax 08386/20 20

Sanatorium »Allgäu Sonne« (Immuntherap.),
Am Stießberg 1
87534 Oberstaufen, Tel. 08386/70 20,
Fax 08386/78 26

Sanatorium Burtscher (Naturheilverfahren),
Im Dorf 29
87534 Oberstaufen, Tel. 08386/89 10,
Fax 08386/89 13 17

Landhaus Dr. Hesseln für Biologische Heilweisen, Weißachstr. 10
87534 Oberstaufen, Tel. 08386/70 50,
Fax 08386/70 51 50

Sanatorium »Staufer Hof« (auch Sauerstofftherap.), Am Kühlen Grund 3
87534 Oberstaufen, Tel. 08386/49 70, Fax 08386/497 69

Sanatorium Weissacher Hof (auch Sauerstofftherap.), Mühlenstr. 14
87534 Oberstaufen, Tel. 08386/70 80, Fax 08386/13 17

Sanatorium Allgäuer Bergbad (Naturheilverf.), Jauchen 17
87561 Oberstdorf, Tel. 08322/30 52, Fax 08322/87 10

Kneipp-Sanatorium MÖST (auch Homöopathie), Uferstr. 1
87629 Hopfen am See, Tel. 08362/50 40, Fax 08362/50 41 84

Kurklinik Schwangau (Bewegungstherap., Ganzheitsbehdl.), Mitteldorf 5
87645 Schwandorf, Tel. 08362/982 80, Fax 08362/98 28 28

Kneipp-Kurklinik Dr. Büsse (Naturheilverf.), Mozartstr. 22
87724 Ottobeuren, Tel. 08332/790 70, Fax 08332/79 07 50

Kneipp-Kursanatorium Marienbad (Naturheilverf.), Am Sonnenbühl 9
87724 Ottobeuren, Tel. 08332/77 81

Klinik für Psychosomatische Medizin (auch Homöopath.), Seb.-Kneipp-Allee 5
87730 Grönenbach, Tel. 08334/981-300, Fax 08334/981-399

Panorama Kur- und Vitalzentrum für Naturheilverfahren, Kurstr. 18-20
88175 Scheidegg, Tel. 08381/80 20, Fax 08381/80 24 84

Kurklinik Sonnenhof (auch Homöopathie), Pfänderweg 31-33
88239 Wangen, Tel. 07522/79 60, Fax 07522/222 70

Klinik Wollmarshöhe (auch Hypnosetherapie), Wollmarshofen 14
88285 Bodnegg, Tel. 07520/20 20

Parksanatorium am Kurpark (auch Krebsnachbehdl., Misteltherap., Kunstth.)
88326 Aulendorf, Tel. 07525/93 10, Fax 07525/93 19 99

Schussental-Klinik (Reha Innere M., auch Kunsttherap.), Safranmoosstr. 5
88326 Aulendorf, Tel. 07525/93 20, Fax 07525/93 22 22

NaturaMed-Klinik (Immunmodulation, Bioresonanz, Homöop.), Badstr. 31
88339 Bad Waldsee, Tel. 07524/99 01 50, Fax 07524/99 01 25

Städtische Kurklinik »Maximilianbad« (Naturheilverf.), Maximilianstr. 13
88339 Bad Waldsee, Tel. 07524/94 11 05, Fax 07524/94 11 29

Städtisches Moorsanatorium am Reischberg, Karl-Wilhelm-Heck-Str. 12
88410 Bad Wurzach, Tel. 07564/30 40, Fax 07564/30 44 44

Klinik am Wald (auch Akupunktur), Zellerhofstr.
88427 Bad Schussenried, Tel. 07583/40 80, Fax 07583/40 81 57

Kurpark-Klinik (auch Neuraltherapie), Zellersee-Weg 11
88427 Bad Schussenried, Tel. 07583/40 70, Fax 07583/40 71 05

Reha-Klinik Heiligenberg (Immuntherap., Reha, Nachsorge), Fürstenbergstr.3
88633 Heiligenberg, Tel. 07554/800 00, Fax 07554/800 02 00

Klinik Buchinger (Heilfasten u. Ganzheitsmed.), Wilhelm-Beck-Str. 27
88662 Überlingen, Tel. 07551/80 70, Fax 07551/80 78 89

Kur- und Kneippsanatorium Müller (auch Atemtherapie), Seehaldenstr. 8
88662 Überlingen, Tel. 07551/610 01, Fax 07551/629 63

Reha-Klinik Irmgard (auch Reflexzonentherapie), Goldbacher Str. 53
88662 Überlingen, Tel. 07551/800 90, Fax 07551/80 09 99

Kurpark-Klinik (für ernährungsbed. Krankheiten), Gällerstr. 10

88662 Überlingen, Tel. 07551/80 60,
Fax 07551/80 62 37

Parkklinik Wiedemann (Abt. für Biomedizin und Immunologie), Kurallee 18
88709 Meersburg, Tel. 07532/80 20,
Fax 07532/80 24 10

Kreiskrankenhaus Heidenheim (Homöopath. Abt.), Krumme Str. 25
89518 Heidenheim, Tel. 07321/456 86

Universität Erlangen, Medizinische Klinik I, Arbeitsgruppe für Naturheilverfahren und Komplementärmedizin, Krankenhausstr. 12
91054 Erlangen, Tel. 09131/85 68 05,
Fax 09131/85 34 43

Privatklinik Michael-Vogel-Straße (auch Homöop., Mistelth.), M.-Vogel-Str. 1d
91052 Erlangen, Tel. 09131/82 64 11

Kiliani-Klinik (auch Homöopathie), Schwarzallee 10
91438 Bad Windsheim, Tel. 09841/930,
Fax 09841/931 36

Kurhaus Eden (Reha, Eigenbluttherap., Immuntherap.), Lessingstr. 39-41
93093 Donaustauf, Tel. 09403/380,
Fax 09403/38 11

Bayerwald-Klinik (u.a. Entspannung nach Simonton), Windischbergerdorf
93413 Cham, Tel. 09971/48 20,
Fax 09971/48 26 29

TCM-Klinik Kötzting (Traditionelle Chinesische Medizin), Ludwigstr.2
93444 Kötzting, Tel. 09941/60 90,
Fax 09941/60 94 99

Spezialklinik Neukirchen (u.a. Schwermetall-Ausleitung), Krankenhausstr. 9
93453 Neukirchen b. Hl. Blut,
Tel. 09947/280, Fax 09947/281 09

Caspers-Klinik für Naturheilverfahren (u.a. Homöop., Phytoth.), Beethovenstr. 1
94072 Bad Füssing, Tel. 08531/240 50,
Fax 08531/24 05 20

Privatklinik St. Raphael, Am Kurwald 10
94086 Bad Griesbach, Tel. 08532/281 70,
Fax 08532/281 72

Klinikum Passauer Hof (Naturheilverf.), Thermalbadstr. 20
94086 Bad Griesbach, Tel. 08532/270,
Fax 08532/27 47 77

Biologisches Kurheim I. Merkel, (Homöopath., Immuntherap.),Gustav-Weiß-Str. 3
95233 Helmbrechts/Ofr.,
Tel. 09252/61 65, Fax 09252/86 23

Kurklinik Salem-Linderhof (Homöopathie), Am Pressecker Str. 51
95346 Stadtsteinach, Tel. 09225/80 90,
Fax 09225/81 61

Kneipp-Sanatorium Mainquelle (u.a. Reflexzonentherap.), Am Hügelfelsen 14
95493 Bischofsgrün, Tel. 09276/98 20,
Fax 09276/83 62

Kursanatorium am Bäderhaus (u.a Aslan, Sauerstofftherap.), Markgrafenstr. 30
95680 Bad Alexandersbad, Tel. 09232/890,
Fax 09232/898 00

Kurpark-Sanatorium (auch Sauerstofftherapie), Martin-Reinhard-Str. 30
97631 Bad Königshofen, Tel. 09761/791

Sanatorium Lechmann (auch Misteltherapie), Altenbergweg 3
97688 Bad Kissingen, Tel. 0971/91 70,
Fax 0971/917 61

Bristol-Sanatorium (auch Misteltherapie), Bismarck-Str. 8-10
97688 Bad Kissingen, Tel. 0971/82 40,
Fax 0971/845 65

Klinisches Sanatorium Fronius (Immuntherapien), Bismarckstr. 52-62
97688 Bad Kissingen, Tel. 0971/91 50,
Fax 0971/91 52 00

Luitpold-Kurklinik (auch Misteltherapie), Bismarckstr. 24-38
97688 Bad Kissingen, Tel. 0971/840,
Fax 0971/845 65

Fachklinik Heiligenfeld (Spirituelle Krisen: Psychiatrie, Psychosomatik),
Euerdorfer Str.4-6
97688 Bad Kissingen, Tel. 0971/820 60,
Fax 0971/6 85 29

Sanatorium Jesse (auch Homöopathie, Immuntherapien), Kantstr. 25
97688 Bad Kissingen, Tel. 0971/92 80

Sanatorium Kunzmann (Immuntherapien), An der Promenade 6
97708 Bad Bocklet, Tel. 09708/780, Fax 09708/781 00

Privatklinik Dr. von Weckbecker (Naturheilverf.), Rupprechtstr. 20
97769 Bad Brückenau, Tel. 09741/830, Fax 09741/831 13

Regena Privatklinik für Naturheilverfahren, Sinntal 66
97769 Bad Brückenau, Tel. 09741/80 10

HG Naturklinik (auch Vibrationstherapie), Löwensteinstr. 15
97828 Marktheidenfeld, Tel. 09394/80 10, Fax 09394/80 13 10

Sanatorium Dr. Holler (Geriatrie, auch homöopath.), Edelfinger Str. 26
97980 Bad Mergentheim, Tel. 07931/54 60, Fax 07931/54 61 22

Klinik Dr. Vötisch (Homöopathie, Misteltherapie), Hederstr. 10
97980 Bad Mergentheim, Tel. 07931/49 90, Fax 07931/446 07

Tauberland Klinik (Naturheilverfahren), Erlenbachweg 20-22
97980 Bad Mergentheim, Tel. 07931/54 20, Fax 07931/54 23 66

Median-Klinik (Naturheilverfahren), Badeweg 2
99955 Bad Tennstedt, Tel. 036041/350, Fax 036041/355 55

Schweiz

Ita-Wegmann-Klinik (Anthroposoph. Med.) Pfeffinger Weg 1
CH 4144 Arlesheim, Tel. 0041/61/705 71 11, Fax 0041/1/61/702 02 74

Kurhaus Sonnmatt (auch Homöopathie, Naturheilverfahren)
CH 6000 Luzern 15, Tel. 0041/41/39 22 22

Kurheim Casa Andrea Christofero (Anthroposophische Medizin)
CH 6612 Ascona-Collina, Tel. 0041/93/35 18 41

Kurklinik Vita Sana (Homöopath., Bioreson., Neuralth.), Via Dott. Polar 9-13
CH 6932 Breganzona, Tel. 0041/91/56 48 71

Rohkost Kurhaus Arosa (auch Homöopathie, Neuraltherp., Sauerstoff, Ozon)
CH 7050 Arosa, Tel. 0041/81/31 14 13

Alexanderhausklinik für Dermatologie und Allergie (Atem-, Helio-, Musiktherapien), Tobelmühlestr. 2
CH 7270 Davos Platz, Tel. 0041/81/44 77 77

Kurzentrum Vita Sana (u.a. Homöopathie, Bioresonanz, Sauerstoff- u. Ozon)
CH 7552 Bad Tarasp-Vulpera, Tel. 0041/81/861 01 11

Privatklinik Bircher-Brenner (auch Homöopathie; Neuraltherap.), Keltenstr. 48
CH 8044 Zürich, Tel. 0041/1/251 68 90

Kreisspital Bauma (auch Homöopathie), Spitalstr. 5
CH 8594 Bauma, Tel. 0041/52/46 14 21

Schloß Steinegg (auch Homöopathie)
CH 8536 Huettwilen, Tel. 0041/54/747 14 81

Paracelsus-Spital Richterswil (Anthroposoph. Med.), Bergstr. 16
CH 8805 Richterswil, Tel. 0041/1/787 21 21

Österreich

Neue Wiener Privatklinik (auch Homöopathie), Pelikangasse 15
A 1090 Wien, Tel. 0043/1/401 80

St.Anna Kinderspital (auch Homöopathie), Kinderspitalgasse 6
A 1090 Wien, Tel. 0043/1/401 70

Anton Proksch Institut (Naturheilverfahren), Mackgasse 7-9
A 1237 Wien, Tel. 0043/1/88 41 37

Pflege- und Therapiezentrum der Stadt Wien (auch Homöopathie), Persenbeuger Str. 1-3
A 3370 Ybbs an der Donau, Tel. 0043/7412/551 00

Wagner-Jauregg Krankenhaus (auch Musiktherap.), Wagner-Jauregg-Weg 15
A 4020 Linz, Tel. 0043/70/692 10

Regeneratorium St. Georgen (Naturheilverfahren), Kogl 4
A 4880 St. Georgen, Tel. 0043/76676/61 60

Rehabilitationszentr. für Chronisch Kranke (Naturheilverf.), Salzburger Str. 26
A 5630 Bad Hofgastein,
Tel. 0043/6432/668 50

Sanatorium Dr. Felbermayer (auch Homöopathie, Bewegungs- u. Phytoth.)
A 6793 Gaschurn/Alpenpark-Montafon,
Tel. 0043/5558/861 70

Sanatorium Laßnitzhöhe (Naturheilverfahren), Miglitzpromenade 18
A 8301 Laßnitzhöhe, Tel. 0043/3133/22 74

Gesundheitszentrum für biologische Kuren (u.a. Reflexzonenmassage)
A 9322 Micheldorf-Friesach,
Tel. 0043/4268/20 15

Landeskrankenhaus Laas mit Heilstätte (auch Homöopathie)
A 9640 Kötschach, Tel. 0043/4715/70 17 04

Tageskliniken, Praxisinstitute mit ganzheitlichem Charakter

gisunt-Klinik, Hermann-Ehlers-Str. 3
26386 Wilhelmshaven, Tel. 04421/86 68,
Fax 04421/873 32

Werner-Zabel-Institut, Parkstr. 48
32105 Bad Salzuflen, Tel. 05222/611 11

Onkologische Praxisklinik, Karlstr. 6
40210 Düsseldorf, Tel 0211/35 40 05,
Fax 0211/164 09 12

Praxis- und Tagesklinik, Ackerstr. 3
40233 Düsseldorf, Tel. 0211/35 34 14

Tagesklinik für Biologische Onkologie und Urologie, Feldstr. 32
40479 Düsseldorf, Tel. 0211/ 49 92 99,
Fax 0211/498 03 99

Therapiezentrum für Biologische Medizin, Bahnhofstr. 39
65185 Wiesbaden, Tel. 0611/30 12 15,
Fax 0611/30 45 42

Tagesklinik für biologische Medizin und Krebsnachbehandlung, Kirchstr. 8
65627 Elbtal, Tel. 06436/38 75,
Fax 06436/82 14

Praxis für Tumorbiologie, Kurpfalz-Centrum 10
69181 Leimen, Tel. 06224/95 00 61,
Fax 06224/95 00 62

Naturheilkunde Dr. Flade (ganzheitl. Allergiebehandl.), Tegernseer Str.100
83700 Rottach/Weißach,
Tel. 08022/260 74, Fax 08022/260 75

Institut für Naturheilweisen, Kirchgasse 7
97688 Bad Kissingen, Tel. 0971/50 64,
Fax 0971/695 75

3. Übergreifende Organisationen

Fördergemeinschaft Natur und Medizin e.V., Am Michaelshof 6
53175 Bonn, Tel. 0228/35 25 03,
Fax 0228/36 43 44

Hufelandgesellschaft für Gesamtmedizin e.V., Ortenaustr. 10
76199 Karlsruhe, Tel. 0721/88 62 76,
Fax 0721/88 62 78

Ganimed, Förderkreis zur Lehre und Forschung ganzheitl. Heil., Hauptstr. 33
69177 Heidelberg, Tel. 06221/60 22 70

Gesellschaft der Ärzte für Erfahrungsheilkunde, Fritz-Frey-Str. 21
69121 Heidelberg, Tel. 06221/406 20,
Fax 06221/40 07 27

Dokumentation für Naturheilverfahren (ZDN),

Hufelandstr. 56
45147 Essen, Tel. 0201/745 51,
Fax 0201/70 22 84

Karl und Veronica Carstens-Stiftung, Barkovenallee 1
45239 Essen, Tel. 0201/840 11 11,
Fax 0201/840 13 02

Zentralverband der Ärzte für Naturheilverfahren e.V., Alfredstr. 21
72250 Freudenstadt, Tel. 07441/215 12,
Fax 07441/878 30

Die Deutschen Heilpraktiker-Verbände, Dannecker Str. 4
70182 Stuttgart, Tel. 0711/24 29 64
Fax 0711/60 42 21

Deutscher Naturheilbund, Kreuzbergstr. 45
74564 Crailsheim, Tel. 07951/55 04,
Fax 07951/446 54

Münchner Modellprojekt zur Integration von Naturheilverfahren, Kaiserstr. 9
80801 München, Tel. 089/33 04 10 40,
Fax 089/39 34 84

Deutscher Zentralverein homöopathischer Ärzte, Alte Steige 3
72213 Altensteig, Tel. 07453/33 00,
Fax 07453/34 00

Bundesverband Patienten für Homöopathie e.V., Lange Str. 47
37181 Hardegsen/Solling, Tel. 05505/10 70, Fax 05505/20 31

Ludwig-Boltzmann-Institut für Homöopathie, Dürergasse 4
A 8010 Graz, Tel. 0043/316/38 45 15

Österreichische Ges. für homöopathische Medizin, Mariahilferstr. 110
A 1070 Wien, Tel. 0043/1/526 75 75

Schweizerische Homöopathie-Gesellschaft, Hus am Sportplatz
CH Adliswil, Tel. 0041/1/710 90 70,
Fax 0041/1/710 90 91

Gesellschaft Anthroposophischer Ärzte in Deutschland e.V., Trossinger Str. 53
70619 Stuttgart, Tel. 0711/47 15 01,
Fax 0711/478 01 86

Verein für erweitertes Heilwesen e.V., Johannes-Kepler-Str. 56-58
75347 Bad Liebenzell, Tel.07052/20 34,
Fax 07052/41 07

Freie Hochschule für Geisteswissenschaft (Mediz. Goetheaneum) Rüttiweg 45
CH 4143 Dornach, Tel. 0041/61/706 42 90

Gesellschaft für Biologische Krebsabwehr e.V., Hauptstr. 44
69117 Heidelberg, Tel. 06221/13 80 20,
Fax 06221/138 02 20

Deutscher Krebsinformationsdienst Heidelberg, Im Neuenheimer Feld 280
69120 Heidelberg, Tel. 06221/41 01 21

4. Adressen zu ausgewählten Naturheilverfahren

Akupunktur

Berufsverb. Deutscher Akupunktur-Ärztinnen und Ärzte, Maria-Viktoria-Str. 19
76530 Baden-Baden, Tel. 07221/241 03,
Fax 07221/382 60

Deutsche Ärztegesellschaft für Akupunktur e.V., Raglovichstr. 1
80637 München, Tel. 089/159 62 66,
Fax 089/159 62 55

Intern. Therapeutenverb. für Akupunktur-Massage nach Penzel e.V
37619 Heyen, Tel. 05533/10 27,
Fax 05533/15 98

Internationale Forschungsgemeinschaft für Bioelektronische Funktionsdiagnostik und -therapie, Knesebeckstr. 8
14167 Berlin, Tel. 030/861 36 89,
Fax 030/861 36 89

Internationale medizinische Ges. für Elektroakupunktur n. Voll, Am Sender 3
47533 Kleve, Tel. 02821/278 33,
Fax 02821/136 45

Ludwig Boltzmann Institut für Akupunktur, Huglgasse 1-3
A 1150 Wien, Tel. 0043/1/98 10 44 23,
Fax 0043/1/98 10 44 60

Österreichische Wissenschaftliche Ärzteges. für Akupunktur, Schwindstr. 3/9
A 1040 Wien, Tel. 0043/1/505 03 92,
Fax 0043/1/504 15 02

Schweizerische Ärzteges. für Akupunktur u. Chines. Med., Hus am Sportplatz
CH 8134 Aldiswil, Tel. 0041/1/710 90 70,
Fax 0041/1/710 90 91

Schweizerische Ärzteges. für Aurikulomedizin und Akupunktur, Postfach 176
CH 8575 Bürglen, Tel. 0041/72/44 29 09,
Fax 0041/1/72/44 28 34

Anthroposophie siehe übergreifende Organisationen

Aroma

Forum Essenzia (Aromatherapie), Panoramastr. 17
87477 Sulzberg-Moosbach,
Tel. 08376/85 91, Fax 08376/88 10

Atem

Ilse Middendorf-Institut für den Erfahrbaren Atem, Victoria-Luise-Platz 9
10777 Berlin, Tel. 030/218 38 58

Institut für Atemtherapie, Atemunterricht und Sprechtechnik, Bruchstr. 13-15
40235 Düsseldorf, Tel. 0211/67 41 26

Schule für personale Therapie nach Dürckheim und Graubner, Giselastr. 12
80802 München, Tel. 089/34 53 51

Österreichische Gesellschaft für Autogenes Training und Allgemeine Psychotherapie, Schnelleingasse 8
A 1040 Wien, Tel. 0043/1/983 35 65

Institut für Körperzentrierte Psychotherapie und Ganzheitliche Atemschule, Kanzleistr. 17
CH 8004 Zürich, Tel. 0041/1/242 29 30, Fax 0041/1/242 72 52

Ayurveda

Deutsche Gesellschaft für Ayurveda e.V., Wildbadstr. 201
56841 Traben-Trarbach, Tel. 06541/58 17

Gesellschaft für Ayurveda und Transzendentale Medizin, Eibenweg 20
70839 Gerlingen, Tel. 07156/241 63

Maharishi Veda Lehrinstitut, Am Hedtberg 65
44879 Bochum, Tel. 0234/41 23 63,
Fax 0234/41 11 75, Info 02325/473 29

Mahindra Institut für Ganzheitliche Gesundheit, Forsthausstr. 6
63633 Birstein-Obersotzbach,
Tel. 06054/15 10, Fax 06054/65 02

Östereichische Gesellschaft für Ayurvedische Medizin, Biberstr. 22/2
A 1010 Wien, Tel. 0043/1/513 43 52,
Fax 0043/1/513 96 60

Bachblüten

Dr. Edward Bach Centre, Himmelstr. 9
22299 Hamburg, Tel. 040/431 87 80,
Fax 040/432 26 35

Balneologie

Bundesfachverband Öffentliche Bäder e.V., Alfredistr. 32
45127 Essen, Tel. 0201/82 70 00,
Fax 0201/827 00 20

Deutscher Bäderverband e.V., Schumannstr. 111
53113 Bonn, Tel. 0228/26 20 10,
Fax 0228/21 55 24

Kneippärztebund e.V., Alfred-Baumgarten-Str. 4
86825 Bad Wörishofen, Tel. 08247/70 01,
Fax 08247/81 31

Kneipp-Bund e.V., Bundesverb. f. Gesundheitsförderung, Adolf-Scholz-Allee 6

86825 Bad Wörishofen, Tel. 08247/300 20, Fax 08247/30 02 99

Österreichischer Heilbäder- und Kurorteverband, Josephsplatz 6
A 1010 Wien, Tel. 0043/1/512 19 04, Fax 0043/1/512 86 39

Österreichischer Kneipp-Bund, Kunigundenweg 10
A 8700 Leoben, Tel. 0043/3842/216 82, Fax 0043/3842/217 18 32

Verband Schweizer Kurhäuser, Postfach 17
CH 9063 Stein, Tel. 0041/71/59 11 19, Fax 0041/71/5913 84

Schweizer Kneipp-Verband, Seftigenstr. 57
CH 3007 Bern, Tel. 0041/31/372 45 43

Biochemie nach Schüssler

Biochemischer Bund Deutschlands e.V., In der Kuhtrift 18
41541 Dormagen, Tel. 02133/722 73, Fax 02133/720 03

Biokybernetische Medizin

Institut für Biophysikalische Zellforschung, Technologiezentrum Opelstr. 10
67661 Kaiserslautern, Tel. 06301/601 30 31

Aura Imaging Systems Europa Vertrieb, Römerstr. 1
74629 Pfedelbach-Gleichen, Tel. 07949/26 38, Fax 07949/25 38

Bioreresonanz- und Magnetfeldtherapie

Internationale Ärztegesellschaft für Bioresonanztherapie, Schänzelstr. 14
79104 Freiburg, Tel. 0761/533 80, Fax 0761/575 22

Internationale Gesellschaft für Bioresonanz, Pfaffenwaldring 27
70569 Stuttgart, Tel. 0711/685 36 12, Fax 0711/685 37 06

Arbeitskreis Biophysik und Magnetfeldtherapie, Hauptstr. 179
67473 Lindenberg/Pfalz, Tel. 06325/29 22

ÖsterreichischeBioresonanz-Ärztegesellschaft, Schulstr. 17
A 2871 Zöbern, Tel. 0043/2642/87 50, Fax 0043/2642/84 70 13

Enzymtherapie

Arbeitskreis Pro Enzym, Kanalstr. 7
80538 München, Tel. 089/29 16 01 15, Fax 089/29 16 08 41

Ernährungsmedizin

Deutsche Gesellschaft für Ernährung e.V., Im Vogelsgesang 40
60488 Frankfurt, Tel. 069/976 80 30, Fax 069/97 68 03 99

Deutsches Institut für Ernährungsforschung, Arthur-Scheunert-Allee 114-116
14558 Bergholz-Rehbrücke, Tel. 033200/880, Fax 033200/884 44

Ärztegesellschaft für Heilfasten und Ernährung, Säntisstr. 82
88662 Überlingen, Tel. 07551/80 78 05, Fax 07551/658 89

Arbeitskreis für Ernährungsforschung (anthroposophisch), Zwerweg 19
75378 Bad Liebenzell-Unterlengenhardt, Tel. 07052/30 61

Eden-Stiftung zur Förderung naturnaher Lebenshaltung, Wiesbadener Weg 1
65812 Bad Soden, Tel. 06196/64 33 40, Fax 06196/64 20 87

Mayr-Kur-Verein, Hauptstr. 34
88179 Oberreute, Tel. 088387/12 33

Gesellschaft der Mayr-Ärzte e.V., Gesundheitszentrum Wörther See
A 9082 Maria Wörth-Dellach, Tel. 0043/4273/25 11

Österreichische Gesellschaft für Ernährungsforschung, Mautner-Markhofsches Kinderspital, Baumgasse 73
A 1030 Wien, Tel. 0043/1/714 91 32

Schweizerische Vereinigung für Ernährung, Bernstr. 135
CH 3025 Zollikofen, Tel. 0041/31/911 24 22, Fax 0041/31/911 24 77

Eutonie

Deutsche Eutonie-Gesellschaf Gerda Alexander e.V., Kohlhökerstr. 38
28203 Bremen, Tel. 0421/32 62 17

Feldenkrais-Medizin

Feldenkrais-Gilde e.V., Asangstr. 144
70329 Stuttgart, Tel. 0711/326 04 65,
Fax 0711/326 02 83

Felke

Ärztlicher Arbeitskreis für Felketherapie, Winzenheimer Str. 40
55545 Bad Kreuznach, Tel. 0671/272 09

Pastor Felke Institut für Irisdiagnostik und Ganzheitstherapie, Heidestr. 2
71296 Heimsheim, Tel. 07033/351 60,
Fax 07033/351 83

Geistiges Heilen

Dachverband Geistiges Heilen, Im Weißen Falsch 26
49419 Wagenfeld-Ströhen, Tel. 05774/13 94

Harmonikale Therapien

Arbeitskreis Harmonikale Therapie Dr. Weiers, St. Barbarastr. 16
79395 Neuenburg, Tel. 07635/99 09

Hans-Kayser-Institut für harmonikale Grundlagenforschung an der Hochschule für Musik Wien, Prof. Rudolf Haase, Lothringer Str. 18
A 1030 Wien, Tel. 0043/1/58 80 60,
Fax 0043/1/587 28 97

Herdtherapie siehe Thermografie

Hildegard-Medizin

Förderkreis Hildegard von Bingen e.V., Nestgasse 2
78464 Konstanz, Tel. 07531/314 87

Bund der Freunde Hildegards e.V., Hildegard-Zentrum
A 5084 Grossgmain, Tel. 0043/6247/82 53

Homöopathie siehe übergreifende Organisationen

Hypnose

Deutsche Gesellschaft für therapeutische Hypnoseforschung, Kaiserstr. 2 a
66955 Pirmasens, Tel. 06331/737 74

Milton-Erickson-Gesellschaft für Klinische Hypnose e.V., Konradstr. 15
80801 München, Tel. 089/33 62 56

Immuntherapie

Arbeitskreis Immuntherapie e.V., Gademannstr. 16
22767 Hamburg, Tel. 040/38 19 43

Deutsche Gesellschaft für Organo-Biotherapie e. V., Am Zuckerberg 8
50668 Köln, Tel. 0221/73 73 05

Institut für Immunologie und Thymusforschung, Rudolf-Huch-Str. 14
38667 Bad Harzburg, Tel. 05322/96 05 12

Internationale Ges. für Thymologie und Immuntherap., Am Stadtpark 18
38667 Bad Harzburg, Tel. 06322/65 20,
Fax 05322/30 17

Integrative Therapie

Fritz-Perls-Institut für Integrative Therapie, Kühlwetterstr. 49
40239 Düsseldorf, Tel. 0211/62 22 55,
Fax 0211/61 48 51

Kinesologie

Institut für Angewandte Kinesologie, Zäsiusstr. 67
79102 Freiburg, Tel. 0761/727 29,
Fax 0761/70 63 84

Akademie für Angewandte Kinesologie, Kräuterdorf
A 8362 Söchau, Tel. 0043/3387/32 10,
Fax 0043/3387/32 12

Schweizerische Ges. für Angewandte Kinesologie, Rosenbergerstr. 50a
CH 9000 St. Gallen, Tel. 0041/71/22 12 66,
Fax 0041/71/23 81 66

Kunsttherapien

Berufsverband für Kunst-, Musik- und Tanztherapie, Von-Esmarch-Str. 111
48149 Münster, Tel. 0251/86 15 00,
Fax 0251/86 64 88

Manuelle Medizin

Arbeitsgemeinschaft für Chiropraktik/Osteopathie und Neuraltherapie Deutscher Heilpraktiker e.V., Wartburgstr. 52
10832 Berlin, Tel. 030/782 16 94

Akademie für Manuelle Medizin an der Westfälischen Wilhelms-Universität Münster,
Von-Esmarch-Str. 56
48149 Münster, Tel. 0251/89 05 31,
Fax 0251/89 05 39

Deutsche Gesellschaft für Manuelle Medizin,
Heerstr. 162
56154 Boppard, Tel. 06742/800 10,
Fax 06742/820 17

Institut für Bewegungs-und Balancetherapie,
Gräfin-Schlippenbach-Weg 16
83708 Kreuth, Tel. 08029/84

Österreichische Ärztegesellschaft für Manuelle Medizin, Speisinger Str. 109
A 1134 Wien, Tel. 0043/1/80 18 25 33,
Fax 0043/1/80 18 25 38

Schweizerische Chiropraktoren-Gesellschaft,
Sulgenauweg 38
CH 3007 Bern, Tel. 0041/31/371 03 01,
Fax 0041/31/372 26 54

Mikrobiologische Therapien

Arbeitsgemeinschaft für Mikrobiologische Therapie, Am Deutschherrnberg 19
35578 Wetzlar, Tel. 06441/453 73

Molekulare und orthomolekulare Medizin

Europäisches Institut für orthomolekulare Wissenschaft, Lindemannstr. 47
40237 Düsseldorf, Tel. 0211/68 44 42

Forschungskreis für Molekulartherapie nach Koch, Bruno-Lauenroth-Weg 31
22417 Hamburg, Tel. 040/520 05 51,
Fax 040/520 33 10

Stiftung zur Internationalen Förderung der Orthomolekularen Medizin, Postfach
CH 8640 Rapperswil, Tel. 0041/55/27 72 91

Musiktherapie

Deutsche Gesellschaft für Musiktherapie e.V.,
Weichselstr. 48
12045 Berlin, Tel. 030/624 73 64,
Fax 030/624 74 89

Österreichischer Berufsverband der Musiktherapeuten, Schwarzspanierstr. 13
A 1090 Wien, Tel. 0043/1/408 80 73

Neuraltherapie

Deutsche Gesellschaft für Elektroneuraldiagnostik und Elektroneuraltherapie,
Auf der Steinkaut 48
61352 Bad Homburg, Tel. 06172/440 31

Deutsche Gesellschaft für Akupunktur und Neuraltherapie, Mühlweg 11
07368 Ebersdorf/Thüringen,
Tel. 036651/872 06

Internationale Medizinische Gesellschaft für Neuraltherapie nach Huneke/Regulationstherapie e.V., Alfredstr. 21
72250 Freudenstadt, Tel. 07441/21 51,
Fax 07441/878 30

Österreichische Medizinische Gesellschaft für Neuraltherapie und Regulationsforschung,
Bahnhofbichl 13
A 6391 Fieberbrunn, Tel. 0043/5354/21 20, Fax 0043/5354/635 17 10

Orgon-Therapie

Wilhelm-Reich-Gesellschaft zur Erforschung lebensenergetischer Prozesse,
Delbrückstr. 4c
14193 Berlin, Tel. 030/891 49 14

Zentrum für Orgonomie, Im Bräumlesrot 20
69429 Waldbrunn-Wk., Tel. 06274/53 46

Wilhelm-Reich-Institut,
Simmeringer Hauptstr. 86
A 1110 Wien,Tel. 0043/1/749 91 31

Orthomolekulare Medizin siehe Molekularmedizin

Physikalische Medizin und Physiotherapie

Ärztliche Gesellschaft für Physiotherapie, Baumgartenstr. 4
86825 Bad Wörishofen, Tel. 08247/70 01, Fax 08247/81 31

Deutscher Verband für Physiotherapie, Zentralverband der Krankengymnasten und Physiotherapeuten e.V., Deutzer Freiheit 72-74
50679 Köln, Tel. 0221/88 40 31, Fax 0221/88 52 25

Gesellschaft für Manuelle Lymphdrainage nach Dr. Vodder und lymphologischer Therapien, Kronengasse 3
89073 Ulm, Tel. 0731/657 50, Fax 0731/602 12 88

Intern. Massage-Akademie des Weltverb. der Masseure, Schußwallgasse 1
A 1050 Wien, Tel. 0043/1/556 75 33

Phytotherapie

Gesellschaft für Phytotherapie e.V., Siebengebirgsallee 24
50939 Köln, Tel. 0221/44 35 27, Fax 0221/41 32 85

Schweizerische Medizinische Gesellschaft für Phytotherapie, Keltenstr. 40
CH 8044 Zürich, Tel. 0041/1/252 18 79

Qui-Gong siehe Traditionelle Chinesische Medizin

Reflexzonentherapie

Hauptlehrstätte Hanne Marquardt für Reflexzonentherapie am Fuß, Professor Domagk-Weg 15
78126 Königsfeld-Burgberg, Tel. 07725/71 17, Fax 07725/70 80

Gesellschaft für Reflex-Therapie, Am Friedrichshain 11
10407 Berlin, Tel. 030/421 36 06

Institut für Reflexzonentherapie, Hauptstr. 4
65779 Kelkheim, Tel. 06195/56 86

Reiki

Reiki-Center, Gesellschaft für esoterische Schulung, Altvaterstr. 2
14129 Berlin, Tel. 030/803 18 24

Rolfing

European Rolfing Association e.V., Ohmstr. 9
80802 München, Tel. 089/39 68 02

Sauerstoff- und Ozontherapie

Ardenne-Institut für Angewandte Medizinische Forschung, Zeppelinstr. 7
01324 Dresden, Tel. 0351/46 77 04, Fax 0351/467 74 44

Spagyrik

Heinz Spagyrik, Industriestr. 10
38110 Braunschweig, Tel. 05307/96 00 25, Fax 05307/96 00 94

Spirituelle Krisen

Spiritual Emergence Network Deutschland, Wendlinger Str. 32a
79111 Freiburg, Tel. 0761/47 58 46

Fachklinik Heiligenfeld, Euerdorfer Str. 4-6
97688 Bad Kissingen, Tel. 0971/820 60, Fax 0971/685 29

Thermografie

Deutsche Gesellschaft für Thermografie e.V., Rheinstr. 7
76337 Waldbronn, Tel. 07243/660 22, Fax 07243/659 49

Deutsche Medizinische Arbeitsgemeinschaft für Herd- und Regulationsforschung, Scharnhorststr. 21
52351 Düren, Tel. 02421/348 42

Universität Witten-Herdecke (Prof. Dr. Hartmut Heine), Herd- und Regulationsforschung, Alfred-Herrhausen-Str. 50
58448 Herdecke, Tel. 02302/92 601

Traditionelle Chinesische Medizin

AKUNA. Gesellschaft für Klassische Chinesische Medizin und Alternativmed., Deutsches Akupunkturzentrum, Zu den Kuranlagen 1
69429 Waldbrunn, Tel. 06274/68 34, Fax 06274/68 39

*Deutsches Forschungsinstitut für Chinesische Medizin e.*V., Silberbachstr. 10
79100 Freiburg, Tel. 0761/772 34, Fax 0761/70 06 87

WHO Collaboration Centre for Traditional Medicine CIST, Hauptstr. 32
78702 Schramberg, Tel. 07422/ 216 65, Fax 07422/216 99

TCM Klinik Kötzting, Ludwigstr. 2
93444 Kötzting, Tel. 09941/60 90, Fax 09941/60 94 99

Medizinische Gesellschaft für Quigong Yangsheng e.V., Herwarthstr. 21
53115 Bonn, Tel. 0228/69 60 04, Fax 0228/69 60 06

Jin Shin Do Foundation, Zschokkestr. 36
CH 8037 Zürich, Tel. 0041/1/273 10 73

Yoga

Berufsverband Deutscher Yogalehrer e.V., Heinrich-Grob-Str. 48
97250 Erlabrunn/Würzburg, Tel. 09364/47 97, Fax 09364/72 08

Förderverein für Yoga und Ayurveda e.V., Weidener Str. 3
81737 München, Tel. 089/637 10 12, Fax 089/670 89 79

Verein der Yogafreunde, Schmidgasse 2
A 1080 Wien, Tel. 0043/1/408 46 40

Madras Yoga University, Seilerstr. 24
CH 3011 Bern, Tel. 0041/31/382 181 0

Zahnmedizin

Akademie für ganzheitliche Medizin und Zahnmedizin, Postfach
53111 Bonn, Tel. 0228/69 26 76

Bundesverband der naturheilkundlich tätigen Zahnärzte e.V., Mühlenweg 1
50996 Köln, Tel. 0221/935 50 55, Fax 0221/935 50 56

Intern. Ges. für Ganzheitliche Zahnmedizin e.V., Franz-Knauff-Str. 2-4
69155 Heidelberg, Tel. 06221/16 64 92, Fax 06221/16 48 89

Register

(Krankheitsbegriffe jeweils in Kursiv-Schrift)